中国古医籍整理丛书

医 钞 类 编

（一）

清·翁藻 编撰

崔　为　王姝琛　苏　颖　史双文

陈　曦　李　萍　刘迎辉　陈稳根　校注

何珮珩　马宜敏　刘婧瑶　朱柱泉

中国中医药出版社

·北　京·

图书在版编目（CIP）数据

医钞类编：全 4 册/（清）翁藻编撰；崔为等校注．—北京：中国中医药出版社，2015.12

（中国古医籍整理丛书）

ISBN 978 - 7 - 5132 - 2967 - 8

Ⅰ.①医… Ⅱ.①翁… ②崔… Ⅲ.①中国医药学—古籍—汇编—中国—清代 Ⅳ.①R2 - 52

中国版本图书馆 CIP 数据核字（2015）第 289899 号

中 国 中 医 药 出 版 社 出 版
北京市朝阳区北三环东路 28 号易亨大厦 16 层
邮政编码 100013
传真 010 64405750
保定市中画美凯印刷有限公司印刷
各地新华书店经销

＊

开本 710 × 1000 1/16 印张 159.5 字数 1405 千字
2015 年 12 月第 1 版 2015 年 12 月第 1 次印刷
书 号 ISBN 978 - 7 - 5132 - 2967 - 8

＊

定价 398.00 元
网址 www.cptcm.com

社长热线 010 64405720
购书热线 010 64065415 010 64065413
微信服务号 zgzyycbs
书店网址 csln. net/qksd/
官方微博 http://e. weibo. com/cptcm
淘宝天猫网址 http://zgzyycbs. tmall. com

国家中医药管理局
中医药古籍保护与利用能力建设项目
组织工作委员会

主 任 委 员 王国强

副 主 任 委 员 王志勇 李大宁

执 行 主 任 委 员 曹洪欣 苏钢强 王国辰 欧阳兵

执行副主任委员 李 昱 武 东 李秀明 张成博

委 员

各省市项目组分管领导和主要专家

（山东省）武继彪 欧阳兵 张成博 贾青顺

（江苏省）吴勉华 周仲瑛 段金廒 胡 烈

（上海市）张怀琼 季 光 严世芸 段逸山

（福建省）阮诗玮 陈立典 李灿东 纪立金

（浙江省）徐伟伟 范永升 柴可群 盛增秀

（陕西省）黄立勋 呼 燕 魏少阳 苏荣彪

（河南省）夏祖昌 刘文第 韩新峰 许敬生

（辽宁省）杨关林 康廷国 石 岩 李德新

（四川省）杨殿兴 梁繁荣 余曙光 张 毅

各项目组负责人

王振国（山东省） 王旭东（江苏省） 张如青（上海市）

李灿东（福建省） 陈勇毅（浙江省） 焦振廉（陕西省）

蔡永敏（河南省） 鞠宝兆（辽宁省） 和中浚（四川省）

项目专家组

顾　问　马继兴　张灿玾　李经纬

组　长　余瀛鳌

成　员　李致忠　钱超尘　段逸山　严世芸　鲁兆麟
　　　　郑金生　林端宜　欧阳兵　高文柱　柳长华
　　　　王振国　王旭东　崔　蒙　严季澜　黄龙祥
　　　　陈勇毅　张志清

项目办公室（组织工作委员会办公室）

主　任　王振国　王思成

副主任　王振宇　刘群峰　陈榕虎　杨振宁　朱毓梅
　　　　刘更生　华中健

成　员　陈丽娜　邱　岳　王　庆　王　鹏　王春燕
　　　　郭瑞华　宋咏梅　周　扬　范　磊　张永泰
　　　　罗海鹰　王　爽　王　捷　贺晓路　熊智波

秘　书　张丰聪

前　言

中医药古籍是传承中华优秀文化的重要载体，也是中医学传承数千年的知识宝库，凝聚着中华民族特有的精神价值、思维方法、生命理论和医疗经验，不仅对于传承中医学术具有重要的历史价值，更是现代中医药科技创新和学术进步的源头和根基。保护和利用好中医药古籍，是弘扬中国优秀传统文化、传承中医学术的必由之路，事关中医药事业发展全局。

1949 年以来，在政府的大力支持和推动下，开展了系统的中医药古籍整理研究。1958 年，国务院科学规划委员会古籍整理出版规划小组在北京成立，负责指导全国的古籍整理出版工作。1982 年，国务院古籍整理出版规划小组召开全国古籍整理出版规划会议，制定了《古籍整理出版规划（1982—1990）》，卫生部先后下达了两批 200 余种中医古籍整理任务，掀起了中医古籍整理研究的新高潮，对中医文化与学术的弘扬、传承和发展，发挥了极其重要的作用，产生了不可估量的深远影响。

2007 年《国务院办公厅关于进一步加强古籍保护工作的意见》明确提出进一步加强古籍整理、出版和研究利用，以及

"保护为主、抢救第一、合理利用、加强管理"的方针。2009年《国务院关于扶持和促进中医药事业发展的若干意见》指出，要"开展中医药古籍普查登记，建立综合信息数据库和珍贵古籍名录，加强整理、出版、研究和利用"。《中医药创新发展规划纲要（2006—2020）》强调继承与创新并重，推动中医药传承与创新发展。

2003～2010年，国家财政多次立项支持中国中医科学院开展针对性中医药古籍抢救保护工作，在中国中医科学院图书馆设立全国唯一的行业古籍保护中心，影印抢救濒危珍本、孤本中医古籍1640余种；整理发布《中国中医古籍总目》；遴选351种孤本收入《中医古籍孤本大全》影印出版；开展了海外中医古籍目录调研和孤本回归工作，收集了11个国家和2个地区137个图书馆的240余种书目，基本摸清流失海外的中医古籍现状，确定国内失传的中医药古籍共有220种，复制出版海外所藏中医药古籍133种。2010年，国家财政部、国家中医药管理局设立"中医药古籍保护与利用能力建设项目"，资助整理400余种中医药古籍，并着眼于加强中医药古籍保护和研究机构建设，培养中医古籍整理研究的后备人才，全面提高中医药古籍保护与利用能力。

在此，国家中医药管理局成立了中医药古籍保护和利用专家组和项目办公室，专家组负责项目指导、咨询、质量把关，项目办公室负责实施过程的统筹协调。专家组成员对古籍整理研究具有丰富的经验，有的专家从事古籍整理研究长达70余年，深知中医药古籍整理研究的重要性、艰巨性与复杂性，履行职责认真务实。专家组从书目确定、版本选择、点校、注释等各方面，为项目实施提供了强有力的专业指导。老一辈专家的学术水平和智慧，是项目成功的重要保证。项目承担单位山东中医药大学、南京中医药大学、上海中医药大学、福建中医药大学、浙江省中医药研究院、陕西省中医药研究院、河南省中医药研究院、辽宁中医药大学、成都中医药大学及所在省市中医药管理部门精心组织，充分发挥区域间互补协作的优势，并得到承担项目出版工作的中国中医药出版社大力配合，全面推进中医药古籍保护与利用网络体系的构建和人才队伍建设，使一批有志于中医学术传承与古籍整理工作的人才凝聚在一起，研究队伍日益壮大，研究水平不断提高。

本着"抢救、保护、发掘、利用"的理念，该项目重点选择近60年未曾出版的重要古医籍，综合考虑所选古籍的保护价值、学术价值和实用价值。400余种中医药古籍涵盖了医经、基础理论、诊法、伤寒金匮、温病、本草、方书、内科、外科、女科、儿科、伤科、眼科、咽喉口齿、针灸推拿、养生、医案医话医论、医史、临证综合等门类，跨越唐、宋、金元、明以迄清末。全部古籍均按照项目办公室组织完成的行业标准《中医古籍整理规范》及《中医药古籍整理细则》进行整理校注，绝大多数中医药古籍是第一次校注出版，一批孤本、稿本、抄本更是首次整理面世。对一些重要学术问题的研究成果，则集中收录于各书的"校注说明"或"校注后记"中。

"既出书又出人"是本项目追求的目标。近年来，中医药古籍整理工作形势严峻，老一辈逐渐退出，新一代普遍存在整理研究古籍的经验不足、专业思想不坚定等问题，使中医古籍整理面临人才流失严重、青黄不接的局面。通过本项目实施，搭建平台，完善机制，培养队伍，提升能力，经过近5年的建设，锻炼了一批优秀人才，老中青三代齐聚一堂，有效地稳定了研究队伍，为中医药古籍整理工作的开展和中医文化与学术的传承提供必备的知识和人才储备。

　　本项目的实施与《中国古医籍整理丛书》的出版，对于加强中医药古籍文献研究队伍建设、建立古籍研究平台，提高古籍整理水平均具有积极的推动作用，对弘扬我国优秀传统文化，推进中医药继承创新，进一步发挥中医药服务民众的养生保健与防病治病作用将产生深远影响。

　　第九届、第十届全国人大常委会副委员长许嘉璐先生，国家卫生计生委副主任、国家中医药管理局局长、中华中医药学会会长王国强先生，我国著名医史文献专家、中国中医科学院马继兴先生在百忙之中为丛书作序，我们深表敬意和感谢。

　　由于参与校注整理工作的人员较多，水平不一，诸多方面尚未臻完善，希望专家、读者不吝赐教。

国家中医药管理局中医药古籍保护与利用能力建设项目办公室

二〇一四年十二月

许 序

　　"中医"之名立，迄今不逾百年，所以冠以"中"字者，以别于"洋"与"西"也。慎思之，明辨之，斯名之出，无奈耳，或亦时人不甘泯没而特标其犹在之举也。

　　前此，祖传医术（今世方称为"学"）绵延数千载，救民无数；华夏屡遭时疫，皆仰之以度困厄。中华民族之未如印第安遭染殖民者所携疾病而族灭者，中医之功也。

　　医兴则国兴，国强则医强。百年运衰，岂但国土肢解，五千年文明亦不得全，非遭泯灭，即蒙冤扭曲。西方医学以其捷便速效，始则为传教之利器，继则以"科学"之冕畅行于中华。中医虽为内外所夹击，斥之为蒙昧，为伪医，然四亿同胞衣食不保，得获西医之益者甚寡，中医犹为人民之所赖。虽然，中国医学日益陵替，乃不可免，势使之然也。呜呼！覆巢之下安有完卵？

　　嗣后，国家新生，中医旋即得以重振，与西医并举，探寻结合之路。今也，中华诸多文化，自民俗、礼仪、工艺、戏曲、历史、文学，以至伦理、信仰，皆渐复起，中国医学之兴乃属必然。

迄今中医犹为国家医疗系统之辅，城市尤甚。何哉？盖一则西医赖声、光、电技术而于20世纪发展极速，中医则难见其进。二则国人惊羡西医之"立竿见影"，遂以为其事事胜于中医。然西医已自觉将入绝境：其若干医法正负效应相若，甚或负远逾于正；研究医理者，渐知人乃一整体，心、身非如中世纪所认定为二对立物，且人体亦非宇宙之中心，仅为其一小单位，与宇宙万象万物息息相关。认识至此，其已向中国医学之理念"靠拢"矣，虽彼未必知中国医学何如也。唯其不知中国医理何如，纯由其实践而有所悟，益以证中国之认识人体不为伪，亦不为玄虚。然国人知此趋向者，几人？

国医欲再现宋明清高峰，成国中主流医学，则一须继承，一须创新。继承则必深研原典，激清汰浊，复吸纳西医及我藏、蒙、维、回、苗、彝诸民族医术之精华；创新之道，在于今之科技，既用其器，亦参照其道，反思己之医理，审问之，笃行之，深化之，普及之，于普及中认知人体及环境古今之异，以建成当代国医理论。欲达于斯境，或需百年欤？予恐西医既已醒悟，若加力吸收中医精粹，促中医西医深度结合，形成21世纪之新医学，届时"制高点"将在何方？国人于此转折之机，能不忧虑而奋力乎？

予所谓深研之原典，非指一二习见之书、千古权威之作；就医界整体言之，所传所承自应为医籍之全部。盖后世名医所著，乃其秉诸前人所述，总结终生行医用药经验所得，自当已成今世、后世之要籍。

盛世修典，信然。盖典籍得修，方可言传言承。虽前此50余载已启医籍整理、出版之役，惜旋即中辍。阅20载再兴整理、出版之潮，世所罕见之要籍千余部陆续问世，洋洋大观。

今复有"中医药古籍保护与利用能力建设"之工程，集九省市专家，历经五载，董理出版自唐迄清医籍，都400余种，凡中医之基础医理、伤寒、温病及各科诊治、医案医话、推拿本草，俱涵盖之。

噫！璐既知此，能不胜其悦乎？汇集刻印医籍，自古有之，然孰与今世之盛且精也！自今而后，中国医家及患者，得览斯典，当于前人益敬而畏之矣。中华民族之屡经灾难而益蕃，乃至未来之永续，端赖之也，自今以往岂可不后出转精乎？典籍既蜂出矣，余则有望于来者。

谨序。

第九届、十届全国人大常委会副委员长

许嘉璐

二〇一四年冬

王 序

中医学是中华民族在长期生产生活实践中，在与疾病作斗争中逐步形成并不断丰富发展的医学科学，是中国古代科学的瑰宝，为中华民族的繁衍昌盛作出了巨大贡献，对世界文明进步产生了积极影响。时至今日，中医学作为我国医学的特色和重要医药卫生资源，与西医学相互补充、相互促进、协调发展，共同担负着维护和促进人民健康的任务，已成为我国医药卫生事业的重要特征和显著优势。

中医药古籍在存世的中华古籍中占有相当重要的比重，不仅是中医学术传承数千年最为重要的知识载体，也是中医为中华民族繁衍昌盛发挥重要作用的历史见证。中医药典籍不仅承载着中医的学术经验，而且蕴含着中华民族优秀的思想文化，凝聚着中华民族的聪明智慧，是祖先留给我们的宝贵物质财富和精神财富。加强对中医药古籍的保护与利用，既是中医学发展的需要，也是传承中华文化的迫切要求，更是历史赋予我们的责任。

2010 年，国家中医药管理局启动了中医药古籍保护与利用能力建设项目。这既是传承中医药的重要工程，也是弘扬优秀民族文化的重要举措，不仅能够全面推进中医药的有效继承和创新发展，为维护人民健康做出贡献，也能够彰显中华民族的璀璨文化，为实现中华民族伟大复兴的中国梦作出贡献。

相信这项工作一定能造福当今，嘉惠后世，福泽绵长。

国家卫生与计划生育委员会副主任

国家中医药管理局局长

中华中医药学会会长

王国强

二〇一四年十二月

马 序

新中国成立以来，党和国家高度重视中医药事业发展，重视古籍的保护、整理和研究工作。自 1958 年始，国务院先后成立了三届古籍整理出版规划小组，分别由齐燕铭、李一氓、匡亚明担任组长，主持制订了《整理和出版古籍十年规划（1962—1972）》《古籍整理出版规划（1982—1990）》《中国古籍整理出版十年规划和"八五"计划（1991—2000）》等，而第三次规划中医药古籍整理即纳入其中。1982 年 9 月，卫生部下发《1982—1990 年中医古籍整理出版规划》，1983 年 1 月，中医古籍整理出版办公室正式成立，保证了中医古籍整理出版规划的实施。2002 年 2 月，《国家古籍整理出版"十五"（2001—2005）重点规划》经新闻出版署和全国古籍整理出版规划领导小组批准，颁布实施。其后，又陆续制定了国家古籍整理出版"十一五"和"十二五"重点规划。国家财政多次立项支持中国中医科学院开展针对性中医药古籍抢救保护工作，文化部在中国中医科学院图书馆专门设立全国唯一的行业古籍保护中心，国家先后投入中医药古籍保护专项经费超过 3000 万元，影印抢救濒危珍、善、孤本中医古籍1640余种，开展了海外中医古籍目录调研和孤本回归工作。2010年，国家财政部、国家中医药管理局安排国家公共卫生专项资金，设立了"中医药古籍保护与利用能力建设项目"，这是继1982～1986年第一批、第二批重要中医药古籍整理之后的又一次大规模古籍整理工程，重点整理新中国成立后未曾出版的重要古籍，目标是形成并普及规范的通行本、传世本。

为保证项目的顺利实施，项目组特别成立了专家组，承担咨询和技术指导，以及古籍出版之前的审定工作。专家组中的许多成员虽逾古稀之年，但老骥伏枥，孜孜不倦，不仅对项目进行宏观指导和质量把关，更重要的是通过古籍整理，以老带新，言传身教，培养一批中医药古籍整理研究的后备人才，促进了中医药古籍保护和研究机构建设，全面提升了我国中医药古籍保护与利用能力。

作为项目组顾问之一，我深感中医药古籍保护、抢救与整理工作的重要性和紧迫性，也深知传承中医药古籍整理经验任重而道远。令人欣慰的是，在项目实施过程中，我看到了老中青三代的紧密衔接，看到了大家的坚持和努力，看到了年轻一代的成长。相信中医药古籍整理工作的将来会越来越好，中医药学的发展会越来越好。

欣喜之余，以是为序。

中国中医科学院研究员

马继兴

二〇一四年十二月

校注说明

《医钞类编》系清代道光年间翁藻编撰。翁藻，字稼江，江西武宁人，原非习医者，由于母亲生病，苦于良医难求，遂立志学医。翁藻于道光十年（1830）完成了《医钞类编》的编写并刊行，后因该书原版毁于大火，印本罕见。到了光绪年间，光禄大夫头品顶戴兵部侍郎兼都察院右副都御史、河东河道总督提督军务奉新人许振祎担心《医钞类编》会因此失传，于是嘱托友人李文石、刘葆真、陈瑶岑对其家藏《医钞类编》的初刻本重校付梓，这就是后来的清光绪二十一年乙未（1895）奉新许氏重刊本，从而使《医钞类编》得以流传下来。

本书为清代中后期著作，所收方剂多参考明清两代书籍，其综合性及广泛性在清代个人编写的综合性医书中具有一定的代表性。由于翁藻曾研习医术，因此本书选方多切用临床，是清代医论、医方的重要著作。

本次整理以清光绪二十一年乙未（1895）奉新许氏重刊本为底本，以凡例中提及的医学典籍及文中涉及的部分医书为他校本，进行校勘注释。

本次整理校注《医钞类编》的具体方法说明如下：

1. 本书采用简体横排，并加现代标点符号。因原书篇幅较大，今分为四册。第一册为卷一～卷六，第二册为卷七～卷十四，第三册为卷十五～卷二十，第四册为卷二十一～卷二十四，正文页码接排。据正文提目录，总目录置于第一册，每卷之前置分目录。正文与底本目录不一致，据底本目录改正文者，出注。

2. 校勘原则谨依底本，但底本明显有误，或其义难通者，据他校本择善而从。由于本书仅存一种版本，所以本次校勘采用他校、本校、理校及综合校勘方法，而以他校为主，同时慎重地采用了本校、理校。凡原文中有脱、讹、衍、倒、疑义之处，均一一补、订、删、乙、释，并出注说明。

3. 异体字、古字、俗字径改不出注，如"煆"和"煅"、"叚"和"段"、"傍"和"旁"等。但对个别冷僻费解字词、某些典故出注说明。原书正文中对某些文字、词语进行解释说明时，非原字不能明其原委，故此类情况不改原字。如："鬱病门"，眉批注"鬱，《广韵》纡勿切，同菀。"

4. 通假字一律保留，并于首见处出注说明。

5. 中药名称写刻作别字而非异体字者，据《中药大辞典》律齐。

6. 文中"左""右"指代上下文时，径改为"下""上"。

7. 原书中漫漶、难以辨认的文字，以虚阙号"□"按所脱字数补入，并在校记中注明"某书作某"。

8. 原书中因避讳而将"玄"写作"元"，因不影响文义理解，为保存古籍原貌，不改。因避讳而留空，今以"○"代替，并出校说明。

9. 校勘中，他书与底本之间出现异字、异词、异句等异文，如明显错误者，均据他校本改，并出注说明。对于其中难定何者为是者，或对理解文义有一定参考价值者，或因其资料分散遽难搜寻者，有选择地录入校记，供读者参阅。

10. 书中原有大小字之分，为了保存原貌，仍予保留。卷二"伤寒总略"部分，方名均为小字，影响文义的连贯，故均改为大字。书中原刻的眉批，本次整理一律使用楷体小字单行排列，前加〔批〕，置于正文相应处。

序

序曰：医之为术，难言矣。古昔圣王诚重之，掌之以官。其精者，抉造化之秘，保性命之原，使民无夭札①疵疠②。然其书或不具，而传于今者出于伪托附会，盖有也。然闳论渺指，亦往往震发于其间，传其术者，不能废也。特其书有论而无方，束发钻研，白首而不能就一艺，学者病之。其后方论具矣，而矜己之长，轻人之短，沾沾焉奋其一家之私智，以其毗阴毗阳毗寒毗热之说，奔走天下。其弊至于强人之病以就我，于是人不死于病而死于方，其患至今而未已。其有搜采方论，勒成一集，而识力不明，去取弗当，则择焉而弗精，语焉而弗详，反令古人精义良方芜没③于榛楛④灰尘之中，世又讥之。吾江右自明喻嘉言氏，以其术鸣于天下，传其法者，至今多有，而翁氏稼江晚出有名。稼江事亲孝，母氏善病，每延医疏方，必检方书，与之问难，期于至精，久之遂善其术，推以治人，辄应手效。又虑古今方书汗漫⑤，学者不能遍观而尽识也，乃发所藏书数百种，左右证明，择其长说，博观约取，条分缕析，凡历数十寒暑，年七十二始克卒业，为书曰《医钞汇编》，为类数十，合二十四卷。凡五运六气之说，无不备也；六部十二经络之分，无不辨也；阴阳寒暑燥湿传变之异，无不究也。先论证，

---

① 夭札：遭疫病而早死。
② 疵疠：灾害疫病。语出《庄子·逍遥游》。亦作"疵厉"。
③ 芜（wú 无）没：湮灭。
④ 榛楛（zhēn kǔ 真苦）：泛指丛生的杂木。喻杂乱的医书。
⑤ 汗漫：广大，漫无边际。此喻方书的数量众多。

以识病之原起；次疏方，以辨药之忌宜；复缀语简末，以启其关键，揭简端以标其要领，如网在纲，有条不紊。使阅者依病检方，依方用药，区分奥辟①，心开目明。呜呼！至矣！昔吾祖光禄公遇异人传医术，多所全活，其后不戒于火，遗书烬焉。每一念及，深用疚心。此书原板亦毁于火，印本罕见。余悯其无传也，乃取家藏初印本，属友人李君文石、刘君葆真、陈君瑶岑重校付梓。盖有此书，而轩岐以降，至于张、朱、王、李之奇方奥义，无不毕萃其中。既为业是术者，明示途辙，俾无异趋；兼使不知医者阅之，无事召医对脉，而虚实寒热之别已了然于中，以免疑误之失。则所谓抉造化之秘，保性命之原，使民无夭札疵疠者，将于此书之成征之。若夫一家私言，与类方之芜陋，则举而废之可也。刻既成，为序以谂②后之读是书者。

光禄大夫头品顶戴兵部侍郎兼都察院右副都御史

河东河道总督提督军务奉新许振祎重校刊

---

① 奥辟：古奥冷僻。

② 谂（shěn 沈）：规谏，劝告。

重刻《医钞类编》叙

南人有言曰：人而无恒，不可以作巫医。孔子善之，岂不以巫祀鬼神，医寄生死，皆助燮理①，弭灾祲②，王政之所弥纶③布濩④者乎。卤莽灭裂，轻试其术，身之灾也。古者巫咸、巫贤为世硕辅，以巫世家，盖必民之精爽不贰者，然后可以制神号⑤、牲号⑥，交于冥漠，《周礼》所谓以神仕者也。医之为道，肇始神农，邈哉尚已。《灵枢》《金匮》之书⑦，其文古质简奥，虽秦汉间人所述，未必尽同本义，然其微言妙旨，往往合于圣人。衡阳王子，学究天人，亦曰通于《素问》之言，天者可以言性，盖重之也。自巫官失职，淫祀繁兴，木魅山魈，妄窃禋祀⑧，为世大诟⑨，盖鬼神乱于幽矣。医术不为时贵，力不能任耕樵，才不能习举子业者，则托以谋生，饥寒迫身，期于速化，取坊本《医方集解》《一盘珠》等书，诵习期年，遽出问世，"学医人费"谚言，痛矣。京师庶僚，官冗禄薄，往往涉猎方书，悬壶利市，佐俸入之穷，比之市医，差有善者。然

---

① 燮（xiè 谢）理：协和治理。
② 灾祲（jìn 进）：犹"灾异"，指自然灾害或某些异常的自然现象。
③ 弥纶（mílún 迷伦）：统摄，包罗。
④ 布濩（hù 户）：散布。
⑤ 神号：神的名号。语见《周礼·春官·大祝》。
⑥ 牲号：牺牲的名号。语见《周礼·春官·大祝》。
⑦ 灵枢金匮之书：《刘人熙集·重刻〈医钞类编〉序》作"《黄帝内经灵枢》《黄帝内经素问》《金匮》之书"。
⑧ 禋（yīn 因）祀：古代祭天的一种礼仪。
⑨ 诟（gòu 够）：辱骂。

学匪师授，业匪专家，粗通汤液，不达针灸，吾未见能应无穷之变者也。大道既隐，而技术之衰亦若是。夫道光中武宁翁稼江氏，以事亲精研方术，积数十年之精力，成《医钞类编》二十四卷，上自轩、岐，中及仲景、叔和，以至近世名家，博观约取，篇分部居。辨证则洞悉源流，用方则开陈堂奥，譬之入五都之市，百货错陈，索焉而皆获，洵医林之伟观，贤于《集解》《一盘珠》等坊本远矣。惜印行无多，版毁兵燹①。东河总督奉新许公有其书，甚相矜重，不忍珍为枕秘，急付梓人重刊行世。工既竣，进人熙而命之曰：子亦略通医术者，为我叙之。人熙彷徨屏营②，念官工部屯田，时奉先太恭人京师以侍药，钞陈氏《伤寒浅注》，未及三载，遽罹鞠凶③，仁孝衰微，延医进药，多可悔者，悲愤填膺，弃手钞之书，不复省览，以志莫赎之辜，何敢言医！何忍言医！惟闻○④公○先王父光禄公得异人传授，有秦越人、华元化之神妙，活人无算，不受一钱，且竭家财以济贫苦之药饵。余庆流衍⑤，子姓贵盛，至○公而名位益光，惜其著⑥述散佚，末由传世，○公尝憾焉。今借是编，广先人济世之心，寄平生利物之志，是可传也已。窃愿读是编者精勤从事，毋蹈学医人费之诮⑦；为人子者，竭其孝敬，毋蹈人熙之所悔，则厚幸矣。于是乎书。

光绪二十一年季春浏阳刘人熙谨叙

① 兵燹（xiǎn 显）：因战乱而造成的焚烧破坏等灾害。
② 屏营：谦词，常用于信札中，意为惶恐。
③ 鞠凶：极大的灾祸。
④ ○：此处原为空格，疑避讳空字，今以"○"标注。
⑤ 流衍：广泛流布。
⑥ 著：原作"箸"，据文义改。
⑦ 诮（qiào 翘）：讥笑，嘲讽。

叙

士不得有为以行其志，而至以医名能为良，亦小道耳，其无惭丈夫乎哉！余未之业也，虽在尊其术者，辄谓廊庙①不可无良相，山林不可无良医，而业非所习，每忽不加意，洎②慈帏③病，而苦于延访之不得，乃始叹良医之难也。语曰：人子不可不知医。余不深愧欤！爰购诸名医家书，杂置案头，暇则旁涉。其始也，若观海者之茫无畔岸，迨兼综其全，条贯而融会，寒暑之易，屈指已十余，而后乃益叹良医之难也！益叹业医者多，而能为良者卒鲜，固无足怪也！予不业医，固不以医名，然医之道则颇有所得于心而尝验之于人者。今且老矣，寂寂邱园，毫无建白，其谓我丈夫何！风雨之余，即畴昔所研究诸医论，若可法，若可传，采录而汇编之，得卷计二十有四，厘订再三，数易草而稿始定。时有契交④陈贽卿以医得名于乡邑，出以相视，备阅之，而恐余靳⑤于梓也，语余曰："仆尝从事于斯矣，不意钩元提要，撷群书之粹而合于一，乃竟有若先生是编者。操是以求医，简括显易，是昏衢而设之智烛⑥也，犹患不人为良哉。以公诸世，将自今以往，天下莫不获良医之利而受先生之赐无涯矣，窃愿以为请。"余因甘于所誉而诺焉，

---

① 廊庙：朝廷。
② 洎（jì记）：自从。
③ 慈帏：亦作"慈闱"，母亲的代称。
④ 契交：指交往密切的朋友。
⑤ 靳：吝惜。
⑥ 智烛：谓智慧能明察一切，如烛照物。

其为后学行远登高之助，殊未敢信也。抑以见余不得志于世，所为亦仅耳，丈夫独不为余惜，转为余谅乎！

道光十年庚寅岁孟冬月豫宁七二老人翁藻稼江甫识

凡 例

医道自《金匮玉函》而下，及晋唐周宋以迄国朝，诸名家之书，汗牛充栋，泛览为艰，集中博采约取，以运气、脉要、经穴图考贯为首卷，而胪及每证，列为一门，先取名贤切要之说为纲领总论，而脉候次之；再乃逐条分证固本诸名论，然以喻嘉言为矩矱①者尝多，详明外感内因，别寒热虚实，同异是非，使无蒙混；继则择古今证治医案，各列标题，分条摘录，以备参考，其本门应用之方，概列于后，另见他门者，即于证治条内注明方见某门，使阅者依病审脉，依脉辨证，依证检方，依方定药，洞达无疑，庶可尽卫生之道。

古人立方，原有精意，徒执其方而不明其意，治疗安所取裁，今于诸《名医方论》，择其能透发精意者，附录于各门各方之下并二卷下之前，俾读者知其立方之旨，命名之义，暨药性之功能，君臣佐使之轨，则洞达于心，庶临证不致差误。

伤寒各证，虽分见于六经篇中，但学者一时难以融会全书，依病检方，每有翻阅不获之苦。今另辑伤寒总略及八法、七方、十剂与药性于二卷上，以备业医者便于查阅。

医书卷帙繁多，如必欲一一记诵，而会通之难，以岁计月数。邑前辈张闰楣②者，有《古今医诗》，缩尺为寸，删繁就

---

① 矩矱（huò 或）：规矩法度。
② 张闰楣：名张望，字棕埴，一字时获，号闰楣，生于1738年，卒于1808年，武宁人。著有《闰楣先生集》《古今医诗》等。

简，规为七字，行以韵语，俾学者便于诵记。兹取其本集中所合证治诸诗，其得三百五十首附二卷下，苟能熟此，则事半而功倍矣。

吴又可《瘟疫论》精理名言，皆发前人所未发，洵①堪木铎宇宙，宝筏②群伦，不第补嘉言《瘟疫篇》之所未逮也。但原本疑是初脱，未经裁定，故诸篇绝无伦次。山左刘松峰取而厘订之，分为五门，加之评释，名曰《瘟疫论类编》，其标题有不明显、不该括之处，略换数字，务期包括无遗。原文有不能畅达者，稍为增损，以顺文义，真足以豁习者之目，而传作者之心。今集悉遵是编，纂入其自著《松峰说疫》，择其紧要者摘录于后。

妇科，惟经带、崩漏、胎产、癥瘕与方脉不同。本集于此数证分门别类，折衷群书，论证用方，一归中正。其余诸证，与方脉无异者，俱详载于杂证各门，兹不复赘。

幼科，古称难治，又名哑科，诚以呱呱襁褓，啼哭无端，疾痛疴痒不能自白，非医理精通、认证真确、细心体察者，未易擅场③。近惟《幼幼集成》一书，参考群论，存是去非，辟惊风之讹谬，删药方之恶劣，辨证详明，用方简切，以之保赤，诚求不中不远。兹录其初生、胎、脐、惊搐、客忤等数门，间采《金鉴》诸书，以备酌用。其余杂证，亦附录于各门之末。

痘疹为婴幼必有之证，业是科者，代不乏人，非无一节之长，一论一方之是，然皆择焉而不精，语焉而不详。惟朱纯嘏

---

① 洵：诚实，实在。

② 宝筏：佛教语。比喻引导众生渡过苦海到达彼岸的佛法。

③ 擅场：亦作"各擅胜场"。形容技艺精湛。

本久吾聂氏《活幼心法》，著为《痘疹定论》，究本穷源，议论精透，处方用药，深得中和合宜之妙。今集以此为宗，其余幼幼诸书，亦间采入。

治疗各证，自有正方，其未尽者，复以经验简便方附于方后，学者能留心记取，倘遇幽僻方隅之乡，病发仓卒，医药鸾远①者，亦得以救一时之急。

杂治、祟病、怪病、急救，其处方用法，多不可以理解。然近如坊间所刻《方便集》及夏子益奇病等方，间有屡经试验，相传已久者，似不可以其药味奇创，废而不录，今详载于二十卷中并二十二卷外科后。

痈疽疮毒，亦人身脏腑经络之病，以其证形于外，故称之曰外科，即《内经》所谓"六府不和，留结为痈"，丹溪所谓"阴阳相滞而生也"。兹为博采群书，取其辨证详明、用方精当、内治外治诸法，详载于篇。

《勿药元诠》虽属外功，正可以却疾延年，有益无损也，且随时随地可行，偶一尝试，效亦立见。今录其至简至易要诀于二十卷末，习而行之，亦摄生之一法。

本草注释诸书，惟《本草求真》最善，观其所载药品，气味、形质、功能无不按实考明，逐一注解，且持论精确，尽洗从前隔一隔二、牵引含混、肤廓②浮言。惜乎辞多于意，简册较繁，是集摘其要而登之，使读者知所依据，无惑他歧，庶检药方，差免错误。

医理深邃，未许浅人问津，愚以渺见寡闻，中年学步，更

---

① 鸾（diào 掉）远：遥远。

② 肤廓：谓文辞空泛而不切实际。

何能探索元微。是集别类分门，列为二十四卷，大都剿袭古人陈言，以备省览，不敢妄加评论，故篇中自抒管见及历经验治案，仅属寥寥。今不辞丑陋，附录篇内，以质高明，倘悯其一得之愚锡①之斤正，则幸甚矣。

---

① 锡：通"赐"，给予。

总目录

卷 一

目 录

运气要诀①

经曰：夫五运阴阳者，天地之道也，万物之纲纪，变化之父母，生杀之本始，神明之府也。可不通乎？又曰：治不法天之纪、地之理，则灾害至矣。又曰：不知年之所加，气之盛衰，虚实之所起，不可以为工矣。由是观之，不知运气而为医，欲其无失者，鲜矣。兹将《内经》运气要语编成歌诀，并列图于后，使学者一览即明其大纲旨要之所在，然后求全经精义，庶乎有得云。

五行图

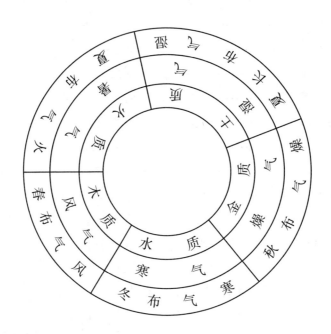

---

① 运气要诀：此上原有"五运六气"四字，据底本目录删。

五行生克制化图

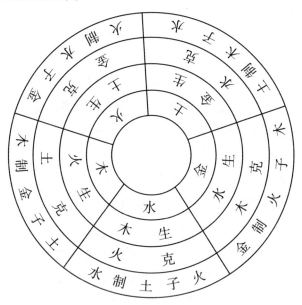

五行质气生克制化歌

> 天地阴阳生五行，各一其质各一气。
>
> 质具于地气行天，五行顺布四时序。
>
> 木火土金水相生，木土水火金克制。
>
> 亢害承制制生化，生生化化万物立。

天地既立，而阴阳即在天地之中，阳动而变，阴静而合，生五行也。天一生水，地六成之；地二生火，天七成之；天三生木，地八成之；地四生金，天九成之；天五生土，地十成之。是五行各一其质也。东方生木，木之气风；南方生火，火之气热；中央生土，土之气湿；西方生金，金之气燥；北方生水，水之气寒，是五行各一其气也。在地曰木，在天曰风；在地曰火，在天曰热；在地曰土，在天曰湿；在地曰金，在天曰燥；在地曰水，在天曰寒，是乃五行质具于地，气行于天也。木①位东方，风气布春；火位南方，热气布夏；土位中央四维，湿气布长夏；金位西方，燥气布秋；水位北

---

① 木：原作"本"，据《医宗金鉴·运气要诀》改。

方，寒气布冬，是五气顺布四时之序也。即周子曰：阳变阴合，而生水火木金土，五气顺布，四时行焉[①]。木生火，火生土，土生金，金生水，水复生木，是五行相生，主生养万物者也。木克土，土克水，水克火，火克金，金克木，木复克土，是五行相克，主杀害万物者也。相克则死，相制则生。木亢害土，土亢害水，水亢害火，火亢害金，金亢害木，此克其所胜者也。然我之所胜之子，即我之所不胜者也。我畏彼子出救母害，不敢妄行，承受乃制，制则生化，则各恒其德，而生化万物，无不具也。假如木亢太过，土受害矣，是我胜其我之所胜者也。土之子金，承而制焉，则我畏我之所不胜，自然承受乃制，制则生化矣。火亢太过，金受制矣，金之子水，承而制焉。土亢太过，水受制矣，水之子木，承而制焉。金亢太过，木受制矣，木之子火，承而制焉。水亢太过，火受制矣，火之子土，承而制焉。五行皆若此也。此所以相生而不害，相制而不克也。而生生化化，万物立命之道，即在于是矣。此五行生克制化之理，不可不知者也。

五运合脏腑十二经络图

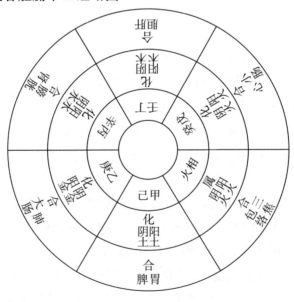

---

① 阳变阴合……四时行焉：语出周敦颐《太极图说》。

六气合脏腑十二经络图

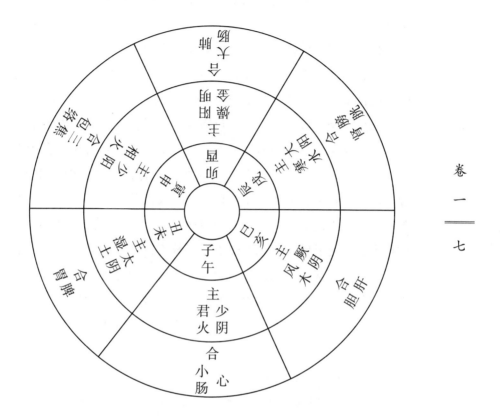

运气合脏腑十二经络歌

　　医明阴阳五行理，始晓天时民病情。

　　五运五行五化气，六气天地阴阳生。

　　火分君相气热暑，为合人之脏腑经。

　　天干起运地支气，天五地六节制成。

　　学医者必须明天地阴阳五行之理，始晓天时之和不和，民之生病之情由也。人皆知五运化自五行、五质、五气也，而不知六气化自天地阴阳、六质、六气也。六质者，即经曰木、火、土、金、水、火，地之阴阳也，生、长、化、收、藏应之也。六气者，即经曰风、暑、湿、燥、寒、火，天之阴阳也，三阴三阳上奉之也。是以在地之火分为君火、相火，在天之气分为热气、暑气，为合人之五脏六腑，包络十二经也。天干阴阳合而为五，故主五运。甲化阳土，合人之胃；己化阴土，合人之脾；乙化阴金，合人之肺；庚化阳金，合人大肠；丙化阳水，合人膀胱；辛化阴水，合人之肾；丁化阴木，合人之肝；壬化阳木，合人之胆；戊化阳火，合人小肠；癸化阴火，合人之心；相火属阳者，合人三焦；相火属阴者，合人包络。此天干合人之五脏六腑十二经也。地支阴阳合而为六，故主六气。子午主少阴君火，合人之心与小肠；丑未主太阴湿土，合人之脾与胃；寅申主少阳相火，合人之三焦包络；卯酉主阳明燥金，合人之肺与大肠；辰戌主太阳寒水，合人之膀胱与肾；巳亥主厥阴风木，合人之肝与胆也。此地支合人之五脏六腑十二经也。天数五，而五阴五阳，故为十干。地数六，而六阴六阳，故为十二支。天干之五，必得地支之六以为节，地支之六，必得天干之五以为制，而后六甲成，岁气备。故一岁中运，以七十二日五位分主之，六气以六十日六步分主之也。

[按] 十二经天干歌云：

甲胆乙肝丙小肠，丁心戊胃己脾乡。

庚属大肠辛属肺，壬属膀胱癸肾脏。

三焦亦向壬中寄，包络同归入癸方。

此以方位所属，岁岁之常也。今以五运言天干所化，年年之变，所以不同也。

十二经地支歌曰：

肺寅大卯胃辰宫，脾巳心午小未中。

申胱酉肾心胞戌，亥焦子胆丑肝通。

此以流行言地支所属，日日之常也。今以六气言地支所化，年年之变，所以不同也。读者审之。

主运图

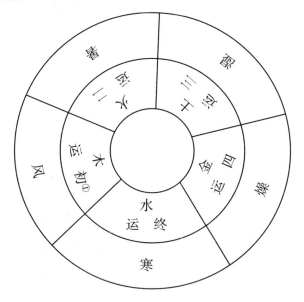

主运歌

　　五运五行御五位，五气相生顺令行。

　　此是常令年不易，然有相得或逆从。

　　运有太过不及语，人有虚实寒热情。

　　天时不和万物病，民病合人脏腑生。

　　主运者，主运行四时之常令也。五行者，木、火、土、金、水也。五位者，东、南、中、西、北也。五气者，风、暑、湿、燥、寒也。木御东方风气，顺布春令，是初之运也。火御南方暑气，顺布夏令，是二之运也。土御中央四维湿气，顺布长夏之令，是三之运也。金御西方燥气，顺布秋令，是四之运也。水御北方寒气，顺布冬令，是五之运也。此是天以五为制，分五方主之，五运五气相生，四时常令，年年相仍而不易也。然其中之气化，有相得或不相得，或从天气，或逆天气，或从天气而逆地气，或逆天气而从地气。故运有太过不及、四时不和之理，人有脏腑经

---

①　初：原作"利"，据《医宗金鉴·运气要诀》改。

络、虚实寒热不同之情，始召外邪令化而生病也。天时不和，万物皆病，而为民病者，亦必因其人脏腑不和而生也。

主气图

显明之位

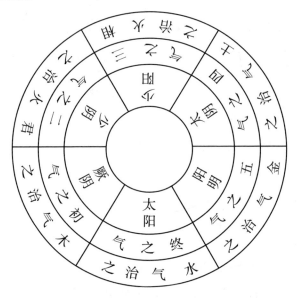

主气歌

主气六位同主运，显明之右君位知。

退行一步相火治，复行一步土治之。

复行一步金气治，复行一步水①治之。

复行一步木气治，复行一步君治之。

主气者，厥阴风木，主春初之气也；少阴君火，主夏二之气也；少阳相火，主盛夏三之气也；太阴湿土，主长夏四之气也；阳明燥金，主秋五之气也；太阳寒水，主冬六之气也。此是地以六为节，分六位主之。六气相生，同主运五气相生，四时之常令也。显明者，正南之位，当君位也。而君火不在位治之，反退位于次，以相火代君火，司化则当知，即经云少阴不司气化之义也。

---

① 水：原作"人"，据《医宗金鉴·运气要诀》改。

正南客气，司天之位也，司天之右，天之右间位也；在主气为二之气位，是少阴君火之位，主行夏令之气也。故曰：显明之右，君火之位也。君火之右，退行一步，乃客气司天之位也；在主气为三之气位，是少阳相火之位，主行盛夏之令之气也。不曰复行而曰退行者，以臣对君之面，承命司化，不敢背行，故曰退行一步，即复行一步也。复行一步，土气治之，乃客气天之左间位也；在主气为四之气位，是太阴湿土之位，主行长夏令之气也。复行一位，金气治之，乃客气地之右间位也；在主气为五之气位，是阳明燥金之位，主行秋令之气也。复行一步，水气治之，乃客气①在泉之位也；在主气为六之气位，是太阳寒水之位，主行冬令之气也。复行一步，木气治之，乃客气地之左间位也；在主气为初之气位，是厥阴风木之位，主行春令之气也。复行一步，君火治之，即前君火之位治之也。

客运图

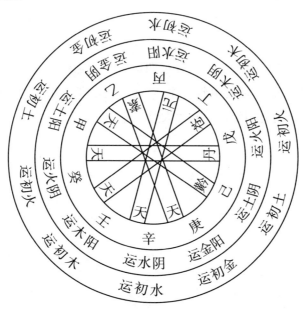

---

① 气：原作"位"，据《医宗金鉴·运气要诀》改。

客运歌

五天苍丹黅①元②素，天气天干合化临。

甲己化土丙辛水，丁壬化木乙庚金。

戊癸化火五客运，起以中运相生轮。

阴少乙丁己辛癸，阳太甲丙戊庚壬。

五天：苍天，天之色青者也；丹天，天之色赤者也；黅天，天之色黄者也；元天，天之色黑者也；素天，天之色白者也。天气者，苍天之气木，丹天之气火，黅天之气土，元天之气水，素天之气金也。天干者，甲、乙、丙、丁、戊、己、庚、辛、壬、癸也。古圣仰观五天五气，苍天木气下临丁壬之方，故识丁壬合化而生木运；丹天火气下临戊癸之方，故识戊癸合化而生火运；黅天土气下临甲己之方，故识甲己合化而生土运；元天水气下临丙辛之方，故识丙辛合化而生水运；素天金气下临乙庚之方，故识乙庚合化而生金运。此天气天干合化，加临主运五位之客运也。起以所化，统主本年中运为初运，五行相生，以次轮取。如甲己之年，土运统之，起初运。土生金为二运，金生水为三运，水生木为四运，木生火为五运，其余四运皆仿土运起之。乙、丁、己、辛、癸属阴干，为五阴年，主五少不及之年。甲、丙、戊、庚、壬属阳干，为五阳年，主五大太过之年也。

---

① 黅（jīn 今）：黄色。

② 元：玄也。为避清代皇帝玄烨的讳，改玄为元。下文"元天"同。

客气司天在泉间气图

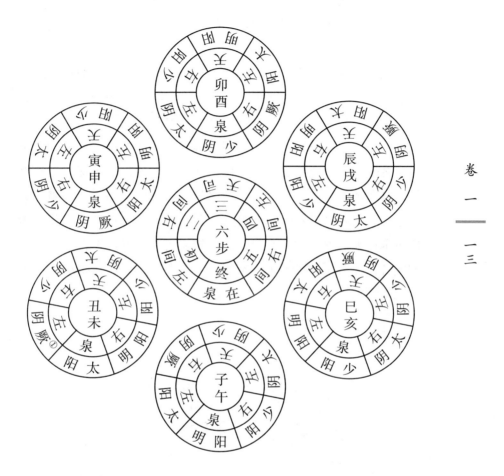

客气司天在泉间气歌

子午少阴君火天，阳明燥金应在泉。

丑未太阴太阳治，寅申少阳厥阴联。

卯酉却与子午倒，辰戌巳亥亦皆然。

每岁天泉四间气，上下分统各半年。

天干起运，地支起气。此言地之阴阳，正化对化，加临主气

---

① 厥：原作"风"，据《医宗金鉴·运气要诀》改。

六位之客气也。如子午之岁，少阴君火治之，起司天也。阳明燥金在下，起在泉也。气由下而上升，故以在下之阳明起之，阳明二阳，二阳生三阳，三阳太阳，故太阳寒水为客初气，即地之左间也。三阳，阳极生一阴，一阴厥阴，故厥阴为客二气，即天之右间也。一阴生二阴，二阴少阴，故少阴为客三气，即司天之气也。二阴生三阴，三阴太阴，故太阴为客四气，即天之左间也。三阴阴极生一阳，一阳少阳，故少阳为客五气，即地之右间也。一阳生二阳，二阳阳明，故阳明为客六气，即在泉之气也。丑未寅申之岁，皆仿此法起之。卯酉却与子午倒换，辰戌却与丑未倒换，巳亥却与寅申倒换。谓卯酉之岁，阳明燥金司天，少阴君火在泉；辰戌之岁，太阳寒水司天，太阴湿土在泉；巳亥之岁，厥阴风木司天，少阳相火在泉，彼此倒换也。每岁司天在泉左右四间气者，即六气分统上下，本年司天统主上半年，在泉统主下半年之统气也。

五运节令图

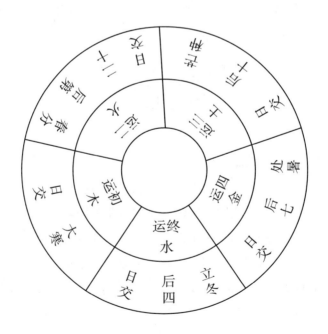

六气节令图

运气分主节令歌

大立雨惊春清谷，立满芒夏小大暑。

立处白秋寒霜立，小大冬小从头数。

初大二春十三日，三运芒种十日甫。

四运处暑后七日，五运立冬四日主。

天以六为节，谓以二十四气六分分之，为六气之六步也。地以五为制，谓以二十四气五分分之，为五运之五位也。二十四气，即大寒、立春、雨水、惊蛰，主春之气也；春分、清明、谷雨、立夏，主二之气也；小满、芒种、夏至、小暑，主三之气也；大暑、立秋、处暑、白露，主四之气也；秋分、寒露、霜降、立冬，主五之气也；小雪、大雪、冬至、小寒，主终之气也。此主气、客气分主六步之时也。大寒起至春分后十二日，主初运也；春分十三日起，至芒种后九日，主二运也；芒种十日起，至处暑后六日，主三运也；处暑七日起，至立冬后三日，主四运也；立冬四日起，至小寒末日，主五运也。此主运、客运分主五位之时也。

五音太少相生图

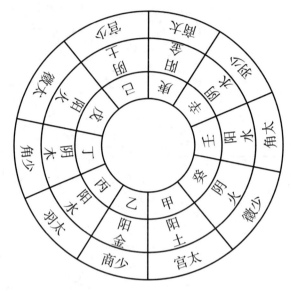

五音主客太少相生歌

主运角徵宫商羽，五音太少中运取。

如逢太徵太商年，必是少角少宫羽。

若逢太角宫羽年，必是少商与少徵。

以客取主太少生，以主①定客重角羽。

主运之音，必始角而终羽者，乃五音分主四时顺布之常序也。然阳年为太，阴年为少者，是五音四时太过不及之变化也。如逢戊年太徵，庚年太商之年，则主运初运必是少角，二运则是太徵，三运必是少宫，四运则是太商，终运必是少羽也。若逢壬年太角②、甲年太宫、丙年太羽之年，则主运初运则是太角，二运必是少徵，三运则是太宫，四运必是少商，终运则是太羽也。故曰太少皆以中运取，此是以客之中运取主之五运，太少相生之义也。又以主之太少定客之五运，太少相重之法，以发明相加相③临，太过不及之理也。

① 主：原作"二"，据《医宗金鉴·运气要诀》改。
② 角：原作"商"，据《医宗金鉴·运气要诀》改。
③ 相：原作"而"，据《医宗金鉴·运气要诀》改。

五运齐化兼化图

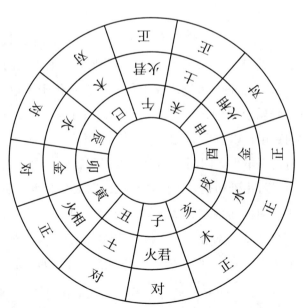

六气正化对化图

五运齐化兼化六气正化对化歌

运过胜己畏齐化，不及乘衰胜己兼。

太过被克不及助，皆为正化是平年。

气寅午未酉戌亥，正司化令有余看。

子丑卯辰巳申岁，对司化令不足言。

五运之中运，统主一年之运也。中运太过则旺，胜己者则胜①其盛，反齐其化矣。如太宫土运，反齐木化；太角木运，反齐金化；太商金运，反齐火化；太徵火运，反齐水化；太羽水运，反齐土化也。即经所谓畏其旺，反同其化，薄其所不胜也。中运不及则弱，胜己者则乘其衰，来兼其化矣。如少宫土运，木来兼化；少角木运，金来兼化；少商金运，火来兼化；少徵火运，水来兼化；少羽水运，土来兼化。即经所谓乘其弱，来同其化，所不胜薄之也。中运戊辰阳年，火运太过，遇寒水司天，则为太过被制；中运乙卯阴年，金运不及，遇燥金司天，则为同气；中运辛卯阴年，水运不及，则为相生；俱为不及得助。凡遇此类，皆为正化平和之年也。

气者，六气之客气，统一岁司化之气也。如厥阴司巳亥，以厥阴属木，木生于亥，故正化于亥，对化于巳也。少阴司子午，以少阴为君火，当正南离位，故正化于午，对化于子也。太阴司丑未，以太阴属土居中，王于西南未宫，故正化于未，对化于丑也。少阳司寅申，以少阳属相火，位卑于君火，火生于寅，故正化于寅，对化于申也。阳明司卯酉，以阳明属金，酉为西方金位，故正化于酉，对化于卯也。太阳司辰戌，以太阳为水，辰戌属土，然水行土中，而戌居西北，属水渐王之乡，是以洪范五行，以戌属水，故正化于戌，对化于辰也。是以寅、午、未、酉、戌、亥为正化。正化者，令之实，主有余也。子、丑、卯、辰、巳、申为对化。对化者，令之虚，主不足也。

---

① 胜：《医宗金鉴·运气要诀》作"畏"。

六十年运气上下相临图

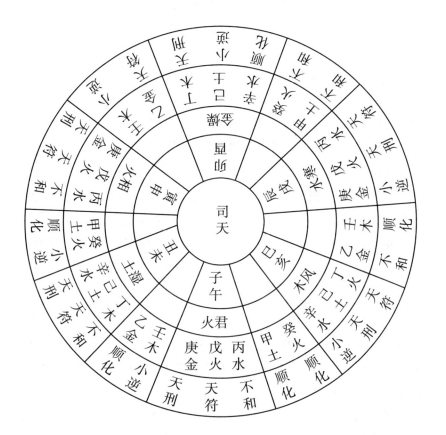

六十年运气上下相临歌

　　客运中运主一岁，客气天泉主半年。

　　气生中运曰顺化，运被气克天刑言。

　　运生天气乃小逆，运克司天不和愆。

　　气运相同天符岁，另有天符岁会参。

　　客运之初运，即统主一岁之中运也。经曰甲己之岁，土运统之云云者是也。客气司天之三气六气，即统主上半年；在泉，统主下半年之气也。经曰岁半以前，天气主之，岁半以后，地气主之者是也。六十年中，运气上下临遇，则有相得、不相得者也。

气生中运者，谓司天生中运也。如癸巳、癸亥，木生火也；甲子、甲午、甲寅、甲申，火生土也；乙丑、乙未，土生金也；辛卯、辛酉，金生水也；壬辰、壬戌，水生木也。六十年中，有此十二年天气生运，以上生下，故名顺化，为相得之岁也。运被气克者，谓司天克中运也。如己巳、己亥，木克土也；辛丑、辛未，土克水也；戊辰、戊戌，水克火也；庚子、庚午、庚寅、庚申，火克金也；丁卯、丁酉，金克木也。六十年中有此十二年，天气克运，以上克下，故名天刑，为不相得之岁也。

运生天气者，谓中运生司天也。如癸丑、癸未，火生土也；壬子、壬午、壬寅、壬申，木生火也；辛巳、辛亥，水生木也；庚辰、庚戌，金生水也；己卯、己酉，土生金也。六十年中有此十二年，运生天气，以下生上，虽曰相生，然子居母上，故为小逆而主微病也。

运克司天者，谓中运克司天也。如乙巳、乙亥，金克木也；丙子、丙午、丙寅、丙申，水克火也；丁丑、丁未，木克土也；癸卯、癸酉，火克金也；甲辰、甲戌，土克水也。六十年中有此十二年，运克天气，以下克上，故名不和，亦为不相得而主病甚也。

气运相同者，如运气皆木，丁巳、丁亥；运气皆火，戊子、戊午、戊寅、戊申；运气皆土，己丑、己未；运气皆金，乙卯、乙酉；运气皆水，丙辰、丙戌。六十年中有此十二年，运气相同，皆天符也。虽曰同气，不无偏胜亢害焉。其太乙天符、岁会等年，另详在后。

指掌图

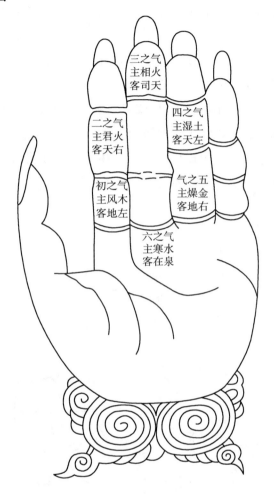

图中文字：
三之气主相火客司天
二之气主君火客天右
四之气主湿土客天左
初之气主风木客地左
气之五主燥金客地右
六之气主寒水客在泉

起主客定位指掌歌

掌中指上定司天，中指根纹定在泉。

顺进食指初二位，四指四五位推传。

司天即是三气位，在泉六气位当然。

主以木火土金水，客以阴阳一二三。

左手仰掌，以中指上头定司天之位，中指根纹定在泉之位。顺进食指三节纹定初之气位，头节纹定二之气位。中指上头定三之气位，即司天之位也。第四指头节纹定四之气位，二节纹定五之气位。中指根纹定六之气位，即在泉之位也。主气以木、火、土、金、水者，五气顺布之五位①也。故初之气，厥阴风木；二之气，少阴君火；三之气，少阳相火；四之气，太阴湿土；五之气，阳明燥金；六之气，太阳寒水。是木生火，火生土，土生金，金生水，水复生木，顺布相生之序，一定不易者也。客气以一、二、三名之者，三阴三阳，六气加临。故厥阴为一阴，少阴为二阴，太阴为三阴，少阳为一阳，阳明为二阳，太阳为三阳。是一生二，二生三，三复生一，阴极生阳，阳极生阴，六步升降之次，每岁排取也。以此定位，主气客气，了然在握矣。

天符图

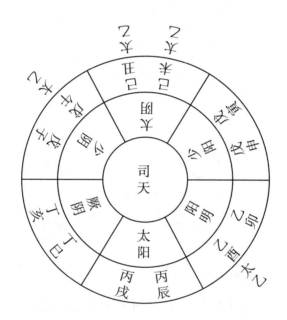

天符者，中运与司天相符也。如丁年木运，上见厥阴风木司天，即丁巳之类。共十二年。太乙天符者，如戊午年，以火运火支，又见少阴君火司天，三合为治也。共四年。

---

① 五位：原作"位五"，据《医宗金鉴·运气要诀》乙转。

岁会图

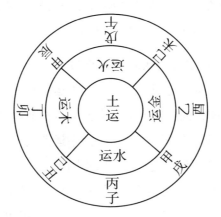

岁会者，中运与年支同其气化也。如木运临卯，火运临午①之类。共八年。

同天符同岁会图

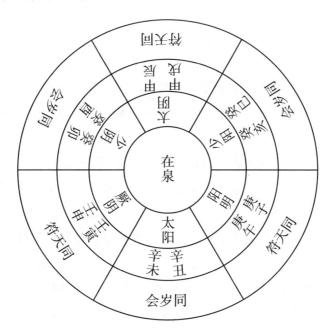

---

① 午：此后原衍"火"，据《医宗金鉴·运气要诀》删。

同天符、同岁会者，中运与在泉合其气化也。阳年曰同①天符，阴年曰同岁会。如甲辰年，阳土运而太阴在泉，则为同天符。癸卯年，阴火运而少阴在泉，则为同岁会。共十二年。

天符太乙天符岁会同天符同岁会歌

天符中运同天气，岁会本运临本支。

四正四维皆岁会，太乙天符符会俱。

同天符与同岁会，泉同中运即同司。

阴岁名曰同岁会，阳年同天符所知。

天符者，谓中运与司天之气同一气也。如木运木司天，丁巳、丁亥也；火运火司天，戊子、戊午、戊寅、戊申也；土运土司天，己丑、己未也；金运金司天，乙卯、乙酉也；水运水司天，丙辰、丙戌也。共十二年。岁会者，谓本运临本支之位也。如木运临卯，丁卯年也；火运临午，戊午年也；金运临酉，乙酉年也；水运临子，丙子年也。此是四正。土运临四季，甲辰、甲戌、己丑、己未也，此是四维。共八年。太乙天符者，谓天符之年又是岁会，是天气、运气、岁支三者俱会也。如己丑、己未，中运之土与司天土同气，又土运临丑未也。乙酉，中运之金与司天金同气，又金运临酉也。戊午，中运之火与司天火同气，又火运临午也。共四年。

同天符、同岁会者，谓在泉之气与中运之气同一气也。以阳年名曰同天符。如木运木在泉，壬寅、壬申也；土运土在泉，甲辰、甲戌也；金运金在泉，庚子、庚午也。以阴年名曰同岁会，如水运水在泉，辛丑、辛未也；火运火在泉，癸卯、癸酉、癸巳、癸亥也。共十二年。此气运符会之不同，人不可不知也。

若②天符十二年，太乙天符四年，岁会八年，同天符六年，同岁会六年。然太乙天符四年，已同在天符十二年中矣。岁会八年，

---

① 同：原脱，据《医宗金鉴·运气要诀》补。下句"同"字同。

② 若：《医宗金鉴·运气要诀》作"右"。

亦有四年同在天符中矣。合而言之，六十年中只得二十八年也。

执法行令贵人歌

> 天符执法犯司天，岁会行令犯在泉。
>
> 太乙贵人犯天地，速危徐持暴死占。
>
> 二火相临虽相得，然有君臣顺逆嫌。
>
> 顺则病远其害小，逆则病近①害速缠。

邪之中人在天符之年，名曰中执法，是犯司天天气。天，阳也。阳性速，故其病速而危也。邪之中人在岁会之年，名曰中行令，是犯在泉地气。地，阴也。阴性徐，故其病徐而持也。邪之中人在太乙天符之年，名曰中贵人，是犯司天、在泉之气，天地之气俱犯，故其病暴而死也。二火，君火、相火也，虽同气相得，然有君臣顺逆之嫌，不可不知也。君火，君也；相火，臣也。二火相临，谓司天加临中运六步，客主加临。君火在上，相火在下，为君临臣则顺，顺则病远，其害小也；相火在上，君火在下，为臣犯君则逆，逆则病近，其害速也。

五运气令微甚②歌

> 运识寒热温凉正，气审加临过及平。
>
> 六气大来皆邪化，五运失和灾病生。
>
> 微甚非时卒然至，看与何时气化并。
>
> 更与年虚月空遇，重感于邪证不轻。

运，五运也，主四时，在天则有寒、热、温、凉之正令，在地则有生、长、收、藏之正化。气，六气也，主六步，在主则有风、热、火、湿、燥、寒一定之常候，在客则有六气加临太过、不及、平和之异应。凡五运六气之来，应时而至，无微甚而和者，皆为平气也。即应时而至，或六气大来，或五运微甚，或至非其时，或卒然而至，皆邪化失和不平之气，主害物病人也。但看与

---

① 近：原作"危"，据《医宗金鉴·运气要诀》及下文内容改。

② 微甚：原作"甚微"，据底本目录乙转。

何时之气化与病同并①，更与不及之年，廓空之月，重感于邪，则其病必重也。

五运平气太过不及歌

木曰敷和火升明，土曰备化金审平。

水曰静顺皆平运，太过木运曰发生。

火曰赫曦土敦阜，水曰流衍金坚成。

不及委和伏明共，卑监从革涸流名。

太过被抑，不及得助，皆曰平运。木名敷和，敷布和气，生万物也；火名升明②，阳性上升，其德明也；土名备化，土母万物，无不化也；金名审平，金审而平，无妄刑也；水名静顺，体静性顺，喜安澜也。甲、丙、戊、庚、壬阳年，皆曰太过之运。木名发生，木气有余，发生盛也；火名赫曦，炎暑施化③，阳光盛也；土名敦阜，敦厚高阜，土尤盛也；金名坚成，坚则成物，金有余也；水名流衍，水气太过，流漫衍也。乙、丁、己、辛、癸阴年，皆曰不及之运。木名委和，和气委弱，发生少也；火名伏明，火德不彰，光明伏也；土曰卑监，土气不及，化卑监也；金名从革，金气不及，从火革也；水曰涸流，水气不及，涸其流也。

运气所至先后时歌

应时而至气和平，正化承天不妄行。

太过气淫先时至，侮刑我者乘我刑。

不及气迫后时至，所胜妄行刑所生。

所生被刑受其病，我所不胜亦来乘。

应时而至，谓交五运六气之日、之时，正当其日、其时而气即至，则为正化平气，承天之令，不妄行也。如时未至而气先至，来气有余，则为太过，名曰气淫，即邪化也。刑我，谓克我者也；我

---

①　同并：《医宗金鉴·运气要诀》此后有"则当消息其宜而主治也，若犯之而病者"。

②　明：原作"恒"，据《医宗金鉴·运气要诀》及上文内容改。

③　暑施化：原脱，据《医宗金鉴·运气要诀》补。

刑，谓我克者也。假如木气有余，克我之金不能制我，金反受木之侮，则木盛而土受克也，必矣。其年若见肝病，为正邪；见肺病，为微邪；见脾病，为贼邪也。余时法此。若时已至而气未至，来气不足，则为不及，名曰气迫，亦邪化也。所胜，即我克者也。所生，我所生者也。所不胜，谓我所不胜，即克我者也。假如木气不及，我克之土无畏妄行，则生我之水必受病也。木衰，金乘其衰亦来刑木，为病也。其年若肾病，为实邪；见心病，为虚邪；见肺病，则贼邪也。余时法此。推此可知二经三经兼病之理矣。

运气亢害承制歌

> 运气亢则皆为害，畏子之制敢不承。
> 因有承制则生化，亢则无制胜病生。
> 胜后子报母仇复，被抑屈伏郁病成。
> 郁极乃发因子弱，待时得位自灾刑。

五运六气太过而极，则谓之亢，亢则必害我所胜者也。假如木亢极，则必害我所胜之土，土之子金，随起而制木，木畏承受其制，则不敢妄刑彼母也。五行有此承制之道，自相和顺，则生化不病矣。假如木亢盛而无制，则必生胜病，胜病者肝，受病者脾，二经同病也。有胜必有复，有盛必有衰，自然之道也。木盛而后必衰，土之子金则乘衰必复胜母之仇，是则更生复病也。复病①者肺，受病者肝，二经同病也。余岁法此。若木不及，则被金遏抑，屈伏不伸，而木郁之病生也。然被郁极而乃发者，盖以木气不及，不能令子火旺②，故不能复也，所以必待其己之得位时而后乃发也。虽发而不为他害，但自为灾病，亦由本气弱耳。故方其未发之时，与胜病同，胜病者肺，郁病者肝，及其已发之时，不以病肺，惟病肝也。余岁法此。此上文以太过释胜，不及释郁病，非谓一岁之太过不及，则分司之气无胜、复、郁病也。凡太

---

① 病：原作“受”，据《医宗金鉴·运气要诀》改。
② 子火旺：原作“子旺火旺”，据《医宗金鉴·运气要诀》改。

过妄行，害彼而病者，皆胜病也。受害子终不能复，郁而发病者，皆郁病也。不及被抑而病者，亦郁病也。被郁待子来报母仇而病者，皆复病也。推此余可皆通也。

六气胜复歌

邪气有余必有复，胜病将除复病萌。

复已又胜衰乃止，有无微甚若权衡。

时有常位气无必，胜在天三复地终。

主客有胜而无复，主胜客逆客胜从。

六气有胜，则必有复，阴阳循环之道也。胜病将除，复病即萌，邪正进退之机也。胜已又复，复已又胜，本无常数，必待彼此气衰乃止，自然之理也。有胜则复，无胜则否，胜微复微，胜甚复甚，犹权衡之不相过也。然胜复之动时，虽有常位，而气无必也。气无必者，谓应胜之年而无胜也。时有常位者，谓胜之时在前，司天天位主之，自初气以至三气，此为胜之常也。复之时在后，在泉地位主之，自四气以至终气，此为复之常也。所谓六气互相胜复也。若至六气主客，则有胜而无复也。有胜而无复者，以客行天令，时去则已，主守其位，顺承天命也。主胜客则违天之命，而气化不行，故为逆。客胜主则上临下奉，而政令乃布，故为从也。

五运郁极乃发歌

火土金郁待时发，水随火后木无恒。

水发雹雪土飘骤，木发毁折金清明。

火发曛昧有多少，微者病已甚无刑。

木达火发金郁泄，水夺土折治之平。

五郁之发，各有其时。火郁待三气火时而发，土郁待四气土时而发，金郁待五气金时而发，此各待旺时而发也。水郁不待终气水时，而每发于二气、三气、二火时者，以水阴性险，见阳初退，即进乘之，故不待水旺而发也。木郁之发，无一定之时者，以木生风，善行数变，其气无常，故木发无恒时也。五发之时既已审矣，然五发征兆，五气微甚，天时民病，不可不知也。水发之征，微者为寒，甚为雹雪；雹雪①，寒甚也。土发之征，微者为湿，甚为飘骤；飘骤，暴风雨也。木发之征，微者为风，甚为毁折；毁折，摧拔也。金发之征，微者为燥，甚为清明；清明，冷肃也。火发之征，微者为热，甚为曛昧；曛昧，昏翳也。多少者，谓有太过、不及也。不及者病微，太过者病甚。微者病已，谓本经自病也。甚者兼刑，谓兼我刑、刑我者同病也。如木气甚，我刑者土，刑我者金，土畏我刑来齐其化，金畏我胜来同其化，故三经兼病也。余气法此。木达，谓木郁达之。达者，条达舒畅之义。凡木郁之病，风为清敛也，宜以辛散之、疏之，以甘调之、缓之，以苦涌之、平之，但使木气条达舒畅，皆治木郁之法也。火发，谓火郁发之。发者，发扬解散之义。凡火郁之病，为寒束也，宜以辛温散之，以辛甘扬之，以辛凉解之，以辛苦散之，但使火气发扬解散，皆治火郁之法也。金泄，谓金郁泄之。泄者，宣泄疏降之义。凡金郁之病，燥为火困也，宜以辛宣之、疏之、润之，以苦泄之、降之、清之，但使燥气宣通疏畅，皆治金郁之法也。水折，谓水郁折之。折者，逐导渗通之义。凡水郁之病，水为湿瘀也，宜以辛苦逐之、导之，以辛淡渗之、通之，但使水气流通不畜，皆治水郁之法也。土夺，谓土郁夺之。夺者，汗、吐、下、利之义。凡土郁之病，湿为风阻也，在外者汗之，在内者攻之，在上者吐之，在下者利之，但使土气不致壅阻，此皆治土郁之法也。

天时地化五病二火歌

> 运气天时地化同，邪正通人五脏中。
> 五脏受邪生五病，五病能该万病形。
> 热合君火暑合相，盖以支同十二经。
> 虽分二火原同理，不无微甚轻重情。

木、火、土、金、水五运之化，不外乎六气；风、热、暑、

---

① 雹雪：原脱，据《医宗金鉴·运气要诀》补。

湿、燥、寒六气之化，亦不能出乎五行。故运虽有五，气虽有六，而天之气令、地之运化皆同也。邪化正化之气，皆通乎人五脏之中。正化养人，邪化病人。五脏受邪，则生五脏之病。五病能该万病情形，谓主客一定之病、主客错杂之病及胜复郁病，皆莫能逃乎五脏之变。犹夫天地化生万物，皆莫能逃乎五行之属也。五行惟火有二，在地为火，在天为热、为暑，以热合少阴为君火，暑合少阳为相火。盖以地有阴阳十二支，同乎人之阴阳十二经，火虽有二，理则一也。故其德政令化灾病皆同，然不无热微病轻、暑甚病重之情状也。

运气为病歌

　　五运六气之为病，名异情同气质分。
　　今将二病归于一，免使医工枉费心。

　　五运六气之为病，虽其名有木火土金水、风火燥湿寒之异，而其湿为病之情状则同也。今将木运之病、风气之病，火运之病、暑气之病，土运之病、湿气之病，金运之病、燥气之病，水运之病、寒气之病，总归为一病，不使初学医工枉费心思而不得其头绪也。

　　诸风掉眩属肝木，诸暴强直风所因。
　　肢痛软戾难转侧，里急筋缩两胁疼。

　　在天为风，在地为木，在人为肝，在体为筋。风气通于肝，故诸风为病，皆属于肝木也。掉，摇动也；眩，昏晕也。风主动旋，故病则头身摇动，目昏眩晕也。暴，卒也；强直，筋病，强急不柔也。风性劲急，风入于筋，故病则卒然筋急强直也。其四肢拘急疼痛，筋软短缩，乖戾失常，难于转侧，里急胁痛，亦皆风伤其筋，转入里病也。

　　诸痛痒疮属心火，诸热昏暗燥谵狂。
　　暴注下迫呕酸苦，膺背彻痛血家殃。

　　在天为热，在地为火，在人为心，在体为脉。热气通于心，故诸火痛痒疮之病，皆属于心火也。热微则燥，皮作痒；热甚则灼，肤作痛。热入经脉，与血凝结，浅则为痈，深则为疽，更深入之，则伤脏腑。心藏神，热乘于心，则神不明，故昏冒不省人事也。心主言，热乘于心，则神不辨，故暗而不能言，或妄言而谵语也。火主动，热乘于身，则身动而不宁，故身躁扰动，甚则发狂也。暴注者，卒然水泻，火与水为病也。下迫者，后重里急，火与气为病也。呕吐酸苦，火病胃也。膺背彻痛，火伤胸也。热入于脉，则血满胜，不上溢则下泻，而为一切失血之病也。

　　诸湿肿满属脾土，霍乱积饮痞闭疼。
　　食少体重肢不举，腹满肠鸣飧泄频。
　　在天为湿，在地为土，在人为脾，在体为肉。湿气通于脾，故诸湿为病，皆属于脾土也。湿蓄内外，故肉肿腹满也。饮乱于中，故病霍乱也。脾失健运，故病积饮也。脾气凝结，故病痞硬、便闭而痛也。脾主化谷，病则食少也。脾主肌肉，湿胜故身重也。脾主四肢，四肢不举，亦由湿使然也。脾主腹，湿淫腹疾，故腹满、肠鸣、飧泄也。

　　诸气膹郁痿肺金，喘咳痰血气逆生。
　　诸燥涩枯涸干劲，皴揭皮肤肩臂疼。
　　在天为燥，在地为金，在人为肺，在体为皮。燥气通于肺，故诸燥气为病，皆属于肺金也。膹郁，谓气逆胸满，膹郁不舒也。痿，谓肺痿，咳嗽唾浊，痰涎不已也。咳嗽气逆、唾痰涎血，皆肺病也。凡涩枯涸干劲，皆燥之化也。干劲似乎强直，皆筋劲病也。故卒然者，多风入而筋劲也。久之者，多枯燥而筋劲也。皴，肤皴涩也；揭，皮揭起也。此燥之病乎外也。臂痛，肩痛也，亦燥之病于经也。

　　诸寒收引属肾水，吐下腥秽彻清寒。
　　厥逆禁固骨节痛，癥瘕癫疝腹急坚。
　　在天为寒，在地为水，在人为肾，在体为骨。寒气通于肾，故诸寒气为病，皆属于肾水也。收，敛也；引，急也。肾属水，其化寒，敛缩拘急，寒之化也。热之化，吐下酸苦，故寒之化，吐下腥秽也。热之化，水液浑浊，故寒之化，澄彻清冷也。厥逆，四肢冷也；禁固，收引坚劲。寒伤于外，则骨节痛也；寒伤于内，则癥瘕癫疝，腹急坚痛也。

五运客运太过为病歌

风气大行太过木，脾土受邪苦肠鸣。

飧泄食减腹支满，体重烦冤抑气升。

云物飞扬草木动，摇落木胜被金乘。

甚则善怒颠眩冒，胁痛吐甚胃绝倾。

上文统论主运主气为病，此详言五运客运专主之病也。岁木太过，六壬年也。或岁土不及，六己年也。木太过，则木恃强乘土，土不及，则母弱而金衰无以制木，而木亦来乘土。故木气盛则风气大行，为木太过之化。在人则脾土受邪，其为病，若肠鸣飧泄，食少腹满，体重烦冤。烦冤者，谓中气抑郁不伸故也。在天则有云物飞扬之变，在地则有草木动摇之化。木胜不已而必衰，衰则反被金乘，有凋陨摇落之复也。故更见善怒、颠疾、眩冒、胁痛、吐甚之肝脾病也。胃绝倾者，谓胃土冲阳之脉绝而不至，是为脾绝，故主命倾也。

暑热大行太过火，肺金受邪喘咳疴。

气少血失及病疟，注下咽干中热多。

燔炳①物焦水泉涸，水雨寒霜水复过。

甚则谵狂胸背痛，太渊脉绝命难瘥。

岁火太过，六戊年也。或岁金不及，六乙年也。火太过，则火恃强而乘金，金不及，则母弱而水衰无以制火，而火亦乘金。故火气盛则暑热大行，为火太过之化。在人则肺金受邪，其为病，喘而咳嗽，气少不足息，血失而颜色瘁，及疟疾注下，火泻咽干中热也。在天则有燔炳炎烈沸腾之变，在地则有物焦槁、水②泉涸

---

① 燔炳：疑作"燔炳"。《素问·五常政大论》："火见燔炳，革金且耗。"

② 水：原作"木"，据《医宗金鉴·运气要诀》改。

之化。火胜不已而必衰，衰则反被水①乘，有雨冰雹早霜②寒之复也。故更见谵语、狂乱、胸背痛之心肺病也。太渊，肺脉也。肺金之脉绝而不至，是为肺绝，故主病难愈也。

　　　　雨湿大行太过土，肾水受邪腹中疼。

　　　　体重烦冤意不乐，雨湿河衍涸鱼生。

　　　　风雨土崩鳞见陆，腹满溏泻苦肠鸣。

　　　　足痿瘛痛并饮满，太溪③肾绝命难存。

　　岁土太过，六甲年也。岁水不及，六辛年也。土太过，则土恃强而乘水，水不及，则母弱而木衰无以制土，而土亦乘水。故土气盛则雨湿大行，为土太过之化。在人则肾水受邪，其为病，四肢冷厥，腹④中痛，体重烦冤，意不乐也。在天则有雨湿数至之变，在地则有河衍涸泽生鱼之化。湿胜不已而必衰，衰则反被木乘，有风雨大至、土崩鳞见于陆之复也。故更见腹满、溏泻、肠鸣、足⑤痿瘛痛、饮满之脾胃病也。太溪，肾脉也。肾水之脉绝而不至，是为肾绝，故曰主命难存也。

　　　　清燥大行太过金，肝木受邪耳无闻。

　　　　胁下少腹目赤痛，草木凋陨焦槁屯。

　　　　甚则胸膺引背痛，胠胁何能反侧身。

　　　　喘咳气逆而血溢，太冲脉绝命难生。

　　岁金太过，六庚年也。岁木不及，六丁年也。金太过，则金恃强而乘木，木不及，则母弱而火衰无以制金，而金亦乘木。故金气盛则清燥大行，为金太过之化。在人则肝木受邪，其为病，耳聋无闻，胁下痛，少腹痛，目眦赤痛也。在天则有清燥肃杀之变，在地则有草木凋陨之化。燥胜不已而必衰，衰则反被火乘，有苍干焦槁之复也。故更见胸膺引背、胠胁疼痛不能转侧、喘咳、

卷
一

三
三

---

　　① 水：原作"木"，据《医宗金鉴·运气要诀》改。

　　② 早霜：原作"旱伤"，据《医宗金鉴·运气要诀》改。

　　③ 溪：原作"豀"，据《医宗金鉴·运气要诀》改。

　　④ 腹：原作"复"，据《医宗金鉴·运气要诀》改。

　　⑤ 足：原作"之"，据《医宗金鉴·运气要诀》改。

气逆、失血之肝肺病也。太冲，肝脉也。肝木之脉绝而不至，是为肝绝，故主命难生也。

<blockquote>
寒气大行太过水，邪害心火热心烦。

燥悸谵妄心中痛，天冰霜雪地裂坚。

埃雾濛郁寒雨至，甚则肿咳病中寒。

腹满溏鸣食不化，神门脉绝死何言。
</blockquote>

岁水太过，六丙年也。岁火不及，六癸年也。水太过，则水恃强而乘火；火不及，则母弱而土衰无以制水，而水亦乘火。故水气盛则寒气大行，为水太过之化。在人则心火受邪，其为病，心烦躁悸，谵语妄言，心中热痛也。在天则有雨冰①霜雪之变，在地则有冻裂坚刚之化。寒胜不已而必衰，衰则反被土乘，有埃雾濛郁不散，寒雨大至之复也。故更见肿、喘、中寒、腹满、溏泻、肠鸣、饮食不化之肾脾病也。神门，心脉也。心火之脉绝而不至，是为心绝，故主死也。

六气客气主病歌

<blockquote>
少阴司天热下临，肺气上从病肺心。

燥行于地肝应病，燥热交加民病生。

喘咳血溢及血泻，寒热衄嚏涕流频。

疮疡目赤嗌干肿，厥心胁痛苦呻吟。
</blockquote>

上文统论主运主气为病，此则详言六气客气专主之病也。少阴君火司天，子午岁。火气下临，金之所畏，故肺气上从而病肺心也。凡少阴司天，则阳明燥金在泉，故燥行于地而病肝也。是则知燥热交加，民病喘咳、血上溢、血下泄、寒热、衄塞、喷嚏、流涕、疮疡、目赤、嗌干、肿痛、心痛、胁痛，皆其证也。

<blockquote>
太阴司天湿下临，肾气上从病肾阴，

寒行于地心脾病，寒湿交攻内外淫。

民病身重足胕肿，霍乱痞满腹胀膜，
</blockquote>

---

① 冰：原作"水"，据《医宗金鉴·运气要诀》改。

肢厥拘急①脚下痛，少腹腰疼转动屯②。

太阴湿土司天，丑未岁也。湿气下临，水之所畏，故肾气上从而病肾阴也。凡太阴司天，则太阳寒水在泉，故寒行于地而病心脾也。是知寒湿内外交攻，民病身重、足胻肿、霍乱、痞满腹胀、四肢厥逆拘急、脚下痛、少腹痛、腰痛难于动转，皆其证也。

少阳司天火下临，肺气上从火乘金，

风行于地肝木胜，风火为灾是乃因。

民病热中咳失血，目赤喉痹聋③眩瞑，

疮疡心痛瞤瘛冒，暴死皆因臣犯君。

少阳相火司天，寅申岁也。火气下临，金之所畏，故肺气上从而病肺也。凡少阳司天，则厥阴风木在泉，故风行于地，木胜则病在肝。是则知风火为灾，民病热中、咳而失血、目赤、喉痹、耳聋、眩瞑、疮疡、心痛、瞤动、瘛疭、昏冒，皆其证也。暴死者，是三之客气相火加临君火，以臣犯君故也。

阳明司天燥下临，肝气上从病肝筋。

热行于地心肝害，清燥风热互交侵。

民病寒热咳膹郁，掉振筋痿力难伸。

烦冤胁痛心热痛，目痛眦红小便纁④。

阳明燥金司天，卯酉岁也。燥气下临，木之所畏，故肝气上从而病肝筋也。凡阳明司天，则少阴君火在泉，故热行于地而病肺心也。是则知清燥风热交侵，民病寒热而咳、胸郁膹满、掉摇振动、筋痿无力、烦冤抑郁不伸、两胁心中热痛、目痛眦红、小便绛色，皆其证也。

太阳司天寒下临，心气上从病脉心。

湿行于地脾肉病，寒湿热内去推寻。

---

① 急：原作"束"，据《医宗金鉴·运气要诀》改。

② 屯（zhūn 谆）：困难，艰难。

③ 聋：原作"声"，据《医宗金鉴·运气要诀》改。

④ 纁（xūn 熏）：浅红色。

民病寒中终反热，痈疽火郁病缠身。

皮痿肉苛足痿软，濡泻满肿乃湿根。

太阳寒水司天，辰戌岁也。寒气下临，火之所畏，故心气上从而病心脉也。凡太阳司天，则太阴湿土在泉，故湿行于地而病脾肉也。是则知寒湿热气相合，民病始为寒中，终反变热，如痈疽、一切火郁之病、皮痿痹而重着、肉苛不用不仁、足痿无力、湿泻、腹满身肿，皆其证也。

厥阴司天风下临，脾气上从脾病生。

火行于地冬温化，风火寒湿为病民。

耳鸣掉眩风化病，支满肠鸣飧泻频。

体重食减肌肉痿，温厉为灾火化淫。

厥阴风木司天，巳亥岁也。风气下临，土之所畏，故脾气上从而病脾也。凡厥阴司天则少阳相火在泉，故火行于地而病温也。是则知风火寒湿杂揉，民病耳聋、振掉眩运、腹满肠鸣、完谷不化之泻、体重食减、肌肉痿瘦，皆其证也。

运气当审常变歌

未达天道之常变，反谓气运不相应。

既识一定之常理，再审不①定变化情。

任尔百千杂合病，要在天时地化中。

知其要者一言毕，不得其旨散无穷。

近世医者，皆谓五运六气与岁不应，置而不习，是未达天道之常变也。时之常者，如春温、夏热、秋凉、冬寒也。日之常者，早凉、午热、暮温、夜寒也。时之变者，春不温、夏不热、暑不蒸、秋不凉、冬不寒也。日之变者，早温、午寒、暮凉、夜热也。但学医者欲达常变之道，当先识一定主客之理，次审不定变化卒然之情，然后知百千杂合之气为病，但莫能逃天时地化之理也。虽或有不应，亦当审察与天时何时、地化何化、人病何病相同，

---

① 不：原作"一"，据《医宗金鉴·运气要诀》改。

即同彼时、彼化、彼病而施治之，乃无差谬。此知其要者，一言而终也。为医者，可不于运气一加意耶？

经穴图考[①]

骨度名位

《内经》曰：骨为干，脉为荣。夫十二经脉之在身，无处不周流贯通，虽爪甲毫毛，不可忽视。《灵枢》序经脉固为详明，如曰起，曰支，曰别，曰中，曰横、直，曰侧、邪，曰廉、际，曰上、下、前、后、表、里、内、外，曰循、行、抵、挟，曰趋、走、屈、隙，曰过、还、历、至，曰环、绕、布、散、出、入、交、会，曰连、系，曰属、络，曰贯、注，曰间，曰会，曰从，曰端。不熟于骨度名位，而欲求其辨别详明，未可拟议而能知者也。经曰：治病必求于本。故欲知脉者，不可不知身。身者，经脉、经络、经别、经筋、奇经八脉之本也。

头为身之首，头之顶曰颠，顶之中央有穴，名百会，诸阳之会也。颠之前曰囟音信，囟前发际下曰额颅音卢，一曰颡，两旁曰头角，两太阳之骨曰鬓音候骨，颠之后曰脑后骨，其下曰枕骨，枕骨之下、耳之后曰完骨，众骨之合为脑。经曰：脑为髓之海。夫面为脏腑肢节之部，五色之辨。经曰：十二经脉，三百六十五络，其气血皆上于面而走空孔同窍。目者，司视之窍也。上下眼皮曰胞，为目之外卫。上下眼眩曰纲一名睑，一名睫，司目之开阖。眼角曰眦，外决于面者曰锐眦，在内近鼻者曰内眦，上曰外眦，下曰内眦。黑白珠曰目睛，入脑之系曰目系，目上之骨曰眶一名眉棱骨，目下之骨曰頄音拙，即上牙床骨。耳者，司听之窍也。耳门曰蔽，耳轮曰郭。曰颊音英，耳前也。曰客主人，胆经之穴名也在耳前之起骨。曰曲颊曲如环形，受颊车骨尾之钩者，曰颊车下牙床骨尾形如钩，上控于曲颊之环，耳前上下之骨也。颧音权者，面两旁

---

① 经穴图考：原脱，据底本目录补。

之高骨。耳门之内，上通脑髓。耳门之骨，两骨合钳，上即曲颊，下即颊车。鼻者，司臭气也之窍也。鼻之梁曰頞音遏，鼻两旁曰頄两颧近门牙之骨者，鼻之尽处曰准音拙头，鼻之窍曰孔，两孔之界骨曰鼻柱，内窍曰頏颡在口内上腭，外窍曰畜门。口者，司言食之窍也。口端曰唇，四周曰吻音抆，口角后曰颐，颐后曰頬音坎，俗呼为腮，在颊前空软处，下唇之末曰颏音孩，俗名下巴壳，上载齿牙，上唇之中曰人中，下唇之中曰承浆，颏之下、结喉之上两侧曰颔在两旁虚软处，齿本曰龈鱼斤切，颔之后曰大迎，胃之穴名也。舌者，司味之窍也。舌根曰舌本，小舌曰悬雍垂，会厌者覆喉管之上窍，似皮似膜，声音之户也，发声则开，咽食则闭。咽者，饮食之路也，居喉之后；喉者，声息之路也，居咽之前。喉咙者，肺之系也；咽嗌者，胃之系也；结喉者，喉之管头也，瘦人见于皮下，肥人隐于肉中。结喉两旁曰人迎，亦胃之穴名也。头下两旁为颈，颈前为喉，颈后为项，项下之骨三，直历项下名曰柱骨，其下曰大椎骨即脊骨第一节，两肩端之骨曰髃音鱼，两肩后之骨曰肩胛音夹，肩内之骨曰肩髆音博，其曰接臑骨上端，其外卷曲。翅音试骨者，肩后之棱骨也。夫背自大椎骨以下，尽尻骨之上端，凡二十一节，名曰脊骨，上载两肩，内系脏腑，其两旁诸骨附脊横叠而弯合于前，则为胸胁。胁骨，一名肋骨。季胁者，胁之尽处。季胁之下，侠脊两旁，其名曰䏚音杪，侠脊两旁虚软处，肾外当䏚。髁骨之上，腰下两旁，其肉曰胂音申。胂下尻邱刀切，考平声旁之大肉曰臀，两旁直上曰膂音吕。膂者，如藕中之经绪，膂上两角为肩解，下曰膝解连缀支节曰解。脊骨之下、肛门之后，其骨名曰尻骨男子周布九窍，女子周布六窍，一名尾骶。肛门者，大肠之下口也。喉下之骨三，横列喉下，其在中者，名上横骨；两旁之骨名拄音主骨，横卧于两肩之前，内接横骨，外接肩解。两陷中曰缺盆，缺盆之外、拄骨之下曰胸，两旁高处曰膺，蔽心骨曰鸠尾，两旁曰歧骨，胸胁交分之扁骨曰骹，胸下边肋曰凫骨，缺盆以下九寸曰髑骬。两乳中间曰膻中，其下曰腹，腹下曰脐，脐下曰小腹一名少腹，下曰毛际，两旁曰气街。前阴曰阴器，男曰茎垂，女曰廷孔；两阴之间、两股相合之缝，前自水道，后至谷道，名曰篡；环绕阴器曰毛中。男子两丸曰睾音高丸。经曰：前阴者，宗筋之所聚，太阴、阳明之所合也。夫一身之骨皆弯合于前，惟上下横骨弯合于后。上横骨外接拄骨，关键两肩之内，为两肱之枢机，咽喉之关也。下横骨外连髁骨，关键两臀之内，为两股之枢机，肠胃之关也。肩下胁上曰腋，肩肘之间曰臑，臑之尽处曰肘，肘以下曰臂，肘内高骨曰锐骨，臂之尽处外侧高骨亦曰锐骨一名髁骨，掌骨之后尽处曰腕，掌骨曰壅骨，手中曰手心，掌外曰手背，手掌之面、大指之下、肉形隆起如鱼，谓之鱼，而内侧白肉际曰鱼际，肺之穴名也。大指、食指两骨之间曰合谷俗名虎口，大肠之穴名也。手指五，曰大指、曰小指、曰中指、曰大指次指即食指、曰小指次指即无名指。臀下膝上曰股，股之大骨曰髀音彼，骨上端如杵名髀枢，上接髁骨之臼，其臼名体厌，杵臼相交之外侧曰髀阳，即胆经之环跳穴也。髁骨之面名髋音宽，妇人俗名交骨，形如楗柱横宽如楗，两末垂下如柱，居尻之前，与尻骨成鼎足之形，为坐之主骨也。髀骨下端如杵，接于胻音杭骨，其骨三名，一名胫，一名成，一名骭音干。髀胻之交名曰膝，膝上盖骨曰膑宾，去声，骨形圆而扁，覆于髀胻两骨相交之上，膝外侧两高骨，曰连骸。内外之骨突出者曰辅骨，内曰内辅，外曰外辅。膝上之肉隆起似兔伏，曰伏兔，伏兔后曰髀关，膝后屈处如侧凹曰腘，其下曰踹音短，即脚肚。胻骨下两旁之高骨曰踝音课，在外为外踝，上曰绝骨，足三阳大络之会处也；在内为内踝，前曰然谷，足少阴肾经之穴名也。足大指内侧、骨形圆突者曰核骨，足小指之后、外踝下之前曰京骨。跟骨者，上承胻、辅二骨者也。足背曰跗一名足跗，底曰踵，中曰足心，爪甲之后为三毛，横纹之后为丛毛。夫手足之指数同而节数不同，近掌曰本节，由本节而次数之，曰二节、三节，有异同焉。手足之大指皆二节，足之小指亦二节，手足之中三指皆三节，手小指亦三节。指甲曰爪甲，两骨曰歧骨，此手足之所同名者。凡此皆经络起止循行之处，故圣人谨详周身骨度名位，所以视人经络之在于身者以此，此经脉、经络、经别、经筋、奇经八脉之阶梯也。学者由此熟读经文，细玩图注，则经络之条理贯通，思过半矣。

仰人骨度部位①图

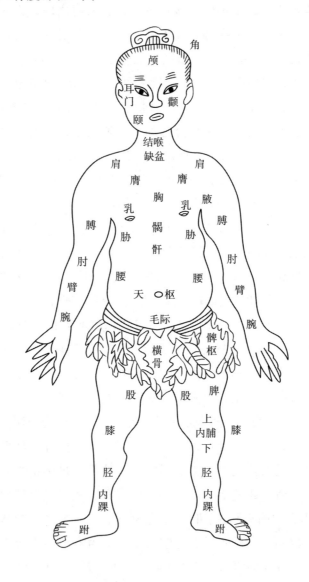

---

① 位：原脱，据底本目录补。

伏人骨度部位图

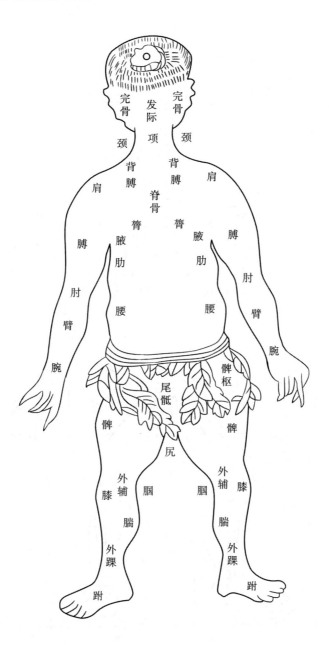

仰人经穴起止全图

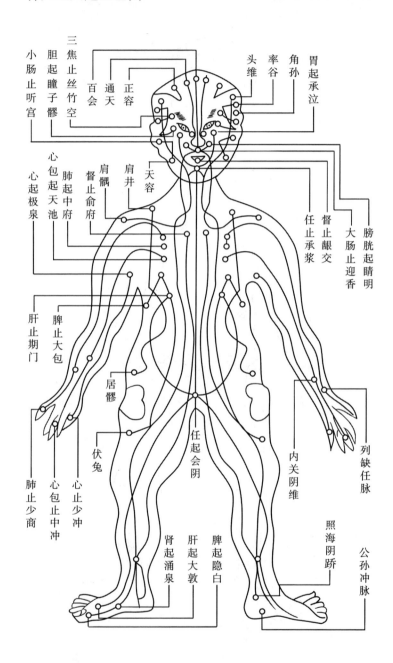

小肠止听宫
胆起瞳子髎
三焦止丝竹空
百会
通天
正容

头维
率谷
角孙
胃起承泣

膀胱起睛明
大肠止迎香
督止龈交
任止承浆

心起极泉
心包起天池
肺起中府
督止俞府
肩井
肩髃
天容

肝止期门
脾止大包

居髎

伏兔

任起会阴

内关阴维

列缺任脉

公孙冲脉

照海阴跻

肺止少商
心包止中冲
心止少冲

肾起涌泉
肝起大敦
脾起隐白

伏人经穴起止全图

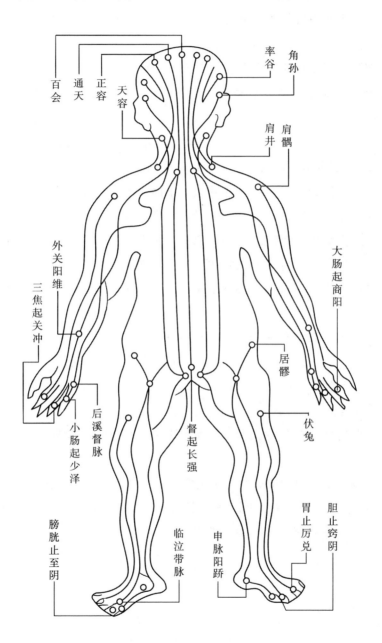

正头面侧头面颈项肩经穴名次_{穴系横看}

正头部中行凡四穴神庭、上星、囟会、前顶，俱督脉穴。正头部两旁第二行左右凡八穴曲差、五处、承光、通天，俱足太阳。正头部第三行左右凡六穴临泣、目窗、正营，俱足少阳。侧头部左右凡十二穴颔厌、悬颅、悬厘、曲鬓、率谷，俱足少阳；角孙，手少阳。

正面部中行凡五穴素髎、水沟、兑端、龈交，俱督脉穴；承浆，任脉穴。正面部第二行左右凡十穴攒竹、睛明，俱足太阳；迎香、禾髎，俱手阳明；巨髎，足阳明穴。正面部第三行左右凡十穴阳白，足少阳穴；承泣、四白、地仓、大迎，俱足阳明。正面部第四行左右凡八穴本神、瞳子髎，俱足少阳；丝竹空，手少阳穴；颧髎，手太阳穴。侧头面左右凡十六穴头维，足阳明穴；客主人、听会，俱足少阳；和髎、耳门，俱手少阳；听宫，手太阳穴；下关、颊车，俱足阳明。

前颈项部左右凡十二穴中行任脉，二行足阳明，三行手阳明，四行手太阳，五行足少阳，无穴，六行手少阳，七行足太阳，在项无穴，八行督脉。廉泉，任脉穴；人迎、水突、气舍，足阳明穴；扶突、天鼎，俱手阳明。

前肩部左右凡六穴缺盆，足阳明穴；巨骨，手阳明穴；肩井，足少阳穴。

以上正头面颈项肩共九十七穴。正头部中行四穴，正面部中行五穴，余八十八穴左右同。〔批〕图内所注天突、璇玑、俞府、气户、云门、中腑六穴详见胸腹经穴总图。

正头面颈项肩经穴总图

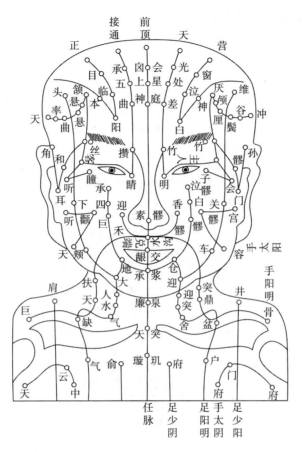

后脑颈项肩经穴名次此顺看

后脑部中行凡六穴，百会、后顶、强间、脑户、风府、哑门俱督脉穴。后头部两旁第二行左右凡六穴，络却、玉枕、天柱俱足太阳穴。后头部第三行左右凡六穴，承灵、脑空、风池俱足少阳穴。后侧头部左右凡十四穴，天冲、浮白、窍阴、完骨俱足少阳穴、颅息、瘈脉、翳风俱手少阳穴。后颈项部左右凡六穴，天窗扶突后、天容俱手太阳穴、天牖天容后，手少阳穴。后肩部左右凡十二穴，天髎手少阳、曲垣、秉风、肩中俞、肩外俞、天宗俱手太阳穴。以上后脑、颈、项、肩共五十穴。后头部中行六穴，余四十四穴左右同。图内所载大椎、大杼、附分三穴，系背部穴名，详见背部总图。

后脑颈项肩经穴总图

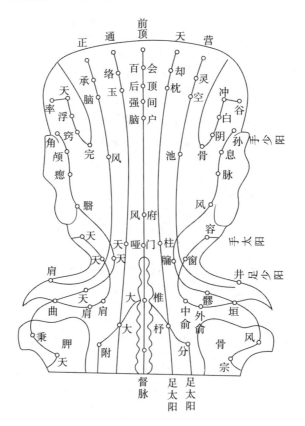

胸腹腋胁经穴名次 此横看

胸部中行，凡七穴天突、璇玑、华盖、紫宫、玉堂、膻中、中庭，俱任脉穴。胸部两旁第二行，左右凡十二穴俞府、或中、神藏、灵墟、神封、步廊，俱足少阴。胸部第三行，左右凡十二穴气户、库房、屋翳、膺窗、乳中、乳根，俱足阳明。胸部第四行，左右凡十二穴云门、中腑，俱手太阴①；周荣、胸乡、天溪、食窦，俱足太阴。腹部中行，凡十五穴鸠尾、巨阙、上脘、中脘、建里、下脘、水分、神阙、阴交、

---

① 阴：原作"阳"，据《医宗金鉴·刺灸心法要诀》改。

气海、石门、关元、中极、曲骨、会阴，俱任脉穴。腹部两旁第二行，左右凡二十二穴幽门、通谷、阴都、石关、商曲、肓俞、中注、四满、气穴、大赫、横骨，俱足少阴。腹部第三行，左右凡二十六穴不容、承满、梁门、关门、太乙、滑肉门、天枢、外陵、大巨、水道、归来、气冲，俱足阳明；急脉，详见足厥阴图。腹部第四行，左右凡十四穴期门，足厥阴穴；日月，足少阳穴；腹哀、大横、腹结、府舍、冲门，俱足太阴。侧腋部左右凡八穴渊腋、辄筋，俱足少阳；天池，详见手厥阴图；大包，足太阴穴。侧胁部左右凡十二穴章门，足厥阴穴；京门、带脉、五枢、维道、居髎，俱足少阳。以上胸腹腋胁共百四十穴胸部中行七穴，腹部中行十五穴，余一百十八穴左右同。

胸腹腋胁经穴总图

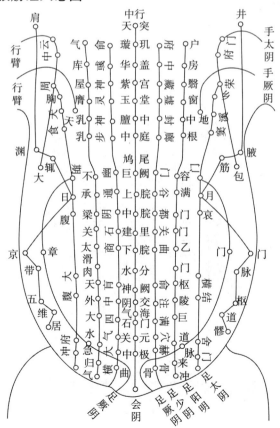

背部经穴名次 此顺看

背部中行凡十三穴，大椎、陶道、身柱、神道、灵台、至阳、筋缩、脊中、悬枢、命门、阳关、腰俞、长强俱督脉穴。背部两旁第二行左右凡四十四穴，大杼、风门、肺俞、厥阴俞、心俞、膈俞、肝俞、胆俞、脾俞、胃俞、肾俞、三焦俞、大肠俞、小肠俞、膀胱俞、中膂俞、白环俞上俱夹脊，去中行二寸、上髎、次髎、中髎、下髎上俱夹脊骨两旁，十七、十八、十九、二十椎空中、会阳夹尻骨两旁，上俱足太阳穴。背部第三行左右凡二十八穴，去脊中行三寸五，附分、魄户、膏肓俞、神堂、谚语、膈关、魂门、阳纲、意舍、胃仓、肓门、志室、胞肓、秩边俱足太阳穴。以上背部共八十五穴中行十三穴，余六十二穴左右同。

背部经穴总图

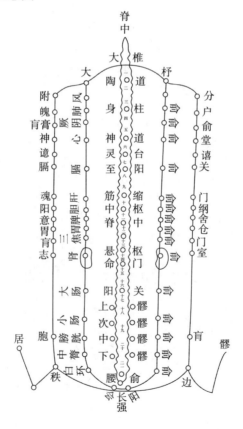

手前廉后廉外廉经穴名次此顺看

手阳明大肠经，行臂外左右凡二十八穴，商阳、二间、三间、合谷、阳溪、偏历、温溜、下廉、上廉、三里、曲池、肘髎、五里、臂臑起手食指端，行三阳之上。手少阳三焦经，行臂外，左右凡二十四穴，关冲、液门、中渚、阳池、外关、支沟、会宗、三阳络、四渎、天井、清冷渊、消泺起手无名指端，行三阳之中。手太阳小肠经，行臂外左右凡十六穴，少泽、前谷、后溪、腕骨①、阳谷、养老、支正、少海起手小指外侧端，行三阳之下。以上手阳明、手少阳、手太阳三经俱行手臂外，左右凡六十八穴，图内所载曲垣、秉风、天宗、臑俞、肩贞俱手太阳穴，另详小肠图、天髎、肩髎、臑会俱手少阳穴，另详三焦图。

手前廉后廉外廉经穴总图

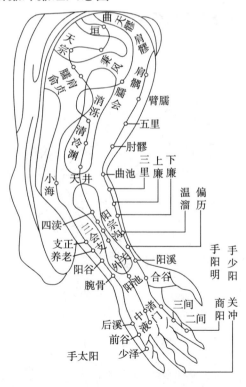

---

① 骨：原作"谷"，据《医宗金鉴·刺灸心法要诀》改。

手内廉内前廉内后廉经穴名次此顺看

手太阴肺经，行臂内左右凡十八穴，少商、鱼际、太渊、经渠、列缺、孔最、尺泽、侠白、天府起手大指端，行三阴之上。手厥阴心包络经，行臂内左右凡十六穴，中冲、劳宫、大陵、内关、间使、郄门、曲泽、天泉起手中指端，行三阴之中。手少阴心经，行臂内左右凡十八穴，少冲、少府、神门、阴郄、通里、灵道、少海、青灵、极泉起手小指内侧端，行三阴之下。以上手太阴、手厥阴、手少阴三经，俱行手臂内，左右凡五十二穴。图内所载肩井系足少阳穴，另详肩髃部、巨骨、肩髃系手阳明穴，另详大肠图、臂臑、五里、肘髎、曲池、三里、上廉、下廉系手阳明穴，行臂外。

手内廉内前廉内后廉经穴总图

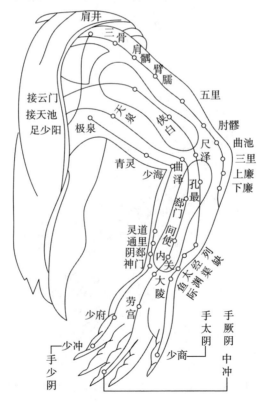

足前廉后廉外廉经穴名次 此顺看

足阳明胃经，行足股外左右凡三十穴，厉兑、内庭、陷谷、冲阳、解溪、丰隆、下巨虚、条口、上巨虚、三里、犊鼻、梁丘、阴市、伏兔、髀关起足三指端，行三阳之前。足少阳胆经，行足股外左右凡二十八穴，窍阴、侠溪、地五会、临泣、丘墟、悬钟、阳辅、光明、外丘、阳交、阳陵泉、阳关、中渎、环跳起足四指端，行三阳之中。足太阳膀胱经，行足股后左右凡三十六穴，至阴、通谷、束骨、京骨、金门、申脉、仆参、昆仑、跗阳、飞阳、承山、承筋、合阳、委中、委阳、浮郄、殷门、承扶起足小指外侧端，行三阳之后。图内所载秩边系足太阳穴，另详膀胱图，居髎系足少阳穴，另详胆经图，会阳系足少阳穴，另详膀胱图。

足前廉后廉外廉经穴总图

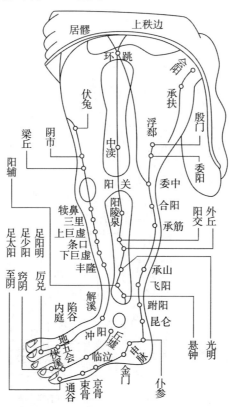

足内廉内前廉内后廉经穴名次顺看

足厥阴肝经，行足股内左右凡二十二穴，大敦、行间、太冲、中封、蠡沟、中都、膝关、曲泉、阴包、五里、阴廉起足大指端，行三阴之前。足太阴脾经，行足股内左右凡二十二穴，隐白、大都、太白、公孙、商丘、三阴交、漏谷、地机、阴陵泉、血海、箕门起足大指内侧端，行三阴之中。足少阴肾经，行足股内左右凡二十穴，涌泉、然谷、太溪、大钟、照海、水泉、复溜、交信、筑宾、阴谷起足心，行三阴之后。以上足厥阴肝、足太阴脾、足少阴肾三经俱行足股内，左右凡六十四穴。图内所载急脉系足厥阴穴、横骨系足少阴穴、气冲系足阳明穴、冲门系足太阴穴，另详胸腹总图。

足内廉内前廉内后廉经穴总图

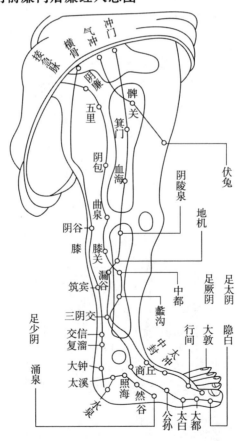

侧头面颈项肩胸经穴名次此横看

头面部神庭、上星、囟会、前顶、百会、后顶、强间、脑户、风府、喑门，俱督脉穴；曲差、五处、承光、通天、络却、玉枕、天柱，俱足太阳；临泣、目窗、正荣、承灵、脑空、风池，俱足少阳；颔厌、悬颅、悬厘、曲鬓、率谷、天冲、浮白、窍阴、完骨，俱足少阳；角孙、颅息、瘈脉、翳风，俱手少阳；素髎、水沟、兑端、龈交，俱督脉穴；承浆，任脉穴；攒竹、睛明，俱足太阳；迎香、禾髎，俱手阳明；巨髎，足阳明穴；阳白，足少阳穴；承泣、四白、地仓、大迎，俱足阳明；本神、童子髎，俱足少阳；丝竹空，手少阳穴；颧髎，手太阳穴；头维，足阳明穴；客主人、听会，俱足少阳；和髎、耳门，俱手少阳；听宫，手太阳穴；下关、颊车，俱足阳明。**颈项部**廉泉，任脉穴；人迎、水突、气舍，俱足阳明；扶突、天鼎，俱手阳明；天窗、天容，俱手太阳；天牖，手阳明穴。**肩部**缺盆，足阳明穴；巨骨、肩髃，俱手阳明；肩贞，手太阳穴；肩髎、臑会，俱手少阳。**胸部**天突、璇玑、华盖、紫宫、玉堂，俱任脉穴；俞府、或中、神藏、灵墟，俱足少阴；气户、库房、屋翳，俱足阳明；云门、中府，俱手太阳；天府，手太阴穴，见肺经图；天泉、天池，俱手厥阴穴，见心包络图。

侧头面颈项肩胸经穴总图

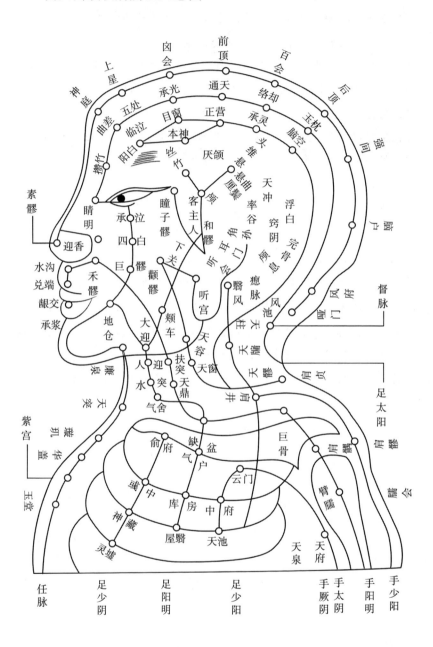

侧胁肋经穴总图

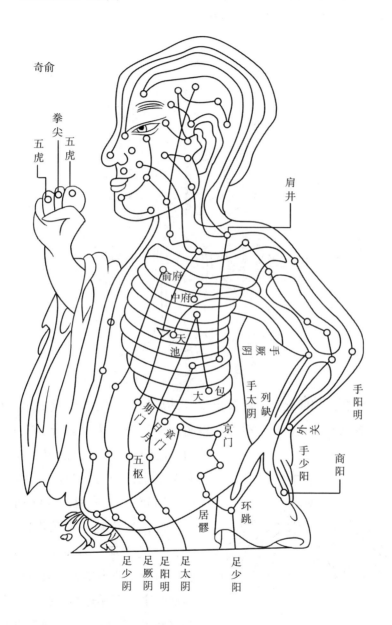

奇俞

拳尖

五虎　五虎

肩井

俞府
中府
天池
手厥阴
手列缺
手太阴
包
大
京门
期门日月
拳尖
五枢
居髎
环跳

手阳明
关
手少阳
商阳

足少阴　足厥阴　足阳明　足太阴　足少阳

手太阴肺经穴图^①左右共二十二穴

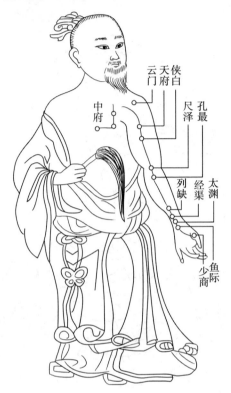

云门　天府　侠白
中府
尺泽　孔最
列缺　经渠　太渊
鱼际　少商

肺者，相傅之官，治节出焉。其形四垂，附着于脊之第三椎中，有二十四空，行列分布，以行诸脏之气，为脏之长，为心之盖。是经常多气少血，其合皮也，其荣毛也，开窍于鼻。《难经》曰：肺重三斤三两，六叶两耳，凡八叶，主藏魄。华元化曰：肺者，生气之原，乃五脏之华盖。肺叶白莹，谓为华盖，以覆诸脏。虚如蜂窠，下无透窍，吸之则满，呼之则虚，一呼一吸，消息自然，

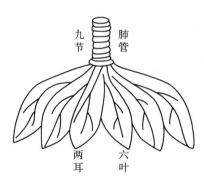

九节　肺管
两耳　六叶

---

① 穴图：原脱，据底本目录补。

司清浊之运化，为人身之橐籥。

手阳明大肠经穴图①左右共四十穴

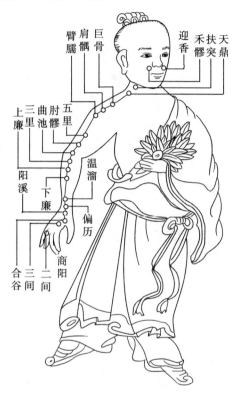

大肠者，传道之官，变化出焉。回肠当脐左回十六曲，大四寸，径一寸，寸之少半，长二丈一尺，受谷一斗，水七升半。广肠傅脊以受回肠，乃出滓秽之路。大八寸，径二寸，寸之大半，长二尺八寸，受谷九升三合八分合之一。是经多气多血。《难经》曰：大肠重二斤十二两，肛门重十二两。［按］回肠者，以其回叠也。广肠者，即

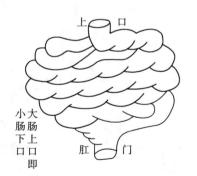

---

① 穴图：原脱，据底本目录补。

回肠之更大者。直肠者，又广肠之末节也，下连肛门，是为谷道后阴，一名魄门。总皆大肠也。

足阳明胃经穴图①左右共九十穴

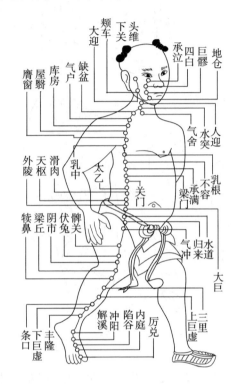

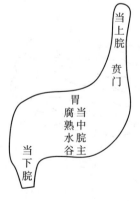

脾胃者，仓廪之官，五味出焉。胃者，水谷气血之海也。胃大一尺五寸，径五寸，长二尺六寸，横屈受水谷三斗五升，其中之谷常留二斗，水一斗五升而满。是经多气多血。《难经》曰：胃重二斤一两。

胃之上口名贲门，饮食之精气，从此上输于脾肺，宣播于诸脉。胃之下口，即小肠上口，名幽门。

① 穴图：原脱，据底本目录补。

足太阴脾经穴图① 左右共四十二穴

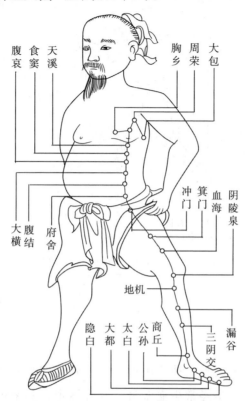

腹哀　食窦　天溪　　　胸乡　周荣　大包

冲门　箕门　血海　阴陵泉

大横　腹结　府舍

地机

隐白　大都　太白　公孙　商丘　三阴交　漏谷

脾者，仓廪之官，五味出焉。形如刀镰，与胃同膜，而附其上之左俞，当十一椎下。闻声则动，动则磨胃而主运化。其合肉也，其荣唇也，开窍于口。是经常多气少血。《难经》曰：脾重二斤三两，广扁三寸，长五寸，有散膏半斤。主裹血，温五脏，主藏意与智。滑氏曰：掩乎太仓。华元化曰：脾主消磨五谷，养于四傍。

《遗篇·刺法论》曰：脾为谏议之官，知周出焉。

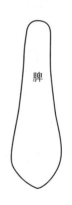

脾

---

① 穴图：原脱，据底本目录补。

手少阴心经穴图^①左右共十八穴

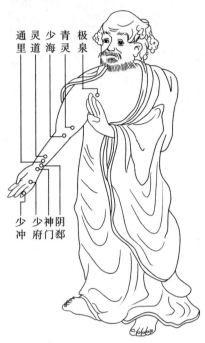

通灵 少 青 极
里道 海 灵 泉

少 少 神阴
冲 府 门郄

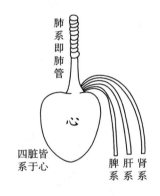

肺系即肺管

心

四脏皆系于心

脾肝肾
系系系

心者，君主之官，神明出焉。心居肺管之下，膈膜之上，附着脊之第五椎。是经常少血多气。其合脉也，其荣色也，开窍于耳，又曰舌。《难经》曰：心重十二两，中有七孔三毛，盛精汁三合，主藏神。心象尖圆，形如莲蕊，其中有窍，多寡不同，以导引天真之气。下无透窍，上通乎舌，共有四系以通四脏。心外有赤黄裹脂，是为心包络。心下有膈膜，与脊胁周回相着，遮蔽浊气，使不得上熏心肺，所谓膻中也。

---

① 穴图：原脱，据底本目录补。

手太阳小肠经穴图①左右共三十八穴

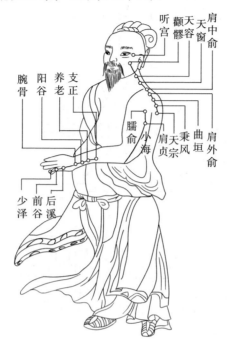

小肠者，受盛之官，万物化焉②。小肠后附于脊，前附于脐，上左回叠，积十六曲，大二寸半，径八分，分之少半，长三丈二尺，受谷二斗四升，水六升三合，合之大半。小肠上口在脐上二寸，近脊，水谷由此而入。复下一寸，外附于脐，为水分穴，当小肠下口。至是而泌别清浊，水液渗入膀胱，滓秽流入大肠。是经多血少气。《难经》曰：小肠重二斤十四两。

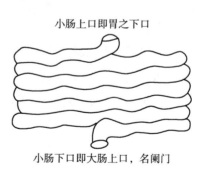

小肠上口即胃之下口

小肠下口即大肠上口，名阑门

---

① 穴图：原脱，据底本目录补。

② 万物化焉：《医宗金鉴·刺灸心法要诀》作"化物出焉"。

足太阳膀胱经穴图① 左右共一百二十六穴

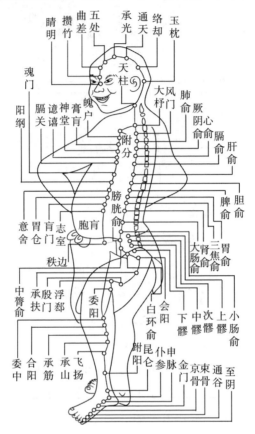

膀胱者，州都之官，津液藏焉，气化则能出矣。膀胱当十九椎，居肾之下，大肠之前，有下口，无上口。当脐上一寸水分穴处，为小肠下口，乃膀胱上际，水液由此别回肠，随气泌渗而入，其出其入，皆由气化。入气不化，则水归大肠而为泄泻；出气不化，则闭塞下窍而为癃肿。后世诸书，有言其有上口无下口，有言上下俱有口者，皆非。是经多血少气。《难经》曰：膀胱重九两二铢，纵广九寸，盛溺九升九合，

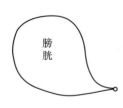

膀胱

---

① 穴图：原脱，据底本目录补。

口广二寸半。

足少阴肾经穴图①左右共五十四穴

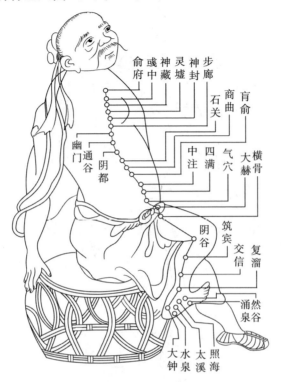

肾者，作强之官，伎巧出焉。肾附于脊之
十四椎下。是经常少血多气。其合骨也，其荣
发也，开窍于二阴。《难经》曰：肾有两枚，重
一斤二两。主藏精与志。华元化曰：肾者，精
神之舍，性命之根。肾有两枚，形如豇豆，相
并而曲，附于脊之两旁，相去各一寸五分。外
有黄脂包裹，各有带二条，上条系于心，下条
趋脊下大骨。在脊骨之端如半手许，中有两穴，
是肾带经过处，上行脊髓至脑中，连于髓海。

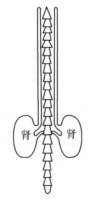

————

① 穴图：原脱，据底本目录补。

手厥阴心包络经穴图①左右共十八穴

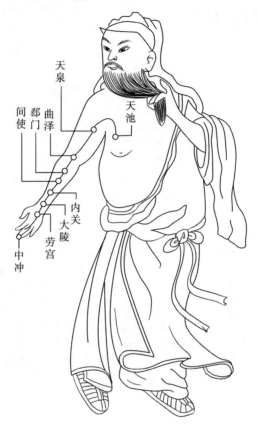

天泉

天池

间使 郄门 曲泽

内关
大陵
劳宫

中冲

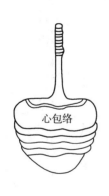

心包络

心包一脏，《难经》言其无形。滑伯仁曰：心包，一名手心主，以藏象校之，在心下横膜之上，竖膜之下，其与横膜相粘，而黄脂裹者，心也。脂漫之外，有细筋膜如丝，与心肺相连者，心包也。此说为是。凡言无形者，非。又按《灵兰秘典论》有十二官，独少心包一官，而多"膻中者，臣使之官，喜乐出焉"一节。今考心包脏居膈上，经始

---

① 穴图：原脱，据底本目录补。

胸中，正值膻中之所，位居相火，代君行事，实臣使也。此一官
者，其即此经之谓欤。

手少阳三焦经穴图①左右共四十六穴

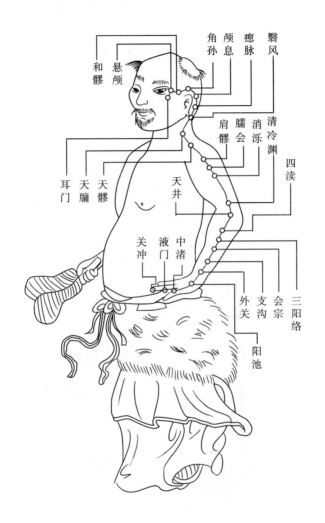

---

① 穴图：原脱，据底本目录补。

三焦者，决渎之官，水道出焉。是经少血多气。

《中脏经》曰：三焦者，人之三元之气也。总领五脏六腑，荣卫经络，内外左右上下之气。三焦通，则内外左右上下皆通。其于周身灌体，和内调外，荣左养右，导上宣下，莫大于此。

后《附翼》① 中有三焦包络命门辨，互宜参考。

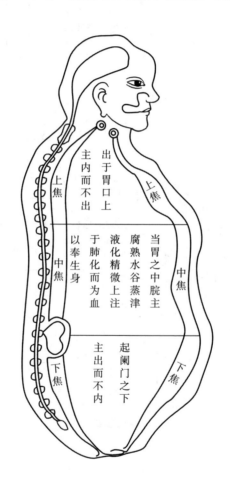

---

① 附翼：张景岳《类经附翼》。

足少阳胆经穴图① 左右共八十六穴

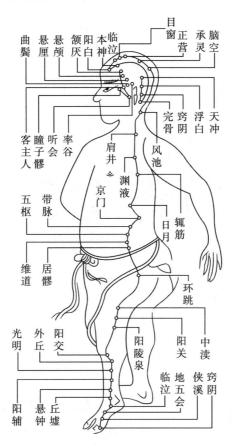

胆者，中正之官，决断出焉。《难经》曰：胆在肝之短叶间，重三两三铢，长三寸，盛精汁三合。是经少血多气②。华元化曰：胆者，中清之府，号曰将军。主藏而不泻。

《六节藏象论》曰：凡十一脏，皆取决于胆也。

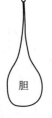

---

① 穴图：原脱，据底本目录补。
② 少血多气：原作"多血少气"，据《医宗金鉴·刺灸心法要诀》改。

足厥阴肝经穴图^①左右共二十八穴

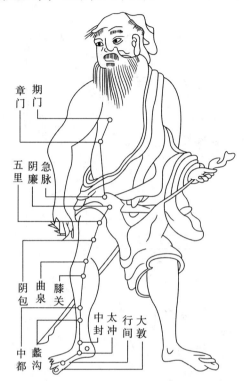

期门
章门
五里
阴廉
急脉
阴包
曲泉
膝关
中封
太冲
行间
大敦
蠡沟
中都

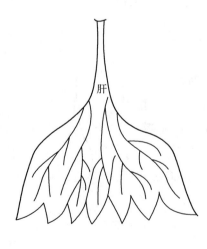

肝

肝者，将军之官，谋虑出焉。肝居膈下，上着脊之九椎下。是经常多血少气。其合筋也，其荣爪也。主藏魂，开窍于目。其系上络心肺，下亦无窍。《难经》曰：肝重二斤四两，左三叶，右四叶，凡七叶。《刺禁论》曰：肝生于左。滑氏曰：肝之为脏，其治在左，其脏在右胁、右肾之前，并胃，着脊之第九椎。

---

① 穴图：原脱，据底本目录补。

任脉穴图①二十四穴

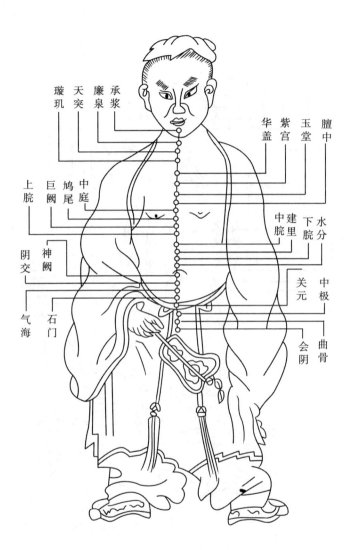

---

① 穴图：原脱，据底本目录补。

督脉穴图①二十八穴

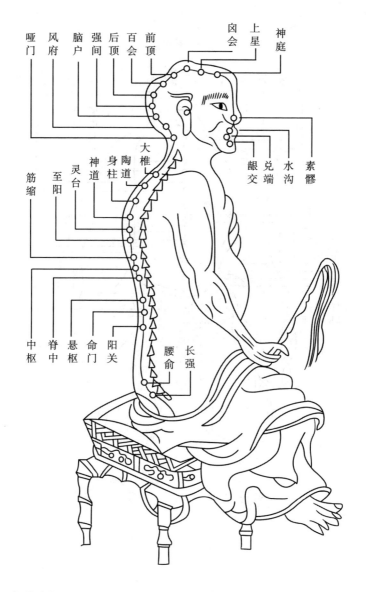

哑门　风府　脑户　强间　后顶　百会　前顶　囟会　上星　神庭

大椎　陶道　身柱　神道　灵台　至阳　筋缩

龈交　兑端　水沟　素髎

中枢　脊中　悬枢　命门　阳关　腰俞　长强

任督解

任督二脉，为人身阴阳之纲领。任行于腹，总诸阴之会，故

---

①　穴图：原脱，据底本目录补。

为阴脉之海；督行于背，统诸阳之纲，故为阳脉之海。二脉皆起于会阴。启玄子曰：《甲乙经》《图经》以任脉循背者谓之督脉，自少腹上者谓之任脉，亦谓之督脉，则是以背腹阴阳别为名目耳。然冲脉亦起于胞中，并足少阴而上行，是任脉、督脉、冲脉乃一源而三歧者。故人身之有腹背，犹天地之有子午；任督之有前后，犹二陆之分阴阳也。

宗荣卫三气图

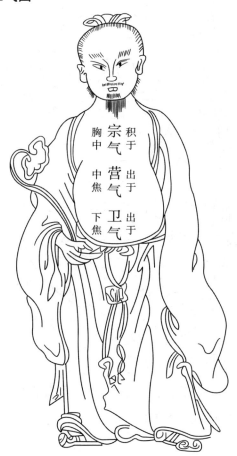

胸中 宗气 积于 出于

中焦 营气 出于

下焦 卫气 出于

内景图

心系七节，七节之傍，中有小心，以肾系十四椎下，由下而上，亦七节也。

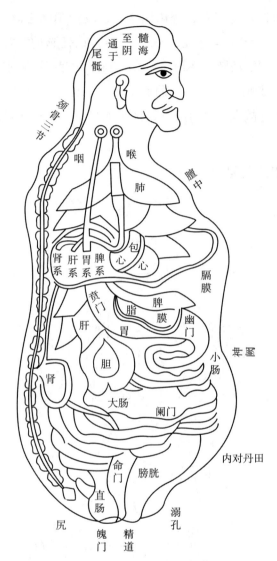

　　旧图有精道，循脊背，过肛门者，甚属非理，而且无子宫、命门之象，皆大失也，今改正之。

面部图

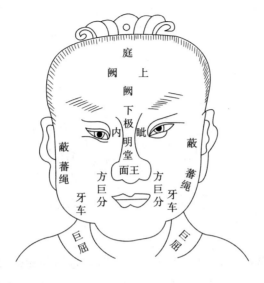

脏腑色见①面部图

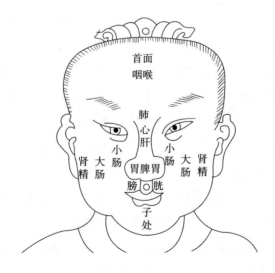

---

① 见：原脱，据底本目录补。

肢节色见面部图

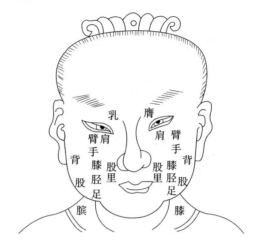

《五色篇》曰：明堂者，鼻也。阙者，眉间也。庭者，颜也。蕃者，颊侧也。蔽者，耳门也。其间欲方大，去之十步，皆见于外，如是者，寿必中百岁。

明堂骨，高以起，平以直，五脏次于中央，六腑挟其两侧，首面上于阙庭，王宫在于下极。五脏安于胸中，真色以致，病色不见，明堂润泽以清，五官恶，得无辨乎。庭者，首面也。阙上者，咽喉也。阙中者，肺也。下极者，心也。直下者，肝也。肝左者，胆也。下者，脾也。方上者，胃也。中央者，大肠也。挟大肠者，肾也。当肾者，脐也。面王以上者，小肠也。面王以下者，膀胱、子处也。

男子色在于面王，为小肠痛，下为卵痛，其圜直为茎痛。在女子，为膀胱、子处之病，散为痛，抟为聚。

颧者，肩也。颧后者，臂也。臂下者，手也。目内背上者，膺乳也。挟绳而上者，背也。循牙车以下者，股也。中央者，膝也。膝之以下者，胫也。当胫以下者，足也。巨①分者，股里也。巨屈者，膝膑也。此五脏六腑肢节之部也。

---

① 巨：原作"臣"，据《灵枢·五色》改。后文"巨屈者"同。

脏腑总论

《内经》曰：脏腑之在胸胁腹里之内也，各有次舍，异名而同处一域之中，其气各异。所谓脏者，心、肝、脾、肺、肾、包络是也，六者为阴，阴气主内，故沉以候脏。腑者，胆、胃、大肠、小肠、膀胱、三焦是也，六者为阳，阳气主外，故浮以候腑。十二经脉者，外络形身，内连脏腑，而肺、胃为脏腑之总系者也。

肺管刚空，脏之系也。喉主天气，故胆附于肝，是以凡十一脏取决于胆也。胃管柔空，腑之系也。咽主地气，故脾连于胃，是以脾为孤脏，以灌四旁者也。夫咽喉为脏腑之门户，主开阖而司出纳者，肺胃也。肺者，大气之主也，系于脊之第三椎，居于胸中，象太虚之清，与手足阳明同气。其属金，其色白，其恶寒，开窍于鼻，司呼吸，吸则入，呼则出。呼之气短，吸之气长，病在呼；呼出心与肺，上焦也。呼之气长，吸之气短，病在吸；吸入肾与肝，下焦也。呼吸气均短，是脾胃之气阻塞中焦，阴阳不得升降也。经曰：诸气膹郁，皆属于肺。肺气盛则肺大，肺大而不能偃卧。卧而喘者，是肾脏之水气上客于肺也。风邪客肺而二便病者，是肺气不能调和于下也。调气之法，必别阴阳。阴气少而阳气盛，则热而烦满；阳气少而阴气多，则身寒如从水中出。气盛身寒，得之伤寒；气虚身热，得之伤暑。夫百病生于气也，怒则气上，喜则气缓，悲则气消，恐则气下，寒则气收，热则气泄，惊则气乱，劳则气耗，思则气结。九气不同，生病各异。怒则气逆，甚则呕血及飧泄，故气上矣。喜则气①和志达，荣卫通利，故气缓矣。悲则心系急，肺布叶举，而上焦不通，荣卫不散，热气在中，故气消矣。恐则精却，却则上焦闭，闭则气还，还则下焦胀，故气不行矣。寒则腠理闭，气不行，故气收矣。热则腠理开，荣卫通，汗大泄，故气泄矣。惊则心无所倚，神无所归，

---

① 气：原作"志"，据《素问·举痛论》改。

虑无所定，故气乱矣。劳则喘且汗出，外内皆越，故气耗矣。思则心有所存，神有所归，正气留而不行，故气结矣。肺者，气之本、魄之处也。

若病者嗜欲无穷，忧患不止，医者辨证不明，治法混淆，则精坏神去，而荣卫不可复收矣。荣气者，宗气即大气也积于胸中，出于喉咙，以贯心脉心主包络，而行呼吸，一呼一吸为一息，昼夜一万三千五百息为一周，此气之行于脉中，循脉度，环转者也。卫气者，大气积于胸中，出于肺，循喉咙而行呼吸，呼出而周身之毛窍皆阖，吸入而周身之毛窍皆开，此气之行于脉外而司开阖者也。三焦少阳之气，通会于周身之腠理；膀胱太阳之气，总六经而统荣卫，与肺同主皮毛者也。太阳也，少阳也，荣气也，卫气也，宗气也，大气也，皆胃中后天水谷之气所生，本乎肾中先天之一气者也。然而肺为肾母，肾纳肺气，故曰肺者，大气之主也。

心者，五脏六腑之主也，系于脊之第五椎，居于肺下，如日丽①天。其属火，其色赤，其恶热，开窍于耳、舌。是以心和则舌知味，夜卧闻声而心知也。夜卧之时，五官皆不用事，惟耳能听，目为心使不可远，而耳则能与外物相接于不见。故《黄庭》名耳神曰娇女，颂曰：月娥抱定，日里飞乌。盖善生心源，恶生气海，善恶之念，皆生于所感。感于善则心静，感于恶则心动。动则为火，火淫于上，则肺金受伤；火淫于下，则肝木失藏。惟动静以敬，则心源自清，气海自定。外事不能扰，邪欲不能作。言行不乱而肺金以全，宠辱不惊而肝木以宁。肝得所藏而魂自安，肺得其职而魄自宁。魂魄安宁，则喜怒明，治节理，惊悸、怔忡之病皆无矣。盖心高居清宫，本不受邪，而病者，皆由于喜怒哀乐之不和也。《外典》名心之神曰姹女，肾之神曰婴儿，脾之神曰黄婆。心肾不交，温养脾胃，谓之黄婆媒合婴姹，是使水火相交也。第炎上之性，降下为难，此离九四，所以有"炎如"

---

① 丽：附着，依附。《易·离卦》："日月丽乎天，百谷草木丽乎土。"

之戒；火从水发，火乃愈明，此坎中实，所以有"心亨"之文。朱子有云："纯熟须参露地牛。"《养心论》云：藏心于渊，美厥灵根，心不外也。心牵于事，则火动于中矣。天道福善祸淫，圣人定之以仁义中正而主静，不啻慎疾自求多福也。夫心为神明之主，心正则五脏六腑皆安，心不正则五脏六腑皆危。故曰：心者，五脏六腑之主也。

心主包络者，心脏之宰辅也。包绕绵络其心，故名包络。其系下连肝、胆、脾、肾、三焦，上连心、肺，居于膻音袒中。经曰：膻中者，心主之宫城也。夫膻中为气之海，清净之府也。浊气上干，则胸膈为尘埃音哀之乡，此心所以不和；风火上炎，则胸膈正燎原之地，此心所以不宁。分理三焦，所以和心也；安静肝胆，所以宁心也。外邪干犯，止及包络，不能犯心。盖膻中为君主之外藩，包络为君主之内藩，内外夹辅君主，故曰心主包络者，心脏之宰辅也。

包络之下，有膈膜与脊胁周回相着，遮蔽浊气，所谓膻中也。膻中之下，又有膈膜，前齐鸠尾，后齐脊之十一椎，左右随胁之长短。自鸠尾斜着于脊，是为肝胆之居也。夫时行瘟疫之邪，其气乃从口鼻入于膜原，故多发于少阳、阳明，久而流入于太阳。此吴又可所以有达原、三消、承气诸方也。

肝者，风木之脏也，系于脊之第九椎，居于胁中，其系从膻中之左透膈而下。其属木，其色苍，其恶风，开窍于目，与胆同主春，升发生之气，令应东方，位居震巽，有风雷之象。经曰：风气通于肝，雷气通于心。风动木萌，雷起火发，阳和布化，生物之道宜然。一旦火炎风狂，则为心肺之灾，于是神明昏乱，输调失职，荣卫错行，经络失次，非平抑狂邪而升散风热，难于调和矣。经曰：天食人以五气，地食人以五味。五气入鼻，藏于心肺，肺为风府，呼吸之门，温散肺气，所以升发于上也。五味入口，藏于肠胃，胃为谷海根基之地，疏通胃气，所以降泻于下也。六经惟肝为难治，其本阴，其标热，其体木，其用火，木盛则生风，火旺则水亏，或收或散，或逆或从，随所利而行之。调其中气，使之和平，是治肝之法也。若培养之法，下滋肾阴，上补心血，雨润风和，则木得其养矣。经曰：在志为怒。善怒之性，不可救药，是在君子克己之功也。夫木者，温则发生，寒则摧萎，温和发散则条畅，软萎抑郁则卷曲。故曰：肝者，风木之脏也。

胆者，附于肝，与三焦同气者也。四时之气，少阳主春，其气半出地外，半在地中，人身之气亦如之。躯壳之里，脏腑之外，两界之隙地，所谓半表半里，乃少阳所主之部位也。人之一身，风寒在下，燥热在上，湿气在中，火游行其间，六气和平，百骸皆理。惟亢害淫胜，然后为病。胆主甲子，为五运六气之首。胆气升，则五脏六腑之运渐升；胆气不升，木气散入土中，而胃阳受困，则飧泄肠澼，不一而起矣。前贤言三阳经，惟少阳为难治，何也？太阳行身之后，属寒水。阳明行身之前，属燥金。少阳行身之侧，属相火，与三焦手足同气后先同行，与厥阴为表里，近后则寒，近前则热，上犯包络则心烦而悸，下归厥阴则痛引胸胁，从阴化寒，从阳化热。故其为病，阴阳错杂，寒热混淆，其脉往来无定，盛衰无常。治少阳者，当图机于阴阳疑似之辨，及仲景少阳制方之旨、加减之法所云。上焦得通，津液得下，胃气因和尽之矣。推此以求六经之脉证治法，非熟读仲景之书不可，岂独少阳为难哉？迄今《金鉴·伤寒论注》如日中天，熟读而精思之，杂病之理可推矣，岂独治伤寒哉？

夫肺与肝，主十二经脉之终始；胆与三焦，主十二辰之终始。晦朔之理，阴之初尽即阳之初生，所以厥阴病热是少阳使然也。故曰：胆者，附于肝，与三焦同气者也。两肾者，蛰藏水火者也，系于脊之十四椎，居于背脊之两旁，其系自膻中循脊直下，当胃两旁，与脐平。其属水，水中之阳气为火，其色黑，其恶燥，上窍于耳、舌，下窍于二阴。夫脏司水火，窍开上下，惟肾为然。水亏则火炎于上，火亏则水淫于下。滋阴以降火，所以补心肝也；补阳以行水，所以补脾胃也。火盛则水耗，水盛则火熄。泻火以救水，所以补膀胱也；泻水以救火，所以补三焦也。经曰：少阳属肾少阳，三焦也，肾上连肺，故将两脏。盖肾为水脏，主司出纳，肺气下降于肾，肾纳肺气，蒸动水之真阳而为火，出温三焦，而三焦承领囊篰分布于上中下，随行变化，此三焦所以为相火，而两肾实相火之原也两肾中间名命门，是督脉穴名。两肾之火藏于水，如坎卦一阳陷二阴之中，如火之蓄于炉，如虫之藏于蛰。故曰：两肾者，蛰藏水火者也。

胃者，五脏六腑之海也。胃与肺同途而异居。心肺居胸中，心主居膻中；肝胆居胁中，胃历胸胁而居腹中。胃之上口名曰上脘，下即贲音焚门；胃之下口名曰下脘，下即幽门；胃之中曰中脘。三焦之气皆出于胃，不亦重乎？经曰：有所劳倦，形气衰少，谷气不盛，上焦不行，下脘不通，则胃气热，热气熏胸中，故内热。肺处上焦，主气以下布者也。土虚不能生金，则肺薄而浊气不能达于下脘，地气不升，天气不降，清气陷下，浊气逆上，故内热，此言气虚之劳也。经曰：足阳明之脉病恶。人与火闻木音，则惕然而惊，病甚则弃衣而走，登高而歌，逾墙上屋，妄言骂詈，不避亲疏，或至不食数日，或肉食倍常，此胃热内郁，可下而已。不得卧而息有音者，是阳明之逆也，胃不和则卧不安，和胃可已也。经曰：九窍者，五脏主之。五脏皆得胃气，乃能通利。头痛耳鸣，九窍不利，肠胃之所生也。凡窍于上者，犹天之有日月星辰也，迟留疾伏则为病；窍于下者，犹地之有江湖河海也，泛滥壅塞则为病。胃气一伤，则上下诸病以生。

[按]《素》《灵》凡论各经，必兼胃腑贵重之也。五脏六腑，惟胃易于受邪，故胃病居多。东垣脾胃诸方，独见及此。经曰：安谷则昌，绝谷则亡。饮食自倍，肠胃乃伤。五谷之养人，大矣哉！盖其大数，常出三入一。其所入者，谷而已矣；其所出者，糟粕、精液、宗气，分为三隧，而人身赖以生者，莫贵于谷。故岐黄谨详谷味之宜，孔子不使肉胜食气，且《礼》有"无故不杀"之文，《易》有"无妄勿药"之戒，复何敢违背圣训，而割烹禽兽、熬煎草木，以自戕躯命乎？夫胃居中州，官司仓廪，犹处冲烦之地，又如兵家之饷道，饷道既绝，万众立散，胃气一败，百

药难施，而脏腑皆无所禀。故曰：胃者，五脏六腑之海也。

脾者，为胃行其津液者也。脾与胃以膜相连，同居腹中，系于脊之十一椎，其系从膻中之右透膈而下。其属土，其色黄，其恶湿，其喜文采、音乐，闻音则动，动则磨胃，饮食乃化，运行水谷之精气，上归于肺，通调水道，下输膀胱。经曰：脾为之使。此之谓也。脾者，土也。火乃土之火，火亏不进食者，法当补火，如鼎釜之下无火物，终不熟也。经曰：诸湿肿满，皆属于脾。湿之为病，有出于天气者，雨露是也；有出于地气者，泥水是也；有出于饮食者，酒浆、生冷是也；有出于人事者，汗衣卧地、澡浴不干是也。所因虽异，悉由脾气之虚。清之利之，所以治湿热也；燥之温之，所以治寒湿也；升之散之，所以治湿气之流注也。

夫脾与胃为表里，其病不同。盖贼风虚邪，六腑受之；饮食不节，起居不时，五脏受之。阳邪入六腑，则身热，不时卧，上为喘呼；阴邪入五脏，则䐜音嗔，胀也满闭塞，下为飧泄，久为肠澼。伤于风者，上先受之，上行极而下阳病也；伤于湿者，下先受之，下行极而上阴病也。脾病，不能为胃行其津液，四肢不得禀水谷气，则筋骨肌肉皆无气以生，四肢不用也。故曰：脾者，为胃行其津液者也。

小肠者，心气下降之道路也，后附于脊之左，前附于脐上，回运环十六曲，居于小腹。胃之下口，乃小肠之上口，于此受盛糟粕而传入大肠也。东垣曰：手阳明大肠、手太阳小肠，皆属足阳明胃。大肠主津，小肠主液，大肠、小肠受胃之阳气，乃能行津液于上焦，溉灌皮毛，充实腠理。若饮食不节，胃气不充，大肠、小肠无所禀气，故津液涸，渴而病生焉。小便液竭，则耳聋，目黄，颊肿，颈、颌、肩、臑、肘、臂诸痛作矣。调理胃腑，所以治小肠也。经曰：心为牝脏，小肠为之使。故病心疝者，少腹当有形也。小肠为丙火，心为丁火，心热泄小肠，釜底抽薪之义也。故曰：小肠者，心气下降之道路也。大肠者，肺气下降之道路也。大肠亦名回肠，小肠后附脊左，大肠前当脐左，小肠回运环十六曲，大肠回运环反十六曲。小肠之下口，乃大肠之上口，名曰阑门，于此泌别清浊，水液渗入膀胱，滓秽流入大肠。大肠之末，名广肠，附脊直受大肠，其尽处为肛门，又名魄门，滓秽之所由出也。夫饮食之物，必入必有出。肺伤于上，胃病于中，肠枯于下，出入之枢机不行，则齿痛、颈肿、目黄、口干、衄音衄、喉痹、耳鸣，诸证作矣。调理肺胃，亦所以治大肠也。人身上下七门，唇为飞门，齿为户门，会厌为吸门，胃为贲门，太仓下口为幽门，大小肠会为阑门，下极为魄门。《难经》谓之七冲门，其气皆从下而冲上。天地之气，能升然后能降，清阳不升，则浊阴不降，经所谓"地气上为云，天气下为雨"。故曰：大肠者，肺气下降之道路也。

三焦者，一气之流行者也，与足少阳均司相火。经曰：少阳属肾，三焦也。盖三焦属于两肾之中，命门穴之下，脊骨之三椎，故名曰三焦，椎亦名焦也。其位正与膀胱相对，其气生于肾阴，从下而上，通会于周身之腠理。腠者，三焦通会元真之处，为气血所注；理者，是皮肤脏腑之文理也。其气归于有形之部署，乃分而为三。上焦出胃上口，主宣五谷味，熏肤、充身、泽毛，若雾露之溉，故曰上焦如雾。中焦亦并胃中，出上焦之后，主蒸精液，化其精微，上注于肺，奉心神，化赤而为血经曰：以奉生身，莫贵于此，故曰中焦如沤。下焦在胃下口，别走于回肠，注于膀胱而渗入焉，主济泌别汁，以行决渎，故曰下焦如渎。经曰：诸腹肿大，皆属于热；诸病胕肿，皆属于火，传而为水。盖少阳相火为游部，上佐天施，下佐地生，通行于诸经。肾者，胃之关也。关门不利，则聚水而从其类。故肾经受邪，则下焦之火气郁矣。火郁之久必发，于是相火泛滥其水，水从火溢，上积于肺而为喘呼不得卧，散于阴络而为跗肿。随五脏之阴者，入而聚之，而为五脏之胀。故曰：上焦不治，水溢高原；中焦不治，水停中脘；下焦不治，水蓄膀胱。《平脉篇》曰：三焦不归其部。上焦不归者，噫而酢吞噫气，吞酸；中焦不归者，不能消谷引食；下焦不归者，则遗溲。上焦司降，心肺主之；下焦司升，肝肾主之；中焦司升降，脾胃主之。上焦也，中焦也，下焦也，一气也，出于肾，由于胃，后先殊途，上、中、下同归。故曰：三焦者，一气之流行者也。

膀胱者，上应肺金，下应三焦，外应腠理毫毛者也。居于小腹之下，与小肠脂膜相连，外主肤表，内主小便，有下口而无上口，其渗入之窍，与周身之毛窍同开闭。三焦热盛则窍塞，当泻热以补水。经曰：无阳则阴无以化。膀胱阳虚则便数，当补阳以生。经曰：无阴则阳无以生。开发肺窍，清泻肺热，皆所以治膀胱也。治上者清其源也，治下者决其流也。肺气不治，则三焦之气不行，不得决渎而出，膀胱之气无由而化。譬如滴水之器，上窍闭则下窍自塞，上窍开则下窍自通，其渗入之义，从此可想。故曰：膀胱者，上应肺金，下应三焦，外应腠理毫毛者也。经曰：肺合大肠，大肠者，皮其应。心合小肠，小肠者，脉其应。肝合胆，胆者，筋其应。脾合胃，胃者，肉其应。肾合三焦、膀胱，三焦、膀胱者，腠理、毫毛其应。此五脏内合于六腑，六腑外应于形身，阴内而阳外也。夫五脏之部位，象乎天地。心部于前，象朱雀；肺部于右，象白虎；肝部于左，象青龙；肾部于后，象龟蛇；脾居中央，象地，在太虚之中，大气举之也。

奇经八脉

奇经八脉之名，散见《灵》《素》，无篇次可考，其名曰任、曰督、曰阴跷、阳跷、曰冲、曰带、曰阴维、阳维。任者，任于前；督者，督于后；阴跷，为足少阴之别；阳跷，为足太阳之别；冲，为诸脉之总会；带，为诸脉之总束；阴维，则维络诸阴；阳维，则维络诸阳。盖脉有奇常，十二经脉者，常脉也。人之气血，常行于十二经脉，经脉满溢，流入他经，别道而行，则为奇经，以其不拘于常也。兹录集各脉经文、诊法、主治，取八脉交会之义，编为次第，而不列于十二经脉之下。列于二十八脉者，〔批〕按：《内经》以十二经脉左右相同，则为二十四脉，附阴跷、阳跷及督与任四脉，故云列为二十八脉，以应二十八脉之义。以便于初学，恐其眩目而惑心也。

任脉经文

《素问》曰：任脉者，起于中极之下，以上毛际，循腹里，上关元，至咽喉，上颐，循面，入目。《灵枢》曰：冲脉、任脉皆起于胞中，上循背里，为经络之海。其浮而外者，循腹上行，会于咽喉，别而络口唇。

任脉，起于曲骨之下会阴穴也，其穴在前阴、后阴之中间，任、督、冲三脉所起。任，由会阴而行腹；督，由会阴而行背；冲，由会阴而行足。而任脉自中极之下、少腹之内、会阴之分，以上毛际，循关元，会于冲脉。其浮而外者，循腹上行，至于咽喉，别络口唇，至承浆，会手足阳明，环唇至下龈，上颐循面，至足阳明承泣穴，入目内眦之足太阳睛明穴，交于督脉。

《素问》曰：女子二七而天癸至，任脉通，太冲脉盛，月事以时下。七七，任脉虚，太冲脉衰，天癸竭，地道不通，故形坏而无子。盖任脉为阴脉之总，经血之海也。任、督、冲三脉，皆后天水谷所化，知此则知五谷之贵重，饮食之宜节，药治不如食养也。

任脉诊法

寸口丸丸，紧细实长。

男疝女瘕，任脉可详。

任下鸠尾，散于腹皮。

实则皮痛，虚则养①奇。

寸口者，统寸、关、尺三部而言也。丸丸，动貌。紧细实长，寒邪盛而实也。《素问》曰：任脉为病，男子内结七疝，女子带下瘕聚。任冲之别络，名曰尾翳。下鸠尾，散于腹，实则腹皮痛，虚则痒搔。

① 养：通"痒"。《荀子·荣辱》："骨体肤理辨寒暑疾养。"

列缺穴图任脉

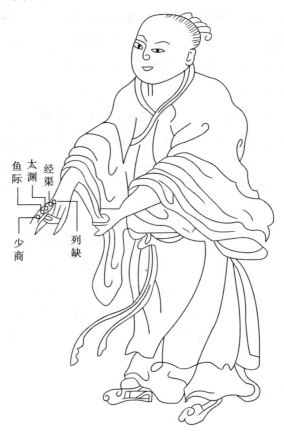

经渠
太渊
鱼际
少商
列缺

列缺主治

内痔，肛肿，泄痢赤白，咳痰，唾血，溺血，及牙龈、咽喉肿痛，小便赤涩艰难，心胸腹痛，噎咽不快，产后败血，上干心气，身发强直，不能语言，或瘀滞腰痛，脐腹间寒，子死腹中，胎衣不下，上攻膈塞，并刺列缺左右二穴，其证必瘥。灸之亦可。

列缺二穴，是手太阴肺经穴也，通于任脉照海二穴。照海二穴，是足少阴肾经穴也。四穴通于阴跷脉。四经会合系络之处，在于肺系、咽喉、胸膈之间，故主治肺系、咽喉、胸膈之病也。

肺脉止于少商穴，在手大指内侧之端，去爪甲角如韭叶许白肉际，是其穴也。从少商上寻，手大指本节后内则①陷中散脉中白肉际，鱼际穴也。从鱼际上寻，手掌后陷中，太渊穴也。从太渊上寻，寸口陷中，经渠穴也。从经渠上寻，腕后外侧上一寸五分，以两手交叉，当食指末节骨罅中，是列缺穴也，此穴在后溪穴之上而后也。

督脉经文

《素问》曰：督脉者，起于少腹②以下骨中央。女子入系廷孔，其孔溺孔之端也。其络循阴器，合篡间，绕篡后，别绕臀，至少阴与巨阳中络者，合少阴，上股内后廉，贯脊属肾，与太阳起于目内眦，上额交颠，上入络脑，还出别下项，循肩髆内，侠脊，抵腰中，入循膂，络肾。其男子循茎下至篡，与女子等，其少腹直上者，贯脐中央，上贯心，入喉，上颐，环唇，上系两目之下中央。

少腹以下骨中央者，横骨内之中央也。女子廷孔之端，即男子阴器合篡间也。男子精孔、溺孔合并之处，是合篡间也。女子胞孔、溺孔合并之处，是廷孔之端也。故曰：与女子等。《灵枢》曰：颈中央之脉，督脉也，名曰风府。督者，都也，为阳脉之都纲；任者，妊也，为阴脉之妊养。《金鉴》曰：任、督、冲三脉。《素问·骨空论》曰：任脉起于中极之下，毛际以上，是外指少腹之分也；循腹里，是内指胞中也。督脉起于少腹以下骨中央，女子廷孔，男子阴器，合篡贯脊属肾，亦是外指少腹、内指胞中也。冲脉起于气街，并少阴之经，亦是指于胞中也。虽未明言胞中，而实未尝不起于胞中也。胞中者，谓男女丹田之通称也。在女子谓之女子胞，在男子即精室也。

督脉诊法

尺寸俱浮，直下直上。

中央浮动，督脉之象。

---

① 则：疑作"侧"。《针灸甲乙经·手太阴及臂凡一十八穴》有："鱼际者，火也。在手太阴本节后内侧三脉中。"

② 腹：原作"脉"，据《素问·骨空论》改。

脊强而厥，五痓可想。

身柱三灸，比药为良。

尺寸俱浮，中央亦浮，则六部皆浮。直下直上，则弦长矣。故其见证皆属风家。脊强者，五痓之总名，其证口噤背反，诸药不已，可灸身柱、大椎、陶道三穴。王海藏曰：此病宜用羌活、独活、防风、荆芥、细辛、藁本①、黄连、大黄、附子、乌头、苍耳之类。

《素问》云：督脉生疾，从少腹上冲心，而痛不得前后，为冲疝。女子为不孕、癃闭、遗溺、嗌干，治在骨上曲骨穴也，甚者在脐下荣阴交穴也。

后溪穴图督脉

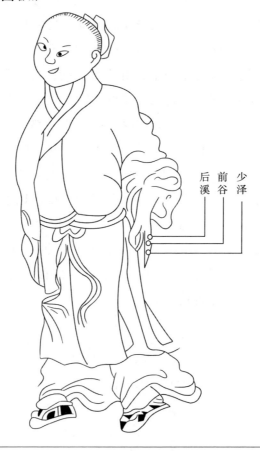

后溪　前谷　少泽

---

① 藁本：原作"扑本"，据明·李时珍《奇经八脉考·督脉》改。

后溪主治

手足拘挛，屈伸难。战掉，颤摇不能握。卒然中风，眩晕昏仆[①]不能言语，癫痫不省人事，瘛疭抽掣，头痛及暴发火眼，热泪常流，行痹，腿、膝、背、腰历节，周身疼痛，项强，伤风感冒，汗不出，不能解，上下牙齿、腮、龈、咽喉肿痛，手足麻木不仁，破伤受风，寝汗等证，先砭后溪左右二穴，开通脉道，无不愈矣。灸之亦可。

后溪二穴，是手太阳小肠经穴也，通[②]于督脉申脉二穴。申脉二穴，是足太阳膀胱经穴也，四穴通于阳跷脉。四[③]经会合别络之处，在于目内眦、颈、项、耳、肩膊、小肠、膀胱之间，故主治目内眦、颈、项、耳、肩膊、小肠、膀胱病也。

小肠脉起于少泽穴，在手小指外侧端，去爪甲角一分陷中，是其穴也。从少泽上寻，手小指外侧本节前陷中，前谷穴也。从前谷上寻，手小指本节后外侧横纹尖上陷中，仰手握拳取之，是后溪穴也，此穴在列缺之下而前也。

阴跷经文

《灵枢》曰：跷脉者，少阴之别，起于然谷之后，上内踝之上，直上循阴股，入阴，上循胸里，入缺盆，上出人迎之前，入頄[④]，属目内眦，合于太阳、阳跷而上行。气并相还，则为濡目，目气不荣，则目不合。

阴跷者，以其所行阴经也。起于足少阴肾经，足外踝前大骨下然骨穴，循内踝之下，却于内踝之上，循阴股，入阴而行，循胸腹，入缺盆，出人迎之前，入頄[⑤]鼻之旁，属目内眦睛明穴，合太阳、阳跷上行，气并相还，则为濡目之用矣。故知阴跷脉气，若不与阳跷脉气并荣于目，则目不能合也。

---

① 仆：原作"薫"，据《医宗金鉴·刺灸心法要诀》改。
② 通：原作"申"，据《医宗金鉴·刺灸心法要诀》改。
③ 四：原作"口"，据《医宗金鉴·刺灸心法要诀》改。
④ 頄：原作"鸠"，据《灵枢·脉度》改。
⑤ 頄：原作"鸠"，据《医宗金鉴·刺灸心法要诀》改。

照海穴图阴跷

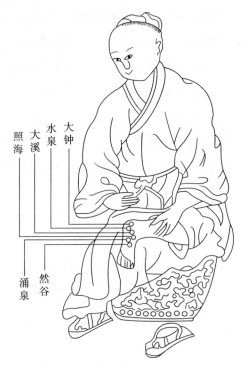

大钟
水泉
大溪
照海

涌泉
然谷

照海主治

上焦火盛，咽喉闭塞不通，下焦热结，膀胱气痛，小便淋涩，胸中肿痛，或食积酒积，内蓄伤脾，发黄，或脐腹痛，或呕泻，胃翻吐食，乳痈，大便燥结，及妇人生产艰难，瘀血块痛，昏迷，肠风下血不已，或膈中之气，怏怏不快，如梅核气，格塞咽喉之间，咯之不出，咽之不下等疾，急刺照海左右二穴，则诸证自散。灸之亦可。

照海二穴，是足少阴肾经穴也。肾脉起于涌泉穴，在足心陷中，伸腿屈足，卷指宛宛中，是其穴也。从涌泉上寻足内踝前，起大骨下陷中，然谷穴也。从然谷寻足内踝后五分，跟骨上动脉陷中，太溪穴也。从太溪寻足跟，后跟中大骨上两筋间，大钟穴也。从大钟寻太溪下一寸，内踝下，水泉穴也。从水泉寻足内踝下四分，前后有筋，上有踝骨，下有软骨之中陷中，是照海穴也，此督脉之起第六穴，与申脉穴相对。

阳跷经文

《难经》曰：阳跷脉者，起于跟中，循外踝上行，入风池。

阳跷者，以其所行阳经也。起于足太阳膀胱经，足外踝下申脉穴，绕后跟骨下，前斜足外踝上，与足少阳会于季胁软骨端下，与手阳明会于髆骨上肩髃，与手足太阳、阳维会于肩后大骨下胛上廉，与手足阳明会于口吻，循行鼻旁，又与任脉、足阳明会于目下，又与手足太阳、足阳明、阴跷会于目内眦，太阳经之睛明穴。

申脉穴图阳跷

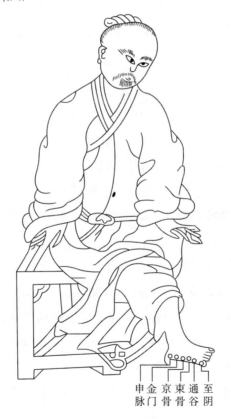

至 通 束 京 金 申
阴 谷 骨 骨 门 脉

申脉主治

腰背脊强，不能俯仰。足内踝红肿，名绕踝风；足外踝红肿，名穿踝风。恶风自汗与雷头风痛，暴发火眼，眉棱骨痛，手足麻木拘挛，臂冷。及妇人吹乳，乳房红肿，未产者名内吹，已产者名外吹。耳聋鼻衄，癫痫抽搐，肢节烦疼，遍身肿满，头汗淋漓等证，此皆风热痰饮，流注攻冲为病。并宜先针申脉左右二穴，立时有功。灸之亦可。

申脉二穴，是足太阳膀胱经穴也。膀胱脉止于至阴穴，在足小指外侧，去爪甲角如韭菜许，是其穴也。从至阴上寻，足小指外侧，本侧①前陷中，通谷穴也。从通谷上寻，足小指外侧，本侧②后陷中赤白肉际，束骨穴也。从束骨上寻，足外侧大骨下，赤白肉际陷中，京骨穴也。按而得之，小指本节后大骨，名京骨，其穴在骨下。从京骨上寻一寸，金门穴也。从金门上寻，足外踝下五分陷中，容爪甲许白肉际，是申脉穴也，此膀胱之止第六穴，与照海穴相对。

跷脉诊法

> 脉涉于足，因以跷名。
> 一阴一阳，分别宜精。
> 寸左右弹，阳跷可决。
> 尺左右弹，阴跷可别。

左右弹，紧脉之象也。阳跷主阳络，故应于寸。阴跷主阴络，故应于尺。

王叔和曰：寸口脉前部左右弹者，阳跷也，主腰背痛、癫痫僵扑羊鸣、恶风、偏枯、瘫痹、身体强、微涩，为风痫，并取绝骨穴。寸口脉后部左右弹者，阴跷也，主癫痫、寒热、皮肤淫痹、少腹痛、里急、腰连阴中痛，又曰癫痫，昼发灸阳跷，夜发灸阴跷。在阳表者当汗之，在阴里者当下之。

《灵枢》曰：足太阳之筋，为目上纲；足阳明之筋，为目下纲。寒则筋急，目不合；热则筋纵，目不开。

---

① 侧：《针灸资生经·第一》作"节"。
② 侧：《针灸资生经·第一》作"节"。

巢元方云：脾病困倦而嗜卧，胆病多烦而不眠。一云：脾之候在脸，脸动则知脾能消化也，脾病则脸涩嗜卧矣。数说虽不言及二跷，盖阴阳荣卫虚实之理，可互考者也。

《灵枢》曰：阴跷阳跷，阴阳相交，阳入阴，阴入阳，交于目锐眦。阳气盛则瞋目，阴气盛则瞑目。热厥，取足太阳、少阳。

冲脉经文

《素问》曰：冲脉者，起于气街，并于少阴之经，侠脐上行，至胸中而散。

《灵枢》曰：请言气街。胸气有街①，腹气有街，头气有街，胫气有街。故气在头者，止之于脑；气在胸者，止之膺与背俞；气在腹者，止之背俞与冲脉在脐之左右之动脉者；气在胫者，止之于气街与承山踝上。

《灵枢》曰②：冲脉者，十二经之海，与少阴之大络起于肾下，出于气街。是起于腹气之街也。名曰气街者，谓气所行之道路也。一身之大气积于胸中者，有先天之真气，是所受者，即人之肾间动气也；有后天之宗气，是水谷所化者，即人之胃气也。此所谓起于腹气之街者，是起于胃中谷气也；并于少阴者，是并于肾间动气也。其真气与谷气相并，侠脐上行，至胸中而散，是谓大气至胸中，分布五脏六腑诸经，而充身者也。冲脉上行者，出颃颡；下行者，循股入腘，伏行骭骨，入内踝后，其别者，循跗入大指间。

冲脉诊法

直上直下，尺寸俱牢，
中央坚实，冲脉昭昭。
胸中有寒，逆气里急，
疝气攻心，支满溺失。

---

① 胸气有街：原脱，据《灵枢·卫气》补。
② 曰：原作"者"，据文义改。

直上直下，弦长相似；尺寸俱牢，亦兼弦长，是以有逆气里急之证。疝气攻心，逆急也。支满者，胀也。溺失者，冲脉之邪干肾也。凡逆气上冲，或兼里急，或作燥热，皆冲脉逆也。若内伤病，此宜补中益气汤加炒柏、炒连、知母，以泄冲脉。凡秋冬厥逆，气上冲咽，不得息而喘息有音，不得卧，宜调中益气加吴茱五分。若夏月，有此乃大热之证，治法不同，详载《濒湖脉学》。

公孙穴图冲脉

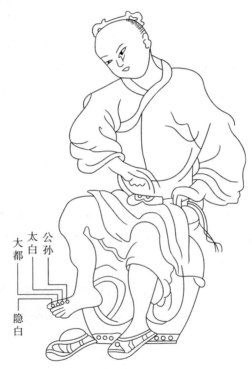

大都
太白
公孙
隐白

公孙主治

心痛九种，曰饮、曰食、曰风、曰冷、曰热、曰悸、曰虫、曰注、曰去来痛。胸满硬痛，曰结胸。朝食暮吐，食难停留，曰翻胃。以及伤酒伤食，积滞肠胃，雷鸣水食，气疾膈间，脐腹疼痛，两胁作胀，胸膈满闷，疟疾肠风，大便下血，妇人胞衣不下，瘀血上攻迷心，皆宜刺公孙左右二穴，则立应也。灸之亦可。

公孙二穴，是足太阴脾经穴也，通于冲脉内关二穴。内关二穴，是手厥阴心包络穴也，四穴通于阴维脉。四经会合循行之处，在胃与心胸之间，故主治胃与心胸之病也。

脾脉起于隐白穴，在足大指内侧端后，去爪甲角如韭叶许，是其穴也。从隐白寻足大指内侧次节末骨缝，赤白肉际陷中，大都穴也。从大都寻足大指后内侧，内踝前核骨下，赤白肉际陷中，太白穴也。从太白上寻，足大指本节后一寸，内踝前陷中，是公孙穴也，此脾脉之起第四穴，与临泣穴相对。

带脉经文

《灵枢》曰：足少阴上至腘中，别走太阳而合，上至肾，当十四椎，出属带脉。《难经》曰：带脉者，起于季胁，回身一周。

足少阴之正脉，出于然谷，循内踝后。其别者，入跟中，上端内，至腘中，别走而合太阳，上至肾之气穴，其穴当十四椎，内与足少阴冲脉会，外与足少阳带脉会，出于季胁，属于带脉。带脉者，足少阳胆经之穴名也。其脉回行如带，故以名脉。带脉部分在足少阳经季胁之下一寸八分，带脉穴也。从带脉穴下三寸，五枢穴也。从五枢下行，过肝经之章门穴，下五寸三分，维道穴也。《难经》曰：带脉者，起于季胁也，回周一身。谓起于足少阳带脉穴，循行于五枢、维道二穴，不行于居髎穴，回行如带，故曰带脉也。杨氏曰：带脉总束诸脉，使不妄行。如人束带而前垂，故名。妇人恶露随带脉而下，故谓之带下。

带脉诊法

> 带脉在腰，诊应于关。
> 关左右弹，带脉可探。
> 小儿癩疝，女子经病。
> 小腹腰脊，痛绕脐行。

带脉如束带之状，在人腰间，故应于关。带之为病，腹满，腰溶溶如坐水中溶溶，缓慢貌。又曰：溶溶如囊水之状。妇人小腹痛，里急后重，瘕疝，月事不调，赤白带下。女子经病血崩，久而成枯者，宜涩之；血闭久而成竭者，宜破之。破血有三治，始则四物入红花，调黄芪、肉桂；次则四物入红花，调鲮鲤甲、桃仁、肉桂，童子小便和，酒煎服；后则四物红花调易老没药散。

临泣穴图带脉

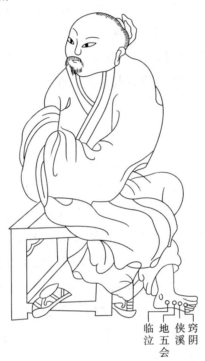

临　地　侠　窍
泣　五　溪　阴
　　会

临泣主治

中风，手足举动皆难。若疼痛麻木拘挛，兼发热者，风热也。头风旋晕及肿痛，连腮、项、目、牙齿、两耳、咽喉皆赤肿痛，游风瘙痒，筋脉牵引，腰、胁、四肢与肋疼痛等证，皆宜刺临泣左右二穴，立时有奇功也。灸之亦可。

临泣二穴，是足少阳胆经穴也，通于带脉外关二穴。外关二穴，是手少阳三焦经穴也，四穴通于阳维脉。四经会合连络之处，在于目锐眦、耳后、颊、颈、肩之间，故主治目锐眦、耳后、颊、颈、肩之病也。

胆脉止于窍阴穴，在足小指四指外侧端，去爪甲角如韭叶许，是其穴也。从窍阴上寻一寸，足小指四指本节前，歧骨间陷中，侠溪穴也。从侠溪上寻五分，足小指四指本节后间陷中，地五会穴也。从地五会上寻三寸，足小指四指本节后，足跗间陷中，是临泣穴也，此胆脉之止第四穴，与公孙穴相对。

阴维经文

《难经》曰：阴维起于诸阴交。

阴维脉起于足内踝后，上腨分中，足少阴肾经之筑宾穴也，与足太阴交于少腹下，去腹中，行平脐，至乳下二肋端缝之下与足厥阴交，又与任脉交于结喉下，上行，在颔下结喉上，中央舌本下，廉泉穴也。

内关穴图 阴维

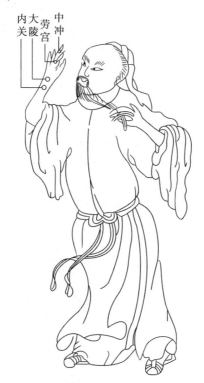

内关 大陵 劳宫 中冲

内关主治

中满心胸，痞胀不通快，肠鸣泄泻，脱肛，伤酒呕吐，食不能下，积块坚硬，横冲于胁，妇女心胁疼痛，里急胀痛，伤寒结胸硬痛，疟疾，里实等病，皆宜刺内关左右二穴，无不愈矣。灸之亦可。

内关二穴，是手厥阴心包络穴也。包络脉止于中冲穴，在手中指之端，去爪甲角如韭叶许陷中，是其穴也。从中冲上寻，掌中央动脉，屈无名指取之，劳宫穴也。从劳宫上寻，掌后骨下横纹中两筋间陷中，大陵穴也。从大陵上寻，掌后去腕二寸两筋间，是内关穴也，与外关穴相对。

阳维经文

《难经》曰：阳维起于诸阳之会。

阳维脉起于足外踝下足太阳膀胱经之金门穴也，行于外踝上足少阳胆经之阳交穴，与手太阳及跷脉会于肩后大骨下胛①上廉，又与手足少阳会于缺盆中，又会于肩上，又与足少阳会于眉，行于目，直入发际，循行枕骨，至耳，与督脉会于项后哑门穴。

外关穴图 阳维

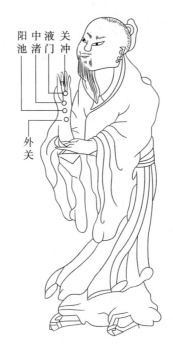

外关穴图

----

① 胛：原作"脾"，据《医宗金鉴·刺灸心法要诀》改。

外关主治

四肢骨节疼痛，两膝痹冷，手足不遂，偏正头风，脊背、腰胯、筋骨、头项、眉棱疼痛，手足发热麻木，夜间盗汗，及破伤游风，脚跟肿痛，两眼赤红，伤寒阳明自汗，蒸热烘烘，皆宜刺外关左右二穴，其病立愈。灸之亦可。

外关二穴，是手少阳三焦穴也。三焦脉起于关冲穴，在手四指外侧端，去爪甲角如韭叶许，是其穴也。从关冲穴上寻，手小指次指歧骨间陷中，握拳取之，液门穴也。从液门上寻一寸陷中，中渚穴也。从中渚由四指本节直上寻，手表腕上陷中，阳池穴也。从阳池上寻，手腕后二寸，两骨间陷中，是外关穴也，与内关穴相对。

维脉诊法

脉名同维，分阴分阳，

自尺至寸，内外宜详。

尺外斜上，至寸阴维，

尺内斜上，至寸阳维。

从右尺外斜至寸上，是阴维脉也。从左尺内斜至寸上，是阳维脉也。斜上者，不由正位而上。斜向大指，名为尺外；斜向小指，名为尺内。邪气在阳维、阳跷则发痫，痫动而属阳；邪气在阴维、阴跷则发癫，癫静而属阴故也。

越人曰：阳维为病，苦寒热；阴维为病，苦心痛。

张洁古曰：卫为阳，主表，阳维受邪，为病在表，故苦寒热。荣为阴，主里，阴维受邪，为病在里，故苦心痛。

李濒湖曰：阳维之脉，与手足三阳相维，而足太阳、少阳则终始相联附者。寒热之证，惟二经有之。故阳维为病，亦苦寒热。寒热之在表而兼太阳证者，有汗当用桂枝，无汗当用麻黄。寒热之在半表半里而兼少阳证者，当用小柴胡加减治之。若夫荣卫慄卑而病寒热者，黄芪建中及八物之类主之。阴维之脉虽交三阴而行，实与任脉同归。故心痛多属少阴、厥阴，任脉之气上冲而然。暴痛无热，久痛无寒。按之少止者为虚，不可近按者为实。凡寒痛，兼少阴及任脉者，四逆汤；兼厥者，当归四逆汤；兼太阴者，理中汤主之。凡热痛，兼少阴及任脉者，金铃散、延胡索散；兼厥阴者，失笑散；兼太阴者，承气主之。若荣血内伤，兼夫任冲手厥阴者，则宜四物、养荣、妙香之类。因病治之，庶乎其不瘥矣。

卷 二

目 录

脉　要

脉之名义

《内经》曰：上焦开发，宣五谷味，熏肤充身泽毛，若雾露之溉，是谓气。中焦受气取汁，变化而赤，是谓血。壅遏荣气，令无所避，是谓脉。夫脉者，气血之先也，非气非血，主宰乎气血之神，所以行气行血者也。故脉贵有神。人禀阴阳五行之气以生，手三阳、三阴，足三阳、三阴，十二经脉，环络一身，往来流通，无少间断，应于两手六部，此脉之部位，学者所当先知也。

脉之部位

《金鉴》订正《内经》曰：尺内两旁，则季胁也。尺内者，两肾也。季胁者，胁之尽处，乃两肾所近之地，故季胁间之病，皆尺内主之。尺里以候肾，尺外以候腹。所谓肾者，凡大肠、小肠、膀胱、三焦，皆在其中矣。已下四项，俱言左右，此独不分者，以两尺皆主乎肾也。里者沉候也，外者浮候也。中附上，左内以候肝，外以候膈。中附上者，言附尺之上而居乎中，即关部也。所谓膈者，凡中部之膈膜、胆腑，皆在其中。内，犹里也。右外以候胃，内以候脾。上言左者，左关也。此言右者，右关也。上附上，右内以候肺，外以候胸中。上附上者，上为寸部，附于关之上也。胸中者，膈膜之上皆是也。左内以候心，外以候膻中。心、肺皆居膈上，肺所居之处为胸中，包络所居之处为膻中。所谓膻中者，心主、包络在其中矣。前以候前，后以候后。前者，关之前也。候前者，候形身之前也。后者，关之后也。候后者，候形身之后也。上竟上者，胸喉中事也；下竟下者，少腹腰股膝胫足中事也。竟，尽也。言上而尽于上，在脉则尽于鱼际，在体则应乎胸喉也。下而尽于下，在脉则尽于尺部，在体则应乎少腹腰股膝足也。推而外之，内而不外，有心腹积也。推者，察也，求也。凡诊脉，必先推求于外。若但见沉脉而无浮脉，是有内而无外矣，故知其病心腹之有积也。推而内之，外而不内，身有热也。推求于内，浮而不沉，则病在外而非内矣。惟表有邪，故身有热也。**推而上之，上而不下，腰足清也**。清者，冷也。推求于上部，上部脉强盛，下部脉虚弱，此上盛下虚，故腰足冷也。**推而下之，下而不上，头项痛也**。推求于下部，下部有力，上部无力，此清阳不能上升，故头项痛。或阳虚而阴凑之，亦头项痛也。**按之至骨，脉气少者，腰脊痛而身有痹也**。按之至骨，肝肾之分也。脉气少者，言无力也。肾阳虚，故腰脊痛。肝血亏，故身有痹也。

内外二字讹传已久，今得此订正，以复《内经》之真。于是脏腑有定位，内外有定候，泽被生民，至无穷矣。彼七表、八里、九道之纷纭，未足与议也。如《难经》所云三部者寸、关、尺，九候者浮、中、沉，亦误矣。盖《内经·三部九候论》，论身之动脉，不可以论寸关尺，惟尺部有。大肠小肠之中，以浮沉论，亦不可以概寸关，而关部有。膈膜之中，以前后论，又不可言浮沉。且所谓中者，以候有形之脏腑。盖以脏腑之间为中，即以左尺言之，小肠之上，膀胱之下，中也。小肠之下，肾之上，亦中也。则尺脉之候，有五歧途，不愈多乎。

部位图

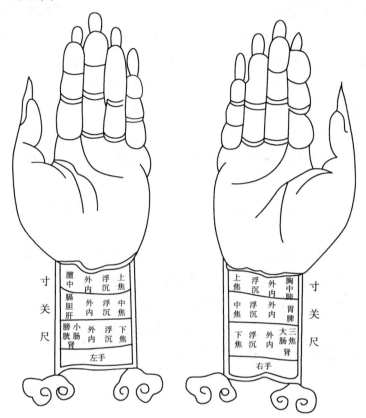

右寸肺胸，左寸心膻，右关脾胃，左肝膈胆，三部三焦，两尺两肾，小肠膀胱，左尺认证，大肠三焦，右尺审定。

部位图说

上中下者，寸关尺之部位也。内外者，浮沉之部位也。掌后高骨，为关中部也。关前为寸上部也，关后为尺下部也。皮肤取而得之，谓之浮，外也；肌肉取而得之，谓之沉，内也。右寸浮以候胸中，沉以候肺。左寸浮以候膻中即心主包络，沉以候心。右关浮以候胃，沉以候脾。左关浮以候胆，沉以候肝。左尺浮以候膀胱洪大是膀胱，中以候小肠脉圆是小肠，沉以候肾。右尺浮以候三焦洪大是三焦，中以候大肠脉直是大肠，沉以候肾。肾有两枚，均司水火而无水火之别，故两尺俱以候肾。经曰：肾合三焦、膀胱。盖膀胱为肾之水府，三焦为肾之火府，故左尺以候膀胱，右尺以候三焦。三焦之气生于肾，从下而上分隶于胸、膈、腹，而候于右尺者，乃其所居之定位，而又候于上、中、下三部者，乃以游行之部署也。是以寸候胸中，主上焦也；关候膈中，主中焦也；尺候腹中，主下焦也。若夫膈膜之脉，亦有诊焉。内固不在腑，外亦不在经。所谓半表半里，似也非是也。时行瘟疫之邪气，不由皮毛而入，故不在经腑。其邪之入也，自口鼻而入于膜原，伏于背脊之前、肠胃之后，即经所谓横连膜原，治之以胆膜原。故其脉或在左关，或在右关，其名曰动，其象如豆大，上下无头尾，其动数而不移即厥厥动摇之貌，此膈膜有病之诊也。然诊脉之法贵于圆通。肺与大肠为表里，心与小肠为表里，则尺寸可以互相印证。包络与三焦为表里，则左寸右尺可以互相印证。肺与膀胱同主腠理，则右寸左尺亦可以互相印证。夫麻黄为肺家专药，而仲景用以解太阳之邪；硝黄为肠胃主药，而《局方》用以泻心经之火。即此可知，可以印证也，而治法亦于此可推矣。如浮主皮肤之病，中主肌肉之病，沉主筋骨之病，此虽不以脏腑之部位言，实浮、中、沉之确义，诊家之切要者，曷可忽乎哉！

人迎气口

《内经》曰：气口何以独为五脏主？曰：胃者，水谷之海，六腑之大源也。是以五脏六腑之气味，皆出于胃，变见于气口。故曰：气口紧盛伤于食，人迎紧盛伤于风。人迎者，肝胆脉也，肝胆主风；气口者，脾胃脉也，脾胃主食。人迎气口，乃左右关部之前一分也关脉一部，分为三分，关前一分，仍在关上，但在前之一分耳。若夫脉口者，两寸之口，以候经络之气者也。

表里虚实

脉之来去疾迟，以诊表里虚实法也。来者，自骨肉之分而出于皮肤之际，气之升而上也，此阳脉也，故以候表。去者，自皮肤之际而还于骨肉之间，气之降而下也，此阴脉也，故以候里。疾者，脉数疾有余也，故以候实。迟者，脉徐迟不足也，故以候虚。出来疾入去迟为表实里虚，出来迟入去疾为表虚里实。经曰：来者为阳，去者为阴。疾为阳太过也，迟为阴不及也。表实里虚者，阴不及而阳太过也。表虚里实者，阴太过而阳不及也。来去出入者，脉之大关键也。表里虚实者，病之大纲领也。知内外之阴阳，而辨其孰为虚孰为实者，诊家之切要也。

滑伯仁曰：诊脉之法有三，曰举，曰按，曰寻。轻手循之曰举，重手取之曰按，不轻不重，委曲求之曰寻。初诊脉，轻手候之，脉见皮肤之间者，阳也，腑也。重手得之，脉见于内下者，阴也，脏也。不轻不重取之，其脉应于肌肉之间者，阴阳相适，中和之应也。若委曲寻之而若隐若见，则阴阳伏匿之脉也。

平人气象

滑伯仁曰：三部之内，大小、浮沉、迟数同等，尺寸、阴阳、高下相符，男女、左右、强弱相应，四时之脉不相戾，命曰平人。然则，何以知病之所在也？经曰：独小者病，独大者病，独疾者病，独迟者病，独热者病，独寒者病，独陷下者病。独者，察其独异于诸部，而推其病之所在也。凡脉见何部，当随其部而察其证，方得独字之义。

阴阳相乘

阴脉不足，阳往从之；阳脉不足，阴往乘之。如寸脉微，名曰阳不足，阴气上乘，入于阳中，则洒淅恶寒。尺脉弱，名曰阴不足，阳气下陷于阴中，则发热。此内伤不足，阴阳相乘，有休止之恶寒发热也。若脉紧无汗，洒淅恶寒发热者，是伤寒也。脉缓有汗，洒淅恶寒发热者，是中风也。皆外感有余，风寒中伤荣卫，无休止之恶寒发热也。

荣卫脉证

阳脉浮而无力，濡脉也。阴脉沉而无力，弱脉也。其脉弱者，荣气微也。荣微则血虚，证则发热筋急。其脉濡者，卫气衰也，卫衰则气虚，证则恶寒汗出。此以浮、沉、濡、弱，候荣卫不足之诊法也。

《金鉴》曰：荣卫二者，皆胃中后天之谷气所生。其气之清者为荣，浊者为卫。卫即气中之慓悍者也，荣即血中之精粹者也。以其定位之体而言，则曰气血；以其流行之用而言，则曰荣卫。

六淫脉法

风脉浮缓。喻嘉言曰：中风之脉，必有所兼。兼寒则浮紧，兼热则浮数，兼痰则浮滑，兼气则浮涩，兼火则盛大，兼阳虚则脉微，兼阴虚则脉数，或细如丝。虚滑为头痛，迟缓为荣卫衰。虚浮迟缓，正气不足，自可补救。急大数疾，邪不受制，必危无疑。若数大未至急疾，尚有可救者。

寒脉浮紧。三阳脉浮大，有紧有数；三阴脉沉小，有紧有数。而仲景于三阴统以微细言之，盖沉必重按始得。紧数亦在沉细中见，不似三阳脉，沉大而紧数也。

暑脉浮濡。暑乃天之气，系清邪。所以中手少阴心经，其证多与伤寒相似，但伤寒脉必浮盛，伤暑脉必濡弱，为不同耳。盖寒伤形，表邪外盛，故脉大而有余；暑伤气，元气耗伤，故脉虚而不足。

湿脉濡滞。经曰：肝肾并沉为石水，并浮为风水。水在皮肤，故脉浮。脉浮恶风，恶寒不渴，名风水。脉沉腹满不喘，水积胞中，坚满如石，名石水。脉沉迟发热，胸满身肿，汗如柏汁，名黄汗。脉沉迟且喘，名正水。脉浮跗肿如泥，按之没指，其腹如鼓，不恶风，不口渴，名皮水。阳水沉数，阴水沉迟。暑湿相搏，名湿温。其脉沉细，其证胫冷腹满，头痛身痛，口渴多汗，或谵语，宜白虎苍术汤。

燥脉迟数。经曰：诸涩枯涸，干劲皴揭，皆属于燥。乃肺与大肠阳明燥金之气也。肝血不足，风热胜而金燥，心火灼肾，消烁肾脂，令肾枯燥。仲景曰：脉浮而数，名曰阳结；脉沉而迟，名曰阴结。脉结而代，皆燥脉也。

火脉洪长。朱丹溪曰：气有余，便是火也。其脉洪大而长。

虚火外炎，脉浮细而数；虚火内灼，脉沉细而数。

男女异脉

天不足于西北，阳南而阴北，故男子寸盛而尺弱，肖乎天也。地不满于东南，阳北而阴南，故女子尺盛而寸弱，肖乎地也。男子阳为主，两寸常旺于尺；女子阴为主，两尺常旺于寸，乃其常也，反之者病。经曰：左大顺男，右大顺女。

老少异脉

老弱之人，脉宜缓弱，若过旺者，病也。少壮之人，脉宜充实，若过弱者，病也。然老人脉旺而非燥者，此天禀之厚，引年之叟，名曰寿脉。若脉燥疾，有表无里，则为孤阳，非吉脉也。壮者，脉细而和缓，三部同等，此天禀之静，清逸之士，名曰素脉。若细小劲直，前后不等，非吉脉也。

诊脉以时

《内经》曰：诊脉常以平旦。阴气未动，阳气未散，饮食未进，经脉未盛，络脉调匀，故乃可诊有过之脉。经脉直行，谷气先至；络脉横行，谷气后至。故饮食入胃，谷气流行，则气血之盛衰未可尽凭也，所以贵乎平旦。然有急病难待者，当病正发之时，亦真形易见之候也。

察脉求神

东垣曰：有病之脉，当求其神。如六数七极，热也，脉中有力，即有神矣，为泄其热。三迟二败，寒也，脉中有力，即有神矣，为去其寒。若数极迟败，脉中不复有力，为无神也，而遽泄之去之，神将何依耶？故经曰：脉者，血气之先。气血者，人之神也。

诊贵提纲之说

脉者，气血之先，阴阳之兆，贵得其纲领而提挈之也。左手为阳，右手为阴；关前为阳，关后为阴；浮取为阳，沉取为阴；数燥为阳，迟慢为阴；有力为阳，无力为阴；长大为阳，短小为阴。明乎此而脉之大端已在是矣。故曰：约而言之，只浮沉迟数，已见其梗概；博而考之，虽二十四字，未尽其精详。经曰：知其要者，一言而终，不知其要，流散无穷。此之谓也。

脉病人病

脉者，人之根本也。脉病者，外视体形安和，内见真脏病脉，其乍大乍小，或至或损，弦紧浮滑沉涩不一，残贼冲和之气，其根本渐亏。所谓脉病人不病也，非此一朝一夕之故，当早察于旺气未退之先而图之。人病者，外视形体憔悴，精神昏愦，食不忻美，而脉得四时之从，无过不及之偏，其根本未伤。所谓人病脉不病也，胃气复，谷气充，自然安矣。

谨辨疑似

张会卿曰：据脉法所言，凡浮为在表，沉为在里，数为多热，迟为多寒，弦强为实，微细为虚，是固然矣。然疑似中尤有真辨，此其关系非小，不可不察也。如浮虽属表，而凡阴虚血少、中气亏损者，必浮而无力，是浮不可以概言表。沉虽属里，而凡表邪初感之深者，寒束皮毛，脉不能达，亦必沉紧，是沉不可以概言里。数为热，而真热者未必数，凡虚损之证，阴阳俱困、气血张皇。虚甚者，数必甚，是数不可以概言热。迟虽属寒，凡伤寒初退，余热未清，脉多迟滑，是迟不可以概言寒。弦强类实，而真阴、胃气大亏及阴阳关格等证，脉必豁大而弦健，是强不可以概言实。细伏类虚，而凡痛极气闭、荣卫壅滞不通者，脉必伏匿，是伏不可以概言虚。由此推之，则不止是也。凡诸脉中皆有疑似，皆有真辨，诊能及此，必其得鸢鱼①之学者乎？不易言也！不易言也！

从舍辨略

治病之法，有舍证从脉者，有舍脉从证者，迷途莫此为甚。如外烦热而脉见微弱者，必虚火也。腹胀满而脉见微弱者，必胃

---

① 鸢鱼：亦作"鸢飞鱼跃"，形容万物各得其所，此指对脉诊脉象了如指掌。语出《诗经·大雅·旱麓》。

虚也。虚火虚胀，其堪攻乎？此当从脉之虚，不当从证之实也。如无烦热而脉见洪数者，非邪火也。如无胀满而脉见弦强者，非内实也。无热无胀，其堪泻乎？此当从证之虚，不当从脉之实也。盖实有假实，虚无假虚，凡此可以类推。

从证从脉

病本轻浅，别无危候，但因其证以治其标，无不可也。若病关脏气，稍见疑难，须辨虚实凭脉用药，方为切当。轻者从证，十惟二三；重者从脉，十常八九。此脉之关系非小也。

脉证顺逆

暴病之脉，浮洪数实者为顺；久病之脉，微缓软弱者为顺；暴病而沉微细弱，久病而浮洪数实，皆为逆也。有余之病，浮洪紧数为顺；不足之证，和缓柔软为顺；有余而微涩细弱，不足而洪大浮数，亦皆逆也。

欲愈脉证

凡病人发热身疼、脉反沉迟者，是阳病而见阴脉，而难愈也。若其人有恬然嗜卧之状，热徐身轻之意，其脉沉而迟者，为欲愈也。何以知之？表有病者，脉当浮大，今反沉迟，是无表脉，故欲愈也。

因形气以定诊之说

逐脉审察者，一成之短也。随人变通者，圆机之士也。肥盛之人，气居于表，六脉常带浮洪；瘦小之人，气敛于中，六脉常带沉数。性急之人，五至方为平脉；性缓之人，四至便作热医。身长之人，下指宜疏；身短之人，下指宜密。北方之人，每见实强；南方之人，恒多软弱。少壮之脉多大，年老之人多虚，酒后之脉常数，饮后之脉常洪，远行之脉必疾，久饥之脉必空，室女尼姑多濡弱，婴儿之脉常七至。经曰：形气相得者生，三五不调者死。其可不察于此乎！

脉察六字 滑伯仁论

经曰：上、下、去、来、至、止六字，脉之神机也。上、来、至三者为阳，下、去、止三者为阴。上者，自尺部上于寸口，阳生于阴也；下者，自寸口下于尺部，阴生于阳也；来者，自骨肉之分出于皮毛之际，气之升也；去者，自皮肤之际还于骨肉之分，气之降也。应曰至，息曰止也。

长短二脉不诊于关之说

夫脉以过于本位，名之为长。如寸之过于本位，直可上溢鱼际；尺之过于本位，直可下通尺泽。至于关中稍过于上，即为寸部；稍过于下，即为尺部。何从见其过于本位而名之为长乎？或曰：长为肝家本脉，见于《内经》者，然则亦不从关上诊欤。曰：凡尺寸之见长者，皆肝脉之应也。必欲于左关求之，是痴人前说梦矣。不及本位，故名短。寸可短也，尺可短也。若欲于关上寻不及本位之短脉，是上不通寸，为阳绝，下不通尺，为阴绝，乃死脉也，岂可以死脉为短脉乎？尺关寸一气贯通，决无间断之理，必欲于关上求短脉，其可得乎？故愚谓长短二脉不诊于关中，但见于尺寸也。

重阴重阳

寸脉浮大，阳也，又兼疾脉，此阳中之阳也，名曰重阳。尺内沉细，阴也，又兼迟脉，此阴中之阴也，名曰重阴。上部重阳，下部重阴，阳亢阴隔，癫狂乃成。

脱阴脱阳

六脉有表无里，如濡脉之类，此名脱阴。六脉有里无表，谓之陷下，如弱脉之类，此名脱阳。六脉暴绝，此阴阳俱脱也。经曰：脱阴者目盲，脱阳者见鬼，阴阳俱脱者危。

阴阳相乘相伏

浮取之候，两关之前皆阳也，若见紧涩短小之类，是阳不足而阴乘之也。沉取之候，两关之后皆阴也，若见洪大数滑，是阴不足而阳乘之也。阴脉之中，阳脉间一见焉，此阴中伏阳也。阳脉之中，阴脉间一见焉，此阳中伏阴也。阴乘阳者必恶寒，阳乘阴者必内热。阴中伏阳者期于夏，阳中伏阴者期于冬。以五行之理推之，而月节可期矣。

脉有亢制

经曰：亢则害，承乃制。此言太过之害也。亢者，过于上而不能下也；承者，亢极则反受制也。如火本克金，克之太过则为亢，而金生肾之子为水，可以制火，乘其火虚，来复母仇，而火反受其制矣。如吴王夫差起倾国之兵以与晋争，自谓无敌，越王勾践乘其空虚已入国中矣。在脉则当何如？曰：阳盛者脉必洪大，至阳盛之极，而脉反伏匿，阳极似阴也。此乾之上九，亢龙有悔也。阴盛者脉必细微，至阴盛之极，而脉反躁疾，阴极似阳也。此坤之上六，龙战于野也。凡过极者，反兼胜己之化。

从证不从脉

脉浮宜表，治宜汗之，此其常也，而亦有宜下者焉。仲景云：若脉浮大，心下硬，有热，属脏者，攻之，不令发汗是也。脉沉为里，治宜下之，此其常也，而亦有宜汗者焉。少阴病始得之，反发热而脉沉者，麻黄附子细辛汤微汗之是也。脉促为阳，常用葛根芩连清之矣。若脉促厥冷，为虚脱，非灸非温不可，此又非促为阳盛之脉也。脉迟为寒，常用干姜、附子温之矣。若阳明脉迟，不恶寒，身体濈濈汗出，则用大承气，此又非迟为阴寒之脉矣。四者皆从证不从脉也。世有切脉而不问证，其误可胜言哉。

从脉不从证

表证汗之，此其常也。仲景曰：病发热头痛，脉反沉，身体疼痛，当救其里，用四逆汤，此从脉之沉也。里证下之，此其常也。日晡发热者，属阳明，脉浮大者，宜发汗，用桂枝汤，此从脉之浮也。结胸证，其常以大、小陷胸下之矣，脉浮大者不可下，下之则死，是宜从脉而治其表也。身疼痛者，常以麻黄、桂枝解之矣，然尺中迟者，不可汗，以荣血不足故也。是宜从脉而调其荣矣。此皆从脉不从证也。世有问证而忽脉者，得非仲景之罪人乎？

不治脉证

《平脉法》曰：脉浮而洪，身汗如油，喘而不休，水浆不下，形体不仁，乍静乍乱，此为不治也。脉浮而洪，必然无根，是为真脏孤阳飞越之诊。所谓火之将灭也必明。身汗如油，液外亡也；喘而不休，气上脱也；水浆不下，胃气绝也；形体不仁，荣卫败也；乍静乍乱，精神散也。有一二证皆为不治。

形肉已脱九候虽调犹死

此岐伯欲人以脉合形也。盖形肉者，脾之所主，脾土为万物之母，观其形肉脱，则知脾坏于内，而根本丧矣。九候虽调，犹不免于死，形可以弗视乎哉。

七诊虽见九候皆从者不死

此岐伯欲人融通脉理，不可一途而取也。七诊者，独大、独小、独迟、独疾、独寒、独热、独陷下也，此皆恶脉。今论其不死者，如少阳之至，乍大乍小；阳明之至，浮大而短；太阳之至，洪大而长；太阴之至，紧大而长；少阴之至，紧细而微；厥阴之至，沉短而数，是皆旺脉也。又如南政之岁，三阴司天，则寸不应；三阴在泉，则尺不应。北政之岁，三阴司天，则尺不应；三阴在泉，则寸不应，是皆运气使然也，故谓之从。从者，顺四时五行而为之变迁，安得死哉？

上鱼脉

上鱼者，脉上于鱼际也。有两手上鱼者，有一手上鱼者。若平人神色充实而有此脉，此天禀之厚，元气充满，上溢于鱼际也，其人必寿。若素无此脉而一旦上鱼者，病脉也。经曰：关之前，阳之动也。脉上鱼际为溢，为外关内格，此阴乘阳之脉也。

二十八脉

诸脉之体象不同，其名亦因以异。以部位名之者，浮沉是也。以至数名之者，迟数是也。以有力无力名之者，虚实是也。脉之大纲大法，在于是矣。凡病之所在，在脏在腑，在经在腑，在表在里，在半表半里而已矣。而浮、沉、迟、数，所以辨病之在脏腑表里者也。凡病之证，或阴或阳，或寒或热，或虚或实，或不虚不实而已矣。而浮、沉、迟、数中之有力、无力，所以辨阴阳、寒热、虚实者也。今仿刘立之之法，以浮、沉、迟、数、虚、实六脉条列于前，为诊家升堂之道路。仿张仲景法，以缓疾诸脉，择其对待，次第于后，为诊家入室之门户。仿李士材式，博采前贤诸说，详注于下，务求精确，有所依准。由约及博，由博反约，则胸中有据，指下无差，《素》《灵》之秘奥，或可逮津矣夫！

论浮脉

王叔和曰举之有余，按之不足，最合浮脉之义。浮脉法天，有轻清在上之象。

李士材曰：须知浮而盛大为洪，浮而软大为虚，浮而柔细为濡，浮而无根为散，浮而弦芤为革，浮而中空为芤，毫厘疑似之间，相去便已千里，可不细心体认哉？

张会卿曰：浮而有力有神者，为阳有余，阳有余则火必随之，或痰见于中，或气壅于上，可类推也。若浮而无力空豁者，为阴不足，阴不足则水亏之候，或血不荣心，或精不化气，中虚可知也。若以此等为表证，则害莫大矣。寸关尺俱浮，直上直下，或颠或痫，腰背强痛，不可俯仰，此督脉为病也。若浮而弦硬之极，甚至四倍以上者，乃真阴虚极而阳亢无根，此《内经》所谓关格也。如上所述，不过大略，若欲达变探微，非精研《灵》《素》，博采百家者，不可得也。

论沉脉

王叔和曰沉脉重手按至筋骨乃得，亦极言其沉耳。沉脉法地，有渊泉在下之象。

李士材曰：须知沉而细软为弱，沉而弦劲为牢，沉而着骨为伏，刚柔浅深之间，宜熟玩而深思也。

张会卿曰：沉虽属里，然必察其有力无力，以辨虚实。沉而实者，多滞多气，故曰下手脉沉，便知是气。气停积滞者，宜消宜攻也。沉而虚者，因阳不达，因气不舒。阳虚气陷者，宜补宜温也。其有寒邪外感，阳为阴蔽，脉见沉紧而数，及有头疼身热等证者，正属表邪，不得以沉为里也。

论迟脉

王叔和曰：迟脉，一息三至，去来极慢。迟为阳不胜阴，故脉来不及。

黎氏曰：迟，小而实；缓，大而慢。迟为阴盛阳衰，缓为卫盛荣弱，宜别之。

张会卿曰：浮而迟者，里气虚；沉而迟者，表气虚。迟在上，则气不化精，迟在下，则精不化气。气寒则不行，血寒则凝滞。若迟兼滑大者，多风痰顽痹之候；迟兼细小者，必真阳亏弱而然。或阴寒留蓄于中，则为泄为痛；或元气不荣于表，则为栗为挛。大都脉来迟慢者，总由元气不充，不可妄施攻击。

李士材曰：脉以一息四至为和平。若一息三至，则迟而不及矣。阴性多迟滞，故阴寒之证，脉必见迟。譬如太阳隶于南陆，则火度而行速；隶于北陆，则水度而行迟，即此可以征阴阳迟速之故矣。

凡阴寒之病，见阳热之脉则吉；阳热之病，见阴寒之脉则凶。浮、大、数、动、滑五者，比之诸脉为有余，为阳脉也。沉、涩、弱、弦、微五者，比之诸脉为不足，为阴脉也。阴病见阳脉而主吉者，邪气自里之表，欲汗而解也。阳病见阴脉而主凶者，邪气自表入里，正虚而邪盛也。故正气实者，多见阳脉；正气虚者，多见阴脉。夫春夏为阳，秋冬为阴，阳主生物，阴主杀物。阴病得阳脉，犹冬尽春生，万物虽未即生，然日进于生机也；阳病得阴脉，犹暑去秋来，万物虽未即杀，然日趋于杀候也。盖天人无二理也。

论数脉

王叔和曰：数脉，一息六至。《素问》曰：脉流薄疾。皆言其越度也。数为阴不胜阳，故脉来太过。

李濒湖曰：数见关中为动脉。

李士材曰：阳盛之证，脉来必数也。须知数而弦粗①则为紧，数而流利则为滑，数而有止则为促，数而过极则为疾，数如豆粒则为动。

张会卿曰：寒邪外感，脉见紧数，此为热也，可行发散。若传经日久，数而有力，亦为热也。若数而无力者，只宜温中，不可尽以为热也。数而弦滑者，阴虚之候也，虽有烦热诸证，亦宜慎用寒凉，防坏脾也。若患虚损者，脉无不数，愈虚愈数，愈数愈危，以虚数为热数，未有不危者矣。疟疾有数脉，惟寒邪之进退耳，当辨别阴阳，亦不可尽以为热也。痢疾有数脉，率由寒湿内伤，脾肾俱亏，所以脉数。若见洪、滑、实、数之脉，方可以热数论治。若兼弦、涩、细、弱者，总皆虚数，非热数也，补温三焦②，百不失一。痈疡有数脉，脉数恶寒，或有热或无热，饮食如常，得汗不解者，即痈疡之候也。然疮疡之发，有阴有阳，可攻可补，亦不得尽以脉数为热证也。痘疹有数脉，以邪毒未达也，达则不数矣。此当以虚、实、大、小分阴阳。癥结有数脉，其证胁腹有块，此积滞不行，脉必见数，积久成疳，阳明壅滞，而致口臭、牙疳、发热等证者，乃宜清胃泻火。如无火证而脉见细数者，亦当以虚论治。胎孕有数脉，以冲任气阻，所以脉数，本非火也，此当以强弱分寒热，不可因其脉数，而执以黄芩为圣药。总之，邪盛者，固多数脉，虚甚者，亦多数脉，当审察形气，随证施治可也。

李濒湖曰：《素问》《脉经》以浮、沉、迟、数为正脉，庐山

---

① 粗：李士材《诊家正眼·数脉》作"急"，义胜。

② 三焦：《景岳全书·道集·脉神章》作"命门"。

刘立之以浮、沉、迟、数为纲，以教学者。愚谓当以浮、沉、迟、数、虚、实六脉为纲领，学者当先于此六脉熟读而深玩之，则脉之纲领可得矣。既得其纲领，而缓、疾诸脉则循序渐读，熟之复之，明辨而贯通之，则胸中有据矣。夫诊寸、关、尺之法，不能以目视，不能以耳听，必先得于心，而后能应于手也。按之左右手而思之，寻之寸关尺而想之，求之浮沉而拟之，不能实明其体象者，皆因胸无成竹故也。夫浮沉以辨表里，迟数以辨脏腑虚实，不明补泻，何辨此浮、沉、迟、数之下，所以次虚实也。

论虚脉

王叔和曰：虚脉，迟大而软，按之无力，隐指豁豁然空。崔紫虚曰：形大力薄，其虚可知。虚之为义，专以软而无力得名也。杨仁斋言：状似柳絮，散慢而迟。滑伯仁言：散大而软。皆是散脉，非虚也。

李士材曰：虚脉按之虽软，犹可见也。散脉按之绝无，不可见也。虚之异于濡者，虚则迟大而无力，濡则细小而无力也。虚之异于芤者，虚则愈按而愈软，芤则重按而①仍见也。

李士材曰：虚脉兼迟，迟为寒象，大凡证之虚极者，必挟寒，理势然也。故虚脉行指下，则益火之原，以消阴翳，可划然决矣。更有浮取之而且大且软，重按之而豁然如无，此名内真寒而外假热，古人以附子理中汤冰冷与服，以治内真寒外假热之剂也。

张璐曰：人之一生，以胃气为本。凡久虚不愈，诸药不效者，惟有益胃补肾两途，然当先培中土，使药气四达，则周身之机运流通，水谷之精微敷布，何患其药之不效哉！

论实脉

王叔和曰：实脉，浮沉皆得，脉大而长，微弦，应指幅幅然。实之为义，专以长大有力而得名也，但微弦二字当审度之。

李士材曰：实脉之与紧脉，虽相类而实相悬。但紧脉弦急如

---

① 而：《诊家正眼·虚脉》作"㽎"。

卷 二 一二七

切绳，左右弹人手；实脉则且大且长，三候皆有力也。紧脉者，热为寒束，故其象绷急而不宽舒；实脉者，邪为火迫，故其象坚满而不和柔。以证合之，以理察之，便昭然于心目之间，而不可混淆矣。

王叔和曰：血实脉实，脉实者，水谷为病，气来实强，是谓太过。由是测之，则主实热，不主虚寒，较若列眉①矣。张洁古惑于《伪诀》②"实主虚寒"之说，而遂以姜、附施治，此甚不可为训也。

张会卿曰：实脉有真假。真实者易知，假实者易误，必问其所因，而兼察其形，则得其真假矣。

［按］病有三因，外因六气之脉，必洪、大、紧、数、滑、实；内因七情之脉，必细、微、濡、弱、短、涩、芤、虚。饮食伤胃，劳倦伤脾，为不内外因，为内伤，诊在右关。饮食伤形，为有余，则右关脉有力；劳倦伤气，为不足，则右关脉无力。三因百病之脉，不论阴、阳、浮、沉、迟、数、滑、涩，凡有力皆为实，无力皆为虚也。以有力无力辨虚实，诚确论也。然一脉所主，非一病也，即以浮脉言之，《脉经》云：浮为风、为虚、为气、为热、为呕、为厥、为痞、为胀、为内结、为满不食诸证，此必先事于望、闻、问，始能得其病情也。

吴崑曰：夫面色痿白，则望之而知其气虚矣。言语气微，则闻之而知其气虚矣。四肢无力，则问之而知其气虚矣。脉来虚弱，则切之而知其气虚矣。如是则宜补气，由是可以类推。夫望、闻、问、切四者，乃《内经》之大法，诊家之首务也，是虽圣人不能缺一以为治，况后学乎！惟以切脉为能事，大非古法。

论濡脉

王叔和曰：濡脉，极软而浮细，如帛在水中，轻手相得，按

---

① 列眉：两眉对列，谓真切无疑。

② 伪诀：疑指高阳生所著《脉诀歌括》。因托名王叔和，后人多称其为伪诀。《诊家正眼》《脉诀汇辨校释》中均有提及。

之无有。李濒湖曰：如水上浮沤，皆曲状，其随手而没之象也。张仲景曰：瞥瞥如羹上肥者状，其浮大而无力，阳气微也，可为濡脉得神矣。

〔按〕濡脉与虚脉相类，但虚脉形大力薄，而濡脉浮大而无力也。濡脉与弱脉相类，但弱脉在沉分，而濡脉在浮分也。濡脉与散脉相类，但散脉从浮大而渐至于沉绝，而濡脉从浮大①而渐至于不见也。

〔按〕浮主气分，浮候之而无力，阳气微也。沉主血分，沉按之而无力，阴气衰也。夫濡脉主阳虚之病，久病、老人见之，尚未至于必绝；暴病、少壮见之，则名之为无根，慎与为治也。

论弱脉

王叔和曰：弱脉，极软而沉，按之乃得，举手无有。

〔按〕叔和以此十四字明弱脉，可谓慎重而详明矣。曰极软，明其无力也。曰沉，明其在阴分也。极软而沉，明其沉而无力也。沉以候阴，沉而无力是血虚也，是荣气微也。故仲景曰：脉绵绵如泻漆之绝者，亡其血也。曰按之乃得，举手无有，则浮分绝无矣。又可知，浮而无力是濡脉也。浮以候阳，又可知，浮而无力是气虚也，是卫气衰也。夫脉之义，幽而难明，非字字推求，细心审辨，不能明前贤之旨，而为后学之指南也。

〔按〕沉以候阴，沉而无力，血已亏矣。浮以候阳，浮而无力，气已亏矣。夫弱脉主阴虚之病，弱堪重按，阴犹未绝也。弱兼涩象，气血并虚也。若弱而兼涩，不堪重按，则气血交败矣。

论牢脉

王叔和曰：牢脉，似沉似伏，实大而长，微弦。

李士材曰：伏脉，虽重按之，亦不可见，必推筋至骨，乃见其形，而牢脉实大弦长，才重按之，便满指有力矣。

沈氏曰：似沉似伏，牢之位也。实大弦长，牢之体也。牢脉所主之证，以其在沉分也，故悉属阴寒；以其形弦实也，故咸为坚积。伏梁者，心之积也，起于脐上，止于心下。奔豚者，肾之积也，下发于小腹，上至于心下。息贲者，肺之积也，发于右胁之下。肥气者，肝之积也，发于左胁之下。脾之积，在于胃脘。所谓各有其方也，证各有其方，则脉各有其位，脉与证可互相印定也。

李士材曰：牢有二义，树木以根深为牢，深入于下者也。监狱以禁囚为牢，深藏于内者也。盖脉取牢象，有沉潜在里之义。若夫失血亡精之人，则内虚，而当得革脉，乃为正象。若反得牢脉，是脉与证相反，未可言吉。

论革脉

张仲景曰：革脉，弦而芤，弦则为寒，芤则为虚，虚寒相搏，此名曰革。朱丹溪曰：如按鼓皮。

李濒湖曰：此①弦芤二脉相合，故均主失血之病。诸家脉书，皆以革脉即牢脉也，故或有革无牢，或有牢无革，混淆莫辨。不知革浮牢沉，革虚牢实，脉象与病证皆异也。

朱丹溪曰：如按鼓皮，有内外二象。皮鞔②成鼓，外则绷急，内则空虚也。浮举之而洪大，非绷急之象乎？沉按之而豁然，非空虚之象乎？惟表有寒邪，故绷急之象见焉。惟中亏气血，故空虚之象见焉。如此者，当内补气血，外去寒邪，然治法之先后，药品之轻重，必斟酌于疑似毫厘之间，斯可矣。

论微脉

王叔和曰：微脉，极细而软，按之如欲绝，若有若无。戴同父曰：细而稍长。张仲景曰：脉萦萦如蜘蛛丝者，阳③气衰也。

《金鉴》曰：若脉紧无汗，洒淅恶寒发热者，是伤寒也。脉缓有汗，洒淅恶寒发热者，是中风也。寸脉微，洒淅恶寒者，是阳

---

① 此：原作"比"，据《濒湖脉学·革》改。
② 鞔（mán 瞒）：把皮革蒙在鼓框上，钉成鼓面。
③ 阳：《濒湖脉学·微》作"阴"。

不足，阴气上乘，入于阳中也。尺脉弱，发热者，是阴不足，阳气下陷，入于阴中也。恶寒发热有休止者，是内伤不足，阴阳相乘也。恶寒发热休止者，是外感有余，风寒中伤荣卫也。方有执曰：恶寒者，阳不足以胜阴，而与阴俱化也。发热者，阴不足以胜阳，而从阳之化也。

李濒湖曰：微主久虚之病。阳微则恶寒，阴微则发热，自非峻补，难可回春。

李士材曰：数有十微为一忽，十忽为一丝，十丝为一毫，十毫为一厘。由是推之，则一厘之少，分而为万，方始名微，则微之渺小难见，盖可知已。

论散脉

王叔和曰：散脉，大而散，有表无里。崔紫虚曰：涣漫不收。柳氏曰：无统纪，无拘束，至数不齐，或来多去少，或去多来少，涣散不收，如杨花散漫之象。

李士材曰：散脉，自有渐无之象，亦散乱不整之象也。当浮候之，俨然大而成其为脉也；及中候之，顿觉无力而减其十之七八矣；至沉候之，杳然不可得而见矣。渐重渐无，渐轻渐有，明乎此八字，而散字之义得，散脉之形确著矣。

戴同父曰：心脉浮大而散，肺脉短涩而散，皆平脉也。心脉软散，则怔忡；肺脉软散，则汗出；肝脉软散，为溢饮；脾脉软散，为胻①肿，皆病脉也。

柳氏曰：散为气血诸虚，根本脱离之脉。

[按] 药石以细屑为散，以聚敛细屑为丸。由此思之，以一茎之药为细屑，则脉之由整而散之理可思矣。以散敛为丸，则用药收散之理可思矣。气血虚而脉散者，宜用味厚之品以收之；误用发药而脉散者，宜用酸甘之品以敛之；火炎于上而脉散者，宜用

---

① 胻（héng 横）：小腿。

坚重之品以镇之。由此推之，思过半矣①。

论伏脉

王叔和曰：伏脉，重按着骨，指下裁动。《刊误》曰：脉行筋下。

李士材曰：伏之为义，隐伏而不见之谓也。虽至沉候，亦必②可见，必推筋至骨，方始得见耳。故其主病，多在沉阴之分，隐深之处，非轻浅之剂所能破其藩垣③也。

李濒湖曰：《伤寒》以一手脉伏为单伏，两手脉伏为双伏，不可以阳证见阴脉为例也。火邪内郁，不得发越，乃阳极似阴也。故脉伏者，必有大汗而解，正如久旱将雨，必先六合阴晦一回，雨后庶物咸苏也。又有阴证伤寒，先有伏阴在内，而外复感寒邪，阴气壮盛，阳气衰微，四肢厥逆，六脉沉伏，须投姜、附以灸音救，用火也关元任脉穴，各在脐下三寸，阳乃复回，脉乃复出也。若太溪、冲阳皆无脉者，不可治矣。刘元宾曰：伏脉不可发汗，为其非表脉也，亦为其将自有汗也。而洁古欲以附子细辛麻黄汤发之，非伏脉所宜也。

张会卿曰：脉之伏者，以其本有如无，而一时隐蔽不见耳。此有胸腹大痛而伏者，有气逆于经、脉道不通而伏者，有偶因气不相续而伏者，然此必暴病暴逆者乃有之，调其气而脉自复出矣。若此数种之外，其有积困延绵，脉本细微而渐至隐伏者，此乃残烬将灭之兆，安得尚有所伏？常见庸人诊此，无论久暂虚实，动称伏脉，而破气导痰等剂，犹然任意用之，此恐就道稽迟，而复行催牒耳。闻见略具，谅不至此也。

---

① 思过半矣：谓领悟大半了。语出《易·系辞下》："知者观其象辞，则思过半矣。"孔颖达疏："思虑有益，以过半矣。"

② 必：《诊家正眼·伏脉》作"不"，义胜。

③ 藩垣：藩篱和垣墙，泛指屏障。语本《诗经·大雅·板》："价人维藩，大师维垣。"

论芤脉

王叔和曰：芤脉，浮大而软，按之中央空、两边实。刘三点①曰：芤脉何似？绝类慈葱，指下成窟，有边无中。戴同父曰：荣行脉中，脉以血为形，芤脉中空，脱血之象也。

李士材曰：芤乃草名，其状与葱无以异也。假令以指候葱，轻候之，着上面之葱皮；重候之，正当葱之空处，空必有边，故曰有边无中。以是审察，则芤脉之象昭然于心目间矣。

［按］脉之名芤者，以其边有中无。《伪诀》②云：两头有，中间无。是中空之象不明耳，此有久病气耗而得之者，有暴病血脱而得之者。

张会卿曰：芤为阳脉，凡浮豁弦洪之属，皆相类也，为孤阳脱阴之候。为失血脱血，为气无所归，为阳无所附，为阴虚发热，为头晕目眩，为惊悸怔忡，为喘息盗汗。芤虽阳脉，而阳实无根，总属大虚之候。

论缓脉

王叔和曰：缓脉，去来小駃③音快于迟。戴氏曰：一息四至。张氏曰：如丝在经，不卷其轴，应指和缓，往来甚匀。杨玄操曰：如初春杨柳舞风之象。滑伯仁曰：如微风轻飐柳梢。诸家之名状缓脉，可谓详且尽矣。

李士材曰：缓脉以宽舒和缓为义。若阳寸阴尺，上下同等，无有偏胜者，和平之象也。故曰缓而和匀，不浮不沉，不大不小，不疾不徐，意思④欣欣，悠悠扬扬，难以名状者，此真胃气脉也。凡一切脉中，皆须挟缓，谓之胃气。盖缓主脾脉，土为万物之母，

---

① 刘三点：此指《刘三点脉诀》，又名《复真刘三点先生脉诀》《西原正派复真子刘先生脉法》《脉诀理玄秘要》，一卷，宋刘开（立之）撰。

② 伪诀：原作"讹诀"，据《诊家正眼·芤脉》改。

③ 駃（kuài 快）：通"快"。崔豹《古今注·杂注》："曹真有駃马，名为惊帆，言其驰骤如烈风举帆之疾也。"

④ 思：《诊家正眼·缓脉》作"气"。

中气调和，则百病不生矣。

夫脾为土脏，位居中央孤脏，以灌四旁者也。不得中和之气，则有太过不及之分，当知药味之有两宜也。脾脉来如水之流者，此为太过，病在外，则宜食苦以燥之；脾脉来锐坚如鸟之喙者，此为不及，病在中，则宜食咸，以滋其润泽，使行灌溉。经曰：脾色黄，宜食咸，脾苦湿，急食苦，此之谓也。脾药之苦者，如苍术、白术之类是也；脾药之咸者，如牡蛎、山药之类是也。夫脉有太过不及之分，药有咸润苦燥之宜，审脉不明，则用药无当矣。药性不明，则脉为空谈矣。经曰：方制君臣，主病之谓君，佐君之谓臣，应臣之谓使，制方无法，则邪气不解而正气受伤矣。凡习医者，必要脉理精熟，药性详明，制方严密，辨证确当，庶几内可无愧于心，外可以无害于人也。

论疾脉

李士材曰：六至以上，脉有称疾者，总是急速之形，数之甚者也。是惟伤寒热极，方见此脉，非他病之所常有也。若虚劳之人，亦或见之，则阴精下极，阳光上亢，如有日无月矣。阴阳易病者，脉常七八至，号为离经，此二者咸在不治之例。至于孕妇将产，亦得离经之脉，又不在此一例观也。

夫经脉运行于周身上下，前后左右，凡二十八脉，其长十六丈二尺，一呼气行三寸，一吸气行三寸，呼吸定息，气行六寸，以一息六寸推之，则一日一夜，凡一万三千五百息，通计五十运周于身，则脉行八百一十丈，此人身经脉流行之常度也。若一呼至四，则违运行之常矣，必至喘促声细，仅能呼吸，于胸中数寸间而不能达于根蒂，真阴极于下，孤阳亢于上，而气之短已极矣。夫人之生，由于气。凡残喘之尚延者，只凭此一线之气未绝耳。一息八至之候，则气已欲脱，而犹冀以草木生之，何怪乎不相及也！

论促脉

王叔和曰：促脉，来去数，时一止复来。

李士材曰：促之为义，于急促之中，时见一歇止，为阳盛之象也。其因有五：或因气滞，或因血凝，或因胶痰，或因积饮，或因食壅，皆能阻遏其运行之机。故惟当往来急数之时，忽见一止耳。如止数渐减，则为病瘥；止数渐添，则为病剧矣。

李士材曰：夫人身之气血，贯注于经脉之间者，刻刻流利，绵绵不息。脏气乖违，则稽留凝注，阻其运行之机，因而歇止者，其止为轻。若真元衰惫，则阳弛阴涸，失其揆度之常，因而歇止者，其止为重。然促脉之故，得于脏气乖违者，十之六七；得于真元衰惫者，十之二三也。

论结脉

王叔和曰："结脉，往来缓，时一止复来。"

李士材曰：结之为义，迟滞中时见一止也。古人譬之徐行而怠，偏①羁一步，可为结脉传神。越人云：结甚则积甚，结微则气微。浮结者，外有病②积；伏结者，内有积聚。故知结而有力者，方为积聚；结而无力者，是真气衰弱，违其运化之常。惟一味温补为正治也。仲景云：累累如循长竿，曰阴结；蔼蔼如车盖，曰阳结。《脉经》云：如麻子动摇，旋引旋收，聚散不常，曰结，主不治。夫是三者，虽同名为结，而义实有别。浮分得之为阳结；沉分得之为阴结；止数频多，参伍不调，为聚散不常。由斯测之，则结之主证未可以一端尽之也。

《易》曰：履霜坚冰，阴始凝也。驯至其道，至坚冰也。热则流行，寒则停滞，理势然也。结属阴寒，譬之于冬天，气方阴凝而为霜，天气严寒，流水冰坚。人身少火衰微，中气虚寒，失其乾行之健，则气血、痰食互相纠缠，而运行之机缄不利，故脉应之乃成结也。自非见晛③，必至冰坚难为力矣。

张会卿曰：结脉多由血气渐衰，精力不继，所以断而复续。久病者有之，虚劳者有之，误用攻击消伐者有之，留滞郁结者有

---

① 偏：《诊家正眼·结脉》作"偶"。

② 病：《诊家正眼·结脉》作"痛"。

③ 晛（xiàn 现）：日光。

之，素禀异常、无病者亦有之。但缓而结者为阳虚，数而结者为阴虚，不可不辨也。

论紧脉

《素问》曰：紧脉，来往有力，左右弹人手。仲景曰：如转索无常。王叔和曰：数如切绳。

［按］绳索之为物，以两股三股纠合而成之者，其体本紧，用以转之，不独直有刚劲之象，亦且左右有转侧之形。

程知曰：紧为寒邪方盛，直细中有转动、急疾之意，故谓如转索也。

张仲景曰：脉浮而紧者，名曰弦也。弦者，状如弓弦，按之不移也。紧者，如转索无常也。

《金鉴》曰：状类弓弦，细而端直，按之且紧，谓之弦脉。较弦则粗，按之且劲，左右弹指，谓之紧脉。张锡驹曰：弦紧之分，在移与不移耳。弦紧相类，故并举以别之也。

论弦脉

《素问》曰：弦脉，端直以长。叔和曰：如张弓弦。巢氏曰：按之不移，绰绰如按琴瑟弦。戴氏曰：从中直过，挺然指下。池氏曰：弦而大为太过，弦而细为不及。戴同父曰：弦而软，其病轻；弦而硬，其病重。两关俱弦，谓之双弦。若不能食，为木克土，不可治。弦而轻虚以滑者，平脉也。

张会卿曰：弦从木化，气通乎肝，可阴可阳。但其弦大兼滑者，便是阳邪；弦紧兼细者，便是阴邪。凡胃气所及，则五脏皆安；肝邪所侵，则五脏俱病。盖木之生在水，培养在土，若木气过强，则水耗土伤，水耗则肾亏，土伤则胃损。肾为精血之本，胃为水谷之海，水谷不化，精血不盛，生气败矣，所以木不宜强也。故脉见和缓者吉，弦强者凶。滋木以培土，则化凶而为吉也。

论长脉

《内经》曰：软弱招招，如揭长竿末梢，平脉之长象；盈实而滑，如循长竿，病脉之长象。软弱，柔和之象也；招招，起伏之象也；长竿末梢，长而软也。盈实而滑，则无软弱之象矣；如循长竿，则无招招之象矣。须知长而和缓，即合春和之气，而为健旺之征；长而硬满，即属火亢之形，而为疾病之应也。

李士材曰：旧说过于本位，名为长脉，久久省度，而知其必不然也。寸而上过，则为溢脉；尺而下过，则为覆脉。由是察之，然则过于本位，理之所必无，而义之所不合也。惟其状如长竿，则直上直下，首尾相应，非若他脉之上下参差、首尾不匀者也。夫天地之气，至春而发舒，夏长、秋收、冬藏，皆归始春，而长脉象春。经曰长则气治，此之谓也。人之肝脉，得春和之气者，寿考之征也；脾脉，得中和之气者，富贵之应也。李月池曰：心脉长者，神强气壮；肾脉长者，蒂固根深。皆长脉之平者。凡实牢弦紧，皆长像，故古人称长脉为有余之疾也。

论短脉

《内经》曰：厌厌聂聂，如落榆荚，平脉之短象；不上不下，如循鸡羽，病脉之短象。厌厌，木叶润泽之象也；聂聂，木叶动摇之象也；如落榆荚者，不疾不徐，虚中有实，短中有和缓之象也。不上不下，则往来涩滞，无厌厌聂聂之象矣；而循鸡羽，则轻薄而虚散，无落榆荚之象矣。戴同父曰：短脉只见于尺寸，若关中见短，上不通寸，下不通尺，为阴阳绝脉而不治。盖脉以贯通为义，一息不运则机缄穷，一毫不续则霄壤判，岂有断绝之理哉？特其首尾俯而沉下，中间浮起在上，然未有不贯通者也。

［按］长脉属于肝，宜于春；短脉属肺，宜于秋。但诊肺、肝，则长短自见。故知非其时、非其部，即为病脉也。须知短而和缓，即合秋敛之义，而为无病之征；短而涩滞，即属气衰之形，而为虚劳之应也。经曰：短则气病。盖以气属阳，主乎充沛故也。凡涩结微弱，皆兼短象，故古人称短脉主不足之疾也。

论洪脉

《金鉴》曰：上来应指而盛，下去减力而衰，谓之洪脉。脉形粗大阔然，谓之大脉。《内经》曰：大则病进，邪气方张也。《素问》曰：来盛去衰，万物之所以盛长也。反此者，病来盛去亦盛，所谓太过，病在外；来不盛，去反盛，此谓不及，病在中。太过则令人身热而肤痛，为浸淫。身热肤痛者，心火而淫气于外也；浸淫者，肤受之疮火热盛也。不及则令人烦心，上见咳唾，下为气泄。热逆于内，上熏肺而为咳唾，下走腹而为气泄。气泄者，得后与气也。夫洪脉只是盛满，却非坚硬，若使大而坚硬，则为实脉，而非洪脉矣。

夫天地四时之气，至四月而盛满，故十二辟卦，四月当乾，人生四十曰强。《平脉法》谓色鲜颜光、髓生发长、肉紧血满，名曰强也。盖人之脉，与年俱盛，与时相应也。古人以钩洪二字名夏脉，颇有微旨。钩者，以木喻也。夏木繁滋，枝叶敷布，畅遂下垂，有如钩也。《五气篇》曰：心脉钩，以火喻也，火气炎盛而杪，则环转有如钩也。洪者，以水喻也，脉之来盛去衰，有如洪水漂流之象也。

论动脉

张仲景曰：阴阳相搏，名曰动。阳动则发热，阴动则汗出①。形冷恶寒者，此三焦伤也。若数脉见于关上，上下无头尾，如豆大，厥厥举发貌动摇者，名曰动也。

《金鉴》注曰：动者，谓阴阳互相鼓击而不宁也。寸为阳，阳乘击于阳，则发热，故曰阳动则发热。尺为阴，阴乘击于阴，则汗出，故曰阴动则汗出。关界乎阴阳，则阴阳互相乘击，故发热汗出同见也。此为动而有力，阳盛之候。若按之不鼓，是为阳衰之诊，则必形冷则不发热，汗出而必恶寒，非搏击阳盛之动，乃扰乱阳虚之动也。由三焦之阳气伤，则不能外温肉分，故有是证也。动脉之状，颇似数脉，惟上下无头尾，如豆大，厥厥动摇，故名曰动也。厥厥者，谓似有根之摇动，动而不移，非若滑脉之

---

① 阳动则……汗出：《伤寒论·辨脉法》作"阳动则汗出，阴动则发热"。

流动，动而不居也。《素问》曰：妇人手少阴脉动甚者，妊子也。此流动之动，只见于左寸。李濒湖曰：数见关中为动。庞安常曰：关前三分为阳，关后三分为阴，正当关位，半阴半阳，故动随虚见。此以关部一脉分为六分，以明动脉之理，更为亲切而著明也。

夫人身脏腑之界限，以膈膜为总关，十二经脉升降上下，必出入于斯。古人以寸关尺候脉，其理盖本诸身。心肺在上，肝肾在下，膈膜在中，此有形之上中下也；阳气在上，阴气在下，中为阴阳之关，此无形之上中下也。寸候上，尺候下，关候中，此以候有形之脏腑，无形之阴阳者也。盖手之寸关尺，与身之上中下无以异也。《辨脉法》曰阴阳相搏名曰动，以二气言也；阳动阴动，以部位言也。数脉见于关上，动脉之定位也；上下无头，尾如豆大，厥厥动摇者，动脉之形也。

程知曰：阳升阴降，交通上下，往来于尺寸之间，则冲和安静。惟阳欲升，而阴不足以和之使降，则两相搏击，其脉必数，而厥厥摇动，见于关上也。

论滑脉

王叔和曰：滑脉，往来前却，流利展转，替替然如珠之应指。李濒湖曰：漉漉如欲脱。张仲景曰：翕奄沉为滑，沉为纯阴，翕为正阳，阴阳相和，故令脉滑。夫滑为阳脉，阳盛为痰。故在胃则主痰食，在肝胆则主风痰，在上焦则主吐逆，在下焦则主脓血也。

张会卿曰：妇人脉滑数而经断者，为有孕。平人脉滑而和缓，乃荣卫充实之佳兆；若过于滑大，则为邪热之病。病虚损者，多有弦滑之脉，此阴虚然也；泻痢者，多有弦滑之脉，此脾胃受伤也，不得通以火论。

李士材曰：滑脉为阳中之阴，以其形数也，故为阳；以其形如水也，故又为阳中之阴。大抵兼浮者毗于阳，兼沉者毗于阴。是以或热或寒，古无定称也。衡之以浮沉，辨之以尺寸，庶无误耳！

论涩脉

王叔和曰：涩脉，迟而细，往来难，短且散，或一止复来。《脉诀》曰：如轻刀刮竹。通真子曰：如雨沾沙。李濒湖曰：如病蚕食叶。皆喻其迟慢而艰难也。

李士材曰：极软似有若无，为微脉。浮而且细且软，为濡脉；沉①而且细且软，为弱脉，三者之脉，皆指下模糊而不清爽，略有似乎涩而确有分别也。

李士材曰：不问男妇，凡尺中涩者，必艰于嗣，正血少精伤之证也。如怀子而得涩脉，则血不足以养胎；如无孕而得涩脉，将有阴衰髓竭之忧。大抵一切之物，濡润则必滑，枯槁则必涩。故滑为痰饮，涩主阴衰，理固然也。

张会卿曰：凡脉见涩滞者，多由七情不遂，荣卫耗伤，血无以充，气无以畅。其在上，则有上焦之不舒；在下，则有下焦之不运；在表，则有筋骨之疲劳；在里，则有精神之短少，凡此总属阳虚。诸家言气多血少，岂以脉之不利犹有气多者乎？

论细脉

《金鉴》曰：脉形细减如丝，谓之小脉，即细脉也。王叔和曰：细脉，小于微而常有，细直而软，若丝线之应指。王冰曰：状如莠蓬。皆状其柔细之态。《脉经》云：细为血少气衰，虽有此证则顺，无此证则逆。故吐痢失血，得沉细者生。忧劳过度之人，脉亦多细，为自戕其气血也。春夏之令，少壮之人，俱忌细脉，谓其不与时合，不与形合也。秋冬之际，老弱之人，不在禁之例。

李士材曰：今人未察微脉之义，每见脉之细者，辄以微细并称，是何其言之不审耶？盖微脉则模糊而难见，细脉则显明而易见，大抵细脉、微脉，俱为阳气衰弱之候。《内经》曰：气主煦之。非行温补，何以复其散失之元阳乎？尝见衰损之人，脉已细而身常热，医者不究其源，而以凉剂投之，何异于恶醉而强酒？

---

① 沉：原作"浮"，据《诊家正眼·涩脉》改。

遂使真阳散败，饮食不进，上呕下泄，是速之使去耳！《素问》曰：壮火食①气，少火生气。火即气也，气有余便是火，火壮则能耗散元气，少火则能生长元气。人非少火，无以运行三焦，熟腐水谷。未彻乎此者，安足以操司命之权哉？然虚劳之脉，细数不可并见，并见者不治。细则气衰，数则血败，气血交穷，惟和缓投治，或有回生之日也。

论代脉

张仲景曰：代脉，动而中止，不能自还，因而复动。吴氏曰：脉至，还入尺中，良久复来。李濒湖曰：促结之止无常数，或二动三动一止即来。代脉之止有常数，必依数而止，还入尺中，良久方来也。

滑伯仁曰：无病，羸瘦脉代者，危也。有病而气血乍损，脉代者，病也。伤寒心悸脉代者，虚也。妊娠脉代者，其胎百日。

李士材曰：或七情太过，或跌打重伤，及风家痛家，俱不忌代脉，不可不辨。若代而散者，则在不治之例。夫代脉见而脾土衰，散脉见而肾水绝，二脉交见，虽在神圣，亦且望而却步矣。《内经》曰：五十动而不一代者，五脏皆受气。四十动而一代者，一脏无气一脏，肾也。三十动一代者，二脏无气二脏，肝也。二十动一代者，三脏无气三脏，脾也。十动一代者，四脏无气四脏，心也。不满十动一代者，五脏无气五脏，肺也。凡脏至于无气者，仅能呼吸，于胸中数寸之间，必气促似喘。盖其真阴绝于下，孤阳浮于上，庸工尚平之、散之，未有不随扑而灭者，良可悲也。

舒驰远曰：促结二脉，止无定规，或三五至一止，旋又八九至一止，或十几至一止，旋二三十至一止，前后参差无一定之止也。代脉止有定规，如候内于十五至处歇，指其第二候，仍在十五至上歇，谓之止有定数。所以有还者，还其所歇之至数也。如前于十五至歇，指其二候，十五至不歇，谓之有还，若二候十五

---

① 食：原作"失"，据《素问·阴阳应象大论》改。

至仍歇，谓之不能自还。字典代字注不还曰代，与此吻合。

又如脉来四十动一止，复来四十动而再一止，后皆以四十动而必一止者，谓之止有定数，真死脉也。

柳东杨曰：古人以动数候脉，是吃紧语，须候五十动乃知五脏缺。今人指到腕臂，即云见了。夫五十动，岂弹指间事耶？故学者当诊脉问证，听声察色，斯备四诊而无失。李士材曰：脉类颇多，未可以二十八字尽之也。然于表里、阴阳、气血、虚实之义，已能括其纲要矣。必要二十八脉之义精熟在心，则胸中有据，指下无差，而辨证处方，自无错谬，庶不惭于司命之职也。

足脉图

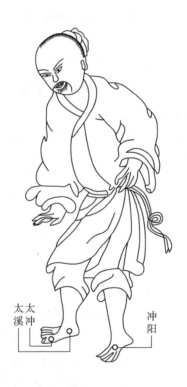

太太
溪冲　　　　　　　冲阳

足脉图说

李士材曰：冲阳者，胃脉也，在足跗即脚面也上五寸，骨间动脉上，去陷谷三寸。盖土者，万物之母，冲阳脉不衰，胃气犹在也。然于旺中又忌弦急，弦急者，肝脉也，若见此脉，为木来克土，谓之贼邪，不治。太溪者，肾脉也，在足内踝后，跟骨即足跗后两傍圆骨，俗名踝孤骨上动脉陷中。盖水者，天一之元，太溪不衰，肾犹未绝也。太冲者，肝脉也，在足大指本节后二寸陷中。盖肝者，东方木也，生物之始，此脉不衰，则生之之机尚可望也。

凡病危笃，当候冲阳以验胃气，候太溪以验肾气，候太冲以验肝气，绝者不治。

脉法金针①

程钟龄曰：脉有要诀，胃、神、根三字而已。人与天地相参，脉必因乎四时，而四时之中，均以胃气为本。如春弦、夏洪、秋毛、冬石，而其中必兼有和缓悠扬之意，乃为胃气，谓之平人。若弦多胃少，曰肝病；洪多胃少，曰心病；毛多胃少，曰肺病；石多胃少，曰肾病。如但见弦、洪、毛、石，而胃气全无者，则危矣。夫天有四时，而弦、洪、毛、石四脉应之，四时之中，土旺各十八日，而缓脉应之，共成五脉，五脏分主之。如肝应春，其脉弦；心应夏，其脉洪；肺应秋，其脉毛；肾应冬，其脉石；脾土应长夏，其脉缓也。然而心、肝、脾、肺、肾虽各主一脉，而和缓之象必寓乎其中，乃为平脉，否则即为病脉。若但见弦、洪、毛、石，而胃气全无者，即为真脏脉见矣。凡诊脉之要，有胃气曰生，胃气少曰病，胃气尽曰不治，乃一定之诊法，自古良工莫能易也。夫胃气全亏，则大可危。胃气稍乖，犹为可治，即当于中候求其神气。中候者，浮中沉之中也。如六数七极，热也，中候有力，则有神矣；三迟二败，寒也，中候有力，则有神矣。脉中有神，则清之而热即退，温之而寒即除。若寒热偏胜，中候不复有神，清温之剂将何所恃耶？虽然，神气不足，犹当察其根气。根气者，沉候应指是也。三部九候，以沉分为根，而两尺又为根中之根也。《脉诀》云：寸关虽无，尺犹未绝，如此之流，何忧殒灭。历试之，洵非虚语。夫人之有脉，如树之有根，枝叶虽枯，根蒂未坏，则生意不息。是以诊脉之法，必求其根以为断，而总其要领，实不出胃、神、根三者而已。如或胃、

① 金针：比喻秘诀、诀窍。

神、根三者稍有差忒，则病脉斯见。其偏于阳，则浮、芤、滑、实、洪、数、长、大、牢、动、疾、促以应之；其偏于阴，则沉、迟、虚、细、微、涩、短、小、弦、濡、伏、弱、结、代、散以应之。惟有缓脉，一息四至，号曰平和，不得断为病脉耳。其他二十九字，皆为病脉，必细察其形象，而知其所主病。其曰浮，不沉也，主病在表。沉，不浮也，主病在里。迟，一息三至也，为寒。数，一息五至也，为热。滑，往来流利也，为痰为饮。涩，往来涩滞也，为血少气凝。虚，不实也，为劳倦。实，不虚也，为邪实。洪，大而有力也，为积热。大，虚而无力也，为体弱。微，细而隐也，小，细而显也，为气少。弦，端直之象也，为水饮。长，过乎本位也，为气旺。短，不及本位也，为气少。紧，如引绳转索也，为寒为痛。弱，微细之甚也，为气血两亏。濡，沉而细也，为真火不足。动，如豆粒动摇之象也，为血气不续。伏，脉不出也，为寒气凝结，又或因痛极而致。促，数时一止也，为热盛。结，缓时一止也，为寒盛。芤，边有中无也，为失血。代，动而中止，有至数也，亦有气血不续，又为跌打闷乱，以及有娠数月之兆。革，浮而坚急也，为精血少。牢，沉而坚硬也，为胃气不足。疾，数之甚也，为热极。散，涣而不聚也，为卫气散漫。惟有缓者，和之至也，为无病。其所主病，大略如此。如或数脉相参而互见，则合而断之，以知其病。至于脉有真假、有隐伏、有反关、有怪脉，均宜一一推求，不可混淆。何谓真假？如热证脉涩细，寒证反鼓指之类。何谓隐伏？如中寒腹痛，脉不出，又外感风寒，将有正汗，亦不出。《脉书》云：一手无脉曰单伏，两手无脉曰双伏。何谓反关？正取无脉，反在关骨之上，或见于左，或见于右，诊法不可造次。何谓怪脉？两手之脉，竟如出两人，或乍大乍小，迟数不等，此为祟证。又有老少之脉不同，地土方宜不同，人之长短肥瘦不同，诊法随时而斟酌。然而脉证相应者，常也；脉证不相应者，变也。知其常而通其变，诊家之要，庶不相远矣。然总其要领，总不出胃、神、根三字。三字无亏，则为平人。若一字乖违，则病见矣。若一字全失，则危殆矣。必须胃、神、根三者俱得，乃为指下祯祥之兆。此乃诊家之大法，偶笔之于书，以备参考。

名医杂著

望色论

喻嘉言曰：人之五官百骸，赅而存者，神居之耳。色者，神之旗也，神旺①则色旺，神衰则色衰，神藏则色藏，神露则色露。帝王之色，龙文凤彩；神仙之色，岳翠山光；荣华之色，珠明玉润；寿考之色，柏古松苍；乃至贫夭之色，重浊晦滞，枯索垩②黳③，莫不显呈于面。而病成于内者，其色之著见，又当何如？

《内经》举面目为望色之要，谓面黄目青，面黄目赤，面黄目白，面黄目黑者，皆不死；面青目赤，面赤目白，面青目黑，面黑目白，面赤目青，皆死。盖以黄为中土之色，病人面目显黄色，而不受他色所侵则吉；面目无黄色，而惟受他色所侵则凶。虽目色之黄，湿深热炽，要未可论于生死之际也。然五脏善恶之色见于面者，额、颊、鼻、颐，各有分部。《刺热篇》谓肝热病者，左颊先赤；心热病者，额先赤；脾热病者，鼻先赤；肺热病者，右颊先赤；肾热病者，颐先赤。病虽未发，见赤色者刺之，名曰治未病。是则五脏分部见于面者，在所加察，不独热病为然矣。然更有进焉，则目下之精明，鼻间之明堂是也。经谓：精明五色者，气之华也。是五脏之精华，上见为五色，变化于精明之间。某色为善，某色为恶，可先知也。谓容色见上下左右，各在其要。是明堂上下左右，可分别其色之逆从，并可分别男女色之逆从，故为要也。察色之妙，无以加矣。

仲景更出精微一法，其要则在中央鼻准，毋亦以鼻准。在天为镇星，在地为中岳，木、金、水、火四脏，病气必归并于中土耶。其谓鼻头色青，腹中苦冷痛者死，此一语独刊千古。后人每恨《卒病论》亡，莫由仰溯渊源，不知此语正其大旨也。盖厥阴

---

① 旺：原作"望"，据喻嘉言《医门法律·望色论》改。
② 垩：垩，白色。
③ 黳：黑里带黄的颜色。

肝木之青色，挟肾水之寒威，上征于鼻，下征于腹，是为暴病，顷之亡阳而卒死耳。其谓鼻头色微黑者，有水气，又互上句之意，见黑虽为肾阴之色，微黑且无腹痛，但主水气，而非暴病也。谓色黄者，胸上有寒。寒字，《伤寒论》中多指为痰，言胸有积痰也。谓色白者亡血，白者，肺之色，肺主上焦，以行荣卫，荣不充则鼻色白，故知亡血也。谓设微赤非时者死，火之色归于土，何遽主死？然非其时而有其气，则火非生土之火，乃克金之火，又主脏燥而死矣。次补察目一法，谓其目正圆者痉，不治。次补察面五法，谓色青为痛，色黑为劳，色赤为风，色黄者便难，色鲜明者有留饮。黄色鲜明为留饮，又即色黄者胸上有寒之互辞。语语皆表章《内经》，补其未备，故可法可传也。

　　色之善者，青如翠羽，赤如鸡冠，黄如蟹腹，白如豕膏，黑如乌羽。色之恶者，青如草兹，赤如衃血，黄如枳实，黑如炲，白如枯骨。五脏有精华则色善，无精华则色恶，初非以青黑为大忌也。未病先见恶色，病必恶。《灵枢》谓赤色见于两颧，大如拇指，病虽小愈，必卒死；黑色出于天庭，大如拇指，必不病而卒死。义与容色见明堂上下左右同，而此为暴病耳。若夫久病之色，必有受病之应。肺热病者，色白而毛败应之；心热病者，色赤而络脉溢应之；肝热病者，色苍而爪枯应之；脾热病者，色黄而肉蠕动应之；肾热病者，色黑而齿槁应之。夫病应其色，庸工亦多见之，然冀嘘枯泽槁于无益之日，较之治未病者，不啻倍蓰①而无算矣。更有久见病色，其人原不病者，庸工且心炫而窃疑之，殊不知此络脉之色，不足畏也。盖阴络之色，随其经而不变，色之变动无常者，皆阳络之色也。寒多则凝滞，凝滞则青黑；热多则淖泽，淖泽则黄赤。《内经》谓此皆无病，何反怪之耶？然而察色之法，亦有其传。岐伯谓：生于心，如以缟裹朱；生于肺，如以缟裹红；生于肝，如以缟裹绀；生于脾，如以缟裹栝楼实；生于肾，如以缟裹紫。缟，素帛也，加以朱、红、绀、黄、紫之上，

_____

① 倍蓰（xǐ 洗）：亦作"倍屣""倍徙"，谓数倍。倍，一倍；蓰，五倍。

其内色耀映于外，若隐若见，面色由肌肉而透于外，何以异此？

所以察色之妙，全在察神。血以养气，气以养神，病则交病。失睡之人，神有饥色；丧亡之子，神有呆色，气索神自失所养耳。小儿布痘，壮火内动，两目先现水晶光，不俟痘发，大剂壮水以制阳光，俾毒火一线而出，不致燎原，可免劫厄。古今罕及此者，因并志之。

闻声论

喻嘉言曰：声者，气之从喉舌而宣于口者也。新病之人，声不变；小病之人，声不变；惟久病苟病，其声乃变。迨声变，其病机显呈而莫逃，所可闻而知之者矣。经云：闻而知之谓之神，果何修而若是？古人闻隔垣之呻吟叫哀，未见其形，先得其情，若精心体验，积久诚通。如瞽者之耳偏聪，岂非不分其心于日耶？然必问津于《内经》《金匮》，以求生心变化，乃始称为神耳。

《内经》本宫商角徵羽五音，呼笑歌哭呻五声，以参求五脏表里虚实之病。五气之邪，其谓肝木在音为角，在声为呼，在变动为握；心火在音为徵，在声为笑，在变动为忧；脾土在音为宫，在声为歌，在变动为哕；肺金在音为商，在声为哭，在变动为咳；肾水在音为羽，在声为呻，在变动为栗①。变动者，迁改其常志也。以一声之微，分别五脏，并及五脏变动，以求病之善恶，法非不详，然人之所以主持一身者，尤在于气与神焉。经谓中盛脏满，气胜伤恐者，声如从室中言，是中气之湿也；谓言而微，终日乃复言者，此夺气也；谓言语善恶，不避亲疏者，此神明之乱也。是听声中，并可得其神气之变动，义更精矣。《金匮》复以病声内合病情，谓病人语声寂寂然喜惊呼者，骨节间病；语声喑喑然不彻者，心膈间病；语声啾啾然细而长者，头中病。只此三语，而上中下三焦受病，莫不有变动可征，妙义天开，直可隔垣洞晰。语声寂寂然者，不欲语而欲默也。静默统属三阴，此则专系厥阴所主。何以知之？厥阴在志为惊，在声为呼，病本缄默，而有时

---

① 栗：原作"怀"，据《内经知要·藏象》改。

惊呼，故知之耳。惟在厥阴，病必深入下焦骨，属筋节间也。暗暗然声出不彻者，声出不扬也，胸中大气不转，出入升降之机艰而且迟，是可知其病在中焦胸膈间也。啾啾然细而长者，谓其声自下焦阴分而上，缘足太阳主气，与足少阴为表里，所以肾邪不自颈而还，得从太阳部分达于巅顶。肾之声，本为呻吟，肾气从太阳经脉直攻于上，则肾之呻并从太阳变动，而啾唧细长，为头中病也。得仲景此段，更张其说，而听声察病，愈推愈广。所以书不尽言，学者当自求无尽之藏矣。

辨息论

喻嘉言曰：息出于鼻，其气布于膻中。膻中宗气主上焦息道，恒与肺胃关通，或清而徐，或短而促，咸足以占宗气之盛衰。所以经云：乳之下，其动应衣，宗气泄也。人顾可奔迫无度，令宗气盛，喘数急，有余反成不足耶？此指呼出为息之一端也。其谓起居如故而息有音，此肺之络脉逆也。不得卧而息有音者，是阳明之逆也。益见布息之气，关通肺胃。又指呼出为息之一端也。呼出心肺主之，吸入肾肝主之，呼吸之中，脾胃主之。故为①脾胃所主中焦，为呼吸之总持。设气积贲门不散，而阻其出入，则危急存亡非常之候。善养生者，俾贲门之气传入幽门，幽门之气传二阴之窍而出，乃不为害。其上焦下焦，各分呼出吸入，未可以息之一字统言其病矣。此义惟仲景知之。谓息摇肩者，心中坚；息引胸中上气者，咳；息张口短气者，肺痿唾沫。分其息专主乎呼，而不与吸并言，似乎创说。不知仲景以述为作，无不本之《内经》，昌前所拟，呼出为息二端，不足以尽之。盖心火乘肺，呼气奔促，势有必至。呼出为心肺之阳，自不得以肝肾之阴混之耳。息摇肩者，肩随息动，惟火故动也。息引胸中上气咳者，肺金收降之令不行，上逆而咳，惟火故咳也。张口短气，肺痿唾沫，又金受火刑，不治之证。均以出气之粗名为息耳。然则曷不径以呼名之耶？曰：呼中有吸，吸中有呼，剖

---

① 为：《医门法律·望色论》作"惟"。

而中分，神圣所不出也。但以息之出者主呼之病，而息之入者主吸之病，不待言矣。经谓，乳子中风热，喘鸣肩息，以及息有音者，不一而足。惟其不与吸并言，而吸之病转易辨识。然尚恐后人未悉，复补其义云：吸而微数，其病在中焦，实也，当下之即愈。虚者不治，在上焦者其吸促，在下焦者其吸迟，此皆难治。呼吸动摇振振者，不治。见吸微且数，吸气之往返于中焦者速，此必实者下之，通其中焦之壅而即愈。若虚则肝肾之本不固，其气轻浮，脱之于阳，不可治矣。昌前所指贲门、幽门不下通，为危急存亡非常之候者此也。在上焦者其吸促，以心肺之道近其真阴之虚者，则从阳火而升，不入于下，故吸促，是上焦未尝不可候其吸也。下焦者其吸迟，肝肾之道远，其元阳之衰者，则困于阴邪所伏，卒难上升，故吸迟。此真阴元阳受病，故皆难治。若呼吸往来，振振动摇，则荣卫往返之气已索，所存呼吸一线耳，尚可为哉？学者先分息之出入，以求病情，既得其情，合之愈益不爽。若但统论呼吸，其何以分上中下三焦所主乎？噫！微矣。

荣卫论

荣卫之义，神圣所首重。《灵枢》谓宗气积于上焦，荣气出于中焦，卫气出于下焦，论其所从出之根柢也。卫气根于下焦，阴中之微阳，行至中焦，从中焦之有阴有阳者，升于上焦，以独生阳气，是卫气本清阳之气，以其出于下焦之浊阴，故谓浊者为卫也。人身至平旦，阴尽而阳独治，目开则其气上行于头，出于足太阳膀胱经之睛明穴，故卫气昼日行于手足六阳经。所谓阳气者，一日而主外，循太阳之经穴，上出为行次。又为太阳主外也，卫气慓悍，不随上焦之宗气同行经隧，而自行各经皮肤分肉之间。故卫行脉外，温分肉而充皮肤，肥腠理而司开阖也。荣气根于中焦，阳中之阴，行至上焦，随上焦之宗气降于下焦，以生阴气。是荣气本浊阴之气，以其出于上焦之清阳，故谓清者为荣也。荣气静专，必随上焦之宗气同行经隧，始于手太阴①肺金太渊穴，而

---

① 太阴：原作"阳明"，据《医门法律·营卫论》改。

行手阳明大肠经、足太阳膀胱经、足少阴肾经、手厥阴心包络、手少阳三焦经、足少阳胆经、足厥阴肝经，而又始于手太阴肺经。故谓太阴主内，荣行脉中也。卫气昼行于阳二十五度，当其王，即自外而入，交于荣。荣气夜行于阴二十五度，当其王，即自内而出，交于卫。其往来贯注，并行不悖，无时或息，荣中有卫，卫中有荣。设分之为二，安所语同条共贯之妙耶！荣卫一有偏胜，其患即不可胜言。卫偏胜则身热，热则腠理闭，喘粗为之俯仰，汗不出，齿干烦冤。荣偏胜则身寒，寒则汗出，身常清，数栗而厥。卫偏衰则身寒，荣偏衰则身热，虽亦如之，然必有间矣。若夫荣卫之气不行，则水浆不入，形体不仁。荣卫之气泣①除，则精神弛坏，神去而不可复收。是以圣人陈阴阳，筋脉和同，骨髓坚固，气血皆从，如是则内外调和，邪不能害，耳目聪明，气立如故。可见调荣卫之义，为人身之先务矣，深维其机，觉卫气尤在所先焉。经谓：阳气破散，阴气乃消亡。是卫气者，保护荣气之金汤也。谓：审查卫气，为百病之母。是卫气者，出纳病邪之喉舌也。《易》云：一阴一阳之谓道。乃其扶阳抑阴，无所不至。仙道亦然。夫鼻气，通天者也；口气，通地者也。人但知以口味养荣，惟知道者以鼻之气养卫。养荣者，不免纵口伤生；养卫者，服天气而通神明。两者之月异而岁不同也，岂顾问哉？

答荣卫五问

问：卫气昼行阳二十五度，岂至夜而伏耶？荣气夜行二十五度，岂至昼而伏耶？

曰：人身昼夜循环不息，只一气耳。从阴阳而分言二气，昼为阳，则卫气主之；夜为阴，则荣气主之。卫气夜行于阴，荣气昼行于阳，不当其王，则不得而主之耳。譬如日月之行，原无分于昼夜，而其经天之度，则各有分矣。

问：荣行于脉中，卫行脉外，果孰为之分限耶？

---

① 泣：通"涩"。《素问·五脏生成》："血凝于脉者为泣。"

曰：此义于前论中已明之矣。更推其说，天包地，阳包阴，气包血，自然之理也。荣卫同行经脉中，阴自在内，为阳之守；阳自在外，为阴之护，所谓并行不悖也。兵家安营，将帅自然居中，士卒自然卫外；男女居室，男自正位乎外，女自正位乎中，此皆一理而已。

问：二十二难：经言，脉有是动，有所生病。一脉变为二病，其义至今未解。

曰：此正论荣卫主病先后也。一脉变为二病者，同一经脉，病则变为二，浅深不同也。邪入之浅，气留而不行，所以卫先病也。及邪入渐深，而血壅不濡，其荣乃病，则荣病在卫病后矣。使卫不先为之动，而荣何自后所生也？至仲景《伤寒论》，太阳经一日而主外，分风伤卫、寒伤荣、风寒两伤荣卫，而出脉证。及治百种之变，精义入神矣。

问：居常调荣卫之法若何？

曰：每至日西，身中阳气之门乃闭，即当加意谨护，勿反开之。经谓，暮而收拒，毋扰筋骨，毋见雾露。隐括调卫之义已悉。收者，收藏神气于内也；拒者，捍拒邪气于外也。如晨门者，昏闭明启，尚何暴客之虞哉？即使逢年之虚，遇①月之空，身中之气自固，虚邪亦何能中人也？

问：奇经之病，亦关荣卫否？

曰：奇经所主，虽不同正经之病，其关于荣卫则一也。其阴不能维于阴，怅然自失志者，荣气弱也；阳不能维于阳，溶溶不能自收持者，卫气衰也。阳维为病，苦寒热者，邪入卫而主气也；阴维为病，苦心痛者，邪入荣而主血也。经所谓②肺卫心荣者是也。阴跷为病，阳缓而阴急，阳病而阴不病也；阳跷为病，阴缓而阳急，阴病而阳不病也。此等病多于正病中兼见之，惟识其为荣卫之所受，则了无疑惑矣。盖人身一气周流，无往不贯，十二

---

① 遇：原作"过"，据《医门法律·营卫论》改。
② 所谓：原作"谓所"，据文义乙转。

经脉有荣卫，奇经八脉亦有荣卫，奇经附属于正经界中者，得以同时并注也。由阳维、阴维、阳跷、阴跷推之，冲脉之纵行也，带脉之横行也，任脉之前行也，督脉之后行也，孰非一气所流行也？一气流行，即得分阴分阳矣。荣卫之气，亦何往而不贯哉！

尚论四时

冬

天干始于甲，地支始于子，故尚论四时，以冬为首。凡春夏秋三时之病，皆始于冬故也。先王以至日闭关，商旅不行，后不省方者，法天之闭藏，与民休息，俾无夭札也。然而高人卧雪空山，而内藏愈固；渔父垂钓寒江，而外邪不侵，以藏精为御寒，乃称真御寒矣。《内经》谓：冬不藏精，春必病瘟。谆谆垂诫。后世红炉暖阁，醉而入房，反使孔窍尽开，内脏发露，以致外邪乘间窃入，所以伤寒一证，最凶最多。仲景于春夏秋三时之瘟热病，悉以伤寒统之者，盖以此也。吾人一日之劳，设不能夜寝，则来日必加困顿。农夫一岁之劳，设不为冬藏，则来年必至缺乏。况乎万物以春夏秋为昼，以冬为夜，至冬而归根伏气，莫不皆然。岂以人为万物之灵，顾可贸贸①也！特首揭之，且以动良士之瞿瞿②也。

春

天地之大德曰生，德流化溥而人物生焉者也。春秋首揭，春王正月，虽重王道，而天德、人理统括无余。春于时为仁，仁者，人之心也，故生而勿杀，予而勿夺，赏而勿罚。心上先有一段太和之意，然后与甘雨和风，丽日芳时，百昌庶类，同其欣赏。一切乖戾之气，不驱自远，更何病之有哉？乃纵肆辈日饮食于天地之阳和，而不禁其暴戾恣睢③之习，此其心先与凶暴为伍。凡八风

---

①　贸贸：昏庸糊涂貌。

②　瞿瞿：此喻小心谨慎。《诗·唐风·蟋蟀》："好乐无荒，良士瞿瞿。"

③　恣睢（suī 虽）：放纵暴戾。

之邪，四时之毒，咸得中之。及至病极无奈，乃始忍性，以翼全生，终属勉强，而非自然。如石压草，逢春即芽；如木藏火，逢①钻即出。惟廓然委顺②，嗒然丧我③者，病魔潜消，而精气渐长，犹为近之，故法天地之生以养生者，为知道也。

风者，善行易入之物，为百病之长。大率风之伤人，先从皮毛而入，以次传入筋骨脏腑。内虚之人，与外风相召，如空谷之应响，大块之噫气④，未动而已先觉；若星摇灯闪，可预征者。故体虚之人，避风如避箭石，偶不及避，当挣弩⑤以捍其外，热汤以溉其内，使皮毛间津津润透，则风邪随感即出，不为害矣。然外虽避风，而内食引风之物而招致，尤为不浅。善治风者，必权衡于风入之浅深，逐节推引而出。然亦须兼治痰，痰不堵塞窍隧，则风易出也。至于痰热积盛，有自内生风之候，则与外感之风迥隔天渊。若以外感法治之，如羌、防之属，则内愈虚，风愈炽，每至不起，与内伤病以外感药治，其误同也。

夏

热者，天时之气也；暑者，日之毒也；湿者，地之气也。夏月天时本热，加以地湿上腾，是以庶类莫不繁茂。然而三气相合，感病之人为独多，百计避之不免，亦惟有藏精一法可恃耳。嘉言谓，夏月藏精，则热邪不能侵，与冬月之藏精，而寒邪不能入者，无异也。故春夏秋三时之病，皆起于冬，而秋冬二时之病，皆起于夏。夏月独宿，兢兢堤防金、水二脏，允⑥为保身仪式矣。每见

---

① 逢：原作"逄"，据喻嘉言《尚论篇·尚论四时》改。

② 廓然委顺：心胸宽广，顺应自然。廓然，远大貌；委顺，谓自然所赋予的和顺之气。语出《庄子·知北游》："性命非汝有，是天地之委顺也。"

③ 嗒（tà 踏）然丧我：形容身心俱遗、物我两忘的神态。语出《庄子·齐物论》："仰天而嘘，嗒焉似丧其耦。"

④ 大块之噫气：风。语出《庄子·齐物论》："夫大块噫气，其名为风。"成玄英疏："大块者，造物之名，亦自然之称也。"

⑤ 挣弩：原作"眸努"，据《尚论篇·尚论四时》改。

⑥ 允：确实。

贵介①髫龄②之子，夏月出帷纳凉，暗中多开欲窦，以致热邪乘之，伤风咳嗽，渐成虚怯尪瘦等病者甚多。有贤父兄者，自宜防之于早矣。

人之居卑隩③，触山岚，冒雨旸，着汗衣，卧冰簟④，饮凉水，食瓜果，受内郁，皆能使湿土受伤。若以秋疟但为受暑，遗却太阴湿土受伤一半，至冬月咳嗽，反以为受于湿，而以燥治之，不为千古一大误耶？夏月汗多，真阳易散；津少，真阴易消，为内伤诸病之始。

秋

金继长夏湿土而生，其气清肃，天香遍野，地宝垂成，月华露湛，星晖渊澄。酷热之后，得此高秋荐爽，与严寒之后，而得阳春敷和，同为一岁不可多得之日。盖金性刚，金令严，繁茂转而为萧疏矣，燠⑤热转而为清冷矣。以故为时未几，而木萎⑥草枯，水落石出。时愈冷，则愈燥，以火令退气已久，金无所畏，而得以自为也。故燥金之令不可伤，伤之则水竭液干，筋急爪枯，肝木暗催，去生滋远。故凡肝病之人，宜无扰无伐，以听风木之归藏。木气归藏，燥金即能萎其枝叶，而不能伤其根本。及秋金才生冬水，早已庇木之根，以故木至春而复荣者，荣于冬月之胎养也。夫生中有杀，杀中有生，亦自然而然之理。人在气交之中，能随天地自然之运而为节宣，则不但无病，而且难老。岂舍此而更有延年之术哉！若夫燥金自受之邪，为病最大，以夏火之克秋金为贼邪，故暑热湿之令，金独伤之，暑热湿之病，金独受之。古人于夏月早已淡薄滋味，恶其湿热伤肺，且不欲以浊滞碍清道也。然形寒饮冷，尤为伤肺，虽夏月之乘凉，亦不可过，况入秋

---

① 贵介：指尊贵、富贵者。
② 髫（tiáo 条）龄：幼年。
③ 隩（yù 遇）：河岸弯曲处。
④ 簟（diàn 店）：竹席。
⑤ 燠（yù 遇）：暖，热。
⑥ 萎：原作"姜"，据《尚论篇·尚论四时》改。

已深，尚啖生冷，冒风露而无忌，宁不致肺之病也。故夏三月所受之热，至秋欲其散，不欲其收。若以时令之收，兼收其热，则金不生水而转增燥，安得不为筋脉短劲浊渴枯损之导，为冬月咳嗽之根耶！

论《内经》四时主病之脱误

《内经》云：春伤于风，夏生飧泄；夏伤于暑，秋必痎疟；秋伤于湿，冬生咳嗽；冬伤于寒，春必病瘟。春冬二季，风寒之病可无疑矣。其"夏伤于暑，秋必痎[1]疟"一语，释云：暑汗不出，至秋凉气相薄，而为寒热往来之疟。盖以经文原有当暑汗不出者，秋风成疟之说，故引之而为注，不知于理欠通也。

夫夏月之暑，合于长夏之湿，始为秋时之疟，所以疟证名曰脾寒，由伤于长夏之湿土为多。若谓专属伤暑，则人之深居静摄，未尝伤暑，秋亦病疟者，又谓何所伤也？至"秋伤于湿，冬生咳嗽"一语，释云：秋伤于湿，湿蒸为热。热者，火也。至冬寒与热搏，当为咳嗽之证，则牵强不通之极矣。夫湿无定体者也。春夏曰风热之湿，秋冬曰凉寒之湿。惟夏月之暑、热、湿三气相合，始可名之为热。岂有至秋之凉，而反蒸为热之理？况乎湿者水类，所以水流湿也；燥者火类，所以火就燥也。指燥为湿，是指火为水矣，颠倒不已甚乎！今为正经文之脱简，增入一语，曰"春伤于风，夏生飧泄；夏伤于暑，长夏伤于湿，秋必痎[2]疟；秋伤于燥，冬生咳嗽"，则六气配四时之旨，灿然于中天矣。如长夏之湿，而秋病之源始清，易秋月为燥，而诸家指为热火之训亦不谬。请再以《素问》之旨明之。《素问》云：天有春夏秋冬之四时，金木水火土之五行，以生长化收藏，而寒暑燥湿风火之六气，从兹而生焉。盖春属风木，主生；夏属热火，主长；长夏属湿土，主化；秋属燥金，主收；冬属寒水，主藏。可见造物全赖湿土生化

---

[1] 痎：原作"疾"，据《素问·阴阳应象大论》改。

[2] 痎：原作"疾"，据《尚论篇·论治病必本于四时》改。

之一气，而木、火、金、水始得相生于不息。虽土无正位，四季之中各分旺一十八日，然无长夏十八日之土，则相生之机息矣。故长夏之土，为生秋金之正土，春秋冬之分隶者，不得与之较量也。此义既明，则秋月燥金主收之义始明。而冬月之咳嗽，为伤秋金之燥，不为伤秋之湿也，亦自明矣。

再观《素问》云：逆春气则伤肝木，不能生夏时之心火，至夏有寒变之病；逆夏气则伤心火，心火不能生长夏之脾土，脾土不能生秋时之肺金，至秋有痎疟之病；逆秋气则伤肺金，肺金不能生冬时之肾水，至冬有飧泄之病；逆冬气则伤肾水，肾水不能生春时之肝木，至春有痿①厥之病。是则三②时之病，当更互言之。而秋之病疟，未尝更也。其必以心火脾土并言，则长夏之伤于湿，诚为经文当日必有之言，而非嘉言之臆说也，明矣。

论春秋各主一气夏月兼主三气之③理原为天时自然之运

《内经》云：彼春之温，为夏之暑；彼秋之忿，为冬之怒。明乎温热凉寒，循序渐进，自然而然者，乃天运之常也。后之俗子，辄以风寒暑湿分隶四时，此缘经文脱误"秋伤于燥"一段，传习至今而不察耳，曷不曰风寒暑燥，犹为近也。盖湿土无定位，寄旺于四季，各一十八日。风寒暑④燥之内，不言湿而湿自在也。然亦但仿洛书，五数居中，纵横各得之理以立言。若论天时自然之运，如环无端，岂有甫终一运，重转土运十八日，五运而为八转者乎！此其道惟以六气之配而始明。盖三百六十日，五分之，各得七十二日，则为五运；六分之，各得六十日，则为六气。自小雪至大寒六十日，属太阳寒水之气；自大寒至春分六十日，属厥阴风木之气；自春分至小满六十日，属少阴君火之气；自小满至大暑六十日，属少阳相火之气；自大暑至秋分六十日，属太阴湿

---

① 痿：原作"未"，据《尚论篇·论治病必本于四时》改。

② 三：原作"王"，据《尚论篇·论治病必本于四时》改。

③ 之：原作"一"，据底本目录改。

④ 暑：此字下原衍"湿"，据文义删。

土之气；自秋分至小雪六十日，属阳明燥金之气。此则水、木、火、土、金相生不息之义也。可见冬季大寒后十八日之土，即从太阳寒水之气为用，故能生厥阴之风木。而春季谷雨后十八日之土，早已属少阴君火之所生，而不从风木为同类。又加仲夏少阳相火重生其土，至长夏大暑后，其土之盛为始极，而为生金之正土矣。未立夏之前，气已从火；既立秋之后，气上从土。火土之气，共管一百八十日，分岁之半。嘉言所谓夏月三气相合，与冬秋春之各主一气迥乎不同者，正以天时自然之运而知之也，岂故为牵强其说，以欺人哉！但君相二火之分，即与湿土合司其化，所以夏月暑热中有湿，湿中有暑热。自春分至秋分，有极湿之时，有极热之时，又有湿热交蒸之时，虽云长夏建未之月湿土主事，其实已行半年之久矣。夫春分后，土膏地泽，湿行半年，不谓之湿，直至秋后，土干地燥，反谓之湿。昔贤以讹传讹，其因仍苟简为不少矣，可无论欤！

热、暑、湿三气，同于夏月见之，直所谓同气相求也。盖热而益之以暑，则热为甚酷，烁石流金亦云仅矣。然但为干热已也，得阴凉尚可避之，若加以湿，而与炎威相会，尽天地为蒸笼，础礎①流膏，虮虱悉出衣表，无可避也。必俟金风动，而暑始退，惟风动胜湿故也。三气相兼之义，益可见矣。夏日较他时独永，而南方离明之位，天皇独密。造化活泼之妙，非圆机之圣人，曷足以知之！

四大家论

李士材曰：古之名流，非各有见地，而同根理要者，则其著述不传。即有传者，未必日星揭之。如仲景张机、守真刘元素、东垣李杲、丹溪朱震亨，其所立言，医林最重，名曰四大家，以其各自成一家言。总之阐《内经》之要旨，发前人之未备，不相

---

① 础（sǎng 嗓）：柱下的石磴。

撷拾①，适相发明也。

仲景著《伤寒》方论，盖以风、寒、暑、湿、燥、火六气，皆能伤人，惟寒邪为杀厉之气，其伤人更甚耳！且六经传变之难明，阴阳疑似之易惑，用剂少有乖违，杀人速于用刃。故立三百九十七法，一百一十三方，所以补《内经》之未备，而成一家言者也。然所论疗，皆冬月之正伤寒，若夫至春变为温病，至夏变为热病，俱未之及也。后人不解其意，乃以冬月伤寒之方，通治春夏温热之证，有不夭枉者几希矣。故守真氏出，始穷春温夏热之变，而谓六经传变，自浅至深，皆是热病，非有阴寒。盖就温热立言，即《内经》所谓"必先岁气，毋伐天和"，五运六气之旨，补仲景之未备，而成一家言者也。伤寒虽繁剧之证，仲景倡论于前，守真补遗于后，无漏义矣。

独内伤与外感相类，而治法悬殊，东垣起而详为之辨。如外感则人迎脉大，内伤则气口脉大。外感恶寒，虽近烈火不除；内伤恶寒，得就温暖即解。外感鼻气不利，内伤口不知味。外感邪气有余，故发言壮厉；内伤元气不足，故出言懒怯。外感头痛，常痛不休；内伤头痛，时作时止。外感手背热，内伤手心热。于内伤之中，又分饮食伤为有余，治之以枳术丸；劳倦伤为不足，治之以补中益气汤，此即内伤饮食劳倦之义。又补张、刘之未备，而成一家言者也。及丹溪出，发明阴虚发热，亦名内伤，而治法又别。阳常有余，阴常不足，真水少衰，壮火上亢，以黄柏、知母偕四物而理之，此亦阐《内经》之要旨，补东垣之未备，而成一家言者也。内伤虽深危之证，东垣倡论于前，丹溪补遗于后，无余蕴矣。

嗟乎！四先生在当时，于诸病苦，莫不应手取效，捷如桴鼓②。读其遗言，考其方法，若有不一者，所谓但补前人之未备，以成一家言，不相撷拾，却相发明，岂有偏见之弊哉！

---

① 撷（zhí 直）拾：收取，采集。
② 桴（fú 浮）鼓：鼓槌与鼓，比喻相应迅速。

不善学者，师仲景而过，则偏于峻重；师守真而过，则偏于苦寒；师东垣而过，则偏于升提；师丹溪而过，则偏于清降。譬之侏儒观场，为识者笑。至有谓丹溪殿四家之末后，集诸氏之大成，独师其说，以为极至。不复考张、刘、李氏之注，不知丹溪但补东垣之未备，非全书也。此非丹溪之过，不善学者误丹溪也。盖尝统而论之，仲景治冬令之严寒，故用药多辛温；守真治春夏之温热，故用药多苦寒；东垣以扶脾补气为主，气为阳，主上升，虚者多下陷，故补气药中加升麻、柴胡，升而举之，以象春夏之升；丹溪以补肾养血为急，血为阴，主下降，虚者多上逆，故补血药中加黄柏、知母，敛而降之，以象秋冬之降。使仲景而当春夏，谅不胶于辛热；守真而值降冬，决不滞于苦寒；东垣而疗火逆，断不执于升提；丹溪而治脾虚，当不泥于凉润。故知天时者，许造张、刘之室；达病本者，可登朱、李之堂。庶几不以辞害志，而免尽信书之失乎！

肾见先天本脾①为后天本论

经曰：治病必求其本。本之为言根也，源也。世未有无源之流，无根之木②。澄其源而流自清，灌其根而枝乃茂，自然之理也。故善为医者，必责根本。而本有先天、后天之辨。

先天之本在肾，肾应北方之水，水为天一之源；后天之本在脾，脾为中宫之土，土为万物之母。肾何以为先天之本？盖婴儿未成，先结胞胎，其象中空，一茎透起，形如莲蕊。一茎即脐带，莲蕊即两肾也，而命寓焉。水生木而后肝成，木生火而后心成，火生土而后脾成，土生金而后肺成。五脏既成，六腑随之，四肢乃具，百骸乃全。《仙经》曰：借问如何是玄牝？婴儿初生先两肾。未有此身，先有两肾，故肾为脏腑之本，十二脉之根，呼吸之本，三焦之源，而人资之以为始者也。故曰：先天之本在肾。

---

① 脾：原作"肺"，据底本目录及《医宗必读·肾为先天本脾为后天本论》改。

② 木：原作"本"，据《医宗必读·肾为先天本脾为后天本论》改。

脾何以为后天之本？盖婴儿既生，一日不再食则饥，七日不食，则肠胃涸绝而死。经云：安谷则昌，绝谷则亡。犹兵家之饷道也。饷道既绝，万众立散，胃气一败，百药难施。一有此身，必资谷气。谷入于胃，洒陈于六腑而气至，和调于五脏而血生，而人资之以为生者也。故曰：后天之本在脾。上古圣人见肾为先天之本，故著之脉曰：人之有尺，犹树之有根，枝叶虽枯槁，根本将自生。见脾胃为后天之本，故著之脉曰：有胃气则生，无胃气则死。所以伤寒必诊太溪①，以察肾②气之盛衰；必诊冲阳，以察胃气之有无。两脉既在，他脉可弗问也。治先天根本，则有水火之分。水不足者，用六味丸，壮水之主③，以制阳光；火不足者，用八味丸，益火之源④，以消阴翳。治后天根本，则有饮食劳倦之分。饮食伤者，枳术丸主之；劳倦伤者，补中益气主之。每见立斋治证，多用前方，不知者妄议其偏，惟明于求本之说，而后可以窥立斋之微耳。王应震曰：见痰休治痰，见血休治血，无汗不发汗，有热莫攻热，喘生勿耗气，遗精勿涩泄，明得个中趣，方是医中杰。此真知本之言矣。

药性方剂

七　方

岐伯曰：气有多少，形有盛衰，治有缓急，方有大小。又曰：病有远近，证有中外，治有轻重。近者奇之，远者偶之。汗不以奇，下不以偶。补上治上制以缓，补下治下制以急。近而奇偶，制小其服；远而奇偶，制大其服。大则数少，小则数多。多则九之，少则一之，奇之不去则偶之，偶之而不去，则反佐以取之。所谓寒热温凉，反从其病也。

---

① 溪：原作"豀"，据《医宗必读·肾为先天本脾为后天本论》改。
② 肾：原作"胃"，据《医宗必读·肾为先天本脾为后天本论》改。
③ 主：原作"源"，据《医宗必读·肾为先天本脾为后天本论》改。
④ 源：原作"主"，据《医宗必读·肾为先天本脾为后天本论》改。

王冰曰：脏位有高下，腑气有远近，病证有表里，药用有轻重。单方为奇，复方为偶。心肺为近，肝肾为远，脾胃居中。肠、膀、胞、胆，亦有远近。识见高远，权以合宜。方奇而分两偶，方偶而分两奇。近而偶制，多数服之；远而奇制，少数服之。肺服九，心服七，脾服五，肝服三，肾服一，为常制也。方与其重也宁轻，与其毒也宁善，与其大也宁小。是以奇方不去，偶方主之；偶方不去，则反佐以同病之气而取之。夫微小之热，折之以寒；微小之冷，消之以热。甚大寒热，又必反佐以取之，使其始同而终异也。

大　方

张从正曰：大方有二。有君一臣三佐九之大方，病有兼证而外邪不一，不可以一二味治者宜之。有分两大而频服之大方，肝肾及下部之病道远者宜之。王太仆以心肺为近，肝肾为远，脾胃为中。刘河间以身表为远，身里为近。以予观之，身半以上，其气三，天之分也；身半以下，其气三，地之分也；中脘，人之分也。

小　方

从正曰：小方有二。有君一臣二之小方，病无兼证，邪气专一，可一二味治者宜之；有分两少而频服之小方，心肺及上部之病者宜之，徐徐细呷是也。

完素曰：肝肾位远，数多则其气缓，不能速达于下，必大剂而数少，取其迅急下走也。心肺位近，数少即其气急下走，不能升发于上，必小剂而数多，取其易散而上行也。王氏所谓肺服九、心服七、脾服五、肝服三、肾服一，乃五脏生成之数也。

缓　方

好古曰：治上必妨下，治表必连里。用黄芩以治肺，必妨脾；

用苁蓉以治肾，必妨心；服干姜以治中，必僭^①上；服附子以补火，必涸水。

从正曰：缓方有五。有甘以缓之之方，甘草、糖、蜜之属是也，病在胸膈，取其留恋也。有丸以缓之之方，比之汤散，其行迟慢也^②。有品件众多之缓方，药众则递相拘制，不得各骋其性也。有无毒治病之缓方，无毒则性纯功缓也。有气味俱薄之缓方，气味薄则长于补上治上，比至其下，药力已衰矣。

急　方

好古曰：治主宜缓，缓则治其本也；治客宜急，急则治其标也。表里汗下，皆有所当缓、当急。

从正曰：急方有四。有急病急攻之急方，中风、关格之病是也。有汤散荡涤之急方，下咽易散而行速也。有毒药之急方，毒性能上涌下泄，以夺病势也。有气味俱厚之急方，气味俱厚，直趋于下而力不衰也。

奇　方

从正曰：奇方有二。有独用一物之奇方，病在上而近者宜之。有药合阳数一、三、五、七、九之奇方，宜下不宜汗。

完素曰：假如小承气、调胃承气^③，奇之小方也；大承气、抵当汤，奇之大方也，所谓因其攻下而为之也。桂枝、麻黄，偶之小方也；葛根、青龙，偶之大方也，所谓因其发散而用之也。

偶　方

从正曰：偶方有三。有两味相配之偶方。有古之二方相合之偶方，古谓之复方，皆病在下而远者宜之。有药合阴数二、四、六、八、十之偶方，宜汗不宜下。

王太仆言，汗不以偶，则药不足以外发；下不以奇，则药毒

---

① 僭（jiàn见）：超越本分。
② 有丸以……迟慢也：原脱，据李时珍《本草纲目·序例》补。
③ 调胃承气：原脱，据《本草纲目·序例》补。

攻而致过。意者下本易行，故单行则力孤而微；汗或难出，故并行则力齐而大乎？而仲景制方，桂枝汗药，反以五味为奇；大承气下药，反以四味为偶，何也？岂临事制宜，复有增损也！

复　方

好古曰：奇之不去复以偶，偶之不去复以奇，故曰复。复者，再也，重也。所谓十补一泄，数泄一补也。又伤寒见风脉，伤风见寒脉，为脉证不相应，宜以复方主之。

从正曰：复方有三。有二方、三方及数方相合之复方，如桂枝二越婢一汤、五积散之属是也。有本方之外别加余药，如谓胃承气加连翘、薄荷、黄芩、栀子，为凉膈散之属是也。有分两均齐之复方，如胃风汤各等分之属是也。王太仆以偶为复方，今七方有偶又有复，岂非偶乃二方相合、复乃数方相合之谓乎？

十　剂

徐之才曰：药有宣、通、补、泄、轻、重、涩、滑、燥、湿十种，是药之大体，而《本经》不言，后人未述。凡用药者，审而详之，则靡所遗失矣。

宣　剂

之才曰：宣可去壅，生姜、橘皮之属是也。

仲景曰：春病在头，大法宜吐，是宣剂，即涌①剂也。经曰：高者，因而越之，木郁则达之。宣者，升而上也，以君召臣曰宣是矣。凡风痫中风，胃中诸实，痰饮寒结，胸中热郁，上而不下，久则嗽喘、满胀、水肿之病生焉，非宣剂莫能愈也。吐中有汗，如引涎、追泪、嚏鼻，凡上行者，皆吐法也。

时珍曰：壅者，塞也；宣者，布也，散也。郁塞之病，不升不降，传化失常。或郁久生病，或病久生郁，必药以宣布敷散之，如承流宣化之意，不独涌越为宣也。是以气郁有余，则香附、抚

---

① 涌：原作"补"，据《本草纲目·序例》改。

芎之属以开之；不足，以补中益气以运之。火郁微，则山栀、青黛以散之，甚则升阳解肌以发之。湿郁微，则苍术、白芷之属以燥之，甚则风药以胜之。痰郁微，则南星、橘皮之属以化之，甚则瓜蒂、藜芦之属以涌之。血郁微，则桃仁、红花以行之，甚则或吐或痢以逐之。食郁微，则山楂、神曲以消之，甚则上涌、下痢以去之。皆宣剂也。

通　剂

之才曰：通可去滞，通草、防己之属是也。

完素曰：留而不行，必通以行之，如水病为痰澼之类，以木通、防己之属攻其内，则留者行也，滑石、茯苓、芫花、甘遂、大戟、牵牛之类是也。

时珍曰：滞，留滞也。湿热之邪留于气分，而为痛痹癃闭者，宜淡味之药上助肺气下降，通其小便，而泄气中之滞，木通、猪苓之类是也。湿热之邪留于血分，而为痹痛肿注、二便不通者，宜苦寒之药下引，通其前后，而泄血中之滞，防己之类是也。经曰：味薄者通。故淡味之药，谓之通剂。

补　剂

之才曰：补可去弱，人参、羊肉之属是也。

杲曰：人参甘温，能补气虚；羊肉甘热，能补血虚。羊肉补形，人参补气。凡气味与二药同者皆是也。

从正曰：五脏各有补泻，五味各补其脏，有表虚、里虚、上虚、下虚、阴虚、阳虚、气虚、血虚。经曰：精不足者，补之以味；形不足者，补之以气。五谷、五菜、五果、五肉，皆补养之物也。

时珍曰：经云：不足者补之。又云：虚则补其母。生姜之辛补肝，炒盐之咸补心，甘草之甘补脾，五味之酸补肺，黄柏之苦补肾。又如茯神之补心气，生地之补心血；人参之补脾气，白芍之补脾血；黄芪之补肺气，阿胶之补肺血；杜仲之补肾气，熟地之补肾血；芎藭之补肝气，当归之补肝血之类，皆补剂。不特人参、羊肉为补也。

泄　剂

之才曰：泄可去闭，葶苈、大黄之属是也。

杲曰：葶苈苦寒，气味俱厚，不减大黄，能泻肺中之闭，又泄大肠。大黄走而不守，能泄血闭肠胃渣秽之物。一泄气闭，利小肠；一泄血闭，利大肠。凡与二药同者皆是。

从正曰：实则泻之。诸痛为实，痛随利减。芒硝、大黄、牵牛、甘遂、巴豆之属，皆泻剂也。其催生下乳，磨积逐水，破经泄气，凡下行者，皆下法也。

时珍曰：去闭当云去实。经曰实则泻之，实则泻其子是矣。五脏五味皆有泻，不独葶苈、大黄也。肝实泻以芍药之酸，肺实泻以石膏之辛，心实泻以甘草之甘，脾实泻以黄连之苦，肾实泻以泽泻之咸是也。

轻　剂

之才曰：轻可去实，麻黄、葛根之属是也。

从正曰：风寒之邪始客皮肤，头痛身热，宜解其表，《内经》所谓轻而扬之也。痈疽疥痤，俱宜解表，汗以泄之，毒以熏之，皆轻剂也。凡熏、洗、蒸、灸、熨、烙、刺、砭、导引、按摩，皆汗法也。

时珍曰：当作轻可去闭。有表闭、里闭、上闭、下闭。表闭者，风寒伤荣，腠理闭密，阳气怫郁，不能外出，而为发热、恶寒、头痛、脊强诸病，宜轻扬之剂发其汗，而表自解也。里闭者，火热郁抑，津液不行，皮肤干闭，而为肌热、烦热、头痛、目肿、昏瞀、疮疡诸病，宜轻扬之剂，以解其肌，而火自散也。上闭有二：一则外寒内热，上焦气闭，发而为咽喉闭痛之证，宜辛凉之剂以扬散之，则闭自开。一则饮食寒冷，抑遏阳气在下，发为胸膈痞满闭塞之证，宜扬其清而抑其浊，则痞自泰也。下闭亦有二：有阳气陷下，发为里急后重、数至圊①而不行之证，但升其阳而大

---

① 圊（qīng 青）：厕所。

便自顺，所谓下者举之也。有燥热伤肺，金气膹郁，窍闭于上，而膀胱闭于下，以升麻之类探而吐之，上窍通而小便自利矣，所谓病在下，取之上也。

重 剂

之才曰：重可去怯，磁石、铁粉之属是也。

从正曰：重者，镇缒①之谓也。怯则气浮，如丧神守，而惊悸气上，朱砂、水银、沉香、黄丹、寒水石之伦，皆体重也。久病咳嗽，涎潮于上，形羸不可攻者，以此缒之。经云：重者，因而减之，贵其渐也。

时珍曰：重剂凡四。有惊则气乱而魂气飞扬，如丧神守者。有怒则气逆而肝火激烈，病狂善怒者，铁粉、雄黄之类以平其肝。有神不守舍，多惊健忘，迷惑不宁者，宜朱砂、紫石英之类以镇其心。有恐则气下，精志失守而畏人，如将捕者，宜磁石、沉香之类以安其肾。大抵重剂压浮火而坠痰涎，不独治怯也。故诸风掉眩及惊痫痰喘之病，吐逆不止及反胃之病，皆浮火痰涎为害，俱宜重剂以坠之。

滑 剂

之才曰：滑可去着，冬葵子、榆白皮之属是也。

从正曰：大便燥结，宜麻仁、郁李之类；小便淋沥，宜葵子、滑石之类。前后不通，两阴俱闭，名曰三焦约。约者，束也。宜先以滑剂润养其燥，然后攻之。

时珍曰：着者，有形之邪留着于经络脏腑之间，便尿、浊带、痰涎、胞胎、痈肿之类是矣。皆宜滑药以引去其留着之物。此与木通、猪苓通以去滞相类，而实不同。木通、猪苓，淡泄之物，去湿热无形之邪；葵子、榆皮，甘滑之类，去湿热有形之邪。故彼曰滞，此曰着也。大便涩者，波稜②、牵牛之属；小便涩者，车

---

① 缒：原作"追"，据《儒门事亲·七方十剂绳墨订》改。
② 波稜（léng 棱）：《本草纲目·序例》作"菠薐"。

前、榆皮之属；精窍塞者，黄柏、葵花之属；胞胎塞者，黄葵子、王不留行之属；引痰涎自小便去者，则半夏、茯苓之属；引疮毒自小便去者，则五叶藤、萱草根之属，皆滑剂也。半夏、南星，皆辛而涎滑，能泄湿气，通大便，盖辛能润、能走气、能化液也。或以为燥物，误矣。湿去，故土燥。

涩　剂

之才曰：涩可去脱，牡蛎、龙骨之属是也。

完素曰：滑则气脱，如开肠洞泄、便溺遗失之类，必涩剂以收敛之。

从正曰：寝汗不禁，涩以麻黄根、防风；滑泄不止，涩以豆蔻、枯矾、木贼、罂粟壳；喘嗽上奔，涩以乌梅、诃子。凡酸味同乎涩者，收敛之义也。然此种皆宜先攻其本，而后收之可也。

时珍曰：脱者，气脱也，血脱也，精脱也，神脱也。脱则散而不收，故用酸涩温平之药，以敛其耗散。汗出亡阳，精滑不禁，泄痢不止，大便不固，小便自遗，久嗽亡津，皆气脱也。下血不已，崩中暴下，诸大亡血，皆血脱也。牡蛎、龙骨、海螵蛸、五倍子、五味子、乌梅、榴皮、诃黎勒、罂粟壳、莲房、棕灰、赤石脂、麻黄根之类，皆涩药也。气脱兼以气药，血脱兼以血药及兼气药，气者，血之帅也。脱阳者见鬼，脱阴者目盲，此神脱也，非涩药所能收也。

燥　剂

之才曰：燥可去湿，桑白皮、赤小豆之属是也。

从正曰：积寒久冷，吐痢腥秽，上下所出水液澄彻清冷，此大寒之病，宜姜、附、胡椒辈以燥之。若病湿气，则白术、陈皮、木香、苍术之属以除之，亦燥剂也。而黄连、黄柏、栀子、大黄，其味皆苦，苦属火，皆能燥湿，此《内经》之本旨也，岂独姜、附之俦①为燥剂也！

---

① 俦（chóu 仇）：同类。

时珍曰：湿有外感，有内伤。外感之湿，雨露岚雾，地气水湿，袭于皮肉筋骨经络之间；内伤之湿，生于水饮酒湿及脾弱肾强，固不可一例言也。故风药可以胜湿，燥药可以除湿，淡药可以渗湿，泄小便可以引湿，利大便可以逐湿，吐痰涎可以祛湿。湿而有热，苦寒之剂燥之；湿而有寒，辛热之剂燥之；不独桑白皮、赤小豆为燥剂也。湿去，故燥。

好古曰：湿有在上、在中、在下、在经、在皮、在里之不同，宜辨之。

润　剂①

之才曰：湿可去枯，白石英、紫石英之属是也。

从正曰：湿者，润湿也，虽与滑类少有不同。经云：辛以润之。辛能走气，能化液故也。盐砂②味虽咸，属真阴之水，诚濡枯之上药也。人有枯涸皴揭之病，非独金化，盖有火以乘之，故非湿剂不能愈。

完素曰：津耗为枯，五脏痿弱，荣卫涸流，必湿剂以润之。

好古曰：有减气而枯，有减血而枯。

时珍曰：湿剂当作润剂。枯者，燥也，阳明燥金之化，秋令也。风热怫甚，则血液枯涸而为燥病。上燥则渴，下燥则结，筋燥则强，皮燥则揭，肉燥则裂，骨燥则枯，肺燥则痿，肾燥则消。凡麻仁、阿胶膏润之属，皆润剂也。养血，则当归、地黄之属；生津，则麦门冬、天花粉之属；益精，则苁蓉、枸杞之属。若但以石英为润药，则偏矣。古人以服石为滋补故尔。

刘完素曰：制方之体，欲成七方十剂之用者，必本于气味也。寒、热、温、凉四气生于天；酸、辛、苦、咸、甘、淡六味成乎地。是以有形为味，无形为气。气为阳，味为阴。阳气出上窍，阴味出下窍。气化则精生，味化则形长。故地产养形，形不足者，

---

①　润剂：《本草纲目·序例》作"湿剂"。

②　砂：《本草纲目·序例》作"硝"。

温之以气①；天产养精，精不足者，补之以味。辛甘发散为阳，酸苦涌泄为阴；咸味涌泄为阴，淡味渗泄为阳。辛散、酸收、甘缓、苦坚、咸软，各随五脏之病，而制药性之品味。故方有七，剂有十。方不七，不足以尽方之变；剂不十，不足以尽剂之用。方不对证，非方也；剂不蠲病，非剂也。此乃太古先师，设绳墨而收曲直；叔世②方士，乃出规矩以为方圆。夫物各有性，制而用之，变而通之，施于品剂，其功用岂有穷哉？如是有因其性为用者，有因其所胜而为制者，有气相同则相求者，有气相克则相制者，有气有余而补不足者，有相感则以意使者，有质同而性异者，有名异而实同者。故蛇之性上窜而引药，蝉之性外脱而退翳，虻饮血而用以活血，鼠善穿而用以治漏，所谓因其性而为用者如此。弩③牙速产，以机发而不括也；杵糠下噎，以杵筑下也，所谓因其用而为使者如此。浮萍不沉水，可以胜酒；独活不摇风，可以治风，所谓因其所胜而为制也如此。麻，木谷而治风；豆，水谷而治水，所谓气相同则相求者如此。牛，土畜，乳可以止渴疾；豕，水畜，心可以镇恍惚，所谓因其气相克则相制也如此。熊肉振羸，兔肝明视，所谓其气有余、补不足也如此。鲤之治水，鹜之利水，所谓因其气相感则以意使者如此。蜜成于蜂，蜜温而蜂寒；油生于麻，麻温而油寒，是同质而异性也。蘼芜生于芎䓖，蓬蘽生于覆盆，是名异而实同者也。所以如此之类，不可胜举。故天地赋形，不离阴阳，形色自然，皆有法象。毛羽之类，生于阳而属于阴；鳞甲之类，生于阴而属于阳。空青法木，色青而主肝；丹砂法火，色赤而主心；云母法金，色白而主肺；磁石法水，色黑而主肾；黄石脂法土，色黄而主脾。故触类而长之，莫不有自然之理也。欲为医者，上知天文，下知地理，中知人事，三者俱明，

---

① 气：原作"义"，据《本草纲目·序例》改。

② 叔士：末世，衰乱的时代。《左传·昭公六年》："三辟之兴，皆叔世也。"孔颖达疏引服虔云："政衰为叔世。"

③ 弩：原作"努"，据《本草纲目·序例》改。

然后可以语人之疾病。不然，如无目夜游，无足登涉，动致颠殒，而欲愈疾者，未之有也。

药性总义

凡药酸属木，入肝；苦属火，入心；甘属土，入脾；辛属金，入肺；咸属水，入肾。此五味之义也。

青属木，入肝；赤属火，入心；黄属土，入脾；白属金，入肺；黑属水，入肾。此五色之义也。

酸者能涩、能收，苦者能泻、能燥、能坚，甘者能补、能和、能缓，辛者能散、能润、能横行，咸者能下、能软坚，淡者能利窍、能渗泄。此五味之用也。

天食人以五气，地食人以五味。五气者，寒、热、温、凉、平也；五味者，酸、苦、甘、辛、咸也。气为阳，阳不足者，补之以气；味为阴，阴不足者，补之以味。气厚者，阳中之阳；薄者，阳中之阴。味厚者，阴中之阴；薄者，阴中之阳。气薄则发泄表散，厚则发热温燥；味厚则泄泻泻，薄则通利①窍渗湿。辛甘发散为阳，酸苦涌泄为阴，味淡渗泄为阳，轻清升浮为阳，重浊沉降为阴。阳气出上窍，阴味出下窍。清阳发腠理，浊阴走五脏。清阳实四肢，浊阴归六腑。此阴阳之义也。

凡药轻虚者，浮而升；重实者，沉而降；味薄者，升而生象春；气薄者，降而收象秋；气厚者，浮而长象夏；味厚者，沉而藏象冬；味平者，化而成象土。气厚味薄者，浮而升；味厚气薄者，沉而降；气味俱厚者，能浮能沉；气味俱薄者，可升可降。酸咸无升，辛甘无降。寒无浮，热无沉。此升降浮沉之义也。

李时珍曰：升者，引之以咸寒，则沉而直达下焦；沉者，升之以酒，则浮而上至颠顶。一物之中，有根升、梢降、生升、熟降，是升降在物亦在人。此制而用之之妙也。

李杲曰：肝属木，味以辛补酸泻，气以温补凉泻；心属火，

---

① 利：原作"则"，据《本草备要·药性总义》改。

味以咸补苦泻，气以热补寒泻；肺属金，味以酸补辛泻，气以凉补温泻；肾属水，味以苦补寒泻，气以寒补热泻。是四脏者，各属一季，味则逆之，气则从之，以补泻也。至于脾胃属土，寄于四季，无定位，无从逆。故于五位相济，四季均平，以中和为主，而补泻无所偏胜也。况脾喜温而恶寒，胃喜清而恶热，偏寒偏热之气，固不可以专用。而积温成热，积凉成寒，虽温平凉平之药，亦不可以群聚久服也。经曰：治热以寒，温而行之；治寒以热，凉而行之。斯为善矣。

密斋曰：辛甘发散为阳，则用辛凉甘寒之剂，味虽阳而气则阴也。酸苦涌泄为阴，则用酸热苦温之剂，味虽阴而气则阳也。此用寒远寒、用热远热之旨也。

凡药根之在土中者，半身以上则上升，半身以下则下降以生苗者为根，以入土者为梢。上焦用根，下焦用梢，半身以上用头，中焦用身，半身以下用梢。虽一药而根、梢各异，用之或差，服亦罔效。药之为枝者，达四肢；为皮者，达皮肤；为心为干者，内行脏腑。质之轻者，上入心肺；重者，下入肝肾。中空者，发表；内实者，攻里。枯燥者，入气分；润泽者，入血分。此上下内外，各以类相从也。

凡药色青、味酸、气臊，性属木者，皆入足厥阴肝、足少阳胆经肝与胆相表里，胆为甲木，肝为乙木。色赤、味苦、气焦，性属火者，皆入手少阴心、手太阳小肠心与小肠相表里，小肠为丙火，心为丁火。色黄、味甘、气香，性属土者，皆入足太阴脾、足阳明胃脾与胃相表里，胃为戊土，脾为己土。色白、味辛、气腥，性属金者，皆入手太阴肺、手阳明大肠经肺与大肠相表里，大肠为庚金，肺为辛金。色黑、味咸、气腐，性属水者，皆入足少阴肾、足太阳膀胱经肾与膀胱相表里，膀胱为壬水，肾为癸水。十二经中，惟手厥阴心胞、手少阳三焦经无所主，其经通于足厥阴、少阳。厥阴主血，诸药入肝经血分者，并入心包；少阳主气，诸药入胆经气分者，并入三焦。命门相火，散行于胆、三焦、心包络，故入命门者，并入三焦。此诸药入诸经之部分也。

凡药有单行者，有相须者，有相使者，有相畏者，有相恶者，有相反者，有相杀者，凡此七情，合和视之，当用相须、相使者良，勿用相恶、相反者。若有毒宜制，可用相畏、相杀者，不尔，勿合用也。

五味宜忌

岐伯曰：木生酸，火生苦，土生甘，金生辛，水生咸。辛散，酸收，甘缓，苦坚，咸软。毒药攻邪，五谷为养，五果为助，五畜为益，五菜为充，气合而服之，以补精益气，此五味各有所利，四时五脏，病随所宜也。又曰：阴之所生，本在五味；阴之五宫，伤在五味。骨正筋柔，气血以流，腠理以密，骨气以精①，长有天命。又曰：圣人春夏养阳，秋冬养阴，以从其根，二气常存春食凉、夏食寒，以养阳；秋食温、冬食热，以养阴。

五味偏胜

岐伯曰：五味入胃，各归所喜。酸先入肝，苦先入心，甘先入脾，辛先入肺，咸先入肾。久而增气，物化之常；气增而久，夭之由也。

王冰曰：入肝为温，入心为热，入肺为清，入肾为寒，入脾为至阴，而四气兼之，皆为增其味而益其气。故各从本脏之气，久则从化。故久服黄连、苦参反热，从苦化也。余味仿此。气增不已，则脏偏胜，必有偏绝，脏有偏绝，必有暴夭。是以药不具五味，不备四气，而久服之，虽暂获胜，入必至夭。故绝粒服饵者，不暴亡，无②五味资助也。

四时用药例

李时珍曰：经云，必先岁气，毋伐天和。又曰：升降浮沉则顺之，寒热温凉则逆之。故春月宜加辛温之药，薄荷、荆芥之类，以顺春升之气；夏月宜加辛热之药，香薷、生姜之类，以顺夏浮

---

① 精：原作"清"，据《素问·生气通天论》改。
② 无：原脱，据《本草纲目·序例》补。

之气；长夏宜加甘苦辛温之药，人参、白术、苍术、黄柏之类，以顺化成之气；秋月宜加酸温之药，芍药、乌梅之类，以顺秋降之气；冬月宜加苦寒之药，黄芩、知母之类，以顺冬沉之气。所谓顺时气而养天和也。经又云：春省酸增甘，以养脾气；夏省苦增辛，以养肺气；长夏省甘增咸，以养肾①气；秋省辛增酸，以养肝气；冬省咸增苦，以养心气②。此则既不伐天和，而又防其太过，所以体天地之大德也。昧者舍本从标，春用辛凉以伐木，夏用咸寒以抑火，秋用苦温以泄金，冬用辛热以涸水，谓之时药，殊背《素问》顺逆之理，以夏月伏阴，冬月伏阳，推之可知矣。虽然月有四时，日有四时，或春得秋病，夏得冬病，神而明之，机而行之，变通权宜，又不可泥一也。

王好古曰：四时总以芍药为脾剂，苍术为胃剂，柴胡为时剂，十一脏皆取决于少阳，为发生之始故也。凡用纯寒纯热之药及寒热相杂，并宜用甘草以调和之，惟中满者，禁勿用耳。

五脏五味补泻

张元素曰：凡药之五味，随五脏所入而为补泻，亦不过因其性而调之。酸入肝，苦入心，甘入脾，辛入肺，咸入肾。辛主散，酸主收，甘主缓，苦主坚，咸主软。辛能散结润燥，致津液，通气；酸能收缓敛散；甘能缓急调中；苦能燥湿坚软；咸能软坚；淡能利窍。

李时珍曰：甘缓、酸收、苦燥、辛散、咸软、淡渗，五味之本性，一定而不变者也。其或补或泻，以因③五脏四时而迭相施用者也。温凉寒热，四气之本性也，其于五脏补泻，亦迭相施用也。此洁古张氏因《素问》饮食补泻之义，举数药以为例耳，学者宜因其意而充之。

---

① 肾：原作"肺"，据《本草纲目·序例》改。
② 秋省……以养心气：原脱，据《本草纲目·序例》补。
③ 因：原作"困"，据《本草纲目·序例》改。

医门八法

论病之源，以内伤外感四字括之。论病之情，以寒热虚实表里阴阳八字统之。而论治病之方，则又以汗、吐、下、和、消、清、温、补八法尽之。盖一法之中，八法备焉，病变虽多，而法归于一。此予数十年来心领神会，历试而不谬者，尽见于八篇中矣。学者诚诵读而精思之，于以救济苍生，亦未必无小补云。

论汗法

汗者，散也。经云寒①在皮毛者，汗而发之是也。又云体若燔炭，汗出而散是也。然有法焉，不可不讲。

如风寒初客于人，头痛恶寒，发热鼻塞，身重体痛，此皮毛受病，法当汗之。若失时不汗，或汗不如法，以致腠理蔽塞，荣卫不通，病邪深入，流传经络者有之，此当汗而不汗之故也。

亦有头痛发热与伤寒同，而其人倦怠无力，鼻不塞，身不重，脉来虚弱，此内伤元气不足之证。又有劳心好色、真阴亏损、内热晡热、脉细数而无力者，又有伤食之证、胸膈满闷、吞酸暖腐、日晡潮热、气口脉紧者，又有寒痰厥逆、湿淫脚气、内痈外痈、瘀血凝结，以及风温、湿温、中暑、自汗诸证，皆有寒热，与外感风寒似同而实异。若误汗之，变证百出矣。此不当汗而汗之故也。

若夫证在外感应汗之例，而其人脐之上下左右或有动气，则不可发汗。又脉沉咽燥，病已入里，汗之则津液越出，大便难而谵语。又少阴病，但厥无汗，而强发之，则动血。又少阴中寒，不可发汗，汗则厥逆蜷卧。寸脉弱者，不可发汗，汗则亡阳。尺脉弱者，不可发汗，汗则亡阴。诸亡血家不可汗，汗则直视、额上陷。淋家不可汗，汗则便血。疮家不可汗，汗则痉。伤寒病在少阳，不可汗，汗则谵妄。又坏病虚人，及女人经水适来，不可

---

① 寒：《医学心悟·医门八法·论汗法》作"邪"。

汗，若妄汗之，变百出矣。

夫病不可汗，而又不可以不汗，则将听之乎？当进而求之于法也。《伤寒赋》云：动气，理中去白术。是即于理中汤去白术而加汗药，保元气而除病气也。又热邪入里而表未解，仲景有麻黄石膏之例，有葛根黄连黄芩之例，是清里兼解表法也。太阳证脉沉细，少阴证反发热者，用麻黄附子细辛之例，是温里解表法也。少阳中风，用柴胡汤加桂枝，是和解中兼表法也。阳虚者，东垣用补中汤加表药；阴虚者，丹溪用芎归汤加表药，其法精且密矣。总而言之，凡一切阳虚者，皆能补中发汗；一切阴虚者，皆宜养阴发汗；挟热者，皆宜清凉发汗；挟寒者，皆宜温经发汗；伤食者，皆宜消导发汗。感重而体实者，汗之宜重；感轻而体虚者，汗之宜轻。师古人用药之意，而不必尽泥其方，随时随证，按法治之，裕如也，此汗之之道也。

张会卿曰：凡取汗之法，当取于自然，不宜急暴。但服以汤剂，盖令温暖，使得津津微汗，稍令久之，则手足俱周，遍身通达，邪无不散。若一时逼之，致使如淋如洗，则急遽间卫气已达，而荣气未周，反有不到之处，且恐大伤元气，非善法也。又曰：凡汗出不彻者，其故有三：如邪在经络筋骨，而汗出皮毛者，此邪深汗浅，卫解而荣不解，一不彻也；或以十之邪，而去五分之汗，此邪重汗轻，二不彻也；或寒邪方去，元府未闭，遽起露风，因虚复感，此新旧相踵，三不彻也。

论和法

伤寒在表者可汗，在里可下，其在半表半里者，惟有和之一法焉。

盖病在少阳，不惟汗、吐、下在所当禁，即舍汗、吐、下而妄用他药，固无益而反有害。古人谓，胆为清净之府，无出入之路，只宜和解，仲景小柴胡汤加减是已。

一曰和之贵得其当也。如病在太阳，未入少阳，误用柴胡，谓之引贼入门。病在三阴，已过少阳，仅用柴胡，则病邪不解也。

一曰寒热之多寡宜审也。夫伤寒之邪，在表为寒，在里为热，在半表半里，则为寒热交界。偏于表者则寒多，偏于里者则热多，惟用药与之相称，庶阴阳和平而邪气顿解。否则，寒多而益其寒，热多而助其热，药既不平，病乌能愈乎？

一曰禀质之厚薄宜察也。夫客邪在表，譬如贼甫入门，岂敢遽登吾堂而入吾室，必窥其堂奥空虚，乃乘隙而进。是以小柴胡用人参者，所以辅正气，使正气旺则邪无所容，自然得汗而解。盖由是门入，必由是门出也。亦有表邪失汗，腠理密致，贼无出路，而传入少阳，热气渐甚者，此不关本气之虚，故不用人参，而和解自愈。可知病有虚实，法在变通，不可误也。

一曰脏腑之燥湿宜知也。如病在少阳，而口不渴、大便如常，是津液未伤，清润之药不宜太过，而半夏、生姜皆可用也。若口大渴、大便渐结，是邪气将入于阴，津液渐少，则辛热之药可除，而花粉、栝楼有必用矣。

一曰邪之兼并宜详也。假如邪在少阳，而太阳、阳明证未罢，是少阳兼表邪也，小柴胡中须加表药，仲景有柴胡加桂枝之例矣。又如邪在少阳而兼里热，则便闭、谵语、燥渴之证生，小柴胡中须加里药，仲景有柴胡加芒硝之例矣。又三阳合病，合目自汗、面垢谵语遗尿者，用白虎汤和解之。盖三阳合病，必连胃腑，故以辛凉之药，内清本府，外彻肌肤，令三经之邪一同解散，是又专以清剂为和矣。

由是推之，有清而和者，有温而和者，有消而和者，有补而和者，有燥而和者，有润而和者，有兼表而和者，有兼攻而和者。和之义则一，而和之法变化无穷焉。知斯意者，则温热之治、瘟疫之方，以及时行痎疟，扩而充之，不难应手而愈矣。世人但曰和解，而不能尽其和之法，将有增气助邪，而益其争、坚其病者，何云乎哉！

论下法

下者，攻也，攻其邪也。病在表则汗之，在半表半里则和之，在里则下之而已。试进而言其法焉。

有当下而即宜下者。仲景云：少阴病，得之二三日，口燥咽干者，急下之。少阴病六七日，腹满不大便者，急下之。下利，脉滑数，不欲食，按之心下硬者，有宿食也，急下之。阳明病，谵语不能食，胃中有燥矢也，可下之。阳明病，发热汗多者，急下之。阳明病，潮热，手足、腋下汗出，谵语者，可下之。少阴病，下利清水，色纯青，心下必痛，口干燥者，急下之。伤寒六七日，目中不了了，睛不和，无表①证，大便难者，急下之。此皆当下之例者。若失时不下，则津液枯竭，身如槁木，势难挽回矣。

有不当下而不可妄下者。如伤寒表证未罢，病在阳也，下之则成结胸。病邪虽已入里，而散漫于三阴经络之间，尚未结实，遽下亦成痞气。况有阴结之证而大便反硬，得温则行，如开冰解冻之象。又杂证之中，有高年血燥不行者，有新产血枯不行者，有病后亡津液者，有亡血者，有日久不更衣、腹无所苦、别无他证者，此皆在不可下之例。若误下之，变证蜂起矣。

有当下而不可妄下者。如病人热邪传里，已成可下之证，而其脐之上下左右或有动气，则不可以下。又咽中闭塞者，不可下，下之则下轻上重，水浆不入，蜷卧身疼。脉微弱者，不可下。脉浮大、按之无力者，不可下。脉迟者，不可下。喘而胸满者，不可下。欲呕吐者，不可下。病人阳气素微者，不可下，下之则呃。病人平素胃弱不能食者，不可下。病中能食，胃无燥矢也，不可下。小便清者，不可下。病人腹满时减，复如故者，不可下。若妄下之，祸人反掌矣。

有当下不可下而又不可以不下，必须委曲以求全者。夫以羸弱之人，虚微之脉，一旦而热邪乘之，为正虚邪盛，最难措手。古人有清法焉，有润法焉，有导法焉，有少少微和之法焉，有先攻后补之法焉，有先补后攻之法焉，有攻补并行之法焉。如三黄解毒，清之也。麻仁、梨汁、蜜煎猪胆汁、土瓜根，润之也。凉

---

① 表：此后原衍"里"字，据《医学心悟·医门八法·论下法》删。

膈散、大柴胡汤，少少微和之也。更有脉虚体弱，不能胜任者，则先补之而后攻之，或暂攻之而随补之，或以人参汤送下三黄枳术丸，又或以人参、栝楼、枳实，攻补并行而不相悖。盖峻剂一投，即以参、术、归、芍维持调护于其中，俾邪气潜消而正气巩固，不愧为王者之师矣。又有杂证中大便不通，其用药之法可相参者。如老人、久病人、新产妇人，每多大便闭结之证，丹溪用四物汤，东垣用通幽汤，余尝合而酌之，加以苁蓉、枸杞、柏子仁、芝麻、松子仁、人乳、梨汁、蜂蜜之类，随手取效。又尝于四物加升麻及前滋润药，治老人血枯，数至圊而不能便者，亦往往有验。此皆委曲疏通之法也。

　　又如仲景大承气汤，必痞、满、燥、实兼全者，只①可下之。若仅痞满而未燥实者，仲景只用泻心汤。痞满兼燥而未实者，仲景只用小承气汤，除去芒硝，恐伤下焦阴血也。燥实在下而痞满轻者，仲景只用调胃承气汤，除去枳、朴，恐伤上焦阳气也。又有太阳伤风证，误下而传太阴，以致腹痛者，则用桂枝汤加芍药；大实痛者，则用桂枝汤加大黄，是解表之中兼攻里也。又有邪从少阳来，寒热未除，则用大柴胡汤，是和解之中兼攻里也。又结胸证，项背强，从胸至腹硬满而痛，手不可近者，则用大陷胸汤；若不按不痛者，只用小陷胸汤。若寒食结胸，用三白散，热药攻之。又水结胸，头汗出者，用小半夏加茯苓汤。水停胁下，痛不可忍者，则用十枣汤。凡结胸阴阳二证，服药罔效，《活人》俱用枳实理中丸，应手而愈。又《河间三书》云：郁热蓄甚，神昏厥逆，脉反滞涩，有微细欲绝之象，世俗未明造化之理，投以温药，则不可救。或者妄行攻下，致残阴暴绝，势大可危，不下亦危，宜用凉膈散合解毒汤，养阴退阳，积热借以宣散，则心胸和畅，而脉渐以生。此皆用药浅深之次第也。又如太阳证未罢，口渴，小便短涩，大便如常，此为尿涩不通之证②，治用五苓散。又太阳

---

① 只：《医学心悟·医门八法·论下法》作"乃"。
② 证：原作"于"，据《医学心悟·医门八法·论下法》改。

传本，热结膀胱，其人如狂，小腹硬满而痛，小便自利者，此为血蓄下焦，宜抵当汤、丸。若血蓄轻微，但小腹急结，未至硬满者，则用桃核承气汤，或用生地四物汤加酒洗大黄各半下之，尤为稳当。盖血结膀胱，病势最急，则用抵当汤；稍轻者，抵当丸。结胸恶证悉具，则用大陷胸汤；稍轻者，大陷胸丸。其他荡涤肠胃，推陈致新之法，则皆用汤。古人有言：凡用下药攻邪，汤剂胜丸剂。诚以热淫于内，用汤药涤除之，更为清净耳。此皆用药轻重之权衡也。

近世医家，不讲于法，每视下药为畏途，病者亦视下药为砒鸩，致令热证垂危，袖手旁观，委之天数，大可悲也。今撮仲景大要著之于篇，愿学者仰而思之，平心而察之，得其要领，以施济世之方，将以跻斯民于寿域不难矣，岂不幸哉！

张会卿曰：凡下不宜用丸药者，以丸药不能荡涤热邪，而但能损正气也。如服下药后，仍用盐炒麸皮一升许，将绢包于病人腹上款款熨之，使药气得热则行，大便秘易通也。

论吐法

吐者，治上焦也。胸次之间，咽喉之地，或有痰食痈脓，法当吐之。经曰其高者因而越之是已。

即如缠喉、锁喉诸证，皆风痰郁火壅塞其间，不急吐之，则胀闭难忍矣。又或食停胸满，消化弗及，无由转输，胀满疼痛者，必须吐之，否则胸高满闭，变证莫测矣。又有停痰蓄饮，阻塞清道，日久生变，或妨碍饮食，或头眩心悸，或吞酸嗳腐，手足麻痹，种种不同，宜用吐法祛导其痰，诸证如失。又有胃脘痛，呕吐脓血者，经云：呕家有脓，不须治呕，脓尽自愈。凡此皆当吐而吐者也。

然亦有不当吐者。如少阳中风，胸满而烦，此邪气而非有物，不可吐之，吐则惊悸也。又少阴病始得之，手足厥冷，饮食入口即吐，此膈上有寒饮，不可吐也。病在太阳，不可吐，吐之即不能食，反生内烦。虽曰吐中有散，然邪气不除，已为小逆矣。

又有当吐而不可吐者。如病在上焦，可吐之证，而其人病势危笃，或老弱气衰者，或体质素虚、脉息微弱者，妇人新生者，自吐不止者，诸亡血者，有动气者，四肢厥冷、冷汗自出者，皆不可吐，吐之则为逆候，此因其虚而禁吐也。若夫久病之人，宿积已深，一行吐法，心火自降，相火必息①。设犯房劳，转生虚证，更须戒怒凝神，调息静养，越三旬而出户，方为合法。若其人性气刚暴，好怒喜淫，不守禁忌，将何恃以无恐？此又因性情而禁吐也。

然又有不可吐而又不得不吐者。如病人脉滑大，胸膈停痰，胃脘积食，非吐不除，食用瓜蒂散与橘红淡盐汤，痰以二陈汤，用指探喉中而出之。体质极虚者，或以煎汤桔梗代之，斯为稳当。而余更有法焉。余尝治寒痰闭塞，厥逆昏沉者，用半夏、橘红各八钱，浓煎半杯，和姜汁成一杯，频频灌之，痰随药出则拭之，随灌随吐，随吐随灌，少顷痰开药下，其人即苏。又尝治风邪中脏当脱之证，其人张口痰鸣，声如曳锯，溲便自遗，稀涎、皂角等方概不敢用，因以大剂参、附、姜、夏浓煎频灌，久之药力下咽，胸膈流通，其人渐苏。一月之间，用参药数斤，遂至平复。又尝治风痰热闭之证，以牛黄丸灌之。颈疽内攻，药不得入者，以苏香丸灌之。风热不语者，以解语丹灌之。中暑不醒者，以消暑丸灌之。中恶不醒者，以前项橘、半、姜汁灌之。魇梦不醒者，以连②须葱白煎酒灌之。自缢不醒者，以肉桂三钱煎水灌之。喉闭喉风，以杜牛膝捣汁，并雄黄等丸灌之。悉如前法，俱获全安。更有牙关紧急，闭塞不通者，以搐鼻散吹鼻取嚏，嚏出牙开，或痰或食，随吐而出，其人遂苏。如此者尤众。盖因证用药，随药③取吐，不吐之吐，其意更深，此皆古人之成法，而余稍为变通者也。昔仲景治胸痛不能食，按之反有涎吐，下痢日数十行，吐之

---

① 息：《医学心悟·医门八法·论吐法》作"强"。
② 连：原作"莲"，据文义改。
③ 药：原作"为"，据《医学心悟·医门八法·论吐法》改。

痢自止，是以吐痰止痢也。丹溪治妊妇转胞，小便不通，用补中益气汤，随服而探吐之，往往有验，是以吐法而通膈也。又华佗以醋蒜吐蛇，河间以狗油、雄黄同瓜蒂以吐虫。由此观之，则证在危险之际，古人恒以涌①剂尽其神化莫测之用，况显然易见者乎？

近世医者，往往置此于高阁，亦似汗下之外并无吐法，即遇病中常有自呕自吐而为顺证者，亦不论其虚实而亟亟止之，致成坏病，害人多矣，则甚矣。吐法之宜讲也。

《金鉴》云：诸药皆可为吐，惟要确审其胸胃之邪是寒是热，是食是水，是痰是气，因何阻滞使胸胃阳气不伸，遂以当用之药而涌吐之，自可愈也。如欲吐寒，则以干姜、桂皮之类；吐热，则以栀子、苦茶之类；吐食，平胃、食盐之类；吐水，五苓、生姜之类；吐痰，稀涎、橘皮之类；吐气，流气、枳朴之类。但形气弱者，药宜少，仍当佐以补中益气等升药为妥；形气壮者，药宜多，更佐以瓜蒂、藜芦等猛药更效。凡煎吐药汤及调散，或用酸米汤，或用白汤，或用稀米粥，须备十余钟，令病者顿服一钟，即用指探吐，药出再服一钟，亦随用指探吐，药出再服，再吐，以顺涌快吐为度，则头额身上自有微汗，所有病证轻减，即为中病，不必尽服余药。若过吐之，即使病尽除，恐损胸中阳气也。〔批〕瓜蒂，吐痰食宿寒；栀豉，吐虚烦客热。如未经汗下，邪郁胸膈而痞满者，谓之实，宜瓜蒂散，此重剂也；已经吐下，邪乘虚客胸中而懊恼者，为虚烦，宜栀子豉汤，此轻剂也。《金匮》用大黄、甘草二味，名大黄甘草汤，治食已即吐，《外台》用治吐水。《准绳》曰：仲景云欲吐者不可下，今人大黄、甘草治食已即吐，何也？曰：欲吐者，其病在上，因而越之可也，苟逆之使下，则必抑塞溃乱而益甚。若已吐不止，有升无降，则当逆而折之，引而下行，无速于此者矣，故不禁也。丹溪泥之而曰：凡呕吐不可下，固矣夫。

景岳吐法：此方可代瓜蒂、三圣散之属。凡邪实上焦，或痰

---

① 涌：原作"通"，据《医学心悟·医门八法·论吐法》改。

或食，或气逆不通等证，皆可以此吐之。其法用萝卜子捣碎，以温汤和搅，取淡汤徐徐饮之，少顷即当吐出。即有吐不尽者，亦必从下行矣。

又法：以萝卜子为末，温水调服一匙，良久吐涎沫愈。

一法：用盐少许，于热锅中炒红色，乃入以水煮至将滚未滚之际，搅匀，试其滋味，稍淡乃可饮之。每用半碗，渐次增饮，自然发吐，以去病为度而止。

论消法

消者，去其壅也。脏腑经络肌肉之间，本无此物，而忽有之，必为消散，乃得其平。经曰坚者削之是已。

凡人起居有常，饮食有节，和平恬淡，气血周流，谷神充畅，病安从来？一有不慎，则六淫外侵，七情内动，饮食停滞，邪日留止，则诸证生焉。法当及时消导，俾其速散，气行则愈耳。倘迁延日久，积者盘踞坚牢，日渐长大，有欲拔而不能之势，虽有智者，亦难为力，此当消不消之过也。

假如气虚中满，名之曰鼓。腹皮膨急，中空无物，取其形如鼓之状，而因以名之。此为败证，必须填实，庶乎可消。与蛊证之为虫、为血，内实而有物者，大相径庭。又如脾虚水肿，土衰不能制水也，非补土不可。真阳大亏，火衰不能生土者，非温补命门不可。又有脾虚不能消食者，气虚不能运化而生痰者，肾虚水泛为痰者，血枯而经水断绝者，皆非消导所可行，而或妄用之，误人多矣。

若夫积聚癥瘕之证，有初、中、末之三法焉。当其邪气初客，所积未坚，则先削之而后和之。及其所积日久，气郁渐深，湿热相生，块因渐大，法从中治，当祛湿热之邪，削之软之，以底于平。但邪气久客，正气必虚，须以补泻叠相为用，如薛立斋用归脾汤送下芦荟丸，余亦尝用五味异功散佐以和中丸，皆攻补并行之中治道也。至于块消及半，便从末治，不使攻击，但补其气，调其血，导达其经脉，俾荣卫流通，而块自消矣。

然消之又必明乎部分也。心、肝、脾、肺、肾分部五方，大肠、小肠、膀胱、三焦、胆与膻中，皆附丽有常所，而皮毛、肌肉、筋骨各有浅深。凡用汤、丸、膏、散，必须按其部分，而君、臣、佐、使驾驭有方，使不得移，则病处当之，庶不至诛伐无过。不明乎此，而妄行克削，则病未消而元气已消矣。

况乎积聚之原，有气血、食积、停痰、蓄水、痈脓、虫蛊、劳瘵，与夫痃癖、癥瘕、七疝、胞痹〔批〕少腹如汤沃，小便涩者，胞痹也、肠覃、石瘕，以及前后二阴诸疾，种种不同，务在明辨脉证，按法而消之，庶不致误。医者以一消字视为泛常，而不知其变化曲折，较他法为尤难，则奈何不详稽博考，以尽济世之仁术也耶？

论清法

清者，清其热也。脏腑有热则清之，经云热者寒之是也。

盖六淫之邪，除中寒、寒湿外，皆不免于病热。热气熏蒸，或见于口舌唇齿之间，或见于口渴便溺之际，灼知其热而不清，则斑黄狂乱，厥逆吐衄，诸证丛生矣。

若夫劳力辛苦之人，中气大虚，发热倦怠，心烦溺赤，名曰虚火。盖春生之令不行，无阳以护其荣卫，与外感热证相隔天渊。又有阴虚劳瘵之证，日晡发热，与夫产后血虚，发热烦躁，证象白虎，误服白虎者，难治。更有命门火衰，虚阳上泛，有似于火者。又有阴盛格阳假热之证，其人面赤狂躁，欲坐卧泥水中，或数日不大便，或舌黑而润，或脉反洪大，铮铮然鼓击于指下，按之豁然而空者，或口渴欲得冷饮而不能下，或因下元虚冷，频饮热汤以自救。世俗不识，误投凉药，下咽即危矣。

然又有内伤外感之不同，而治法因之亦异。如风寒闭火，则散而清之，经曰火郁发之是也。暑热伤气，则补而清之，东垣补中益气汤是也。湿热之火，则或散、或渗、或下而清之，开鬼门，洁净府，除陈莝是也。燥热之火，则润而清之，通大便也。食伤积热，则消而清之，食去火自平也。伤寒传入胃腑，热势如蒸，自汗，口渴饮冷，而能消水者，借非白虎之类鲜克有济也。更有阳盛拒阴之证，用清药不入，到口即吐，则以姜汁些少为引，或姜制黄连反佐以取之，所谓寒因热用也。此外感实火之清法也。若夫七情气结，喜、怒、忧、思、悲、恐、惊互相感触，火从内发。丹溪治以越鞠丸，开六郁也；立斋立以逍遥散，调肝气也，意以一方治木郁，而诸郁皆解也。然经云：怒则气上，喜则气缓，悲则气消，恐则气下，惊则气乱，思则气结。逍遥一方，以之治气上气结者，固为相宜，而于气缓、气消、气下、气乱①之证，恐犹未合。盖气虚者，必补其气；血虚者，必滋其血。气旺血充，而七情之火悠然以平。至若真阴不足而火上炎者，壮水之主，以镇阳光；真阳不足而火上炎者，引火归原，导龙入海。此内伤虚火之治法也。

或者曰：病因于火而以热药治之，何也？不知外感之火，邪火也，人火也，有形之火，后天之火也，得水则灭，故可以水折。内伤之火，虚火也，龙雷之火也，无形之火，先天之火也，得水②则炎，故不可以水折。譬如龙得水而愈奋飞，雷得雨而益震动，阴蒙沉晦之气，光焰烛火，必俟云收日出，而龙雷各归其宅耳。是以虚火可补而不可泻也。其有专用参、芪而不用八味者，因其宅穴无寒也；其有专用六味而不用桂、附者，因其宅穴无水也。补则同，而引之者稍不同耳。夫外感之火，以凉为清；内伤之火，以补为清也③。

大热之证而轻剂太微，则病不除；微热之证而清剂太过，则寒证即至。但不及犹可再清，太过则反贻祸矣。但凡病清之而不去者，犹有法焉，壮水是也。王太仆云：大热而甚，寒之不寒，是无水也，当滋其肾。肾水者，天真之水也，取我天真之水以制外邪，何邪不服？何热不除？又何必沾沾于寒凉以滋罪戾乎？大

---

① 气乱：原脱，据《医学心悟·医门八法·论清法》补。

② 水：原作"木"，据《医学心悟·医门八法·论清法》改。

③ 内伤……清也：此九字原脱，据《医学心悟·医门八法·论清法》补。

抵清火之药，不可久恃，必归本于滋肾。滋肾之法，又不能开胃扶脾以恢复元气，则参、苓、芪、术亦当酌量而用。非曰清后必补，但元气无亏者可以不补元气，有亏必须补之，俟其饮食渐进，精神爽慧，然后止药可也。

总而言之，有外感之火，有内伤之火。外感为实，内伤①为虚，来路不同，治法迥别。岂但曰热者寒之，遂毕医家之能事也夫？

论温法

温者，温其中也。脏受寒侵，必须温剂，经云寒者热之是已。

夫天地杀厉之气，莫甚于伤寒，其自表入者，初时即行温散，则病自除。若不由表入，而直中阴经者，名曰中寒。其证恶寒厥逆，口鼻气冷，或冷汗自出，呕吐泻痢，或腹中急痛，厥逆无脉，下痢清谷，种种寒证并见，法当温之。又或寒湿侵淫，四肢拘急，发为痛痹，亦宜温散。此当温而温者也。

假如伤寒邪热传里，口燥舌干，便闭谵语，以致斑黄、狂乱、吐衄、便血诸证，其不可温，固无论矣。若乃病热已深，厥逆渐进，舌则干枯，反不知渴，又或挟热下痢，神昏气弱，或脉来滞涩，反不应指，色似烟熏，形如槁木，近之无声，望之似脱，甚至血液衰耗，筋脉拘挛，但唇、口、齿、舌干燥而不可解者，此为真热假寒之候。世俗未明亢害承制之理，误投热剂，下咽即败矣。更有郁热内蓄，身反恶寒，湿热胀满，皮肤反冷，中暑烦心，脉虚自汗，燥气焚金，痿软无力者，皆不可温。又有阴②虚脉细数，阳乘而吐血者，亦不可温，温之则为逆候。此不当温而温者也。

又如冬令伤寒，则温而散之；冬令伤风，则温而解之；寒痰闭塞，则温而开之；冷食所伤，则温而消之。至若中寒暴痛，大

① 伤：原作"感"，据《医学心悟·医门八法·论清法》改。
② 阴：原作"限"，据《医学心悟·医门八法·论温法》改。

卷二 一八五

便反硬，温药不止者，则以热剂下之。时当暑月，而纳凉饮冷，暴受寒侵，亦当温之。体挟虚寒者，温而补之。寒客中焦，主用理中；寒客下焦，主用四逆。又有阴盛格阳于外，温药不效者，则以白通汤加人尿、猪胆汁反佐以取之。经云热因寒用是以。复有真虚挟寒，命门火衰者，必须补其真阳。太仆有言：大寒而盛，热之不热，是无火也，当补其心。此心字，指命门而言，《仙经》所谓七节之旁，中有小心是也。然而医家有温热之温，有温存之温。参、芪、归、术，和平之性，温平之温也，春日煦煦是也；附子、干姜，辛辣之性，温热之温也，夏日烈烈是也。和煦之日，人人可近；燥烈之日，非积雪严寒不可近也。更有表里俱寒之证，始用温药，里寒顿除，表邪未散，复传经络，以致始为寒中①，而其后转变为热中者，容或有之。借非斟酌时宜，对证投剂，是先以温药救之者，继以温药贼之矣。亦有三阴直中，初无表邪，而温药太过，遂令寒退热生，初终②异辙，是不可以不谨。此谓温之贵得其法者也。

然又有温之贵量其人者。夫以气虚无火之人，阳气素微，一旦客寒乘之，则宜用温药，且多服亦可无伤。若其人平素火旺，不喜辛温，或曾有阴虚、失血，不能用温，即中新寒，温药不宜太过，病退即止，不能尽剂，斯为克当。

若论其证，寒之重者，微热不除；寒之轻者，过剂则亢。且温之与补，有相兼者，有不必相兼者，虚而且寒，则兼用之，若寒而不虚，即专以温药主之。丹溪云：客寒暴痛，兼有积食者，可用桂、附，不可遽用人参，盖温即是补。余遵其法，先用姜、桂温之，审其果虚，然后以参、术附之，是以屡用屡效，无差忒也。

若论其时，盛夏之月，温剂宜轻；时值隆冬，温剂宜重。然亦有时当盛暑，而有得虚寒极重之证，曾用参、附煎膏而治愈者，此舍时从证法也。譬如霜降以后，禁用白虎，然亦有阳明证，热

---

① 寒中：原作"中寒"，据《医学心悟·医门八法·论温法》乙转。
② 终：原作"中"，据《医学心悟·医门八法·论温法》改。

蒸自汗，谵语烦躁，口渴饮冷者，虽当雨雪飘飖①之际，亦曾用白虎治之而痊，但不宜太过耳。

迩时医者，群尚温补，痛戒寒凉，且曰：阳为君子，阴为小人。不思药以疗病，及转而疗药，则病必增剧，而成危险之候。又况桂枝下咽，阳盛则毙；承气入胃，阴盛以亡。安危之机，祸如反掌。每多救援不及之处，仁者鉴此，顾不痛欤！吾愿医者精思审处，晰理不差于毫厘，用药悉归于中正，俾偏阴偏阳之药无往不底于中和，斯为善治。噫！可不勉哉！

论补法

补者，补其虚也。经曰：不能治其虚，安问其余？又曰：虚者补之，补之为义，大矣。

夫虚者，损之渐；损者，虚之积。初时不觉，久则成病。如阳虚不补，则气日消；阴虚不补②，则血日耗。消且耗焉，则天真荣卫之气渐绝，而亏损成矣。又有大虚之证，内实不足，外似有余，脉浮大而涩，面赤火炎，身浮头眩，烦躁不宁，此为出汗晕脱之机，更有精神浮散，彻夜不寐者，其祸尤速。法当养荣、归脾辈加敛药以收摄元气，俾浮散之气退藏于密，庶几可救。复有阴虚火亢，气逆上冲不得眠者，法当滋水以制之，切忌苦寒泻火之药，反伤真气，若误清之，去生远矣。古人有言，至虚有盛候，反③泻含冤者此也。

若夫客邪初至，病势方张，即其人本体素虚，不可骤补，以致闭门留寇。更有大实之证，积热在中，脉反细涩，神昏体倦，甚至憎寒振栗，欲覆衣被，酷肖虚寒之象，而其人必有唇焦口燥，便闭尿赤诸证，与真虚者相隔天渊。倘不明辨精切，误投补剂，堕矣。古人有言，大实有赢状，误补益痰④者此也。

---

① 飘飖（yáo 摇）：飘荡，飞扬。
② 补：原作"足"，据《医学心悟·医门八法·论补法》改。
③ 反：原作"又"，据《医学心悟·医门八法·论补法》改。
④ 痰：《医学心悟·医门八法·论补法》作"疾"，义胜。

然补之之法，有气血寒热之辨焉。经曰：气主煦之，血主濡之。气用四君子汤，凡一切补气药，皆从此出也；血用四物汤，凡一切补血药，皆从此出也。夫少火者，生气之原；丹田者，出气之海。补气而不补火者，固非。然少火生气，而壮火即食气。譬如伤暑之人，四肢无力，湿热成痿，不能举动者，火伤气也。人但知补火可以益气，而不知清火亦所以益气，补则同，而寒热不同也。又如血热之证，宜补血行血以清之；血寒之证，宜温经养血以和之。立斋治法，血热而吐者，谓之阳乘阴热，迫血而妄行也，治用四生丸、六味汤；血寒而吐者，谓之阴乘阳，如天寒地冻，水凝成冰也，治用理中汤加当归。更有去血过多，成升斗者，无分寒热，皆当补益。所谓血脱益气，乃阳生阴长之至理耳。此气血寒热之说也。

然又有开合缓急之分焉。天地之理，有开必有合；而用药之机，有补必有泻。如补中益气汤用参、芪，必用陈皮以开之；六味汤用熟地，即用泽泻以导之。古人用药，补正必兼泻邪，邪去则补自得力。更须酌其邪正之强弱，而用药多寡得宜，方为合法。是以古方中，有补散并行者，参苏饮、益气汤是也；有消补并行者，枳术丸、理中丸是也；有攻补并行者，泻心汤、硝石丸是也；有温补并行者，治中汤、参附汤是也；有清补并行者，参连饮、人参白虎汤是也。更有当峻补者，有当缓补者，有当平补者。如极虚之人，垂危之病，非大剂汤液不能挽回。余尝用参、附煎膏，日服数两，而救阳微将脱之证。又尝用参、麦煎膏，服至数两，而救津液将枯之证。亦有无力用参，而以芪、术代之者，随时处治，往往有功。至于病邪未尽，元气虽虚，不任重补，则从容和缓以补之。相其机宜，循序渐进，脉证相安，渐为减药，饮食调摄，以底于平康。其有体质素虚，别无大寒大热之证，欲服丸散以保真元者，则用平和之药调理气血，不敢妄用偏僻之方，久而争胜，反有伤。此开合缓急之道也。

又有分补五脏之法。《难经》曰：损其肺者，益其气；损其心者，调其荣卫；损其脾者，调其饮食，适其寒温；损其肝者，缓其中；损其肾者，益其精。此正补法也。又如肺虚者补脾，土生金也；脾虚者补命门，火生土也；心虚者补肝，木生火也；肝虚者补肾，水生木也；肾虚者补肺，金生水也。此相生而补之法也。而予更有根本之说焉。胚胎始兆，形骸未成，先生两肾。肾者，先天之根本也。坠地一声，一事未知，先求乳食。脾者，后天之根本也。先天之中，有水有火，水曰真阴，火曰真阳，生身生命，全赖乎此。古人深知此理，用六味滋水，八味补火，十补、斑①龙水火兼济。法非不善，然以假补真，必其真者未曾尽丧，庶几有效。若先天元气荡然无存，纵有灵芝，亦难续命，而况庶草乎？至于后天，尤当培养。经曰：安谷则昌，绝谷则危。又曰：粥浆入胃，则虚者活。古人诊脉，必曰胃气。制方则曰补中，又曰归脾、健脾者，良有以也。盖饮食入胃，分布五脏，灌溉周身，如兵家之粮饷，不可一日缺乏。但过嗜肥甘则痰生，过嗜醇酿则饮积，瓜果乳酥，湿从内发，发为肿满、泻痢。五味偏淡②，久而增气，皆令夭殃，不可不谨耳。总之，脾肾两脏，皆为根本，不可偏废。古人或谓补脾不如补肾者，以命门之火可生脾土也；或谓补肾不如补脾者，以饮食之精自能下注于肾也。须知脾弱而肾不虚者，则补脾为急；肾弱而脾不虚者，则补肾为先；若脾肾两虚，则并补之。更加摄养有方，斯为善道。谚有之曰：药补不如食补。我则曰：食补不如精补，精补不如神补。人能节饮食，惜精神，用药得宜，病有不痊者鲜矣。

六经定法

舒驰远曰：太阳病，头项强痛，腰背骨节疼痛，恶寒发热，此为太阳经证。时有微汗者，为风伤卫，法主桂枝汤，以驱卫分之风；壮热无汗者，为寒伤荣，法主麻黄汤，以发荣分之寒；头身疼痛，发热恶寒，不汗出而烦躁者，为风寒两伤荣卫，法主大青

① 斑：原作“班”，据《医学心悟·医门八法·论补法》改。
② 淡：《医学心悟·医门八法·论补法》作“啖”。

龙汤，荣卫互治，风寒并驱。若非烦躁，石膏不可用；非壮热无汗，麻黄不可用。太阳邪传膀胱，口渴而小便不利，此为太阳腑证，法主五苓散，以去腑邪。［按］小便不利，气化不行，病在气分，不可用猪苓血分之药，当以桔梗易之。太阳腑证，有蓄尿、蓄热二端。膀胱有尿，热邪入而搏之，则小腹满，为蓄尿；若无尿，热邪入无所搏，则小腹不满，为蓄热。蓄尿者倍肉桂，蓄热者易滑石。有为蓄尿过多，膀胱满甚，胀翻出窍，尿不得出，膪胀异常者，名为癃闭，不可用五苓，愈从下利，其胀愈加，而窍愈塞，尿愈不得出，法宜白蔻宣①畅胸膈、砂仁、半夏醒脾开胃、肉桂化气、桔梗开提、生姜升散，如壶吸盖，揭起则出之意，使上焦得通，中枢得运，而后膀胱之气方能转运，斯窍自顺而尿得出。若小腹硬满，小便自利者，为膀胱蓄血，详见太阳上篇。

阳明病，前额连眼眶胀痛，鼻筑气而流清，发热不恶寒，此为阳明经证，法主葛根，以解阳明之表。口燥心烦，汗出恶热，渴欲饮冷，此热邪渐入阳明之里，法主白虎汤，以撤其热。张目不眠，声音响亮，口鼻气粗，身轻恶热而大便硬者，此热邪已归阳明之腑，法主小承气汤，微荡其热，略下其硬。加之胃实腹满，微发谵语者，可以调胃承气汤，以荡其实而去其满。更加舌苔干燥，喷热如火，痞胸腹实闷、满②胸腹膨胀、实胃上按痛、燥便闭干结、坚按之石硬，与夫狂谵无伦者，法主大承气汤，急驱其阳，以救其阴。

少阳，头痛在侧，耳聋，喜呕不欲食，胸胁满，往来寒热，此为少阳经证，法主柴胡，以解少阳之表。口苦，咽干，目眩，此为少阳腑证，法主黄芩，以泻少阳里热。

太阴，腹满而吐，食不下，时腹自痛自痢，不渴，手足自温，法主理中汤加砂、半。若胸膈不开，饮食无味而兼咳嗽者，乃留饮为患，法宜理脾涤饮黄芪、白术、砂仁、白蔻、半夏、干姜。若由胃而下走肠间，沥沥有声，微痛作泄者，名曰水饮即于前药内加

---

① 宣：原作"宜"，据《舒驰远伤寒集注·伤寒六经定法》改。
② 满：原作"涩"，据《舒驰远伤寒集注·伤寒六经定法》改。

附、桂。若由胃而上入胸膈，咳逆倚息，短气不得卧者，名曰支饮即于前药内加故纸、益智，更用斩关丸以下痰自①愈。若由胃而旁流入胁，咳引刺痛者，名曰悬饮即于前药内加芫花、草果，搜出胁缝之痰自愈。若由胃而溢出四肢，痹软酸②痛者，名曰溢饮即于前药内加虎骨、威灵仙。在手更加姜黄，在足更加附子。又有着痹、行痹二证痛在一处者为着痹，流走无定者为行痹，与溢饮相似，而证不同，乃为火旺阴亏，热结经隧，赤热肿痛，手不可近，溢饮不赤不热，法宜清热润燥人参、竹沥、生地、阿胶、天冬、玉竹。在手加桑枝，在足加桑根。若身目为黄，而小便不利，不恶寒者，为阳黄，法宜茵陈五苓散。若腹痛厥逆，身重嗜卧而发黄者，乃阴黄，法宜茵陈附子汤人参、白术、茯苓、附子、干姜、茵陈。

少阴，真阳素旺者，外邪传入，则必协火而动，心烦不眠，肌肤熯③燥，神气衰减，小便短而咽中干，法主黄连阿胶汤，分解其热，润泽其枯黄连、黄芩、白芍、阿胶、鸡子黄。真阳素虚者，外邪传入，则必协水而动，阳热变为阴寒，目瞑倦卧，声低息短，少气懒言，身重恶寒，四肢逆冷，腹痛作泄，法主温经散邪，回阳止泄附子、干姜、黄芪、白术、半夏、砂仁、故纸、益智。

厥阴，有纯阳无阴之证，有纯阴无阳之证，有阴阳错杂之证。张目不眠，声音响亮，口臭气粗，身轻恶热，热深厥深，上攻而为喉痹，下攻而便脓血，此纯阳无阴之证也，法主破阳行阴，以通其厥。喉痹者，用玉竹、天冬、麦冬、石膏、鸡子白；便脓血者，用生地、阿胶、黄连、鸡子黄。四肢厥冷，爪甲青黑，下利清谷，呕吐酸苦，冷结关元，此纯阴无阳之证也，法主驱阴止泄，以回其阳附子、干姜、砂仁、半夏、黄芪、白术、吴茱、川椒。腹内急痛，四肢厥逆，心中烦热，频索饮冷，饮而即吐，烦渴转增，腹痛加剧，此阴阳错杂之证也，法主寒热互投，以去错杂之邪附子、

---

① 自：原作"目"，据《舒驰远伤寒集注·伤寒六经定法》改。

② 酸：原作"痰"，据《舒驰远伤寒集注·伤寒六经定法》改。

③ 熯（hàn 汗）：干燥，热。

干姜、砂仁、半夏、黄芪、白术、吴茱、川椒浓煎，另用黄连浸，取轻清之汁，挽和温服。

舒驰远曰：凡病总不外乎六经，以六经之法，按而治之，无不立应。一经见证，即用一经之法，经证腑证同见，即当表里两解。若太阳与阳明两经表证同见，即用桂枝、葛根，以合解两经之邪；兼少阳，更加柴胡；兼口渴而小便不利，即三阳表药加入五苓散中；兼口苦、咽干、目眩，更加黄芩；兼口渴心烦，渴欲饮冷，当合用白虎于其间，并三阳表里而俱解之。若三阳表证与三阴里证同见，谓之两感，即当用解表于温经之内。若里重于表者，但当温里，不可兼表。无论传经、合病、并病、阴阳两感，治法总不外乎此。

又曰：凡病外无表证者，俱不可发汗。即如当行发表者，必察其人本气阴阳无亏，方可经用。若真阳素亏，平日恶寒喜热，惯服辛温，大便溏泄者，宜加附子、炮姜、黄芪、白术，助阳御表；若真阴①素亏，平日不服辛热，大便常结者，宜当归、生地、阿胶滋阴助汗。燥胜者，心烦尿短，身燠燥而神气衰，宜加玉②竹萎仁、天冬、麦冬润燥除烦；火旺者，张目不眠，口臭气粗，宜加石膏、花粉、栀子、连翘清火退热。

张景岳曰：凡治伤寒，不必拘于日数，因证辨经，乃为良法。若表邪未解，即日数虽多，但有表证而脉见紧数者，乃当解散，不可攻里也。若表邪已解，即日数虽少，但有里证而脉见沉实者，即当攻里，不可发表也。然曰发曰攻，皆以邪实为言也。其有脉气不足，形气虚寒者，又当从乎温补，或补而兼散，或补而兼温，相证施治，则在乎神，而明者之用如其法耳。

伤寒总略

黄帝曰：热病者，皆伤寒之类也。其死皆以六七日之间，其

---

① 阴：原作"阳"，据《舒驰远伤寒集注·伤寒六经定法》改。
② 玉：原作"石"，据《舒驰远伤寒集注·伤寒六经定法》改。

愈皆十日以上者，何也？冬寒之气，感而即病，名曰伤寒。不即病者，寒毒藏于肌肤，至春变为温病，至夏变为暑病。岐伯对曰：巨阳者，诸阳之属也。巨，太也。太阳为六经之长，统摄阳分，故诸阳皆其所属。其脉连于风府，故为诸阳主气也。风府，督脉穴。太阳经脉覆于巅背之表，故主诸阳之气分。人之伤于寒也，则为病热，热虽甚不死。寒邪束于肌表，则玄府闭，阳气不得散越，郁而为热，寒散则热退，故虽甚不死。其两感于寒而病者，必不免于死。两感者，阴阳俱伤，表里同病也。太阳与少阴同病，则头痛与口干烦满；阳明与太阴同病，则身热谵言与腹满不欲食；少阳与厥阴病，则耳聋与囊缩而厥；三阴三阳俱受病，水浆不入，昏不知人，六日当死也。

伤寒一日，巨阳受之，故头项痛，腰脊强。足太阳为三阳之表，而脉连风府，故伤寒者，多从太阳始。太阳之脉，从头项下肩膊，挟脊抵腰中，故其见病如此。二日，阳明受之。阳明主肉，其脉挟鼻络于目，故身热目疼而鼻干，不得卧也。胃不和，则卧不安也。三日，少阳受之。少阳主胆，其脉循胁络于耳，故胸胁痛而耳聋。邪传少阳者，三阳已尽，将入太阴，故为半表半里之经。仲景曰：脉弦细，头痛发热者，属少阳。口苦咽干，胁下硬满，干呕不能食，往来寒热。盖邪在阴则寒，在阳则热，在半表半里，故寒热俱见也。三阳经络皆受其病，而未入于脏者，故可汗而已。三阳为表属腑，邪未入脏，可汗而解。四日，太阴受之。太阴脉布胃中，络于嗌，故腹满而嗌干。邪在三阳，失于汗解，则传三阴，自太阴始也。仲景曰：脉浮而缓，手足自温，系在太①阴，腹满而吐，食不下，自利益甚，腹时痛也。五日，少阴受之。少阴脉贯②肾，络于肺，紧舌本，故口燥舌干而渴。肾属水，而热邪涸之，故燥渴。仲景曰：少阴为病，脉微细，但欲寐。六日，厥阴受之。厥阴脉，循阴器而络于肝，故烦满而囊缩。至厥阴而六经传遍，邪热甚于阴分，故烦满。仲景曰：厥阴为病，气上撞心，心中痛，饥不欲食，食则吐蛔，

---

① 太：原作"三"，据《医宗必读·伤寒》改。
② 贯：原作"胃"，据《医宗必读·伤寒》改。

下之利不止。

[按] 伤寒传变，先自三阳，后入三阴，此常序也。东垣曰：太阳经病若渴者，自入于本也，名曰传本。太阳传阳明者，名巡经传。太阳传少阳者，名越经传。太阳传少阴者，名表里传。太阳传太阴者，名误下传。太阳传厥阴者，名巡经得度传。陶节庵曰：或自太阳始，日传一经，六日至厥阴而愈者，或不罢再传者，或间①经传者，或传二三经而止者，或始终只在一经者，或越经而传者，或初入太阳不发热，便入少阴而成阴证者，或直中阴经者。有两经或三经齐病不传者，为合病。有一经先病未尽，又过一经之传者，为并病。有太阳、阳明合病，有太阳、少阳合病，有少阳、阳明合病，有三阳合病。若三阴与三阳合病，即是两感。

三阴三阳，五脏六腑皆受病，荣卫不行，五脏不通，则死矣。传经已遍，邪当渐解，若过经而不解，则深入于腑，腑不解则深至于脏，故五脏六腑皆病。邪盛于外，则荣卫不行；气竭于内，则五脏不通。所谓其死皆以六七日者如此。刘草窗谓：伤寒传足不传手，其说盖出此篇，而妄诞实甚。夫人之气血运行周身，岂邪入手经而有不入者哉？寒之伤人，必先皮毛，皮毛者，肺之合，故外则寒栗鼻塞，内则喘嗽短气，非传肺乎？舌苔昏乱，非传心胞络乎？泄泻秘结非传大肠乎？癃闭，非传小肠乎？痞满，上下不通，非传三焦乎？且本文云：五脏六腑皆病，岂手经不在内乎？然经言传变不入手经者，何也？足之六经，可尽周身上下之脉络，而手经已在其内，不必复言矣。

其不两感于寒者，七日巨阳病衰，头病少愈。八日阳明病衰，身热少愈。九日少阳病衰，耳聋微闻。十日太阴病衰，腹减如故，则思饮食。十一日少阴病衰，渴止不满，舌干已而嚏。十二日厥阴病衰，囊纵，少腹微下，大气皆去，病日已矣。所谓其愈皆十日以上者，如此。又有言伤寒以不服药为中，医者其说本于此。不知经文为气实者言也，若正虚邪胜则死。譬如人溺洪涛，不为援手而听其

---

① 间：原作"问"，据《医宗必读·伤寒》改。

自渡，全活者几希矣。

帝曰：治之奈何？岐伯曰：治之各通其脏脉，病日衰已矣。其未满三日者，可汗而已；其满三日者，可泄而已。各通者，言各明经脉，随证施治也。未满三日，其邪在表，汗之而愈；满三日者，其邪在里，下之而愈。然此特道其常耳。《正理论》云：脉大浮数，在表可汗，脉实沉数，在里可下。故日数虽多，有表证者，必汗；日数虽少，有里证者，必下。第当以表里为辨，不可以日数拘也。

李士材云：冬气严寒，万类潜藏，君子固密，则不伤于寒。固密者，毋①劳尔形，毋摇尔神，形神并守，偕行于闭蛰封藏之本者也。一有不谨，而犯寒威，则杀厉之毒乘于肌体。冬月即发，名正伤寒。伏而不发，至春变温，至夏变热，变态不测，殊可忧虞，治之或差，反掌生杀。自仲景以来，名贤代起，立言不患不详，患其多而惑也。陶节庵曰：得其要领，易于拾芥，脉证与理而已。求之多歧，则支离繁碎，如涉海问津矣。脉证者，表里阴阳虚实寒热也。理者，知其常，通其变也；多歧者，蔓衍之方书也。余有感于斯言，约六法以尽之。曰：汗、吐、下、温、清、补。汗者，治②在表也，而汗法有三：一曰温散。寒胜之时，阴胜之脏，阳气不充，则表不解，虽身有大热，必用辛温。一曰凉解。炎热炽盛，表里枯涸，阴气不荣，亦不能汗，宜用辛凉。一曰平解。病在阴阳之间，既不可温，又不可凉，但宜平用，期于解表而已。吐者，治其上也。吐中有发散之意，可去胸中之实，经曰在上者因而越之是也。下者，攻其里也，而下法有五：痞满在气，燥实在血，四证具者，攻之宜峻也；但见满、燥、实者，攻之稍缓；但见痞、实者，攻之更缓。或行血蓄，或逐水停，轻重缓急，随证灵通也。温者，温其中也。脏有寒邪，不温则死。夫气为阳，气虚则寒，故温即是补。又名救里者，以阳虚可危，亟当救缓也。清者，清其热也。有热无结，本非下证，若不清之，热何由散？

---

① 毋：原作"母"，据《医宗必读·伤寒》改。

② 治：原作"自"，据《医宗必读·伤寒》改。

下后余邪亦宜清也。补者，救其虚也。古人言之已详，今人畏而不用①，使伤寒犯虚者坐而待毙，大可憾已。

如屡散而汗不解，阴气不能达也。人知汗属于阳，升阳可以解表，不知汗生于阴，补阴可以发汗也。又如内热不解，屡清而火不退，阴不足也。人知寒凉可以去热，不知壮水可以制火也。又如正虚邪炽，久而不瘥，补正则邪自除，温中则寒自散，此必见衰微之阴脉也。《伤寒论》曰：阴证得阳脉者生，阳证得阴脉者死。人皆奉其言，未知绎其义。人正气实者，多见阳脉；正气虚者，多见阴脉。证之阳者，假实也；脉之阴者，真虚也。陈氏曰：凡察阴证，不论热与不热，惟凭脉用药，至为稳当。不论浮沉大小，但指下无力，重按全无，便是伏阴。然则沉小者，人知为阴脉，不知浮大者亦有阴脉也。不知伤寒虽具万变，虚实二字可以提纲。正胜则愈，邪胜则死。正气实者，虽感大邪，其病亦轻；正气虚者，虽感微邪，其病亦重。气实而病者，攻之即愈，虽不服药，经尽即安，何足虑也？所可虑者，惟挟虚耳。奈何庸浅之辈，不察虚实，但见发热，动手便攻，虚而攻之，无不死者。且曰伤寒无补法，谬之甚矣。独不观仲景立三百九十七法，而治虚寒者一百有奇，垂一百一十三方，而用人参、桂、附者，八十有奇。东垣、丹溪、节庵亦有补中益气、回阳反本、温经益元等汤，未尝不补也。而谓伤寒无补法，可乎？夫实者不药可愈，虚者非治弗瘥，能察其虚而补救之，即握伤寒之要矣，又何必求之多歧也哉！

伤寒十六证 伤寒者，寒伤营血，脉浮而紧，故头痛发热，无汗恶寒。伤风者，风伤卫气，脉浮而缓，头痛发热，有汗恶风。伤寒见风者，既伤于寒，复感风邪，恶寒不躁，其脉浮缓。伤风见寒者，既伤于风，复感寒邪，恶风烦躁，其脉浮紧。以上四证，皆冬月即病者。

温病者，冬受寒邪，春来乃发，发热头疼，不恶寒而渴，脉

---

① 用：原作"思"，据《医宗必读·伤寒》改。

浮数。温疟者，冬受寒邪，复感春寒。风温者，冬受寒邪，复感春风，头痛身热，自汗身重，嘿嘿欲眠，语言难出，四肢不收，尺寸俱浮。温疫者，冬受寒邪，复感春温时行之气。温毒者，冬受寒邪，春令早热，复感其邪。以上五证，皆冬伤于寒，而病发于春，皆有温之名也。

热病者，冬伤于寒，至夏乃发，头疼身热恶寒，其脉洪盛。伤暑者，暑热为邪，自汗烦渴，身热脉虚。伤湿者，感受温邪，身重而痛，自汗，身不甚热，两胫逆冷，四肢沉重，胸腹满闷。风湿者，既受湿气，复感风邪，肢体重痛，额汗脉浮。痉者，身热足寒，头项强急，面赤目赤，口噤头摇，角弓反张。若先受风邪，复感于寒，无汗恶寒，为刚痉；先受风邪，复邪于湿，恶风有汗，为柔痉。

类伤寒五证　一曰痰。中脘停痰，憎寒发热，自汗胸满，但头不痛、项不强，与伤寒异耳。一曰食积。胃中停食，发热头痛，但身不痛、气口紧盛，与伤寒异耳。一曰虚烦。气血俱虚，烦躁发热，但身不痛、头不痛、不恶寒、不浮紧，与伤寒异耳。一曰脚气。足受寒湿，头痛身热，肢节痛，便闭呕逆，但脚痛，或肿满，或枯细，与伤寒异耳。一曰内积①。脉浮数，当发热而恶寒，若有痛处，饮食如常，蓄积有脓也。胸中痛而咳，脉数，咽干不渴，浊唾腥臭，肺痈也；小腹重，按之痛，便数如淋，汗出恶寒，身皮甲错，腹皮肿急，脉滑而数，肠②痈也；胃脘痛，手不可近，胃脉细，人迎盛者胃脘痈也，以人迎盛而误伤寒，禁其饮食，必死。

表证　发热，恶寒，恶风，头痛，身痛，腰脊③强，目痛，鼻干，不眠，胸胁痛，耳聋，寒热呕，脉浮而大或缓。有汗，脉浮缓无力，表虚也；无汗，脉浮紧，表实也。

里证　不恶寒，反恶热，掌心、腋下汗出，腹中硬满，大便

---

①　积：《医宗必读·伤寒》作"痈"。
②　肠：原作"腹"，据《医宗必读·伤寒》改。
③　脊：原作"肖"，据《医宗必读·伤寒》改。

不通，腹痛、腹鸣、自痢，小便如常，谵语潮热，咽干口渴，舌干烦满，囊缩而厥，唇青舌卷。脉沉细或沉实。腹鸣自痢，不渴，唇青舌卷，无热恶寒，下痢清谷，身痛，脉沉微，里虚也；腹中硬，大便闭，谵语腹痛，不恶寒，反恶热，谵语，掌心、腋下有汗，咽燥腹满，里实也。表里俱见，属半表半里。表里俱无，不可汗下，小柴胡汤随证加减。

阴证　身静，气短，少息，目不了了，鼻中呼不出，吸不入，水浆不入，二便不禁，面如刀割，色青黑，或喜向壁卧，闭目不欲见人，鼻气自冷，唇口不红，或白或青或紫，手足冷，指甲青紫，小便白或淡黄，大便不实，手按重无大热，若阴重者，冷透手也。

阴毒者　肾本虚寒，或伤冷物，或感寒邪，或汗、吐、下后，变成阴毒。头痛，腹中绞痛，眼睛痛，身体倦怠而不甚热，四肢逆冷，额上、手背有冷汗，恍惚，身痛如被杖，虚汗不止，郑声呕逆，六脉沉微或尺衰寸盛，五日可治，六七日不可治。

阴证似阳者　烦躁面赤，身热，咽痛，烦渴，脉浮微，手足冷，大便泄，小便清，昏沉多眠，又有身热反欲得衣，口不渴，指甲黑，此阴盛于内，真阳失守也。

阳证　身动，气高而喘，目睛了了，呼吸能往能来，口鼻气热，面赤唇红，口干舌燥，谵语，能饮凉水，身轻如常，小便赤，大便闭，手足温，指甲红。

阳毒者　邪热深重，失汗、失下，或误服热药，热毒散漫，舌卷焦黑，鼻中如烟煤，咽喉痛甚，身面锦斑，狂言直走，逾垣上屋①，登高而歌，弃衣而走，脉洪、大、滑、促，五日可治，六七日不可治。或昏噤咬牙，见鬼神，吐脓血，药入即吐。

阳证似阴者　手足冷，大便闭，小便赤，烦闷，昏迷不眠，身寒却不欲衣，口渴，指甲红，脉沉滑，或四肢厥冷阴厥，脉沉弱，指甲青而冷；阳厥，脉沉滑，指甲红而温，此阳极于内，真阴

失守也。

六经证治　足太阳膀胱，此经从头顶贯腰脊，故头痛，恶寒发热，脊强。然风与寒常相因，寒则伤荣，恶寒头痛，脉浮紧而无汗，用麻黄汤开发腠理以散寒，得汗而愈；风则伤卫，恶风头痛，脉浮缓而有汗，用桂枝汤充塞腠理以散风，止汗而愈；若夫风寒兼受，荣卫俱伤，用大青龙汤。此三汤者，冬月天寒腠密，非辛温不能发散，故宜用也。若春温夏热之证，皆用羌活冲和汤，辛凉解之。传至阳明，则目痛，鼻干，不眠，以葛根汤、升麻汤治之。此经有在经、在腑之别。如目痛，鼻干，微恶寒，身热，脉浮洪，病在经也；潮热自汗，谵语，发热，大便闭，揭去衣被，手扬足掷，磨齿发黄，狂乱恶热，脉沉数，病在腑也。传至少阳，则寒热而呕，胸痛胁痛，口苦耳聋。此为半表半里之经。表证多者，小柴胡汤；里证急者，大柴胡汤。过此不已，则传阳明之腑，表证悉罢，名为入里，恶热谵语，口燥咽干，不大便，脉沉实。如痞、满、燥、实四证皆具，三焦俱伤，宜大承气汤。但见痞、燥、实三证，邪在中焦，宜调胃承气汤，不用枳、朴，恐伤上焦之气也。但见痞、实二证，邪在上焦，宜小承气汤，不用芒硝，恐伤下焦之血也。小腹急，大便黑，小便不利，如狂而善忘，蓄血证也，宜桃仁承气汤。传至三阴，四肢厥冷，肠痈①吐泻，口唾冷涎，畏寒战栗，面如刀割，引衣蜷卧，脉见迟软，急宜温之，轻者理中汤，重者四逆汤。或初病起不发热，便见寒证者，名为直中阴经，亦以二汤主之。以上各经治法，一见表证，即以汗之；一见里证，即以下之；一见虚寒，即以温补。但当以脉证为据，不可以日数拘也。

可汗　头痛项强，肢节腰背俱强，身疼拘急，恶寒，发热，无汗，脉浮数或浮紧，皆可汗。若汗后不解，仍发热脉浮，须再汗之。

不可汗　无表证者，不可汗。脉沉，不可汗。尺脉迟，不可

---

①　痈：原作"痛"，据《医宗必读·伤寒》改。

汗。脉微弱者，虽恶寒，不可汗。咽中闭塞者，不可汗。诸动气，不可汗。淋家，不可汗。亡血虚家，不可汗。厥者，不可汗。汗家不可重汗。太阳与少阳并①病，头项强痛，或眩冒，心下痞，不可汗。脉弦细，头痛而热，属少阳经者，不可汗。昔范云患伤寒时，武帝有九锡之命，谓徐文伯曰：可速愈乎？文伯曰：甚易，但元气不足，恐二年之后不复起耳。云曰：朝闻道，夕死可矣，况二年乎？遂以蒸法取汗②而愈，后二年果卒。虚者，可轻汗哉！

可吐 病在膈上者，可吐。汗下后，虚烦懊憹者，可吐。

不可吐 脉虚，不可吐。厥逆者，不可吐。膈上寒，干呕者，宜温不宜吐。

可下 汗后不解，邪传胃腑，可下。潮热腹痛，脉实者，可下。阳明多汗，谵语，有燥粪，可下。潮热，手足、腋下汗出，谵语者，可下。吐后腹满者，可下。凡脐腹硬，或痛不可按者，可下。下后不解，脐腹硬痛者，可再下。结胸脉不浮，可下。少阴病，下痢清水，色青者，心下必痛，口干者，可下。太阳证，热结膀胱，小便不利，小腹急结，其人如狂者，血蓄也，可下。阳明证，其人善忘，大便黑，必有瘀③血，可下。阳明无汗，小便不利，心中懊憹，必发黄，可下。

不可下 表未解者，不可下。腹胀可按而减者，不可下。诸气血虚者，不可下。阳微者，不可下。咽中闭塞者，不可下。诸动气者，不可下。脉弱者，不可下。脉浮大者，不可下。小便清白者，不可下。阳明病面赤，心下虽硬满，不可下。

用火法 以火烧地，布桃叶柏叶亦可设席，置病人于上，即汗出。或醋炒香附，热熨胸背，即汗。或置火于床下。或艾灸。

用水法 伤寒思饮水，为欲愈，若不与则不愈，若恣饮则水停，宜以新汲水少与之，待再思再与。热甚者，以青布浸新汲水

---

① 并：原作"不"，据《医宗必读·伤寒》改。
② 汗：原作"汁"，据《医宗必读·伤寒》改。
③ 瘀：原作"闭"，据《医宗必读·伤寒》改。

中，置病人胸前，热则易之；甚者，置病人于水中。或浸手足，或漱口。若表未解，及阴证似阳者，忌之。

发热 翕翕而热者，表也，羌活冲和汤。蒸蒸而热者，里也，轻者大柴胡汤，重者承气汤。半表半里者，表里俱热，而轻于纯在里也，小柴胡汤。至于三阴发热，则有腹痛肢冷、脉沉下痢为异，四逆汤。潮热属阳明，一日一发，日晡而作，阳明内实也，大便硬者，承气汤；表未罢者，小柴胡汤。烦热兼渴者，竹叶石膏汤。心烦不眠，酸枣仁汤。烦而闷者，栀子豉汤。热者，白虎汤。寒者，附子汤。

恶寒 不见风亦恶寒，身虽热，不欲去衣被。发热恶寒者，阳也，羌活冲和汤。无热恶寒者，阴也，理中汤。下证悉具，微恶寒者，表未解也，先解表而后攻里。下后不解，发热而渴，恶寒，白虎汤。恶寒而呕，心下痞者，五苓散。汗后发热恶寒，虚也，芍药附子甘草汤。背恶寒，表未解也，葛根汤。背恶寒而潮热，柴胡加桂汤。口渴心烦，背微恶寒，白虎加人参汤。背恶寒，潮热腹满，小承气汤。少阴病，口中和，背恶寒，附子汤。汗后不解，后①背恶寒者，虚也，芍药甘草附子汤。

恶风 见风则恶，密室中则无所恶也。太阳恶风，无汗而喘，麻黄汤。有汗，桂枝汤。吐下后不解，表里俱热，时时恶风，燥渴而烦，白虎加人参汤。汗多亡阳，恶风者，桂附汤。

自汗 恶风寒者，桂枝汤。恶寒自汗，表虚也，小建中汤或黄芪建中汤。自汗不恶风寒，表证罢，里证实也，承气汤。汗多小便利，必津液竭，大便虽硬，不可攻，宜蜜导。用蜜于②铜器中，微火煎，稍凝搅之，勿令焦，皂角末少许和之，乘热捻作枣子样，令纳谷道中，欲大便，急去之。自汗而渴，小便难，五苓散。汗多不止，曰亡阳，桂枝附子汤。外用白术、藁本、川芎、白芷各一两，牡蛎粉用二两，细末，纱囊，周身扑之。

---

① 后：原作"反"，据《医宗必读·伤寒》改。
② 蜜于：原作"枣子"，据《医宗必读·伤寒》改。

卷二 二〇一

盗汗　在半表半里，胆有热也，小柴胡汤。头汗者，热不得越，阳气上腾，谵语，承气汤。心下满，头汗出，水结胸也，小半夏茯苓汤也。头汗出，齐颈而还，发黄也，茵陈五苓散。头汗出，小便难者死。手足汗，大便燥，谵语，大承气汤。寒不能食，小便不利，水谷不分，手足汗者，理中汤。

头痛　太阴、少阴有身热而无头痛，厥阴有头痛而无身热，若身热又头痛，属阳经也。头痛发热，无汗恶寒，麻黄汤。大便六七日不通，头痛有热，小便清者，不在里，仍在表也，羌活冲和汤。头痛甚者，必衄，葛根葱白汤、川芎石膏汤。少阳头痛，小柴胡汤。头痛寒热，寸脉大，痰厥也，瓜蒂散。厥阴头痛，呕而吐沫，吴茱萸汤。厥阴头痛，脉微迟，为欲愈，如不愈，小建中汤。阳明头痛，不恶寒，微恶热，不大便，调胃承气汤。

身痛　太阳脉浮，身痛无汗，麻黄汤。阳明下证已见，但身痛者，表未解也，麻黄汤。发热有汗，身痛，桂枝汤。阳明脉浮，身痛，葛根汤。汗后脉沉迟，身痛，血虚也，黄芪建中汤。阴毒呕逆，下痢，身痛如被杖，唇青面黑，甘草四逆汤。一身尽痛，发热恶寒，面寒，桂枝汤。一身尽痛，发热面黄，二便反利，甘草附子汤。一身尽痛，发热发黄，头汗出，背强，小便不利，湿也，茵陈五苓散。一身尽痛，发热面黄，热结瘀血也，抵当汤。

筋惕肉瞤　汗多亡阳，筋肉失养，故惕惕瞤动。瞤动兼肢冷者，真武汤。轻者，茯苓桂枝白术甘草汤。汗、吐、下后见此者，先服防风白术牡蛎汤，次服小建中汤。

胸胁满　胸满多表证，葛根汤。喘而胸满，麻黄杏仁石膏汤。胁下痞硬，冲和汤去枣，加牡蛎。胸胁俱满，或硬痛，或呕，或不大便，舌上白苔，俱小柴胡汤。邪在胸，汗、下之而烦热，栀子豉汤。胸中痞硬，气上冲喉，寒也，瓜蒂散。阳明、少阳合病，下痢身热，胁痛，大柴胡汤。汗后头痛，心痞胁满，十枣汤。

结胸　病发于阳，而反下之，热入里，作结胸。脉浮者，先以小柴胡解表，然后下之。按之则痛，小结胸也，小陷胸汤。不按亦痛，大结胸也，大陷胸汤。懊侬燥渴，实热结胸也，三黄泻心汤。血结胸者，小腹满，小便不利，抵当汤。饮水不散，水结胸也，小半夏茯苓汤。用陷胸等药不效者，枳实理中丸。烦乱欲死，宜水渍法，凝雪汤渍布贴胸中，热除为度。

痞　满而不痛，病名曰痞。病发于阴，而反下之，因作痞也。轻者通用①枳桔汤。胸满脉濡，半夏泻心汤。手足温，按之濡，关上浮者，黄连泻心汤。干呕有水气，生姜泻心汤。下痢腹鸣，甘草泻心汤。胃寒咳逆，理中汤。关脉沉紧，大柴胡汤。

大腹满　六七日不大便，腹满常痛者，承气汤。腹满时痛者，桂枝芍药汤。腹满吐食，枳桔理中汤。汗后胀满，厚朴半夏甘草人参汤。腹满漉漉有声，水与气也，半夏茯苓汤加桂枝。

小腹满　脐下满也。胸腹满为邪气，小腹满为有物。小腹满，小便利，蓄血也，重者桃仁承气汤，轻者犀角地黄汤。小腹硬满，小便自利，发狂者，抵当汤。小腹满，手足厥冷，真武汤。不结胸，小腹满，按之痛，冷结也，灸关元穴。

腹痛　阳邪痛者，其痛不常；阴寒痛者，痛无休歇。按而痛甚为实，按而痛减为虚。右关脉实，腹痛便闭，承气汤。下之早，因而腹痛，小建中汤。阳脉涩，阴脉弦，腹痛泄利，建中汤或桂枝芍药汤。少②阴厥逆，或痢而咳，四逆加五味子干姜汤。厥阴小腹痛，当归四逆汤。

咽痛　少阴证也。不可汗，不可下，甘桔汤为阴阳通用之药。脉阴阳俱紧，主无汗，有汗曰亡阳，属少阴，当咽痛，猪肤汤。阳毒咽痛，口疮赤烂，升麻六物汤，或蜜浸黄连汁噙。非时暴寒，附于③少阴之经，脉弱咽痛，必下痢，先用半夏桂甘汤，次服四逆汤。下痢咽痛，手足冷，无热，理中汤。

胁痛　往来寒热，胁痛胸痛，小柴胡汤加茯苓。身凉，表证罢，干呕，胁痛，有水，十枣汤。

---

① 　用：原作"中"，据《医宗必读·伤寒》改。
② 　少：原作"或"，据《医宗必读·伤寒》改。
③ 　于：原作"子"，据《医宗必读·伤寒》改。

呃逆　仲景作咳逆，即此证也，切勿误作咳。脉微细，呃逆，胃寒也，橘皮干姜半夏生姜汤、丁香柿蒂汤。脉洪大而呃，心火上奔，肺不得纳，甘草泻心汤。服药无效，用嗅法，硫黄、乳香等分为末，酒煎嗅之。失下呃逆，大便实者，小承气汤。

呕吐哕　呕者，声物俱出；吐者，无声出物；哕者，有声无物。太阳、阳明合病，当自痢，若不痢，但呕，葛根加半夏汤。少阳有呕证，小柴胡汤。呕而渴者，猪苓汤、五苓散。先渴后呕，水停心下，赤茯苓汤。先呕后渴，此为欲解，当与水饮。瘥后余热在胃而呕者，竹叶加姜汁汤。太阳、少阳合病，自痢而呕，黄芩半夏生姜汤。寒厥，呕而不渴，姜附汤。呕而发热，心下急，微烦，大柴胡汤。胸中有热，胃中有邪，阴阳不交，腹痛欲吐，黄连汤、黄连加半夏生姜汤。三阳发热而吐，俱用小柴胡汤。发热六七日不解，烦渴欲饮，水入即吐，五苓散。虚热少气，气逆欲吐，竹叶石膏汤。寒多而吐，理中汤。不饮而吐，理中汤加白术、生姜。汗、下后，胃虚冷吐，干姜黄连黄芩人参汤。少阴吐者，真武去附子加生姜。吐逆，二便秘，厥逆无脉，大承气汤。心下有水气，干呕，身热微喘，或自痢，小青龙汤。不发热，不恶寒，肋痛干呕，十枣汤。自汗，头痛，干呕，桂枝汤。干呕自痢，黄芩半夏生姜汤。里寒外热，脉微欲绝，干呕，通脉四逆汤。

咳嗽　有声无痰曰咳，有痰有声曰嗽。太阳证罢，表未解，心下有水气，干呕发热而咳，小青龙汤。太阳发热，咳嗽，方同上。太阳发热，呕哕而咳，小柴胡汤。少阳寒热往来，咳嗽，胸胁满，或泄痢，小柴胡去参、枣，加五味子、干姜。少阴咳嗽，真武汤。少阴腹痛，小便不利，四肢沉①重，咳嗽者，水气也，真武汤加五味子、细辛、干姜。

喘　太阳无汗而喘，太阳、阳明合病，胸满而喘，俱麻黄汤。邪气雍盛而喘，虽汗不已，宜再发之，麻黄杏子石膏汤。误下，太阳痢不止，喘而有汗，脉促，葛根黄连黄芩汤。太阳汗后，饮

---

① 沉：原作“泥”，据《医宗必读·伤寒》改。

多水停而咳，小青龙去麻黄，加杏仁；小腹满，加茯苓。太阳下之微喘，表未解也，桂枝汤加厚朴、杏仁。水停心下，肾气乘心，为悸①为喘，五苓散。阴喘，脉伏而逆，理中汤、四逆汤。喘而气促，腹满，大柴胡汤。

烦躁 太阳中风，脉浮紧，发热恶寒，身痛无汗，烦躁，大青龙汤。烦躁消渴，辰砂五苓散。下痢咳呕，烦躁，猪苓汤。下痢咽痛，胸满而烦，猪肤汤。自汗烦躁，小便多，芍药甘草汤。少阴心烦不卧，黄连鸡子汤。少阴吐痢，手足厥冷，烦躁欲死，吴茱萸汤。下后复发汗，昼则烦躁，夜则安静，不渴无热，干姜附子甘草。六七日无大热，阴盛隔阳，身冷脉细，烦躁不饮食，霹雳散。阴燥欲坐井中，姜附汤。

懊憹 懊者，烦恼；憹者，郁闷。比之烦躁，殆有甚焉。汗、吐、下后，虚烦不眠，甚则懊憹，栀子豉汤。阳明脉浮，咽燥，腹满而喘，发热汗出，恶热，懊憹，栀子豉汤。阳明病，下后懊憹，有燥屎，承气汤。短气，烦躁，懊憹，大陷胸汤。阳明无汗，小便不利，懊憹，发黄，茵陈蒿汤。

战栗 战者身动，栗者鼓颔，邪欲解也。栗而不战，阴盛阳虚，姜附四逆汤。

悸 心中筑筑然动，怔忡不安，脉结代，心悸，炙甘草汤。伤寒三四日，心悸而烦，小建中汤。汗发过多，心悸喜按，桂枝甘草汤。心神不宁，怔忡不卧，安神丸。少阴病，厥逆，心下悸，四逆散加桂。饮水多而悸，虽有他邪，亦先治水，茯苓甘草汤。寒热心悸，小便不利，心烦喜呕，小柴胡汤。少阳发汗，谵语悸动，小柴胡汤。

渴 或因热耗津液，或因汗下过多。太阳脉弦而渴，小柴胡加天花粉。太阳表不解，有水气而渴，小青龙去半夏，加栝楼汤。胁下痛，手足温而渴，小柴胡去半夏，加人参、天花粉。厥阴病，消渴，病上冲心，茯苓白术甘草桂四物汤。汗下后寒热，胸胁满，

---

① 为悸：原脱，据《医宗必读·伤寒》补。

小便不利，头汗胸烦，渴而不呕，柴胡桂枝干①姜汤。太阳脉浮而渴，桂枝汤②。脉浮发热，渴欲饮水，小便不利，猪苓汤。少阴下痢，咳而呕渴，烦不得眠，猪苓汤，汗多不可服。汗、吐、下后，六七日不解，表里俱热，恶风大渴，白虎加人参汤。汗后脉大而渴，白虎加人参汤。夏至左右，虚烦而渴，发热不恶寒，竹叶石膏汤。小便不利而渴，必发黄，茵陈五苓散。少阴自痢而渴，小便清利，下焦虚寒，甘草干姜汤。心烦，但欲寐，或自痢而渴，少阴也，理中汤。阳明脉长而实，有汗而渴，承气汤。脉沉，发热实，烦而渴，大陷胸汤。

口燥咽干 引饮曰渴，不引饮曰燥干。少阳邪在中焦，口苦舌干不甚渴，脉弦，小柴胡汤。口干，脉浮、紧、微数，白虎加人参汤。阳明无大热，背恶寒，口燥咽干，方同上。少阴病二三日，口燥咽干，急下之，大承气汤。

漱水不欲咽 此证属阳明，热在经不在腑也。阳明身热，头痛脉微，漱水不欲咽，必发衄，犀角地黄汤；不止，茅花汤。外证无寒热，漱水不欲咽，必发狂，此蓄血也，桃仁承气汤；甚者，抵当汤。

发狂 热毒在胃，并于心，神志不定而狂，少卧不饥，妄言笑，登高而歌，弃衣而走，逾垣上屋。六七日未得汗，脉洪数，面赤目胀，大热烦躁，狂言欲走，葶苈苦酒汤。阳毒发狂，斑烂谵语，升麻汤。火劫，汗多亡阳，烦躁惊狂，金匮风引汤，柴胡汤加龙骨、牡蛎。三阳热极，脉大身热，渴而狂，黄连解毒汤；甚者，承气汤。汗、吐、下后微虚者，人参白虎加辰砂。阳毒发狂，眼赤，脉洪，口渴，三黄石膏汤。血上逆则善忘，血下畜则如狂，轻者犀角地黄汤，重者抵当汤。脉弦长而狂，调胃承气汤。阳胜阴绝，发狂谵妄，面赤咽痛，发斑，脉洪实或滑促，宜酸苦之药，收阴抑阳，大汗而解，葶苈艾汤。

---

① 干：原作"甘"，据《医宗必读·伤寒》改。
② 汤：原作"渴"，据《医宗必读·伤寒》改。

谵语　胃热乘心，神识昏冒，妄言不休，实则谵语，虚则郑声。谵语者，数数更端，声高脉实；郑声者，只将一事一语，郑声谆复，声低脉微。极当明辨。已发汗，身和谵语，柴胡桂枝汤。妇人经水适来，热入血室，谵语，小柴胡汤。谵语，不恶寒，反恶热，白虎汤。烦躁不眠，白虎加栀子汤。三阳合病，腹满身重，口中不和，面垢，谵语，遗尿，脉滑实，不可下，白虎汤。腹满微喘，口干咽烂，或不大便，谵语，是因火劫，白虎汤。身热汗出，胃实谵语，或下痢谵语，调胃承气汤。不痢谵语，必有燥屎，承气汤。谵语，小便利，大便实，小腹满，手不可近，为瘀血，抵当汤。郑声脉微，自痢厥逆，白通汤。气虚独言，脉细弱者，理中汤。

自痢　太阳与阳明合病，自痢，葛根汤，呕者加半夏。太阳与少阳合病，自痢，黄芩汤。自痢而渴，属少阴，白虎汤。自痢下血，柏皮汤。少阴肾虚，客热下痢，咽痛，胸满心烦，猪肤汤。胁热自痢，脐下必热，白头翁汤。温毒下痢脓血，桃花汤。下后脉数不解，自痢不止，必胁热，当便脓血，犀角地黄汤。自痢不渴，属太阴，理中汤。自痢清谷，脉微，白通汤、四逆汤。自痢，腹寒痛，手足冷，理中汤或吴茱萸汤。自痢不止，里寒下脱，桃花汤，赤石脂禹余粮汤。

郁冒　郁结而气不舒，昏冒而神不清。太阳误下，痢不止，复发汗，表里俱虚，郁冒。渍①形为汗。吐、下后复发汗，又与水，哕而冒，理中汤。热而郁冒，不得卧，有燥屎，调胃承气汤。

瘛疭　热极生风，风主动，故瘛疭。瘛则筋急而缩，疭则筋缓而伸，或缩或伸，动而不定。汗出时盖覆不周，腰背、手足搐搦，牛蒡根汤。脉浮数，有风热，防风通圣散。

动气　脏气不调，肌肤间筑筑跳动，随脏所主，而见于脐之左右上下。独不言当脐者，脾为中州，以行四脏之津液，左右上下，皆不宜汗下，何况中州，其敢轻动乎？此证须手探之，切勿忽也。四旁

---

①　渍：原作"清"，据《医宗必读·伤寒》改。

有动气，保命四气汤。

柔痉刚痉 太阳中风，重感寒湿而致也。大发湿家，汗则成痉。新产血虚，汗出恶风，亦成痉。伤寒头痛，汗出而呕，若汗之，必发痉。经曰身热足寒，头项强急，恶寒，头热面赤，背反张，口噤，脉沉细，如发痫状是也。若先受风，复感寒，无汗恶寒，为刚痉；先受风，复感湿，恶风有汗，为柔痉。仰面开目为阳，合面闭目为阴。燥渴为阳，口中和为阴。脉浮、紧、数为阳，沉、细、涩为阴。阳痉易治，阴痉难治。通用小续命汤，刚痉去附子，柔痉去麻黄。阴痉厥逆，筋脉拘急，汗多，桂心白术散。闭目合眼，附子防风散。胸满口噤，卧不着席，咬牙挛急，大承气汤。头项强，小腹满，小便不利，五苓散。血燥，防风当归散。

手足厥逆 四肢冷，谓之四逆，即名为厥也。厥逆，脉沉细，蜷卧，恶寒，引衣自覆，不饮水，下利清谷，四逆汤。脉不至者，通脉四逆汤。脉迟弱，理中汤。手足指微冷，谓之清，理中汤。寒热而厥，面色不泽，用绵衣包手足温，大汗而解，急服五味子汤。少阴①病，吐痢厥逆，烦躁欲死，吴茱萸汤。厥而有热，黄芪人参建中汤。厥而渴者，白虎汤。厥而悸，先治其水，茯苓甘草汤。厥而恶热，不眠，谵语，白虎汤。诸阳受气于胸，邪客则阳气不施，手足厥逆，脉乍紧，心满而烦，病在胸中，当吐之，瓜蒂散。先发热而后厥者，手扬足掷，烦躁饮水，畏热，大便秘，小便赤，怫郁，大抵热深厥亦深，脉沉滑，头面有汗，指甲温，皆伏热也，大小承气汤。

头眩 上虚则眩。半表半里，表②中阳虚，目眩，葛根汤。风家多头眩，葛根汤。口苦咽干头眩，小柴胡汤。阳明头眩，不恶寒，能食而咳，白术茯苓甘草干姜汤。太阳病发汗，汗不止，眩冒，身瞤动，振振欲擗地，真武汤。

衄血 鼻血出也。太阳病衄血，及服桂枝后，衄血为欲解，犀

① 阴：原作"阳"，据《医宗必读·伤寒》改。
② 表：原作"半"，据《医宗必读·伤寒》改。

角地黄汤。脉浮大，发热下痢，鼻衄干呕，黄芩芍药汤。衄，烦渴欲饮水，水入即吐，先服五苓散，次服竹叶石膏汤。自痢而衄，麻黄升麻汤。少阴病，但厥无汗，而强发之，必衄，名下厥上竭，为难治，当归四逆汤、黑锡丹。汗后热退，鼻血不止，新汲井水草纸数层，贴项上及项脊，温则易，必止。

吐血 当汗不汗，热毒深入，故吐血，内有瘀积，桃仁承气汤、抵当汤。服桂枝后吐血，犀角地黄汤或柏枝汤。血紫黑成[①]块，脉迟细，口不渴，小便清，理中汤加丹皮。

蓄血 太阳病不解，热结膀胱，发狂，血自下，桂枝汤。热在下焦，少腹急痛，小便自痢，其人如狂，桃仁承气汤、抵当汤。

下血 太阳病不解，其人如狂，热结膀胱，血自下者愈。若不愈，桂枝汤。小腹急满，抵当汤。少阴下血，桃仁汤。腹满身热，下脓血，黄连阿胶汤、地榆散。

小便不利 已汗复下，小便不利，心烦，小柴胡汤。太阳汗后，脉浮，小便不利，微热而渴，五苓散。身黄，小便不利，腹微满者，茵陈蒿汤。小便不利，大便乍难乍易，微热，有燥屎也，承气汤。潮热，大便泄，小便不利，柴苓汤。风湿，自汗身重，小便不利，甘草附子汤。热郁不通，田螺捣朴硝，少加麝，如泥，贴脐上。寒郁不通，炒盐熨脐下。

小便自利 太阳病，小便自利，以饮水多，心下悸，桂枝茯苓甘草汤。身黄，小便当不利，今反自利，其人如狂，下焦蓄血，抵当汤。热而小腹满，应小便不利，今反自痢，蓄血也，抵当汤。二便俱利，脉沉迟，四逆汤。

小便数 频来而短少也。太阳汗、吐后，小便数，谵语，谓胃承气汤。太阳自汗，四肢拘急，心烦，微恶寒，小便数，甘草干姜汤、芍药甘草汤。

发黄 发热，一身尽痛，面目俱黄，太阳中湿，连翘赤小豆汤。热不去，瘀血在里而黄，小便微利，麻黄连翘赤小豆汤。往

---

① 成：原作"皮"，据《医宗必读·伤寒》改。

来寒热，一身尽痛，发黄，小柴胡加栀子汤。发热①头汗，渴欲饮水，小便利，大便快，发黄，五苓散加茵陈汤。小便不利，四肢沉重，似疟不欲饮，茵陈五苓散。伤冷脉虚，小便如常，变为阴黄，理中加茵陈汤。下之太过，脾虚津竭，饮水自伤，此阴湿变黄，茵陈茯苓汤、茵陈四逆汤。

发斑 热甚伤血，里实表虚，发为斑也。斑见紫黑者，十死一生。或阳证误温，或当汗失汗、当下失下，或汗下未解，或下早，热邪入胃，或下迟，热留胃中，皆发斑。阳毒结热，舌卷焦黑，鼻如煤烟，狂言见鬼，面赤锦斑，阳毒升麻汤。赤斑咽痛，玄参升麻汤。表证多者，防风通圣散去硝、黄。以上皆能消散。斑出咽痛，猪胆鸡子汤，紫雪细细咽之。赤斑，大青四物汤。通用升麻汤、犀角地黄汤、黄连四物汤。寒暖受邪，至春发斑，温毒也，黑膏化毒丹。以上皆解毒。温毒烦渴，便实，腹痛，赤斑，承气汤。汗下虚极发斑，白虎汤加人参、白术。

狐惑 失汗所致，食少胃空，虫啮五脏，故唇口生疮。虫食其脏，则上②唇生疮为惑；虫食其肛，则下③唇生疮为狐。其候齿燥声哑，恶食，而目乍赤、乍白、乍④黑，舌上白苔，唇黑，四肢沉重，喜眠。清热，黄连犀角汤。声哑，桃仁汤。杀虫，雄黄锐散为膏，纳谷道中。

多眠 太阳病，脉细多眠，外已解也，小柴胡汤。尺、寸沉细，但欲寐者，少阴证也，四逆汤。阳脉浮滑，阴脉濡弱，多汗，或发汗后身犹灼热，喘息多眠，风温也，葳蕤汤。

不得眠 眠者，安卧也。吐、下后不眠，酸枣仁汤。吐、下后懊恼不眠，栀子豉汤。大热，呕，错语不眠，黄连解毒汤。少阴病二三日以上，心烦不眠，黄连鸡子汤。太阳大汗，胃干不眠，

---

① 热：原作"黄"，据《医宗必读·伤寒》改。
② 上：原作"肛"，据《医宗必读·伤寒》改。
③ 下：原作"上"，据《医宗必读·伤寒》改。
④ 乍：原作"眸"，据《医宗必读·伤寒》改。

欲饮水者，少少与之，下后渴而不眠，猪苓汤。脉浮，小便不利，不眠，五苓散。下后复发汗，不眠，无表证，脉沉，干姜附子汤。

短气 呼吸短促，不能接续，似喘而不摇肩，似呻吟而无痛。汗出不彻，故短气，葛根加人参汤。腹满短气，邪在表为虚，甘草附子汤。风湿相搏，汗出短气，小便不利，恶风，不欲去衣，甘草附子汤。水停心下，短气，五苓散。干呕短气，汗出不恶寒，此表解里未和，十枣汤。太阳下之早，心下硬，结胸短气，大陷胸汤。

蛔厥 脏寒，故食即吐蛔也。胃中虚冷，理中丸，或四逆汤。仲景止用乌梅丸。吐蛔而渴，理中汤加大黄，入蜜利之。

百合病 似寒无寒，似热不热，欲食不食，欲卧不卧，欲行不行，嘿嘿不知所苦，如见鬼状，小便赤，病后失调，攻下非法故。通用小柴胡汤加百合、知母、粳米、生姜。血热，百合地黄汤。一月不解而渴，百合一斤，水三①十碗，渍一宿，煮热浴身。

阴阳易 男病新瘥，女与之交，曰阳易；女病新瘥，男与之交，曰阴易。细考之，即女劳复也。有谓男病愈后，因交而女病；女病愈后，因交而男病，于理未然，古今未尝见此证也。证状体重少气，少腹里急，或引阴中拘挛，热上②冲胸，头重不欲举，眼中生花，足胫拘急。通用烧裈散。取女人裈裆近隐处剪③，烧灰，水调④方寸匕⑤，日三服。女病用男裈。新瘥后大虚，因交复作，垂死，独参汤调烧裈裆散，多有用参至一二斤而愈者。古用猳鼠粪汤。寒者，当归白⑥术汤。

劳复 非但强力持重，若梳沐微劳及七情，皆复也。脉虚者，补中益气汤、麦门冬汤。挟外证者，则谓之复，非为劳也，小柴胡汤。

---

① 三：《医宗必读·伤寒》作"二"。
② 上：原作"日"，据《医宗必读·伤寒》改。
③ 剪：原作"煎"，据《医宗必读·伤寒》改。
④ 调：原作"谓"，据《医宗必读·伤寒》改。
⑤ 匕：原作"七"，据《医宗必读·伤寒》改。
⑥ 白：原作"日"，据《医宗必读·伤寒》改。

食复 新瘥胃虚，食用多则复，羊肉及酒尤忌。腹满脉实，烦热便秘，大柴胡汤；轻者，二陈汤加山楂、麦芽、砂仁、神曲。消导后热不退，补中益气汤。

过经不解 十二日当愈不愈，则再传，是为过经。潮热者，实也，先与小柴胡。外已解，加芒硝。呕，微烦，大柴胡汤。过经，谵语脉实，当下，调胃承气汤。

汗后不解 或表邪未尽，或邪传里，或邪气乘虚内①客。汗后脉大如疟状，再汗之，麻黄汤。汗后心下痞硬，呕吐不和，大柴胡汤。大汗大渴，烦而脉大，白虎加人参汤。汗后恶热、脉实，调胃承气汤。汗后不可更行桂枝，汗出而喘，无大热者，麻黄杏仁甘草汤。太阳大汗出，胃干不眠，欲饮水者，少少与之。若脉浮，小便不利，微热消渴，五苓散。汗后脉洪数，烦渴，五苓散。汗后胀满，厚朴生姜人参汤。汗过多，心悸发颤，桂枝甘草汤。汗后恶寒，表虚也，脉细，神倦，芍药甘草附子汤。太阳汗出不解，发热，心悸，肉𬌗，真武汤。汗后身痛，脉沉，桂枝加芍药人参汤。汗后热不去，内拘急，四肢疼，下痢恶寒，四逆汤。汗后脐下悸，欲作奔豚，桂枝甘草大枣汤。

下后不解 下后热不去，心中结痛，栀芍豉汤。下后心烦腹满，卧起不安，栀子厚朴汤。太阳桂枝证误下之，痢不止，脉促，喘而汗出，表未解，葛根汤、黄连黄芩汤。阳明下之，心下懊侬，栀子豉汤。有燥屎，大承气汤。太阳下后，脉促胸满，桂枝芍药汤。大下后，脉沉迟，厥逆下痢，咽喉不利，吐脓血，难治，麻黄升麻汤。

合病 两经、三经齐病不传者，为合病。三阳合病，腹满身重，口中不和，谵语遗尿，不可汗下，白虎汤。太阳、阳明合病，脉弦②长，大便硬，小便利，脾约丸。恶寒者，升麻葛根汤。不恶寒，反恶热，大便通者，白虎汤；大便秘，谵语者，谓胃承气汤。

---

① 内：原作"因"，据《医宗必读·伤寒》改。
② 弦：《医宗必读·伤寒》作"浮"，义胜。

喘而胸满，不可下，麻黄汤。呕不下痢，葛根加半夏汤。太阳、少阳合病，脉浮弦①，胁下硬，往来寒热，小柴胡汤。自下痢者，黄芩汤。呕者，黄芩加半夏生姜汤。少阳、阳明合病，脉弦长，因发汗，因利小便，胃中燥实，调胃承气汤。脉长自痢者为顺，滑而数者为负，有宿食，大承气汤。负者，克贼也。

并病　一经先病未尽，又过一经之传者，为并病。或始则二阳合病，后则一阳病衰，一阳邪盛，归并于一经，二②者皆并病也。太阳、阳明并病，太阳病发汗不彻，转属阳明经，自微汗出，不恶寒，若面色怫郁，痛无常处，是阳明复并归太阳，当再汗之，麻黄汤。太阳证未罢，桂枝麻黄各半汤。太阳证罢，但见阳明证者，下之，大承气汤。太阳、少阳并病，头痛，太阳眩冒，心下痞，当刺肺俞、肝③俞、大椎，慎勿下。太阳不胜，阳明不负，不相克为顺；少阳脉胜，阳明脉至，鬼贼相克为逆。

两感　日传二经，阴阳俱病也。表里不可并攻，阴阳难同一法，故曰必死。东垣以气实而感之浅者，犹或可治，大羌活汤。

舌苔　邪在表者，舌上无苔，半表半里，白苔而④滑，传里则干燥，热深则黄，热极则黑也。阳明病，胁下硬满而喘，发热汗出，不大便而呕，舌上白苔者，小柴胡汤。脉阴阳俱紧，舌上滑苔，小柴胡去半夏加人参栝楼汤。腹痛，理中汤。热聚于胃，则舌黄，承气汤。舌纯黑有二种，皆死证也。有火极似水者，为热极，大承气汤。有水来克火者，为寒极，脉证必寒，附子理中汤。七八日不解，热结在里，表里俱热，时时恶风，舌燥欲饮水数升，白虎汤加人参。

瘟后昏沉　因发汗不透，余毒在心胞络也。发汗出时，盖覆不周，则汗出不均，腰背、手足搐搦，或冷或热，牛蒡根汤。瘟后，

---

①　弦：原作"胸"，据《医宗必读·伤寒》改。
②　二：原作"一"，据《医宗必读·伤寒》改。
③　肝：原作"肺"，据《医宗必读·伤寒》改。
④　而：原作"可"，据《医宗必读·伤寒》改。

腰以下有水气者，牡蛎泽泻散。

摘陶氏十法

发狂难制，以醋炭气入鼻即定，方可察其阴阳。初病起头痛发热，传里时热极发狂，当下之。初病起头不痛，身微热，面赤，烦躁，欲坐卧凉水中，阴极似阳，当温之。须察脉来有力无力，此为良法。

腹中痛甚，将凉水一碗与病人饮之，其病稍减者，属热，当凉之。凉不愈，渴而大便实者，下之。若小腹痛，大便黑，小便利，身目黄者，蓄血也，行血药下之。若饮水痛增者，属寒，当温之。须察脉来有力无力，此为良法。

寒证脉伏，或吐泻，脱而无脉，以姜汁、好酒各半盏，与病人服，脉出者生，不出者死。更覆手取之而无脉，则绝矣。

舌上有苔，不拘何色，用井水浸新青布拭净后，用生姜浸水刮之。或以薄荷为末，入蜜少许，刷牙擦之。若发黄者，生姜渣周身擦之即退。

鼻衄不止，山栀炒黑为末，吹入鼻中，外用湿草纸搭于鼻中，其血自止。

热邪传里，服药后，将盐炒麸皮一升，绢包，于病人腹上熨之，药气得热则行，大便易通。

吐血不止，韭汁磨墨呷之，如无韭汁，鸡子清亦可。赤属火，墨属水，有相制之理也。

阴毒，昏不知人，四肢如火，唇青甲黑，药不得入，将葱一握束缚，切去根叶，留白三寸，如饼。先将麝香半分填于脐内，后加葱饼于上，以火熨之，烂即易，约三饼后，稍醒，先灌姜汁，后服姜附汤，如不醒，再灸关元穴三十壮，不醒者必死。

热邪亢极，黄连一两，煎水一碗，放井中待冷，浸新青布搭胸上，稍热即易，势稍减即止。夏月方用此法。

服药即吐者，将生姜汁半盏热饮，吐即止。大抵服寒药热饮，热药寒饮，中和之剂温饮。

伤寒死候 阳证见阴脉者，死。阴阳毒过六七日者死。脉浮而滑，身汗如油，水浆不入，喘息不休，身体不仁者，死。咳逆上气，脉散者，死。阳反独留，体如烟熏，直视摇头，心绝；汗出发润而喘，肺绝；唇吻反青，四肢汗出，肝绝；环口黧黑，虚寒发黄，脾绝。脉紧盛，汗出不解者，死。尺寸俱虚，热不止者，死。身热喘急，脉阳而躁者，死。大发湿者汗则痉，热而痉者，死。发少阳汗则谵语，发少阴汗则动血，谓之下厥上竭者死。发动气汗者死。发风温汗者死。发湿温汗，曰重暍，死。汗后不为汗衰，谓之阴阳交者，死。不得汗者死。发热，脉躁疾，狂言不能食，谓之三死。咳逆不止者死。脏结者死。结胸证，舌有白苔也，舌卷囊缩者死。脉代者死。少阴吐痢，烦躁四逆者，死。结胸证悉具，烦躁者死。发厥至七八日，肤冷而燥，无时暂安，曰脏厥，死。少阳与阳明合病，脉长大而弦，曰负者，死。阴阳易病，头重眼花，四肢拘急，小腹绞痛，手足挛痛，离经脉见者，死。厥而下利，当不能食反能食者，除中，死。少阴病，厥逆无脉，与白通猪胆汤，脉暴出者，死。脉阴阳俱虚，热不止者，死。七八日以上，大热者，死。

脉候 浮涩而紧为伤寒。浮而紧者，表实可汗；浮而缓弱，表虚宜救。沉数，或疾滑，或沉实，里实可下；沉、细、微、软，里虚可温。中候而数，为胃实；中候而迟，为胃虚。寸口沉细无力，为阳中伏阴；尺部沉数有力，为阴中伏阳。寸部数大有力，为重阳；尺部沉细无力，为重阴。寸脉微细，为脱阳；尺部无力，为脱阴。寸脉弱者忌吐，尺脉弱者忌下。纯弦之脉名曰负，死脉也。阴病见阳脉者生浮①、数、动、滑、大，阳病见阴脉者死沉、涩、弱、弦②、微、结、促、濡、缓、紧、迟、芤③、散、革、代。

---

① 浮：原作"或"，据《医宗必读·伤寒》改。
② 弦：原作"未"，据《医宗必读·伤寒》改。
③ 芤：原作"花"，据《医宗必读·伤寒》改。

名医方论

论独参汤

柯琴曰：一人而系一世之安危者，必重其权而专任之；一物而系一人之死生者，当大其服而独用之。故先哲于气几息、血将脱之证，独用人参二两，浓煎顿服，能挽回性命于瞬息之间，非他物所可代也。世之用者，恐或补住邪气，姑少少以试之，或加消耗之味以监制之，其权不重，力不专，人何赖以得生乎？如古方霹雳散、大补丸，皆用一物之长而取效最捷，于独参汤何疑耶？

《金鉴》云：若病兼别因，则又当随机应变，于独参汤中或加熟附补阳而回厥逆，或加生地凉阴而止吐衄，或加黄芪固表之汗，或加当归救血之脱，或加姜汁以除呕吐，或加童便以止阴烦，或加茯苓令水化津生，治消渴泄泻，或加黄连折火逆冲上，治噤口毒痢。是乃相得相须以有成，亦何害其为独哉？如薛己治中风，加人参两许于三生饮中，以驾驭其邪，此真善用独参者矣。

论香砂六君子汤

柯琴曰：经曰壮者气行则愈，怯者着而为病。盖人在气交之中，因气而生，而生气总以胃气为本。若脾胃一有不和，则气便着滞，或痞闷哕呕，或生痰留饮，因而不思饮食，肌肉消瘦，诸证蜂起，而形消气息矣。四君子，气分之总方也，人参致冲和之气，白术培中宫，茯苓清治节，甘草调五脏，胃气既治，病安从来。然拨乱反正，又不能无为而治，必举大行气之品以辅之，则补者不至泥而不行，故加陈皮以利肺中之逆气，半夏以疏脾土之湿气，而痰饮可除也。加木香以行三焦之滞气，缩砂以通脾肾之元气，而膹郁可开也。君得四辅，则功力倍宜，四辅奉君，则元气大振，相得而益彰也。

论四物汤

张璐曰：四物为阴血受病之专剂，非调补真阴之的方。方书咸谓四物补阴，遂以治阴虚发热、火炎失血等证，蒙害至今。又专事女科者，咸以此汤随证漫加风、食、痰、气等药，纷然杂出。其最可恨者，不辨热之虚实，率加知母、黄柏，令人久服，而庸工利其有劫病之能，咸乐用之。殊不知四君子气药，治上下失血过多，一切血药置而不用，独推独参汤、童便以固其脱者，以有形之血不能速生，无形之气所当急固也。昔人有言，见血休治血，必先调其气。又云：四物汤不得补气药，不能成阳生阴长之功。诚哉言也！然此汤伤寒火邪解后，余热留于血分，至夜微热不除，或合柴胡，或加桂枝，靡不应手辄效，不可没其功也。

柯琴曰：经云心生血，肝藏血。故凡生血者，则究之于心；调血者，当求之于肝也。是方乃肝经调血之专剂，非心经生血之主方也。当归甘温和血，川芎辛温活血，芍药酸寒敛血，地黄甘平补血。四物具生长收藏之用，故能使荣气安行经隧也。若血虚加参、芪，血结加桃仁、红花，血闭加大黄、芒硝，血寒加桂、附，血热加芩、连，欲行血去芍，欲止血去芎，随所利而行之，则又不必拘拘于四矣。若妇人数脱其血，故用以调经种子。如遇血崩、血晕等证，四物不能骤补，而反助其滑脱，则又当补气生血，助阳生阴长之理。盖此方能补有形之血于平时，不能生无形之血于仓卒，能调阴中之血，而不能培真阴之本，为血分立法，不专为女科套剂也。王好古治妇女，不论内伤、外感、胎前、产后，随证加二味于四物中，名曰六合，未免任意牵强。

论四生丸

柯琴曰：阴虚而阳无所附，则火炎上焦；阳盛则阳络伤，故血上溢于口鼻也。凡草木之性，生者凉而熟之则温，热者补而生者泻。四味皆清寒之品，尽取其生者，而捣烂为丸，所以全其水气，不经火煮，更远于火令矣。生地捣膏，清心肾而通血脉之源。柏叶西指，清肺金而调荣卫之气。艾叶芳香，入脾胃而擅去瘀生新之权。荷叶法震，入肝家而和藏血摄血之用。五志之火既清，五脏之阴安堵，则阴平阳秘，而血归经矣。是方也，可暂用以遏妄行之热血，如多用则反伤荣。盖血得寒，则瘀血不散而新血不生也。设但知清火凉血，而不用归脾、养荣等剂以善其后，鲜有不绵连岁月而毙者。非立法之不善，妄用者之过耳。

论天王补心丹

柯琴曰：心者主火，而所以主之者，神也，火盛则神困。心藏神，补神者必补其心，补心者必清其火，而神始安。补心丹故用生地黄为君，取其下足少阴以滋水主，水盛可以伏火，此非补心之阳，乃补心之神耳。凡果核之有仁，犹心之有神也，清气无如柏子仁，补血无如酸枣仁，以其神存耳。参、苓之甘以补心气，五味之酸以收心气，二冬之寒以清气分之火，心气和而神自归矣。当归之甘以补心血，丹参之寒以生心血，元参之咸以清血中之火，血足而神自藏矣。更加桔梗为舟楫，远志为向导，和诸药，入心而安神明。以此养生，则百体从令，何有健忘怔忡、津液干涸、舌上生疮、大便不利之虞哉？

论朱砂安神丸

叶仲坚曰：经云神气舍心，精神毕具。又曰心者生之本，神之舍也。且心为君主之官，主不明则精气乱，神太劳则魂魄散。所以寤寐不安，淫邪发梦，轻则惊悸怔忡，重则痴妄癫狂也。朱砂具光明之体，色赤通心，重能镇怯，寒能胜热，甘以生津，抑阴火之浮游，以养上焦之元气，为安神之第一品。心若热，配黄连之苦寒，泻心热也，更佐①甘草之甘以泻之。心主血，用当归之甘温，归心血也，更佐②地黄之寒以补之。心血足，则肝得所藏，而魂自安；心热解，则肺得其职，而魄自宁也。

论升阳散火汤

吴崑曰：经云少火生气。天非此火不能生物，人非此火不能有生，扬之则光，遏之则灭。今为春寒不去，遏郁阳气，饮食冷

---

① 佐：原作"作"，据《医宗金鉴·删补名医方论》改。
② 佐：原作"作"，据《医宗金鉴·删补名医方论》改。

物，填塞至阴，以致升生之气几于息矣。故用升麻、柴胡、羌活、独活、葛根，皆辛温风药，以鼓动少阳生气。清阳既出上窍，则浊阴自归下窍，而食物传化自无抑遏之患。芍药味酸，能泻土中之木。人参味甘，能补中州之气。生甘草能泻郁火于脾，从而炙之，则健脾胃而和中矣。东垣圣于脾胃者，其治之也，必主于升阳。俗医知降而不知升，是扑其少火也，安妄其卫生耶？若气不虚，本方除人参、独活，加葱白，名火郁汤，治同。

论葛花解酲汤

李东垣曰：酒酲①者，往往以大热、大寒下之，是无形元气受病，反下有形阴血，乖误甚矣。大热则伤阴，大寒则伤胃，元气消亡，七神无依，折人寿命，不然，则虚损之病成矣。故制此方。君葛花，佐以辛香之品；用神曲，佐以快气之品；用苓泽，佐以甘温之品。服后取汗，是谓外解肌肉，内清阳明，令上下内外分消其患，使胃中秽为芳变，浊为清化，泰然和矣。

论玉屏风散

柯琴曰：邪之所凑，其气必虚。故治风者，不患无以驱之，特患无以御之；不畏风之不去，特畏风之复来。何则？发散太过，元府不闭，故也。昧者不知托里固表之法，遍试风药以驱之，去者自去，来者自来，邪气留连，终无解期矣。防风遍行周身，称治风之仙药，上清头面七窍，内除骨节疼痹，外解四肢挛急，为风药中之润剂，治风独取此味，任重功专。然卫气者，所以温分肉而充皮肤，肥腠理而司开阖，惟黄芪能补三焦而实卫，为元府御风之关键，且无汗能发，有汗能止，功同桂枝，故又能除头目风热、大风癫疾、肠风下血、妇人子脏风，是补剂中之风药也。所以防风得黄芪，其功愈大耳。白术健脾胃，温分肉，培土即以宁风也。夫以防风之善驱风，得黄芪以固表，则外有所卫；得白术以固里，则内有所据。风邪去而不复来。此欲散风邪者，当依

---

① 酲：《医宗金鉴·删补名医方论》作“病”。

如屏，珍如玉也。其自汗不止者，亦以微邪在表，皮毛肌肉之不固耳。

论防风通圣散

吴崑曰：防风、麻黄，解表药也，风热之在皮肤者，得之由汗而泄。荆芥、薄荷，清上药也，风热之在颠顶者，得之由鼻而泄。大黄、芒硝，通利药也，风热之在肠胃者，得之由后而泄。滑石、栀子，水道药也，风热之在决渎者，得之由溺而泄。风淫于膈，肺胃受邪，石膏、桔梗①清肺胃也。而连翘、黄芩又所以祛诸经之游火。风之为患，肝木主之，川芎、归、芍，和肝血也。而甘草、白术，所以和胃气而健脾。刘守真长于治火，此方之旨详且悉哉。亦治失下发斑，三焦火实。全方除硝②、黄名双解散，解表有防风、麻黄、薄荷、荆芥、川芎，解里有石膏、滑石、黄芩、栀子、连翘，复有当归、芍药以和血，桔梗、白术、甘草以调气，荣卫皆和，表里俱畅，故曰双解。本方名曰通圣，极言其用之妙耳。

论天水散

柯琴曰：元气虚而不支者死，邪气盛而无制者亦死。今热伤元气，无气以动，斯时用参、芪以补气，则邪愈甚，用芩、连以清热，则气更伤。惟善攻热者，不使败人元气，善补虚者，不使助人邪气，必得气味纯粹之品以主之。滑石禀土中冲和之气，行西方清肃之令，禀秋金坚重之形，寒能胜热，甘不伤脾，含天乙之精，而具流走之性，异于石膏之凝滞，能上清水原，下通水道，荡涤六腑之邪热从小便而泄。炙甘草禀草中冲和之性，调和内外，止渴生津，用以为佐，保元气而泻虚火，则五脏自和矣。然心为五脏主，暑热扰中，神明不安，必得朱砂以镇之，则神气可以遽

---

① 梗：原作"根"，据《医宗金鉴·删补名医方论》改。
② 硝：原作"消"，据《医宗金鉴·删补名医方论》改。

复，凉水以滋之，则邪气①可以急除，此清心之阳热可通行也。至于热痢初起，里急后重者宜之，以滑可去着也。催生下乳②，积聚蓄水等证，同乎此义，故兼治之。是方也，益气而不助邪，逐邪而不伤气，不负益元之名，宜与白虎、生脉二方鼎足也。

论黄连解毒白虎三黄石膏大青龙汤

《金鉴》云：黄连解毒汤、白虎汤、三黄石膏汤、大青龙汤，皆治表里俱热证。然大青龙汤治表实壮热，里热之浅在肌。三黄石膏汤治表实壮热，里热之深在胃。故一以石膏佐麻、桂，一以石膏佐麻、豉，均发太阳之表，解阳明之里也。大青龙汤则更以杏、草、姜、枣佐麻黄，其意专发热郁之在肌也。三黄石膏汤则更以芩、连、栀、柏佐石膏，其意专泻深热之在胃也。白虎汤治表热在肌，里热在胃，所以不用麻、桂以发太阳，专主石膏而清阳明也。解毒汤治表热在三阳，里热在三焦，所以亦不以麻、桂发太阳表，亦不以石膏清阳明里，而专以三黄泻上下内外之实火也。此皆太阳之邪侵及阳明，而未入腑成实者也。若以入腑成实，则用当从事乎？三承气汤以下其热也。

论三黄汤二黄汤

《金鉴》云：三黄汤用黄芩泻上焦火，黄连泻中焦火，大黄泻下焦火，三焦实火大便实者，诚为允当。若大便不实者，黄连解毒汤证也。以大黄易黄柏者，因其下焦热结未实也。加栀子者，使其热不从大便出而从小便出也。上中二焦实火，用凉膈散。若夫上焦实火，则以此汤之大黄易甘草，名二黄汤，使芩、连之性，缓缓而下，留连膈上。张洁古以凉膈散减硝、黄加桔梗，亦此义也。虽同一泻火之剂，而其中上下、缓急、轻重之不同，此皆加减转换法也。不可不知。

---

① 气：《医宗金鉴·删补名医方论》作"热"。
② 乳：原作"乱"，据《医宗金鉴·删补名医方论》改。

论竹叶黄芪汤

柯琴曰：气血皆虚，胃火独盛，善治者补泻兼施，寒之而不至损阳，温之而不至助火，扶正而邪却矣。四君子，气药也，加黄芪而去苓、术者，恐火就燥也。四物汤，血药也，倍地黄而用生者，正取其寒也。人参、黄芪、甘草，治烦热之圣药，是补中有泻矣。且地黄之甘寒，泻心肾之火，竹叶助芍药清肝胆之火，石膏佐芍药清脾胃之火，麦冬同黄芩清肺肠之火，则胃火不得独盛，而气血之得补可知。惟半夏一味，温中辛散，用之大寒剂中，欲其通阴阳之路也。岐伯治阴虚而目不瞑者，饮以半夏汤，覆杯则卧，今人以为燥而渴者禁用，是不明阴阳之理耳。

论左金丸

胡天锡曰：此泻肝火之正剂。肝之治有数种：水衰而木无以生，地黄丸，乙癸同源是也；土衰而木无以植，参、苓、甘草，缓肝培土是也；《本经》血虚有火，用逍遥散清火；血虚无水，用四物汤养阴。至于补火之法，亦下同乎肾；而泻火之治，则上类乎心。左金丸独用黄连为君，从实则泻子之法以直折其上炎之势；吴茱萸从类相求，引热下行，并以辛燥开其肝郁，惩其扞格①，故以为佐。然必本气实而土不虚者，庶可相宜。左金者，木从左而制从金也。

论人参清肺人参定喘人参泻肺三方

王又原曰：经云，邪之所凑，其气必虚。又肺为娇脏，其不堪破耗也，明矣。自肺热伤肺之说，行曰保肺补肺，众共哗之；曰清肺泻肺，乐与和之。岂知古人清肺、泻肺等汤，而必皆以人参立名，夫亦可晓然于肺气之不可耗，而人参之在所必用也。肺体清而法天，下济而司降令，一切浑浊不得上干者，皆胸中之气健运，行而不息也。若肺气少弛，则降下失令，浑浊之气遂逆上

---

① 扞（hàn 汉）格：相互抵触，格格不入。

行，此为咳嗽，为喘急，肺叶胀举，胸膈紧痛，移热大肠，大便艰涩，种种显有余之象，实种种为不足之征。故不问内伤外感，为热为寒，要以人参保定肺气为主。或佐骨皮、知母、阿胶滋之，乌梅、五味、罂粟壳敛之，半夏曲、生姜降之，杏仁、桑皮、枳壳、桔梗利之，栀子、黄芩、连翘凉之，麻黄、薄荷发之，大黄下之，总恃人参之大力，握枢而运，已入之邪易出，而将来之邪无从入也。肺邪得诸药以俱出，而肺气不随诸药以俱出也。然则人参亦何尝伤肺，乃畏而不敢用耶？又谓风寒咳嗽忌用五味子，嗽用粟壳，止嗽如神，切肺如刀。然此无本之言，不知始自何出，皆因不读本草，不知药之性味功能，以讹传讹也。近世之医，亦不能辨，惟识者察之。

论补肺阿胶散

程应旄曰：痰带红线，嗽有血点，日渐成痿。缘肺处脏之最高，叶间布有细窍，气从此出入，呼吸成液，灌溉周身，所谓水出高源也。一受火炎，吸时徒引火升，呼时并无液出，久则肺窍俱闭，喉间或痒或疮，六叶遂日焦枯矣。今用阿胶为君者，消窍瘀也；用杏仁、牛子，宣窍道也；马兜铃者，清窍热也；糯米以补脾，母气到则肺自轻清无碍矣。

论温胆汤①

罗谦甫曰：胆为中正之官，清静之府，喜宁谧，恶烦扰，喜柔和，恶壅郁。盖东方木德，少阳温和之气也。若病后或久病，而宿有痰饮未消，膈胸之余热未尽，必致伤少阳之和气。以故虚烦惊悸者，中正之官以熇②蒸而不宁也。热呕吐苦者，清静之府以郁炙而不谧也。痰气上逆者，木家挟热而上升也。方以二陈治一切痰饮，加竹茹以清热，加生姜以止呕，加枳实以破逆，相济相须，虽不治胆而胆自和，盖所谓胆之痰热去，故也。命名温者，

---

① 汤：原为"散"，据底本目录改。
② 熇（hè 贺）：热，炎热。

乃谓温和之温，非谓温凉之温也。若谓胆家真畏寒而怯而温之，不但方中无温胆之品，且更有清①胃之药也。

论二陈汤

李中梓曰：二陈汤治肥盛之人，湿痰为患，喘嗽胀满者。肥人多湿，湿挟热而生痰，火载气而逆上。半夏之辛，利二便而去湿。陈皮之辛，通三焦而理气。茯苓佐半夏，共成燥湿之功。甘草佐陈皮，同致调和之力。成无己曰：半夏行水气而润肾燥。经曰：辛以润之是也。行水则土自燥，非半夏之性燥也。吴崑曰：证虽有口干、溺涩，此湿为本，热为标，所谓湿极而兼胜己之化，非真象也。

论六味地黄丸

柯琴曰：六味地黄丸治肾精不足，虚火炎上，而尺脉虚大者也。肾虚不能藏精，坎宫之火无所附而妄行，下无以奉肝木升生之令，上绝其肺金生化之源。地黄禀甘寒之性，制熟则味厚，是精不足者补之以味也，用以大滋肾阴，填精补髓，壮水之主。以泽泻为使。世或恶其泻肾而去之，不知一阴一阳者，天地之道，一开一阖者，动静之机。精者属癸，阴水也，静而不走，为肾之体；溺者属壬，阳水也，动而不居，为肾之用。是以肾主五液，若阴水不守，则真水不足，阳水不流，则邪水汛行。故君地黄以密封蛰之本，即佐泽泻以疏水道之滞也。然肾虚而借以固封蛰之用者，又在补其母与导其上源矣。山药凉补，以培癸水之上源；茯苓淡渗，以导壬水之上源。加以茱萸酸温，以收少阳之火，而以滋厥阴之液。丹皮辛寒，以清少阴之火，还以奉少阳之气也。

论黄连阿胶汤

柯琴曰：黄连阿胶汤治少阴病心中烦不得卧，乃少阴病之泻心汤也。凡泻心必借芩、连，用芩、连以直折心火，用阿胶以补

---

① 清：《医宗金鉴·删补名医方论》作"凉"。

肾阴，鸡子黄佐芩、连，于泻心中补心血，芍药佐阿胶，于补阴中敛阴气，斯则心肾交合，水升火降，而心烦不得卧之病除矣。

论补中益气汤

柯琴曰：补中益气汤治阴虚生内热者，头痛口渴，表热自汗，不任风寒，表证颇同外感。盖劳倦伤脾，形衰气少，谷气不胜，阳气下陷，阴中而发热。补中益气者，劳者温之，损者益之之义也。四肢困倦，懒言气喘，参、芪、白术扶元气以补脾。其脉洪大，心烦不安，炙草之甘以泻心火，当归以和心血。气乱于胸，清浊相干，用陈皮以理之，且以散诸甘药之滞，于是遂用升、柴之气轻味薄者，接引胃气上腾，便能升浮，以行生长之令矣。陆丽京曰：补中益气汤为清阳①下陷者设，非为下虚而清阳不升者设也。倘其人之两尺虚微者，或是肾中水竭，或是命门火衰，若再一升提，则如大木将摇而拔其本也。

论地骨皮饮

柯琴曰：阴虚者，阳往乘之，则发热也，当分三阴而治之。阳邪乘入太阴脾部，宜补中益气汤以升举之，清阳复位而火自熄也。乘入少阴肾部，宜六味地黄丸以对待之，壮水之主而火自平也。乘入厥阴肝部，宜地骨皮饮以凉补之，血有所藏而火自安也。四物汤为肝家滋阴调血之剂，加地骨皮清志中之火以安肾，补其母也；加牡丹皮清神中之火以凉心，泻其子也。二皮凉而不润，但清肝火不伤脾胃，与四物加知、柏之湿润而苦寒者不同也。故逍遥散治肝火之郁于木家者也，木郁达之，顺其性也；地骨皮饮，治阳邪之乘于肝部者也，客者除之，勿纵寇以遗患也。

论虎潜丸

叶仲坚曰：虎潜丸治肾阴不足，筋骨痿软，不能步履。《内经》云：五脏因肺热叶焦，发为痿躄。又曰：阳气内伐，水不胜

① 阳：原作"汤"，据《医宗金鉴·删补名医方论》改。

火，则骨痿髓虚。骨痿者，生于火热也，虎禀金气，肺取象焉。其潜之云者，金从水养，母隐子胎，故生金者必丽水，意在内气归肾也。龟应北方之象，禀阴最厚，首常向腹，善通任脉，能大补真阴，深得夫潜之意者。黄柏味厚，为阴中之阴，专补肾膀之阴不足，能使足膝中筋力涌出，故痿家必用二者为君。恐奇之不去，则偶之也。熟地填少阴之精，知母清太阴之气。牛膝舒之，归、芍濡之，陈皮疏之。健以虎骨之驱风，佐以锁阳之温肾，补以羊肉之丸，下以盐汤之速。

论黄芪五物汤

《金鉴》云：黄芪五物汤治风痹身无痛，半身不遂。夫虚邪贼风之中人，偏客于身半。若其人荣卫实，则其入浅，即作经脉偏痛，风痹之病；若荣卫虚，则其入深，真气去，邪气独留，发为偏枯、半身不遂。是方补荣卫之虚，以治风痹者也。君黄芪以补卫，臣芍药以补荣，佐桂枝、姜、枣，又以调和荣卫者也。盖此乃小建中汤之变，制加黄芪减甘草、饴糖者，是其意在补外而不在补中也。若左半身不遂则加当归，右半身不遂则倍黄芪，手软倍桂枝，足软加牛膝，筋软加木瓜，骨软加虎骨，元气虚加人参，阳气虚加附子，在临证者消息①之，久服自见其功。

论泻青丸

《金鉴》曰：泻青丸治肝经风热，不能安卧，惊怒抽掣，目赤肿疼。龙胆草直入肝经，以泻其火，佐栀子、大黄，使其所泻之火从大小二便而出，是治火之标也。肝主风，风能生火，治肝不治风，非其治也。故用羌活、防风散肝之风，即所以散肝之火，是治火之本也。肝之情欲散，故用芎䓖之辛以散之。肝之质喜滋，故用当归之濡以润之，是于泻肝之中，寓有养肝之意。盖所以悦肝神而畅阳升发动之始也。

---

① 消息：斟酌。

论五淋八正二方

《金鉴》曰：五淋、八正二方，皆治膀胱气热。轻者，有热未结，虽见淋涩溺赤、豆汁、砂石、膏血、癃闭之证，但其痛则轻，其病不急，故用五淋单清水道，以栀、苓清热而输水，归、芍益阴而化阳，佐以甘草调其阴阳，而用秒者，意在前阴也。重者，热已结实，不但痛甚势急，而且大便亦不通矣，故用八正兼泻二阴，于群走前阴药中加大黄直攻后窍也。

论独圣散

吴于宣曰：独圣散用山楂一味浓煎，与沙糖、童便同服者何也？山楂不惟消食健脾，功能破瘀止儿枕痛，更益以沙糖之甘，逐恶而不伤脾，童便之咸，入胞而不凉下，相得相宜，功力甚伟，名之曰独圣，诚不虚也。

论治阳虚水气之剂

《金鉴》云：苓桂术甘汤、实脾饮、肾气丸，皆治阳虚水气之证。苓桂术甘汤治上焦阳虚不能输布，水留于上，心下逆满，气上冲胸，故用苓、桂、术、甘之品扶阳通气，输水道也；实脾饮治中焦阳虚，不能蒸化，水渍于中，外泛作肿，二便通利，故用姜、附、苓、术之剂培土温中，胜寒湿也；肾气丸治下焦阳虚，不能行水，小便不利，肢体浮肿，喘急腹胀，故用桂、附、地、苓之辈温而补之，以行水也。

论热下寒下刚柔之剂

张璐曰：三承气汤为寒下之柔剂，三物白散、备急丸为热下之刚剂，附子泻心汤、大黄附子汤为寒热互结、刚柔并济之和剂。近世但知寒下一途，绝不知有温下一法。盖暴感之热结可以寒下，久积之寒结亦可寒下乎？是以备急等法所由设也。然此仅可治寒实之结。设其人禀质素虚，虽有实邪固结，敢用刚猛峻剂攻击之乎？故仲景又立附子泻心汤，用芩、连佐大黄以祛隔上之热痞，即兼附子之温以散之。大黄附子汤用细辛佐附子，以攻胁下寒结，即兼大黄之寒以导之。寒热合用，温攻并施，此圣法昭然，不可思议者也。

论建中之剂

喻嘉言曰：伤寒有小建中一法，乃桂枝汤加胶饴，共六味，治二三日心悸而烦，欲传不传之邪。以其人中气馁弱，不能送邪外出，故用胶饴之甘，小小建立中气以祛邪也。《金匮》有黄芪建中汤一法，于小建中汤内加黄芪，治虚劳里急，自汗表虚肺虚，诸不足证，而建其中之卫气也。《金匮》复有大建中汤一法，以其人阴气上逆，胸中大寒，呕不能食，而腹痛至极，用蜀椒、干姜、人参、胶饴大建其中之阳，以驱逐浊阴也。后人推广其义，曰乐令建中汤，治虚劳发热，以之并建其中之荣血。曰十四味建中汤，治脏气素虚，以之两建其脾中肾中之阴阳。仲景为祖，后人为孙，一脉渊源，猗欤盛矣。建中如天子建中和之极，揖逊①征诛②，皆建中内当然之事。虚羸之体服建中后，可汗可下，诚足恃也。至理中则燮理之义，治中则分治之义，补中温中，莫非惠元经国之大端矣。缘伤寒外邪，逼处域中，法难尽用。仲景但于方首以小之一字，示其微意，至《金匮》治杂证，始尽建中之义。后人引伸触类，曲畅建中之旨。学者必于前人之方，一一会其大意，庶乎心手之间，无入而不自得也。

论东垣升阳益胃汤黄芪补胃汤二方

汇方诸书，采治恶寒之证，其误甚大。恶寒一证，大率阳虚所致，微甚不同。微者用桂枝汤加人参、黄芪，甚者加附子，仲景法精备。后世但曰外感遵仲景，内伤法东垣。取东垣升阳益胃、黄芪补胃二汤，为表虚恶寒之治，此不可不辨也。盖表为阳，表虚即表之阳虚，故恶寒也，与升阳益胃之方迥不相涉。升阳益胃者，因其人阳气遏郁于胃土之中，胃虚不能升举其阳，本《内经》火郁发之之法，益其胃以发其火也。升阳方中，半用人参、黄芪、

---

① 揖逊：揖让，宾主相见的礼仪。
② 征诛：征伐。

白术、甘草益胃，半用独活、羌活、防风、柴胡升阳，复以火本宜降，虽从其性而升之，不得不用泽泻、黄连之降以分杀其势，制方之义若此。至黄芪补胃汤，则并人参不用，而用白芷、藁本、升麻、麻黄、黄柏，大升小降之矣。然阳火郁于胃土之中，其时寒必兼时热，其脉必数实，其证必燥渴。若不辨而简其方，以治阳虚阴盛，有寒无热，脉微不渴之恶寒，宁不杀人乎？

论扶阳助胃汤

此方乃东垣弟子罗谦甫所制，治虚寒逆上胃痛之证。遵《内经》寒淫于内，治以辛热，佐以苦温之旨。用附子、干姜之大辛热者温中散寒，用草豆蔻、益智仁辛甘大热者驱逐为寒，同为主治；用甘草之甘温，白术、陈皮之苦温，温养脾气以佐之。寒水挟木势侮土，故作急痛，用桂以伐肾邪，用芍药以泻肝木，吴茱萸以泄胸中厥逆之气。三使分猷①而出，井井有条。谦甫师事东垣二十年，尽得东垣之学。观此方以扶阳助胃为名，明是中寒由于胃寒，一似韩祗和法门，较之升阳益胃，不啻歧途矣。要知东垣治火郁，发其火则烟熄。谦甫治无火，补其土则气温。用方者可不辨之于蚤②乎？语云：见过于师，方堪传授。见与师齐，减师半法。谦甫真不愧东垣弟子矣。

卷二　二二九

论附子理中汤

理中汤，古方也。仲景于伤寒证微示不用之意。故太阳误下，协热而痢，心下痞硬，表里不解，用理中汤加桂枝，而更其名曰桂枝人参汤。及治霍乱证，始仍理中之旧，此见理中非解外之具矣。然人身脾胃之地，总名中土，脾之体阴而用则阳，胃之体阳而用则阴。理中者，兼阴阳体用而理之，升清降浊，两擅其长。若脾肾两脏，阳虚阴盛，本方加附子，又以理中之法兼理其下，以肾中之阳较脾中之阳关系更重也。后人更其名曰附子补中汤，

---

① 分猷（yóu 游）：分谋，分管。
② 蚤：通"早"。《淮南子·天文》："日至于曾泉，是谓蚤食。"

换一补字，去兼理之义远矣。《宝鉴》复于本方加白芍、白苓、厚朴、草豆蔻、陈皮，名曰附子温中汤，治中寒腹痛自利，完谷不化，脾胃虚弱，不喜饮食，懒言困倦，嗜卧等证，反重健运之阳，不重蛰藏之阳，爚乱①成法，无足取也。夫既重温脾，附子可以不用，既用附子温肾，即不当杂以白芍之酸寒，况完谷不化，亦岂厚朴、陈皮、豆蔻所能胜哉？嗟夫！釜底有火，乃得腐熟水谷。冷灶无烟，世宁有不炊自熟之水谷耶？后人之不逮古昔远矣。今人竞争补肾不如补脾，不知此语出自何典，而庸俗方信为实有是说，岂非俚浅易入耶？又三因桂香丸、洁古浆水散未免太过，仲醇脾肾双补丸未免不及。太过则阳亢，不及则阴凝，总不若附子理中之无偏无陂矣。

论增损八味丸

古方崔氏八味丸，用附、桂二味阳药，入地黄等六味阴药之中。《金匮》取治脚气上入，少腹不仁，其意可微。盖地气上加于天，则独用姜、附之猛以胜之。地气才入少腹，适在至阴之界，无事张皇，所以但用阳药加于阴药内治之，不必偏于阳也。至肾水泛滥，妇人转胞，小便不利，则变其名为肾气丸，而药仍不变。盖收摄肾气，则肾水归源，而小便自行，亦无取偏阳为矣。观此则治阳虚阴盛之卒病，其当用纯阳无阴，更复何疑。后人于脚气入腹，少腹不仁，而见上气喘急，呕吐自汗，不识其证，地气已加于天，袭用此方不应，乃云此证最急，以肾乘心，水克火，死不旋踵。用本方加附、桂各一倍，终是五十步笑百步，不达卒病大关，徒以肾乘心，水克火，五脏受克为最急，不知五脏互相克贼，危则危矣，急未急也。厥后朱奉议〔批〕朱奉议，名肱，著《活人书》者治脚气，变八味丸为八味汤，用附子、干姜、芍药、茯苓、甘草、桂心、人参、白术，其义颇精于中，芍药、甘草、人参，临证更加裁酌，则益精矣。奈何无识之辈复以此汤插入己

---

① 爚（yuè 越）乱：迷惑，迷乱。语出《庄子·胠箧》。

见，去桂心加干地黄，以阴易阳，奚啻千里？而方书一概混收，
讵识其为奉议罪人乎？

论《三因》芪附术附参附①三方

黄芪一两，附子五钱，名芪附汤。白术一两，附子五钱，名
术附汤。人参一两，附子五钱，名参附汤。三方治自汗之证，审
其合用何方，煎分三服服之。其卫外之阳不固而自汗，则用芪附；
其脾中之阳遏郁而自汗，则用术附；其肾中之阳浮游而自汗，则
用参附。凡属阳虚自汗，不能舍三方为治耳。然三方之用，则大
矣。芪附可以治虚风，术附可以治寒湿，参附可以壮元神，三者
亦交相为用，其所以只用二物，比而成汤，不杂他味者，用其所
当用，功效若神，诚足贵也。年高而多姬妾者，每有所失，随进
参附汤一小剂，即优为而不劳。仕宦之家，弥老而貌若童子，得
力于此者颇众。故治自汗一端，不足以治三方之长也。以黄芪、
人参为君，其长驾远驭，附子固不能以自恣，术虽不足以制附，
然遇阳虚阴盛、寒湿沉锢②，即生附在所必用，亦何取制伏为耶？
《金匮》近效白术附子汤，即本方加甘草一味，仲景取之以治痹
证，岂非以节制之师缓图其诚乎？急证用其全力，即不可制。缓
证用其半力，即不可不制。至于急中之缓，缓中之急，不制而制，
制而不制，妙不容言矣。

论《宝鉴》桂附丸

方用川乌、黑附、干姜、赤石脂、川椒、肉桂六味为丸，疗
风邪冷气入乘心络，腑脏暴感风寒，上乘于心，令人卒然心痛，
或引背膂，乍间乍甚，经久不瘥。[按] 此方原仿《金匮》九痛丸
之例，冷久心痛而云。暴感风寒，入乘于心，令人卒然心痛，则
是素无其病，卒然而痛矣。卒病宜用汤以温之，岂有用丸且服至

---

① 附：原脱，据底本目录补。
② 锢（gù 故）：通"痼"，病经久不愈。《汉书·贾谊传》："失今不
治，必为锢疾。"

一料之理？千万方中获此一方，有合往辙，又不达制方之蕴，学者将何所宗乎？况邪在经络则治其经络，邪在腑则治其腑，邪在脏则治其脏。此方即变为汤，但可治脏病，不可治腑及经络之病。盖脏为阴，可胜纯阳之药，腑为阳，必加阴药一二味，以监制其僭热，经络之浅，又当加和荣卫并宣导之药矣，因并及之。

论《得效》荜茇丸

虚寒泄泻，宜从温补，固矣。然久泻不同暴病，且有下多亡阴之戒，方中用附子胜寒，当兼以参、术，如理中之类可也。乃用干姜，复用良姜，用荜茇，复用胡椒，用丁香，复用豆蔻，惟恐不胜其泻。曾不思五脏气绝于内，则下痢不禁，其敢以一派香燥坐耗脏气耶？后人复制万补丸，虽附子与人参、当归、白术同用，而仍蹈前辙。丁、沉、乳、茴、草蔻、肉蔻、姜、桂、荜茇，既无所不有，更加阳起、钟乳、赤脂石性之悍，冀图涩止其泻，而不知尽劫其阴，徒速人脏气之绝耳。用方者鉴诸。

论《本事》温脾汤

学士许叔微制此方，用厚朴、干姜、甘草、桂心、附子各二两，大黄四钱，煎六合，顿服。治锢冷在肠胃间，泄泻腹痛，宜先取去，然后调治，不可畏虚，以养病也。叔微所论，深合仲景以温药下之之法。其大黄止用四钱，更为有见。夫锢冷在肠胃而滑泄矣，即温药中宁敢多用大黄之猛重困之乎？减而用其五之一，乃知叔微之得于仲景者深也。仲景云：病人旧微溏者，栀子汤不可与服。又云：太阴病，脉弱便利，设当行大黄、芍药者，宜减之，以其人胃气弱易动故也。即是观之，肠胃锢冷之滑泄，而可恣用大黄耶？不用则温药必不能下，而久留之邪非攻不去；多用则温药恐不能制，而洞下之势或至转增。裁酌用之，真足法矣。《玉机微义》① 未知此方之渊源，不为首肯，亦何贵于论方哉？

---

① 玉机微义：原作"玉机微议"，据文义改。

论《本事》椒附散

治项筋痛连背髀，不可转移。方用大附子一枚，泡，去皮脐，为末，每服二钱，用川椒二十粒，以白面填满，水一盏，生姜七片，同煎至七分，去椒入盐，空心服。叔微云：予一亲患此，服诸药无效，尝忆《千金髓》有肾气攻背强一证，处此方与之，一服瘥。观此，而昌阴病论中，所谓地气从背而上入者，顷之颈筋粗大，头项若冰，非臆说矣。夫肾藏真阳，阳盛则百骸温暖，阳衰则一身冱寒①，至阳微则地气上逆者，其冷若冰，势所必至。但项筋痛连背髀，殊非暴证，且独用附子为治，则暴病必借附子全力，大剂服之，不待言矣。少陵诗云：奇文共欣赏，疑义相与析。安得起宋代之叔微剧谈阴病乎？

论逍遥散

舒驰远曰：客问忧郁成病，逍遥散可用乎？曰：不可。名虽善而药不通。凡忧郁愤懑，则胸中郁结，其气消沮，主乎静，静而生阴，则为病。能受人劝，则情怀舒畅，其气发，阳主乎动，动而生阳，病故愈。今为忧郁一段，阴气痞塞胸中，饮食不下，愤懑增剧，斯时不为宣畅胸膈，条达脾胃，而反用柴胡、薄荷重耗其阳，更加当归、白芍愈滋其阴，而不死者亦罕矣。

新著四言脉诀

四言脉诀，从来久矣。兹者补其缺略，正其差讹，仍旧者十之一二，新改者十之七八，复加注释，字字精确，文极简便，义极详明，使读者既无繁多之苦，亦无遗漏之憾也。

寸关尺②

脉为血脉，百骸贯通。
大会之地，寸口朝宗。

---

① 冱（hù 互）寒：严寒。
② 寸关尺：原脱，据底本目录补。

脉者，血脉也。血脉之中，气道行焉。五脏六腑以及奇经，各有经脉气血流行，周而复始，循环无端，百骸之间，莫不贯通，而总会之处，则在寸口。夫寸口左右手六部，皆肺之经脉也，何以各经之脉皆于此取乎？肺如华盖，居于至高，而诸脏腑皆处其下，各经之气，无不上熏于肺，故曰肺朝百脉，而寸口为脉之大会也。

诊人之脉，令仰其掌。

掌后高骨，是名关部。

凡诊脉者，令病人仰手，医者覆手诊之。掌后有高骨隆起，是即关部也。先将中指取定关部，方下前后二指于尺寸之上也。病人长，则下指宜疏；病人短，则下指宜密。

关前为阳，关后为阴。

阳寸阴尺，先后推寻。

从鱼际至高骨，却有一寸，因①名曰寸。从尺泽至高骨，有一尺，因名曰尺。界乎尺寸之间，因名曰关。关前寸为阳，关后尺为阴。寸候上焦，关候中焦，尺候下焦。经曰：身半以上，同天之阳；身半以下，同地之阴也。先后者，谓先候寸部，次候关部，又次候尺部也。推者，推其理。寻者，寻其象。各察其得何脉也。

胞络与心，左寸之应。

惟胆与肝，左关所认。

膀胱及肾，左尺为定。

胸中及肺，右寸昭彰。

胃与脾脉，属在右关。

大肠并肾，右尺班班。

男子之脉，左大为顺。

女人之脉，右大为顺。

男尺恒虚，女尺恒盛。

左为阳，故男子宜左脉大也。右为阴，故女人宜右脉大也。寸为阳，尺为阴。故男子尺虚，象离中虚也。女人尺盛，象坎中满也。

---

① 因：原作"阴"，据文义改。

人迎气口①

　　关前一分，人命之主。

　　左为人迎，右为气口。

　　关前一分者，寸关尺各有三分，共得九分。每部三分者，前一分，中一分，后一分也。今曰关前一分，仍在关上，但在前之一分耳。故左为人迎，辨外因之风，以左关乃肝胆脉，肝为风脏，故曰人迎紧盛伤于风。右为气口，辨内因之食，以右关乃脾胃脉，胃为水谷之海，脾为仓廪之官，故曰气口紧盛伤于食。勿以外因兼求六气，勿以内因兼求七情也。或以前一分为寸上，岂有左寸之心可以辨风，右寸之肺可以辨食乎？

　　神门属肾，在两关后。

　　人无二脉，必死不救。

　　《难经》曰：上部无脉，下部有脉，虽困无能为害。夫脉之有尺，犹树之有根，枝叶虽枯槁，根本将自生。盖两尺属肾水，水为天一之元，人之元神在焉，故为根本之脉，而称神门也。若无二脉，则根本绝，决无生理。

七　诊②

　　脉有七诊，曰浮中沉。

　　上下左右，七法推寻。

　　浮者轻下指于皮毛之间，探其腑脉也，表也。中也，略重指于肌肉之间，候其胃气也，半表半里也。沉者重下指于筋骨之间，察其脏脉也，里也。上者，即上竟上者，胸喉中事也，即于寸内前一分取之；下者，即下竟下者，少腹腰股膝胫足中事也，即于尺内后一分取之。左右者，即左右手也。凡此七法，名为七诊。别有七诊，谓独大、独小、独寒、独热、独迟、独疾、独陷下也。

---

① 人迎气口：原脱，据底本目录补。
② 七诊：原脱，据底本目录补。

三部九候①

> 又有九候，即浮中沉。
> 三部各三，合而为名。
> 每候五十，方合于经。

　　每部有浮中沉三候，合寸关尺三部算之，共得九候之数也。夫每候必五十动者，出自《难经》，合大衍之数也。乃《伪诀》四十五动为准，乖于经旨。必每候五十，凡九候，共得四百五十，两手合计九百，方与经旨相合也。

> 五脏不同，各有本脉。
> 左寸之心，浮大而散。
> 右寸之肺，浮涩而短。
> 肝在左关，沉而弦长。
> 肾在左尺，沉石而濡。
> 右关属脾，脉象和缓。
> 右尺相火，与心同断。

　　此言五脏各有平脉也，必知平脉而后知病脉也。

> 若夫时令，亦有平脉。
> 春弦夏洪，秋毛冬石。
> 四季之末，和缓不忒。

　　此言四时各有平脉也，然即上文五脏之脉，大同小异也。春者，东方肝木也，木始发荣，有干无枝，则近于劲，故曰弦，即弓弦也。夏者，南方心火也，万物畅茂，垂枝布叶，皆下曲如钩，钩即洪之别名，亦即上文之大也。秋者，西方肺金也，草木黄落，有枝无叶，则类于毛，即上文之浮涩也。冬者，北方肾水也，极寒之时，水凝于石，故名为石。土旺于四季之末，各十八日，脾土在中而兼五行也。和缓之义，详见下文。

> 太过实强，病生于外。
> 不及虚微，病生于内。

---

　　① 三部九候：原脱，据底本目录补。

外因风、寒、暑、湿、燥、火六气之邪，脉必洪、大、紧、数、弦、长、滑、实而太过矣。内因喜、怒、忧、思、悲、恐、惊七情之伤，脉必虚、微、细、弱、短、涩、濡、芤而不及矣。

四时百病，胃气为本。

胃为水谷之海，资生之本也。故曰有胃气则生，无胃气则死。胃气脉者，缓而和匀，不浮不沉，不大不小，不疾不徐，意思欣欣，悠悠扬扬，难以名状者也。不拘四季，一切百病，皆以胃脉为本。

凡诊病脉，平旦为准。

虚静凝神，调息细审。

经曰：常以平旦，阴气未动，阳气未散，饮食未进，经脉未盛，络脉调匀，气血未乱，乃可诊有过之脉。又曰：诊脉有道，虚静为宝。言无思无虑以虚静其心，惟凝神于指下也。调息者，医家调匀自己之气息。细审者，言精细审察不可忽略也。

一呼一吸，合为一息。

脉来四至，平和之则。

五至无疴，闰以太息。

三至为迟，迟则为冷。

六至为数，数即热证。

转迟转冷，转数转热。

医者，调匀气息，一呼脉再至，一吸脉再至，呼吸定息，脉来四至，乃和平之准则也。然何以五至亦曰无疴乎？人之气息，时长时短，凡鼓三息，必有一息之长，鼓五息又有一息之长，名为太息。如历家三岁一闰，五岁再闰也。言脉必以四至为平，五至便为太过，惟正当太息之时，亦曰无疴。此息之长，非脉之急也。若非太息，正合四至也。至于性急之人，五至为平脉，不拘太息之例，盖性急脉亦急也。若一息而脉仅三至，即为迟慢而不及矣，迟主冷病。若一息而脉遂六至，即为急数而太过矣，数主热病。若一息仅得二至，甚而一至，则转迟而转冷矣。若一息七至，甚而八至九至，则转数而转热矣。一至二至，八至九至，皆死脉也。

迟数既明，浮沉须别。

浮沉迟数，辨内外因。

外因于天，内因于人。

天有阴阳，风雨晦明。

人有喜怒，忧思悲恐惊。

浮脉法天，候表之疾，即外因也。沉脉法地，候里之病①。外因者，天之六气。风，风淫木疾，寒，阴淫寒疾，暑，明淫暑疾，湿，雨淫湿疾，燥，晦淫燥疾，火，阳淫火疾是也。内因者，人之七情，喜伤心、怒伤肝、忧思伤脾、恐伤肾、惊伤心也。

浮表沉里，迟寒热数。

浮数表热，沉数里热。

浮迟表寒，沉迟冷结。

此以浮、沉、迟、数四脉提诸脉之纲也。脉象虽多，总不外此四脉。浮主表证，沉主里证。迟为寒，数为热。浮而且数，表有热也。沉而且数，里有热也。浮而且迟，寒在表也。沉而且迟，寒在里也。

浮脉法天，轻手可得。

泛泛在上，如水漂木。

有力洪大，来盛去悠。

无力虚大，迟而且柔。

虚极则散，涣漫不收。

有边无中，其名为芤。

浮小为濡，绵浮水面。

濡甚则微，不任寻按。

更有革脉，芤弦合看。

此以浮脉提纲，而取洪、虚、散、芤、濡、微、革七脉之兼乎。浮者，统汇于下也。浮脉法天，轻清在上，故轻手即见，与肉分相应，如木之漂于水面也。洪脉者，如洪水之洪，有波涛汹涌之象。浮而有力，来盛去衰，即大脉也，即钩脉也。虚脉者，浮而无力，且大且迟也。散脉者，亦浮而无力，但按之如无，比于虚脉，则更甚矣，

---

① 候里之病：后疑脱"即内因也"。

若杨花飘散之象。芤脉者，芤草中空，状如葱管。浮沉二候易见，故曰有边，独中候豁然难见，正如以指着葱，浮取得上面之葱皮，中取正在空处，沉按之又着下面之葱皮也。无中者非中候绝无，但比之浮沉，则无力也。若泥为绝无，是无胃气矣。旧说以前后为两边，与芤葱之义不合。濡脉者，浮而小且软也。微者，浮而极小极软，比于濡脉则更甚矣。欲绝非绝，似有若无，八字可为微脉传神。革脉者，浮而且弦且芤，浮多沉少，外急内虚，状如皮革。仲景曰：弦则为寒，芤则为虚，虚寒相搏，此名曰革。革脉、牢脉皆大而弦，革则浮取而得，牢则沉候而见也。旧以牢革为一脉者非。

> 沉脉法地，如投水石。
>
> 沉极为伏，推筋着骨。
>
> 有力为牢，大而弦长。
>
> 牢甚则实，幅幅而强。
>
> 无力为弱，柔小如绵。
>
> 细直而软，如蛛丝然。

此以沉脉提纲，而取伏、牢、实、弱、细五脉之兼乎。沉者，统汇于下也。沉脉法地，重浊在下，故重按乃得。与筋骨相应，如石之坠于水底也。伏脉者，沉之极也，伏于下也。沉脉在筋骨之间，伏脉在推筋着骨，然后可见也。牢脉者，沉而有力。且大、且弦、且长也。实脉者，浮中沉三候皆有力，更甚于牢脉也。弱脉者，沉而极细软也。细脉者，沉细而直且软也。

> 迟脉属阴，一息三至。
>
> 缓脉和匀，春柳相似。
>
> 迟细为涩，往来极滞。
>
> 结则来缓，止而复来。
>
> 代亦来缓，止数不乖。

此以迟脉提纲，而取缓、涩、结、代四脉之兼乎。迟者，统汇于下也。迟脉者，往来迟漫①，为不及之象。缓脉者一息四至，往来和

---

① 漫：疑作"慢"。

匀，春风微吹柳梢，此确喻也，即胃气脉也。涩脉者，迟滞不利，状如轻刀刮竹，旧称一止复来者，非也。结脉者，迟而时有一止也。代脉者，迟而中止，不能自还，且止有定数，如四时之有禅代，不愆其期也，故名曰代。

数脉属阳，一息六至。

往来流利，滑脉可识。

有力为紧，切绳极似。

数时一止，其名为促。

数如豆粒，动脉无惑。

此以数脉提纲，而取滑、紧、促、动四脉之兼乎。数者，统汇于下也。数脉者，往来急数，为太过之象。滑脉者，滑而不滞，如珠走盘也。紧脉者，紧急有力，左右弹手，切绳者喻其紧，亦喻左右弹也。促脉者，数而时有一止，如疾行而蹶也。动脉者，形如豆粒，厥厥动摇，两头俱俯，中间高起，故短如豆粒。旧云：上下无头尾，则上不至寸为阳绝，下不至尺为阴绝，是死绝之脉，非动脉也。仲景云：阳动则汗出，阴动则发热，由是则寸尺皆有动脉，谓独见于关者，误矣。

别有三脉，短长与弦。

不及本位，短脉可原。

过于本位，长脉绵绵。

长而端直，状类弓弦。

此短、长与弦三脉，非浮沉迟数可括，故别列于此。短者，短缩之象。长者，相引之象。弦者，劲而刚直之象。[按] 戴同父曰：关不诊短。若短脉见于关上，是上不通寸为阳绝，下不通尺为阴绝矣。

两脉一形，各有主病。

脉有相兼，还须细订。

前所载者，皆脉之形象，然有所主之病，有相兼之脉，更须细加考订。此以下至女胎三月句，凡十有三节，各明其脉主某病，而相兼之脉尽在其中矣。

浮脉主表，腑病所居。

有力为风，无力血虚。

浮迟表冷，浮数风热。

浮紧风寒，浮缓风湿。

六腑属阳，其应在表，故浮主腑病也。浮而有力，则知风邪所干，邪气盛则实，有余之象也。浮而无力，则知阴血亏损，正气夺则虚，不足之象也。脉浮主表，脉迟主冷，浮迟兼见，则为表冷也。浮脉主风，数脉主热，浮数兼见，则为风热也。紧脉为寒，浮紧兼见，则为风寒也。缓脉主湿，浮缓兼见，则为风湿也。

浮虚伤暑，浮芤失血。

浮洪虚火，浮微劳极。

浮濡阴虚，浮散虚剧。

浮弦痰饮，浮滑痰热。

暑伤气，气虚则脉虚，故浮虚为伤暑也。失血之脉必芤，如吐血下血之类，芤脉自兼浮，非浮脉兼芤也。洪主火，洪而兼浮，知为虚火。微为气血俱虚，故主劳极，此亦微脉自兼浮也。血属阴，其应在下，濡脉按之而软，故为阴虚。散者，散亡之义，虚极所致。剧即极也。弦者，风木之象，浮亦为风，故为痰饮，乃风痰也。滑主痰证，滑本阳脉而又兼浮，则炎上之象，故为热炎也。

沉脉主里，为寒为积。

有力痰食，无力气郁。

沉迟虚寒，沉数热伏。

沉紧冷痛，沉缓水蓄。

五脏属阴，其应在里，故沉主里病也。沉者，阴象也；积者，脏病也，故为寒积。沉而有力，有余之象，必有形之物凝滞于内。沉而无力，不足之象，乃无形之物郁结于中。沉迟皆偏于阴，所以虚寒。沉冷数热，故热伏于里也。紧主诸病①，亦主于寒，得之沉分，非冷痛乎？湿家得缓，沉位居里，当水蓄矣。

沉牢痼冷，沉实热极。

---

① 病：疑作"痛"。

沉弱阴亏，沉细虚湿。

沉弦饮痛，沉滑食滞。

沉伏吐利，阴毒积聚。

仲景曰：寒则坚牢，有牢固之义，故云痼冷。牢脉自在沉分，非兼见也。实脉为阳热之极也，实则三候皆强，不独在沉分也。按之无力为弱脉，故曰阴亏。细为不足，亦主湿侵，故曰虚湿。弦本主饮，亦主诸病①。滑虽主痰，若在脾部而沉分见之，为食滞也。寸伏则吐，尺伏则痢，在阴证伤寒，则为阴毒积聚耳。

迟脉主脏，阴冷相干。

有力为痛，无力虚寒。

五脏为阴，迟亦为阴，是以主脏，乃阴冷相干也。迟而有力，则因寒而凝滞，是以为痛。迟而无力，中空显然，故当虚寒。

数脉主腑，主吐主狂。

有力实热，无力虚疮。

六腑为阳，数亦为阳，是以主腑。吐者，阳气亢逆也。狂者，热邪传里也。数而有力，实热可知。数而无力，虚疮可断。

滑司痰饮，右关主食。

尺为蓄血，寸必吐逆。

滑为痰脉，右关沉滑，知有食停。两尺见之，蓄血可察。两寸见之，吐逆难免矣。

涩脉少血，亦主寒湿。

反胃结肠，自汗可测。

尺中见涩，血少精伤也。关中见之，脾虚不能胜湿也。血液枯竭，上为反胃，下为结肠也。两寸见涩，则为自汗，盖汗乃心之液，而肺主皮毛也。

弦脉主饮，木侮脾经。

阳弦头痛，阴弦腹疼。

木旺者脉必弦，木旺必来侮土，土虚不能制湿，而痰饮之证生

① 病：疑作"痛"。

焉。阳弦者寸也,寸主上焦,故当头痛。阴弦者尺也,尺主下焦,故当腹痛。

长则气治,短则气病。

细则气衰,大则病进。

长乃肝之平脉,故曰气治。经曰:如循长竿末梢为平,如循长竿为病。短虽肺之平脉,若非右寸及秋令见之,即为病矣。脉以和平为贵,细者不及而气衰,大者太过而病进也。

浮长风痫,沉短痞塞。

洪为阴伤,紧主寒痛。

缓大风虚,缓细湿痹。

缓涩血伤,缓滑湿痰。

浮风长火,风火相搏,则肝病而痫生。沉阴短虚,虚寒相合,则气滞而痞生。洪即大脉,火之亢也,阳亢者阴必伤。紧为寒脉,浮分则表为寒束而痛,沉分则里为寒滞而痛。缓为虚而大为风,缓大并至,故曰风虚。缓者湿气停滞,细者虚气不行而痹生焉。涩见即为血伤,挟缓则转伤也。滑见即为湿痰,挟缓则愈湿矣。

涩小阴虚,弱小阳竭。

阳微恶寒,阴微发热。

阳动汗出,为痛为惊。

阴动则热,崩中失血。

虚寒相搏,其名为革。

男子失精,女人漏血。

涩自主血虚,兼小而愈虚矣。弱脉自然小,此非兼脉见,则阳气虚竭矣。微者大虚之脉,故在阳分见则气虚而恶寒,在阴分见则血虚而发热。寸动名阳,汗出者心肺之证,惊气入心,气滞则痛,亦心肺也。尺动名阴,热者肾水不足,崩中失血,皆肾经失闭蛰封藏之本也。仲景论革脉云:弦则为寒,芤则为虚,虚寒相抟,此名为革,男子亡血失精,女人半产漏下。

阳盛则促,肺痈热毒。

阴盛则结,疝瘕积郁。

代则气衰，或泄脓①血。

伤寒霍乱，跌打闷绝。

疮疽痛甚，女胎三月。

数而有止为促，岂非阳盛乎？肺痈热毒，皆火极所致者。迟而有止为结，岂非阴盛乎？疝瘕积郁，皆阴气凝滞也。至于代脉，真气衰败而后见也，泄脓血者，见之必死。惟伤寒心悸，或霍乱昏烦，或疮疽痛极，或跌打损伤，或怀胎三月，此五者见之，弗作死脉也。

脉之主病，有宜不宜。

阴阳顺逆，吉凶可推。

病有阴阳，脉亦有阴阳，顺应则吉，逆见即凶。此以下至其死可测句，凡二十七节，详分某病见某脉吉，某病见某脉凶也。

中风之脉，却喜浮迟。

兼大急疾，其凶可知。

中风者多虚脉，以浮迟为顺。若反坚急，决无生理。

伤寒热病，脉喜浮洪。

沉微涩小，证反必凶。

汗后脉静，身凉则安。

汗后脉躁，热甚必难。

阳证见阴，命必危殆。

阴证见阳，虽困无害。

此节皆言伤寒之顺逆也。虽受寒邪，传里必热，故曰热病。病既属热，脉以浮洪为吉，若沉微涩小，是证与脉反，故凶。汗后邪解，便当脉静身凉。若躁而热，所谓汗后不宜，汗衰不可治矣。阳证而见沉涩细弱微迟之阴脉，则脉与证反，命必危殆。阴证而见浮大数动洪滑之阳脉，虽若反证，在他证忌之，独伤寒为邪气将解之象，病虽困苦，无害于病也。

劳倦伤脾，虚弱勿疑。

脉躁汗出，未可言吉。

---

① 脓：原作"浓"，据《医宗必读·新著四言脉诀》改。下段小字同改。

劳倦伤脾，故脾脉虚弱为顺也，若汗出而脉反躁疾，则逆矣。

疟脉自弦，弦数者热。

弦迟者寒，代散则绝。

疟者，风暑之邪客于风木之腑，木来乘土，脾失转输，不能运水谷之精微，细多停痰留饮。弦应风木，又主痰饮，无痰不成疟，故曰疟脉自弦。数热迟寒，自然之理，独见代散二脉，则命必绝矣。

泻痢沉小，滑弱者福。

实大浮数，发热者恶。

泻痢则虚，宜见沉小滑弱之脉，若反见实大浮数之脉，则身必发热而成恶候矣。

呕吐反胃，浮滑者昌。

弦数紧涩，结肠者亡。

呕吐反胃，脾虚有痰也。浮为虚，滑为痰，是其正象，可以受补，故曰昌也。若弦数紧涩，故血液枯竭，遂致粪于羊屎，必死不治矣。

霍乱之候，脉代勿讶。

舌卷囊缩，厥伏可怕。

霍乱之脉，洪大为佳。若见代脉，因一时清浊混乱，故脉不接续，非死脉也。微细而舌卷囊缩者，不可治耳。

嗽脉微浮，浮濡易治。

沉伏而紧，死期将至。

嗽乃肺疾，脉浮为宜，兼见濡者，病将退也。若沉伏与紧，则相反而病深矣，不死何待？

喘息抬肩，浮滑是顺。

沉涩肢寒，均为逆证。

喘证无非风与痰耳，脉以浮滑为顺，若反沉涩而四肢寒者，必死不治。

火热之证，洪数为宜。

微弱无神，根本脱离。

热证而得洪数，乃正应也。若见微弱，脉证相反，根本脱绝，药饵不可施矣。

骨蒸发热，脉数为虚。

热而涩小，必殒其躯。

骨蒸者，肾水不足，壮火僭上，虚数二脉，其正象也。若见涩小之脉，所谓发热脉静，不可救药耳。

劳极诸虚，浮软微弱。

吐败双弦，火炎则数。

虚证宜见虚脉，若两手脉弦，谓之双弦。弦乃肝脉，右关见之，是肝木乘脾，故曰吐败。火热太过，脉必极数，甚而七至。劳证之脉，六至以上，便不可治。

失血诸证，脉必现芤。

缓小可喜，数大堪忧。

芤有空中之象，失血者宜尔也。缓小亦为虚脉，顺而可喜；若数且大，谓之邪胜，故可忧也。

蓄血在中，牢大却宜。

沉涩而微，速愈者希。

蓄血者，有形实证，牢大之脉，脉证相宜。倘沉涩而微①，是挟虚矣，既不能自行其血，又难施峻猛之剂，安望其速愈耶？

三消之脉，数大为轻。

细微短涩，应手堪惊。

渴而多饮，为上消；消谷善饥，为中消；渴而便数有膏，为下消。三消皆燥热太过，惟见数大之脉为吉耳。细微短涩，死不可救。

小便淋闭，鼻色必黄。

实大可疗，涩小知亡。

鼻头色黄，必患小便难，六脉实大者，但用分理之剂必愈。若逢涩小，为精血败坏，死亡将及矣。

癫乃重阴，狂乃重阳。

浮洪吉象，沉急凶殃。

---

① 微：原作"为"，据文义改。

癫狂二证，皆以浮洪为吉，取其病尚浅也。若沉而急，病已入骨，虽有扁鹊，莫之能疗矣。

　　　　痫宜虚缓，沉小急实。

　　　　或但弦急，必死不失。

痫本虚痰，脉必虚缓，自应然也。若沉小急实，或虚而弦急者，肝之真脏脉见矣，安望其更生耶？

　　　　心腹之痛，其类有九。

　　　　细迟速愈，浮大延久。

九种心腹之痛，皆宜迟细，易于施疗。如浮而大，是为中虚，不能收捷得之效也。

　　　　疝属肝病，脉必弦急。

　　　　牢急者生，弱急者逆。

肝主筋，疝则筋急，故属肝病也。肝脉弦急，是其常也。疝系阴寒之咎，牢主里寒之脉，亦其常也。如且弱且急，必有性命之忧。

　　　　黄疸湿热，洪数偏宜。

　　　　不妨浮大，微涩难医。

湿蒸热壅，黄疸生焉。洪数也，浮大也，皆所宜也。一见微涩，虚衰已具，必食少泻多，无药可疗矣。

　　　　胀满之脉，浮大洪实。

　　　　细而沉微，工巧无术。

胀满属有余之证，宜见有余之脉，浮大洪实是矣。沉细而微，谓之证实而脉虚，虽岐黄神圣，莫可回生矣。

　　　　五脏为积，六腑为聚。

　　　　实强可生，沉细难愈。

积也聚也，皆实证也。实脉强盛，是所当然。沉细为虚之诊，真气败绝，不可为已。

　　　　中恶腹胀，紧细乃生。

　　　　浮大维何？邪气已深。

中恶者，不正之者也。紧细主吉，浮大则必死。

　　　　鬼祟之脉，左右不齐。

乍大乍小，乍数乍迟。

鬼祟犯人，左右二手脉象不一，忽大忽小，忽数忽迟，无一定之脉形也。

痈疽未溃，脉宜洪大。

及其已溃，洪大始戒。

未溃属实，洪大为正脉也。若溃后则虚矣，亦见洪大，毋乃不可乎？

肺痈已成，寸数而实。

肺痿之形，数而无力。

肺痿色白，脉宜短涩。

浮大相逢，气损血失。

肠痈实热，滑数可必。

沉细无根，其死可测。

肺痈而寸口数实，知脓已成矣。肺叶焦痿，火乘金也，是以数而无力，肺痈既作，则肺气虚损。白者西方本色，所谓一脏虚则一脏之本色见也。短涩者，秋金之素体。若逢浮大，是谓火来乘金，克我者为贼邪，血气败坏之诊也。肠痈实也，沉细虚也，证实脉虚，死期将至矣。

妇人有子，阴搏阳别。

少阴动甚，其胎已结。

滑疾不散，胎必三月。

但疾不散，五月可别。

左疾为男，右疾为女。

女腹如箕，男腹如斧。

此一节女科胎前之脉也。阴搏阳别者，寸为阳，尺为阴，言尺阴之脉搏指而动，与寸阳之脉迥然分别，此有子之诊也。或手少阴心脉独动而甚，心脏主血，故胎结而动甚也。动者，往来流利之动，非厥厥如豆之动也。疾即数也，滑而且数，按之不散，三月之胎也。滑脉不见而且疾不散，五月之胎也。左为阳，故左疾为男胎；右为阴，故右疾为女胎。女胎腹形状如箕之圆也，男胎腹形状如斧之上小而下大也。

欲产之胎①，散而离经。

新产之脉，小缓为应。

实大弦牢，其凶可明。

此一节产中之脉也。散而离经，离经者，离乎经常之脉也。胎动于中，脉乱于外，势所必至也。产后气血两虚，见小缓之虚脉为吉；若见实大弦牢，凶可知矣。

奇经八脉，不可不察。

直上直下，尺寸俱牢。

中央坚实，冲脉昭昭。

胸中有寒，逆气里急。

疝气攻心，支满溺失。

奇经者，无表里配偶之经也。八脉者，阳维也，阴维也，阳跷也，阴跷也，冲也，督也，任也，带也。直上直下，弦长相似，尺寸俱牢，亦兼弦长，是以有逆气里急之证。疝气攻心，正逆急也。支满者，胀也。溺失者，冲脉之邪于肾也。此以下凡五节，皆奇经脉也。

直上直下，尺寸俱浮。

中央浮起，督脉可求。

腰背强痛，风痫为忧。

直上直下，则弦长矣。尺寸俱浮，中央亦浮，则六部皆浮，又兼弦长，故其见证皆属风象。大抵冲脉主里，督脉主表也。

寸口丸丸，紧细实长。

男疝女瘕，任脉可详。

寸口者，统寸关尺三部也。丸丸，动貌。紧细实长，寒邪盛而实也。男疝女瘕，即所谓若少腹绕脐下引引切痛也。

寸左右弹，阳跷可决。

尺左右弹，阴跷可别。

关左右弹，带脉之诀。

左右弹，紧脉之象也。阳跷主阳络，故应于寸；阴跷主阴络，故

---

① 胎：疑作"脉"。

应于尺。带脉如束带之状，在人腰间，故应于关。

> 尺外斜上，至寸阴维。
> 尺内斜上，至寸阳维。

从右手手少阳三焦，斜至寸上手厥阴心胞络之位，是阴维脉也。从左手足少阴肾经，斜至寸上手太阳小肠之位，是阳维脉也。斜上者，不由正位而上，斜向大指名为尺外，斜向小指名为尺内。邪①在阳维、阳跷则发痫，痫动而属阳；邪在阴维、阴跷则发癫，癫静而属阴，故也。

> 脉有反关，动在臂后。
> 别由列缺，不干证候。

有生之初，非病脉也。令病人覆手诊之，方可见耳。〔批〕反关脉，由肺列缺穴斜刺臂侧，入大肠阳溪穴而上食指。

> 经脉病脉，业已昭详。
> 将绝之形，更当度量。

经常之脉，主病之脉，皆明于前矣。而死绝之脉，亦不可不察也，分列于后。

> 心绝之脉，如操带钩。
> 转豆躁疾，一日可忧。

经曰：脉来前曲后踞，如操带钩，曰心死。前曲者，谓轻取则坚强而不柔，后踞者，谓重取则牢实而不动，如持革带之钩，全失冲和之气，但钩无胃，故曰心死。转豆者，即经所谓如循薏苡子，累累然状其短实坚强，真脏脉也。又曰：心绝一日死。

> 肝绝之脉，如循刀刃。
> 新张弓弦，死在八日。

经曰：真肝脉至中外急，如循刀刃。又曰：脉来急溢，劲如新张弓弦，曰肝死。又曰：肝绝八日死。

> 脾绝雀啄，又同屋漏。
> 一似水流，还如杯覆。

---

① 邪：原作"斜"，据《医宗必读·新著四言脉诀》改。

旧诀曰：雀啄连来四五啄，屋漏少刻一点落。若水流，若杯覆，皆脾绝也。经曰：脾绝四日死。

　　　　肺绝维何？如风吹毛。

　　　　毛羽中肤，三日而号。

经曰如风吹毛曰肺死，又曰真肺脉至，如以毛羽中人肤，皆状其但毛而无胃气也。又曰：肺绝三日死。

　　　　肾绝伊何？发如夺索。

　　　　辟辟弹石，四日而作。

经曰：脉来如夺索，辟辟如弹石，曰肾死。又曰：肾绝四日死。旧诀云：弹石硬来寻即散，搭指散乱如解索，正谓此也。

　　　　命脉将绝，鱼翔虾游。

　　　　至如涌泉，莫可挽留。

旧诀云：鱼翔似有又似无，虾游静中忽一跃。经云：浑浑革至如涌泉，绵绵其去如弦绝，皆死脉也。

　　　　无脉之候，所因不一。

　　　　久病无脉，气绝者死。

　　　　暴病无脉，气郁可治。

　　　　伤寒风痛，痰积经闭。

　　　　忧惊折伤，关格吐痢。

　　　　运气不应，斯皆无忌。

医　诗

经脏门

十干配脏腑诗

甲胆乙肝丙小肠，丁心戊胃己脾乡。

大肠庚金辛属肺，壬水膀胱癸肾脏。

足六经歌

足始太阳水膀胱，阳明戊土胃经当。

少阳甲木胆之位，脾属太阴己土脏。

癸水少阴肾来配，乙木厥阴属肝脏。

手六经歌

手太阳经丙小肠，大肠庚属阳明彰。

少阳相火三焦系，肺是太阴辛主张。

心乃少阴丁火踞，厥阴包络共心房。

脏腑十二官名歌

心为君主之官名，神明出焉火性成。

膻中臣使城郭类，喜乐出焉君用明。

肺为相傅宰辅职，治节出焉通达情。

大肠传导祛壅塞，糟粕出焉不留停。

肝为将军威赫奕，谋虑出焉怒气生。

脾为转输运水谷，五味出焉产物征。

胃为仓廪司储积，出纳出焉见虚盈。

肾为作强滋万物，伎巧出焉惠泽宏。

小肠受盛分水谷，化物出焉辨浊清。

胆为中正曲直量，决断出焉奋往萌。

三焦决渎主疏凿，水道出焉使无横。

膀胱州都载沧海，津液藏焉气化行。

十二时气血所注诗

子时气血胆经注，肝肺大肠胃脾过平声。

心与小肠膀胱肾，包络三焦一路拖。

手足十二经部位诗

手足前廉侧也属阳明手前廉属手阳明，足前廉属足阳明，

后廉则属太阳行手后廉属手太阳，足后廉属足太阳。

外廉乃是少阳道手外廉属手少阳，足外廉属足少阳，

内廉的确厥阴程手内兼属手厥阴，足内廉属足厥阴。

内之前廉太阴得手内前廉属手太阴，足内前廉属足太阴，

内之后廉少阴承手内后廉属手少阴，足内后廉属足少阴。

前后内外部有六，以臂贴身垂下停。

大指居前小指后，如此定之足可凭。

十二经穴起止诗十二首①

子胆起于瞳子髎音聊，穴起，外眦才诣切，音剂。眦，眼角也。目眦决于面者为锐眦，在内近鼻者为内眦五分去不遥。

三焦耳门其来路亥时三焦耳门穴止，四趾外侧窍阴穴止窍②娴嘲切，深空貌。

丑肝窍阴子穴豚都木切，尾下窍，自足大指行来腹。

问其起者大敦名，讯其止者期门啄都木切，以嘴鸹也。鸹，嘲咸切。

平旦肺寅中腑穴起观，中府乳上三肋间。

循臂下走少商穴止尽，手大指端内侧焉。

大肠当卯发商阳穴起，食指内侧是其乡。

由肺少商而有此，傍鼻五分落迎香穴止。

辰胃自大肠迎香而入，目下七分号承泣穴起。

头胸腹足厉兑穴止休，次趾端离韭许甲。

巳分临脾足隐白穴起，隐白大指头内侧。

腿腹而升腋下大包穴止，去求子胆之渊腋。

渊液腋下三寸陷，举臂取之斯法则。

渊液之下量二寸，大包乃实指其宅。

午手少阴穴在手，过时大包脾无狃③。

腋下筋间动脉是极泉穴起，小指内侧少冲穴止有。

卷

二

二
五
三

---

① 十二首：原脱，据底本目录补。

② 窍（liáo 辽）：深空。

③ 狃（niǔ 扭）：拘泥。

相距爪甲看几何，古人比类如叶韭。

小肠属未步高踪，斯时忆午心少冲接心少冲。
少泽<small>穴</small>起小指端外视，从肘上行至听宫<small>穴止</small>。

膀胱当向日晡<small>申时</small>征，小肠听宫<small>穴</small>已到睛明<small>穴声</small>。
睛明乃是目内眦，红肉陷中有双名。
头颈背腰臀腿足，小指之外<small>侧</small>至阴停<small>至阴穴止</small>。

足少阴肾酉属鸡，膀胱至阴恰逾期。
涌泉<small>穴</small>起屈足卷指取，膝腹抵胸俞府归<small>俞府穴止</small>。

厥阴胞络兴阉茂<small>阉音淹</small>。戌日阉茂，肾门俞府天池候。
肾卸胞交主天池<small>穴</small>起，乳外二寸侧胁究推寻。
臂至中指曰中冲<small>穴止</small>，表梢去爪甲角陷中溜水溜下也。

手家三焦大渊献<small>亥日大渊献</small>，实由胞络中冲变。
变而关冲<small>穴</small>起四指头，外侧<small>去爪甲角</small>无多如韭叶许辨。
臂上轩腾达耳门<small>穴止</small>，耳前起肉当耳缺处见。
上可比神针之例，于某时某穴所起处，灸之亦助药力也。即前十二时气血所注。

十二经气血多少诗

多气多血惟阳明<small>足阳明胃、手阳明大肠</small>，少气多血太阳<small>足太阳膀胱、手太阳小肠</small>厥阴<small>足厥阴肝、手厥阴心胞络经</small>。

外此太<small>足太阴脾、手太阴肺</small>少<small>足少阳胆、手少阳三焦、足少阴肾、手少阴心</small>常少血多气，血亏行气补其荣。

气少破血宜补气，气血两充功易成。

厥阴肝少阳胆多相火，若发痈疽最难平。

五脏见证诗五首①

肺之见证洒洒寒热，喘嗽皮肤木与麻。

缺盆胸背肩上及脐右，五处叫痠音酸，痛也子细查。

心之见证心热烦关，跳动善忘多笑颜。

消渴无宁舌破绽，心胸之地汗流泉。

脾之见证身怠惰，四肢不得自收持。

足间肿起面黄色，痛其大腹正当剂。

肝之见证怒惊洁，弦冒筋挛音恋耳听聋。

胁痛吐酸肿左颊，黑珠小腹睾丸疼。

肾之见证目冥冥，坐而欲起未举趾。

两胫之间有浮肿，两足之下热痛矣。

阴下湿痒多遗泄走精，嗜卧耳鸣骨骳骳音委靡，屈曲也。《枚乘传》：其文骳骳。

其人常有痛之处，腰膝股臀诸下体。

五脏发热当其旺时愈甚诗

作烧五脏莫模糊，各以旺时烧益甚。

寅卯当肝旺巳午心旺，日酉肺旺主夜脾旺任。

肾临亥子旺正昏沉，暖气炎炎总不禁肺热在。

皮毛心热在血脉取皮毛之下与夫肌肉之上，脾热在肌肝热在筋肾热在骨，五脏之烧手下验。

相外热部位知脏腑内热诗

胃居脐上胃热则脐以上亦热肠居脐下阳②热则脐以下亦热，

肝胆并居胁之间肝胆热则胁亦热。

① 五首：原脱，据底本目录补。
② 阳：疑作"肠"。

肾居腰肾热则腰亦热而肺居胸背肺热则胸皆亦热，

里热外征无可瞒。

察色诗五首①

五脏精明面上阋音窥，看也，假如肝病面青时。

三春白气金克木如形见，此候须亡余仿依心肝脾肺皆依此推。

察面之容又有五，黑劳青痛赤风苦。

微黄定知二便难，黄色鲜明看鼻所主积痰同鼻诊。

鼻头之色正当明，白斯亡血损于荣。

微赤非时秋令见，克金脏燥命凋零。

鼻青而冷痛加其腹，暴病亡阳大讶惊鼻青已见厥阴横逆，况挟

肾水寒威而为冷痛。

盖以肝家之本色，挟肾寒威上下行。

鼻如烟煤兼喘汗，必是肺家垂将及也绝馨。

烟煤之外无两证，大肠燥结欲待行下之。

看病须知目色黄，不过湿与热之乡。

最怕久病决生死，面目无黄他色戕。

黑见天庭额也红两颧音权，大如拇音牡，大指指有真传。

红虽少愈必猝村入声，猝，暴也死，黑则忽然犹逝仙。

闻声诗三首②

肝怒声呼心喜笑，脾为思念发高歌。

肺金忧虑形为哭，肾主呻吟啾唧，细声也恐亦多。

疾本缄默间去声惊呼，骨节之间明有病骨节间病。

---

① 五首：原脱，据底本目录补。

② 三首：原脱，据底本目录补。

声出不扬大气阻胸中气阻，病脏胸膈知途径胸膈间病。

啾唧细长起下焦，本曰呻吟肾所定。

少阴太阳相表里，肾气行随膀胱并。

达于颠顶属头中，头中之疾头中疾如开镜。

审味诗

肝酸心苦及脾甘，肺爱于辛肾合咸。

所好即知其脏病，更将色脉与心参。

息诊诗二首①

呼出摇肩火之故，要知此火属心邪。

胸中上气咳由肺，火在本经收降齼音齼，齿跌不齐也。

病人张口短其气，肺痿之愆唾沫多。

金受火刑斯火甚，疾难瘳音抽也矣其奈何。

出气之粗此三证，但论呼兮吸未耶未及吸。

呼出上归心肺高，吸入下为肾肝司。

此亦但言其常理，上焦也有候吸时。

在上焦者其呼促，在下焦者其吸迟。

真阴虚损从阳火，上升不下促口吹。

一线微阳阴制伏，猝难上升迟可知。

久病诊外应知里属诗

何缘得知五脏热，各因其色肺白、心赤、肝青、脾黄、肾黑五行推。

又将毛败应在肺，络脉溢汗也兮心与期。

爪枯肉动肝脾应，肾之齿槁音考，干也见真机。

食填脉道诗

脉如蛛丝过指无，食填关窍有时遇。

虽其神识有昏迷，不可仓皇急遽貌而错误。

---

① 二首：原脱，据底本目录补。

合色脉诗

右颊音劫，侧面两旁属肺左颊肝，心额肾颐音怡，口角之后脾鼻端。

色脉相生知可愈，色脉相狀音墙，害也却是难。

色生脉者病痊切音穿。痊，病除也速，脉生色者疾盘桓回旋不去。

假如色剋音克，杀也危昏旦，脉克犹未即伤残。

心脏绝证诗

面黧音黎，黑也肩息喘息抬肩直视看，或兼掌上没纹斑肿极故也。

狂言乱语心烦热，壬癸之期赴冥官。

肝脏绝证诗

蓝叶横颜颜面舌卷而青，四肢力乏凡入声，无也眼如盲目无瞳人也。

目泣不止是肝绝，其曰庚辛嗟借平声，叹也命倾侧而欲倒。

脾脏绝证诗

脐跌音夫，足背也肿满面浮黄，泻痢不觉污音乌衣裳大便失禁。

口张难合兼唇反，期临甲乙恐为殃祸也。

肺脏绝证诗

色如枯骨气难回喘，鼻扇动也汗流嘴似煤。

皮毛焦槁声音哑，日在丙丁室里衣。

肾脏绝证诗

颜黑耳煤齿豆黄色如黄豆，骨疼自汗腰痛强。

目无光彩发无泽无光润，戊己之期一命亡。

发眉鬓髭髯须分经诗

头上之发颏音孩，详后身上下名注上须，各管两经肾与胃发须均肾胃。

耳前白鬓胆三焦，髭音咨居口上大肠会。

目上为眉胃大肠，髯冉平声生两颊音劫，与颏并详后身上下名注胆之际。

手脉绝诊足脉诗

手脉既亡人但哭，快寻三脉于其足。

太冲太溪冲阳穴，肝太冲肾太溪胃冲阳家是住屋。

太冲行间肝之上些，二寸动脉书熟读。

太溪内踝后五分，跟骨陷中脉所伏。

冲阳内庭胃上五寸，骨间动脉按肤肉。

劳心记念脚之跗，止死动生凭射鹄。

识缓死脉歌

五十不止身无病，数内有止皆知定。

四十一止一脏绝，四年之后多亡命。

三十一止只三年，二十一止二年应。

十动一止一年殂，更观气色兼形证。

识急死脉歌

两动一止三四日，三四动止应六七。

五六一止七八朝，次第推之自无失。

危证八脉歌

危证之脉八般真，弹石解索雀啄称。

屋漏更兼釜沸象，鱼翔虾游冉冉形。

运气门①

五运歌

甲己合化土运行，乙庚金运便分明。

丙辛化作水经理，丁壬木运栋梁形。

戊癸化火炎上性，皆由六合化像清。

此阳中函阴阳不离阴之谓也。逢六位上则合，合成则化，以五虎遁逢辰位，辰属龙，龙能变化故耳。如甲己戊土，以甲己丙作初遁，得丙寅、丁卯、戊辰，辰上是戊土，即化土是

---

① 运气门：前原衍"医诗"，据底本目录删。

也，余可类推。

六气歌

子午君火少阴真，丑未太阴湿土形。

寅申少阳火之位，卯酉阳明燥金成。

辰戌太阳寒水系，巳亥厥阴肝木伸。

此阴中函阳，阴不离阳之谓也。逢第七位相对为冲，冲则化生，宛然阴阳之理在耳。如子冲第七位上之午，则生少阴君火，丑冲未生太阴湿土，寅冲申生少阳相火，卯冲酉生阳明燥金，辰冲戌生太阳寒水，巳冲亥生厥阴肝木是也。

五运值年歌

年逢甲己土运真，乙庚之岁是金神。

丙辛水运丁壬木，戊癸之年火运程。

六气值年歌 司天在泉

子午之岁君火天，阳明燥金气在泉。

丑未太阴湿土上，太阳寒水管下年。

寅申少阳居上半，厥阴风木下半喧。

卯酉阳明燥金主，少阴君火应安然。

辰戌太阳为之主，太阴湿土匹配全。

巳亥年来厥阴理，少阳相火应不专。

若在人身分天地，脐上属天脐下泉。

轻清在上重浊下，上下病证识因缘。

厥阴司天，风淫所胜；少阴司天，热淫所胜；太阴司天，湿淫所胜；少阳司天，火淫所胜；阳明司天，燥淫所胜；太阳司天，寒淫所胜。厥阴在泉，风淫于内；少阴在泉，热淫于内；太阴在泉，湿淫于内；少阳在泉，火淫于内；阳明在泉，燥淫于内；太阳在泉，寒淫于内。

李时珍曰：司天主之半年，天气司之，故六淫谓之所胜，上淫于下也。在泉主下半年，地气司之，故六淫谓之于内，外淫于内也。

五运值月歌

大寒节到木通行，清明前三日火运程。

芒种后三土运管，立秋后六金运评。

立冬后九水运布，年年如此月月明。

六气值月歌

厥阴风木起大寒自大寒至春分六十日，为厥阴风木之气，春分以后少阴看自春分至小满六十日，为少阴君火之气。

小满节来少阳主自小满至大暑六十日，为少阳相火之气，大暑以后太阴传自大暑至秋分六十日，为太阴湿土之气。

秋分之后至小雪，阳明燥金第五官自秋分至小雪六十日，为阳明燥金之气。

太阳寒水居第六，起自小雪止大寒自小雪至大寒六十日，为太阳寒水之气。

疾辨门①

内伤外感辨诗

内伤脉大气口右关征，外感脉大见人迎左关。

头疼间去声痛内与常痛外，畏寒温解内烈火仍外。

热在肌肉从里探内，热在皮肤扪音门，摸也内轻外。

自汗气微身怯谦入声，畏懦也弱内，虽汗气壮语高声外。

手掌热分内手背热外，鼻息短少内鼻促粗入声，急速也鸣声也，外。

无味内恶食外内外辨，初渴内后渴外少内多外明。

内伤扪热三法诗

内伤试热有三法，不轻不重抚音拊，扪也肌间。

惟觉此间烙手者，劳倦之忧脾胃关脾胃主肌肉，此间热者，乃脾胃之所关系也。

按之骨中如火炙，肾阴虚损贵丸丹。

---

① 疾辨门：前原衍"医诗"，据底本目录删。

骨中反觉寒凛凛，接补真阳亦巨大也艰音奸，难也。

〔批〕李氏赵氏合论。

假阳证辨诗

假阳之证大喘急，足心如烙身如焚。

舌上生芒苔干起刺时吞水，妆朱在面面红痰倾盆。

裸骡上声，赤体也身至欲投水井，尿沥滴也更衣总无闻更改也。古人大便则更衣，今大便不通，故曰更衣，总无闻也。

独有寸关数大甚寸关阳分脉，亦从之而假，尺微无力尺阴分脉，故从之而真晓根因阴盛格阳①，此根因也。

大锅八味熟地、山药、茯苓、丹皮、枣肉、泽泻、附子、肉桂，浸之冷浸冷乃服，阴盛格冈入声，阻也阳指锡银。〔批〕赵养葵治案。

假阴证辨诗

假阴之证身战栗战栗，恶寒也，热在骨髓扪之烙手寒在肤。

四肢虽冷去衣被，形强有力不可拘执也。

脉涩或数而坚劲音敬，坚也，有力貌，或伏而沉鼓上桴音孚，击鼓杖，鼓上桴，亦形容其有力也。

辛凉药寒下药随宜看其兼证用，阳盛拒阻也阴岂欺吾。〔批〕略见会卿论。

察脉知证辨诗

病到疑难须看脉，但向浮沉辨得真。

浮若有余沉不足，假言实证楥麒麟楥，喧去声，履中模范也。唐杨炯每呼朝士为麒麟楥，曰：今弄假麒麟者，必修饰其形，覆之驴背，及去皮还是驴。

沉如实大浮如软，热积里藏外恐人。

世间百假皆在表人物皆然，病之与脉比而论平声。〔批〕李中梓《必读》。

---

① 阴盛格阳：原作"阳盛格阳"，据文义改。

脾虚胃虚亦有往来寒热诗

脾虚固自能恶寒，胃虚固自能恶热。

寒热间作亦常时，不独少阳有此说。

喘证辨治诗

肾气发动上迸骈去声，散也，涌也胸中名曰息高，

本实先拨音跋，绝也命将罄尽也。

燥结阻壅于胃中，浊气上干承气证。

更识各经皆可医，不名息高须审定。〔批〕舒驰远答舒帝锡问。

直视辨治诗

直视有害有不害，阳明胃实火亢则肾水亏。

垂绝之征在睫音接下睫下，言急也，急夺其土救津滋。

少阴中寒阳衰而熏腾减，故津不上荣火气培。〔批〕舒驰远治熊宝田答聂希上问。

热在上中下三焦辨诗

上中有火或干胃，烦躁夜朝不得睡。

则尝问彼解袴裆，清便自可知其际。

热入下焦之膀胱，其人小便必侘傺傺，音诧。傺，丑例切。侘傺，止住不行而失志也。屈原《离骚》：忳郁邑余侘傺兮。

认小便分寒热诗

辨证不差下边存，小溲之处留神看。

便赤者外虽厥冷而内实是热，便清者表虽大燥而里必真寒。

粪色知胃火盛衰辨诗

胃强粪实显深黄，火力十分故老苍深青曰苍，亦形容其色不浅嫩耳。

倘汤上声，或也如火刀不能到，纯黄色嫩岂全阳。

再若淡黄则近白，谓之半黄试审量音良。

谷食恍然知觉之意半化候，其气酸腥鼻不扬。

待等青白无气味，冰雪沉寒即丧亡。〔批〕见景岳书。

泻痢及凡病尿见短赤诗

泻痢小水走大肠，水枯液涸涩而黄。

亡阴者烦亡液渴，纵有烦渴未必火来戕。

与夫劳倦气虚者，又有一等多见短赤于肠膀。

诊其两尺无数脉，切休下利源泉伤。

凡见痒证勿轻用表药诗

升阳散火表在外升散用表药，清阴降热治其中清降用里药。

人病火衰固作痒虚痒用温药，里热之极自生风实痒用凉药。

三阳表证藏头面治若表证，羌防芷芥屏无踪不用表药，风热辨参看。〔批〕并上出景岳书。

似损非损辨诗

似损虚损也，即劳瘵非损身疼痛，寒热往来咳嗽痰。

试看微汗热渐退，汗不出时热复炎。

闻其咳声却雄大，脉虽紧弦未数添。

纵或缠绵一两月，总是外邪不用占。

阳厥阴厥辨诗

阳厥之病凡初起，发热煎熬津液矣。

口渴鼻干而便秘音庇，藏也，渐至发厥房中第①音滓，簀也。

传经热邪辗转深，人事昏惑如将死。

阴厥必然阴证彰，唇青面白冷汗洗。

二便俱通不喜茶，身踡音权，踡跼不伸多睡而每每。

醒则人事了了明，不与伤寒传经比。

阳厥过时必回温，阴厥终日只如此。《寓意草》黄长人案。

阴证阳证发斑辨诗

身之下部有阴寒，逼迫无根失守之火。

上熏于肺发成斑，淡淡红光细朵朵。

阴斑已辨阳斑详，紫赤昭然照燎音如了、料我。

---

① 第（zǐ 紫）：床上竹编的席，亦为床的代称。

伤寒门

六经总括诗

伤寒之法本天然，也须认得六经全。

太阳膀胱阳明胃，少阳是胆和为先。

其次入里里指脏太阴脾，少阴肾与厥阴肝。

太阳膀胱经见证诗

太阳见证观身后经行身之后，头项颈后日项背疼骨节酸。

恶寒发热一齐到，此入太阳之门椽音传，屋楠也。圆曰椽。《前汉·艺文志》：茅屋采椽。此桂麻之共证。

但论中风脉浮缓，有汗桂枝桂枝、白芍、甘草、生姜、大枣解表权。

又审伤寒脉浮紧，无汗麻黄麻黄、桂枝、杏仁、甘草放胆煎箭平声。

证属麻黄寒热无汗、疼痛等都出见音现，却添烦躁有疑团。

必定风寒两作祟太阳中风又伤寒，主大青龙即麻黄汤加生姜、大枣、石膏认楚秦。

太阳之经传到腑，腑即里之别名焉。

口干小便不通利，宜用五苓散猪苓、茯苓、白术、泽泻、肉桂。按：舒氏谓气分病不当用猪苓，血分药以桔梗易之子宣通也。

蓄尿更辨小腹满，若还蓄热乃松宽。

蓄尿肉桂宜加倍，蓄热滑石换多般。

尿若蓄多胀愈甚，五苓下利转觉难难用利药。

那识而今有妙法，上焦指胸膈得通中枢旋枢，音樞，门轴旋转也。中枢指脾胃，脾胃之气旋转无碍，则自能上下升降。

宣布散也胸白蔻化气肉桂醒如寐而使之醒也脾胃半夏、砂仁，升散生姜开提桔梗里回漩音旋，回泉也。

生姜蔻半桂砂梗，尿能出矣足下安。

此外又有小便利，小腹硬满蓄血攒徂丸切，聚也。

蓟小蓟花红花归归尾地生地人中白尿垢置风日中干之，培新瓦上研末用，加入五苓散之端。

伤寒书治蓄血证，则以桃仁承气传。

阳明胃经见证诗

阳明行在身前面经行身之前，鼻额痛连眉眼眶。

鼻之筑或泪之流，发热不恶寒葛根一品方。

渐入半里渐恶热，心烦饮水汗流浆。

譬若秋风能解暑，化热生津白虎汤石膏、知母、甘草、粳米。

虎为金兽，虎啸谷风生，故曰秋风。

至于张眼夜无寐，音壮气粗身轻扬。

大便已闭全归腑全入里，小承气大黄、厚朴、枳实药与之尝。

加之腹满语言妄，调胃承气大黄、芒硝、甘草只管将。

甚则舌苔干起刺，喷普闷切，吐气热如火不可当。

胸腹塞闷痞膨膨胀满，胃上按痛硬如钢燥实坚。

发高而歌弃衣走，谵严去声，语乱也语无伦比也发怒狂。

三焦一身上中下邪热尽充满，急大承气大黄、芒硝、厚朴、枳实驱其阳。

少阳胆经见证诗

少阳身侧经行处经行身之两侧，寒热无时任往来。

耳聋喜呕头偏痛，胸胁饱满食减衰。

此属少阳之经证，小柴柴胡、半夏、人参、黄芩、甘草、生姜、大枣方里要芩裁裁去黄芩。

端的黄芩泻腑热，口苦咽干目眩三证属腑哉。

太阴脾经见证诗

太阴手足温和状，吐痢不渴食不能。

腹满腹痛脾家事，理中人参、白术、干姜、甘草砂半亦宜增。

少阴肾经见证诗

少阴本自兼水火，各从其类外相招。

肾经阳强火惯动，外邪传入挟而摇。

心烦不眠肤燠音罕，火气炙也燥，气衰神气被火热所伤，故令衰减尿短咽中焦。

黄连阿胶黄连、黄芩、白芍、阿胶、鸡子黄。取鸡子黄于碗内搅化，一面以连、芩、芍三味水煎待熟，下炒阿胶珠，有顷酾药，鸡子黄碗内边酾边搅，若停手则熟黄成块，不堪服矣称妙药，解热泽枯病自调。

阳虚素日多寒病，外邪挟水雪霜交。

两目茫茫但欲寐，声音低小气将消阳气被阴寒所夺，故令消沮。

头悬悬空无着，眩运之意身重阴重着时叫冷，四逆四肢以阳和为顺，阴寒为逆，四逆者，手足冷也腹疼泄泻饶多也。

砂半术芪姜附故，温经散邪法总高。

厥阴肝经见证诗

厥阴之证分三等，却有纯阳与纯阴。

又有阴阳相杂错，分别三者哲匠哲，明也。匠，工也。医亦百工之一，技艺过人者曰哲匠临身临之也。

声雄气盛不交睫音接，飘飘身子风之回旋曰飘，言身轻也冷风寻言恶热也。

其热既已深多日发热多日故曰深，其厥亦与之俱深厥者，手冷过肘，足冷过膝，逆之极也。厥亦多日。

喉痹因热攻其上，大肠脓血热下侵。

此为纯阳无阴证，破阳行阴破开阳邪，以行阴气药满斟音针，犹酌也。

喉痹在乎润肺燥，石膏玉二冬蛋白堪能也。

便脓血者燥在肾，连地卵黄胶可谈。

纯阴无阳试问证，厥逆面唇爪甲青。

腹疼拘急或囊肾囊缩，吐苦吐酸谷痢清下痢清谷，完谷不化也。

冷结关元满按痛，驱阴止泄保无惊。

少阴寒证同治法即砂、半、术、芪、姜、附、故等，萸吴茱萸椒独入厥阴经。

阴阳杂错两相干犯也，以为热证又成寒。

腹中急痛如肠绞，厥逆吐泻心热烦。

频_{屡次也}索_{求也}冷饮频吐去，转干转痛越口干，越腹痛势漫漫_{音瞒，其势之盛，如水之漫漫也}。

苟非寒热交加_{交加相并也}用，杂错难痊袖手_{缩手袖中叹音滩}。

纯阴无阳治见上，浓将前药煎炉间_{即砂、半、术、芪、姜、附、故等浓煎}。

另取黄连泡轻汁_{以滚水淋取轻清之汁}，搀_{七纠切}参_{去声}，杂入_也和温投自免患_{患，读还}。黄连滚水淋者，轻清上浮，以法天也。诸补药浓煎者，重浊下降，以法地也。故治上热下寒，一扫而尽。然必搀和以与之者，寒热杂进，漫无同同之中各行其是，而共成其功也。〔批〕上十条见六经定法。

太阳四诗

太阳中风误下诸，里寒协表热而痢。

痢下不止痞在胸，桂枝人参汤可贵。

本是理中加桂枝，方名重在太阳意。

心下痞鞕_{别作硬}何时解，下痢不止之难希觊_{音冀，幸也}。

此际欲解表里邪，敷布全借于中气。

不得已而用白术，兼恐五脏气绝内_{《金匮》云：五脏气绝于内者，则下利不禁}。

太阳经病尿自利，膀胱血分经邪传_{太阳经邪传入膀胱血分}。

是为血结膀胱证，其人如狂不得安。

小腹急胀观皮外，或显青紫露大筋。

若血自下者热出愈，血不下者必攻坚。

务须表证除而小腹但急结，蓄血之方仍仿前_{膀胱蓄血治法见前}。

太阳表病显诸外，本有夙燥胃中饶。

汗下之余通复闭，舌上干渴日晡_{博孤切}潮。

从其心上至小腹，硬满而痛撞手逃。

重用大承气增生芐①胡上声，枳壳将他破至高。

栀子以泻小腹满，桔梗通天气于地道超。

仍用桂枝更合法，分提太阳走一遭。

太阳外证显寒热，然而热多而寒少。

平素热盛津液亏，微弱之来指下兆潮上声，灼龟坼也，言其形可占者。

桂枝汤二而越婢汤一，解风兼寒胃液保。

麻黄石膏草石二，越婢之名问学早前辈。〔批〕征君答云来问。

阳明六诗

阳明有病而身无汗热不外越，头间时出剂颈还。

况兼饮水溲不利湿不下渗，湿停热瘀发黄看。

茵陈蒿汤栀黄共，湿热导之前后关。

阳明病有善忘者，大肠本自有蓄血。

屎黑而坚便反易，代抵当丸大黄、朴消、归尾、生地黄、穿山甲、肉桂、桃仁乃不烈。

血结胸证难近手，漱水不吞忘似狂。

大便黑而小便利，投之犀角生地黄汤白芍药、牡丹皮。

病不更衣痛绕脐，烦躁发热有时度。

因知燥屎在胃中，屎气动则痛烦躁止则否显然露。

大下之后转不通，其烦不解腹满痛。

宿食依然成燥屎，热邪复锢塞也而难动。

大便乍难而乍易，喘冒不得夜安眠。

---

① 芐（hù 户）：地黄。

此以新屎得运而流利，宿粪因干转动艰。浊气上乘肺心胆，以之肺喘心冒胆不眠干。

少阳三诗

少阳经腑之证总，眼中时见红影动。

小柴和解其少阳，当归香附血分踵犹相接也。

所以借其宣通血分之力，羚羊角泻肝热亦贵宠。

小儿寒热往而来，每于梦中惊叫醒。

胆气虚而邪热乘，柴胡汤里黄芩屏音饼，除也。

茯远宁心竹茹开郁，琥珀安魄支夜永。

热入血室原三等，发热恶寒经水来。

忽尔热除表证罢，胸胁下满语无裁乱言，其一仲景刺期门。

其经适断表犹存，似疟血结而难开其二仲景小柴胡。

发热之时经水到，昼明夜则说话乖。

表之解者病为重，未解病轻不须猜其三。

若其表罢血复结经断，热邪归并血室势难回。

舒诏拟热入血室方柴胡、当归、羚羊角、青皮、桃仁、红花、万年霜、穿山甲、人参，补其未备后人偕登堂之道。

至血未结表休罢者，因热利导固亦佳亦用此方。

经断表存小柴主即第二条，经行表在无妄灾易无妄之灾，勿药有喜。即第三条。

太阳阳明诗

太阳阳明相并病，太阳证罢入阳明匮俗作奁，盛物器，尽归阳明。

每发潮热当申酉，手足黎黎音蛰，汗出貌汗出兼。

大便难而时评音近喃，去声语，下之大承气所占。

太阳少阳诗

太少二阳并病下之死，陷邪乃结于胸上。

脾阳已结断水浆，下痢心烦无所状。

少阴前三诗

少阴厥痢汗呕吐，数更衣而弓反少。

阳脉微者气虚坠，阴脉涩者津衰眇音杪，微也。

是证阳虚本要温，阴弱难任还当悄忧也。

三壮艾灸百会中，温上以升其阳法亦巧庶。

阳不下陷迫其阴，阴得以安静而不挠。

待其下利自能休，四逆一汤生附子、干姜、甘草才不拗坳上声。

少阴痢止而头眩，时时自冒命须臾。

人身阴阳相依附，痢止阴亡于下乎。

由是诸阳之聚于头者，纷然而乱脱其躯。

不克阳回诸证罢阳回痢止则生，徒然痢止阴无余阴尽利止则死。

少阴之病六七日，息高喘促者死其言危。

肾主收藏设不固，真气涣散无所归。

上迸骈去声胸中升无降，肺家清肃下行暌音奎，违也。

术附故巴不早用，国师袖手旁观回。

少阴后二诗

少阴身轻恶热烦，其证但厥而无汗。

误而发之动其血，随诸表药皆阳经之药，主上升阳窍窜。

下厥上竭证之名，为难治矣莫轻玩。

少阴阳证一班见，自痢清水色纯青。

是为热结有凤燥旁流利清水证，大承术附相兼行。

厥阴四诗

热少厥微指头寒，证是阳厥之轻者。

微阳乍扰其阴气，烦躁一连几日也。

数日之内无变证，清便色白能自可。

阴复津液得回来，热除喜得病安妥。

若夫热少指头寒，数日内加之便短色见红，呕吐满烦胸胁下上声。

阳过胜而阴难复，厥应下去声之如用黄连、阿胶、石膏、知母等破阳行阴，以下其热也理宁叵音颇，不可也。

再若玩延而失时，逼迫微阴脓血泻音写，倾也。

下痢阳盛寸浮数，阴弱尺中见涩焉。

阳热有余微阴走，必圊脓血何待言。

下痢时时发谵语，舌干恶热不得眠。

宿燥定然藏胃底，投小承气不为偏。

阴阳杂错阳热多，阳邪壅遏于其上。

咽喉不利津液伤，唾血与脓烁肺脏。

厥痢在里有虚寒，尺绝而寸沉迟状。

证危脾肾双补之，养阴清燥除痰当。

厥阴转阳明诗

厥阴阴证便作泄，夜间发热渐渐加。

恶寒之证转恶热，掷足掀音轩，以手掀开也被手擒拿。

渐至大汗热方解，热结旁流认着他。

所以不烦不渴者，燥不在胃不能耗其在上之津液也隐肠家。

术附芪姜半故纸，倍益大黄一剂和。

少阴转阳明诗

少阴六七日不后不大便也，热邪内协真阳强。

腹胀邪传阳明胃，其负少阴肾胜趺阳趺即跗，音肤，趺阳，胃也。

肾水之势在立尽，下之宜大承气汤。

三阴转阳明诗

三阴寒证隐宿燥，腹痛厥利附姜痊。

饮食贪馋音谗，犹贪也酿胃实，大便转闭汗神昏。

阳明胃实之证全出见，肤冷脉微呼议宾。

想是厥热之亢极，隔阴于外亦曾闻。

想是结热中焦阻，荣气不达乎手端。

竟作大承投四剂，如何不应理难论平声。

那知病从三阴变，加入附子两三钱。

一服顿通其脉出，狂反大发阴无存。

大承气汤数剂愈，转属阳明教后人。〔批〕上二十三条见舒氏伤寒。

太阳阳明合病兼太阴肺治法诗

太阳相合阳明病，咳声窘去陨切，音梱，迫也迫气喘又太阴。

发汗未得其法致肺气壅而不宣，肌肤枯涩正当今。

津液不通无润泽，麻杏石膏甘比金。〔批〕《寓意草》赵公子室人案。

脾约以里法为表法诗

脾约证之名火素强，畏热喜冷便干燥。

三日五日一大便，表证虽彰宜里导。

生用地黄炒阿胶，巨胜即黑脂麻胡桃大黄实靠。

结去便通自汗解，救人津液良工号。〔批〕舒驰远治脾约法。

五家发汗变证诗

发汗致变五证详，吐家衄家疮家淋家汗家表防五家并指宿病。

吐血阴竭阳无附，发汗则阳从外脱栗寒意寒怆音昌，悲也。

阳明火旺惯衄血，清阳之气受斧斨音锵，方銎斧也。《诗·幽风》：取彼斧斨。

发汗则额上必陷经脉紧急，两目直视不眠于床。

疮发汗则痉而淋发汗则尿血，汗家发汗则恍惚变沉殃。

阳欲外亡魂无主，便已止也阴瘀化源戕。

阳虚阴虚发汗变证诗

阳虚发汗不加附，不但不解反恶寒。

阴虚发汗不参仓含切归地黄，发汗后反恶热胃实知其端。

寒证仍依前法愈，热证调胃承气安。〔批〕舒氏视本气加药法。

五饮诗

留饮声痰审咳嗽有声无痰谓之咳，声痰俱至谓之嗽。浓者为痰，清者为饮，又通称之辞。脾胃虚寒不化血而生痰，留蓄胃中，故曰留饮，久之遂成咳嗽，胸间板塞食愁眉。

白豆蔻兮缩砂蔤缩砂蔤即砂仁，干姜半夏术黄芪。

五饮皆因留饮始，由胃走肠沥沥声。

微痛作泄名水饮，前药即蔻、砂、姜、半、术者也相将桂附行。

由胃上胸咳倚息息者，一呼一吸之间也，气短支饮阻截，故上气短促，即倚息之谓也，故形容其气不得自由，如有倚靠之像卧难支饮乎。

亦本前方加补补骨脂，即故纸智，半硫丸制硫黄半斤，生半夏六两，姜汁糊丸子下痰模法也。

由胃走胁咳引痛咳则引胁痛，悬饮为病世多同。

芫花醋炒草果纸包煨，去外皮内膜加前药，肋缝去声，缝，里也之痰尽搜通。

由胃溢肢溢，满而出也。肢，手足四肢也名溢饮，痹软酸痛前药鸠聚也，聚而用之，加味在下。

虎骨威灵仙不可少，手加姜黄足附子裒①音抔，土之抔，聚也。《诗·小雅》：原湿裒矣。

着场入声痹行痹诗

着痹总于一处痛，行痹流走无定存。

火旺阴亏赤热肿，触冲入声，撞也手声冤痛杀人。

方比也之溢饮微微似略相似，须知赤热有无溢饮无赤热证分。

着行二痹用何法，清热润燥乃通玄。

---

① 裒（póu 抔）：聚集。

参竹沥生地阿胶天冬玉竹，手用桑枝足桑根。

阳黄阴黄诗

黄证阴阳均所有，莫但五苓散执一科条也。

阳黄尿涩音啬，滞也不恶寒，茵陈五苓五苓散加茵陈庶起疴乌何切，病也。病愈谓之起。

阴黄定是腹疼痛，太阴兼涉涉及之也三阴厥逆厥阴加。

身重欲眠二证少阴种种见，茵陈附子人参、白术、茯苓、附子、干姜、茵陈大方家。

头痛分六经诗

头痛三阳有部位太阳头痛在后脑分，主桂枝、麻黄；阳明头痛在前额，主葛根；少阳头痛在两侧，主柴胡；其余兼证并详于前三阳经中，此固辨证之真诠。

亦看六经何证见，到眼便已得病源看其兼见何证，即知其为何经头痛。

古谓太少无头痛，其实未知所以然。

太阴湿痰壅塞也腹膈，云气遮空天无权太阴头痛证兼腹痛、自痢、手足自温，法宜黄芪、白术、泡姜、砂仁、半夏。

少阴之状暴烈也寒中去声，头重莫举痛难言。

阻截真阳肾中之阳名真阳不上达，

阴邪逆上地加天加，犯也，地气之浊犯天气之清也。厥阴头痛证兼腹痛拘急、四肢厥逆，法宜附子、干姜、半夏、砂仁、吴茱萸、川椒、黄芪、白术。

此经阴证知详细，又有纯阳之证焉。

肝燥血虚风火煽，上攻头顶如将穿厥阴阳证头痛证兼口苦咽干、恶热喜冷，法宜当归、生地、黄连、黄芩、柴胡、龙胆。

凡病不离六经诗二首①

六经凡病皆关系，见证治证勿猜疑。

不论两经三经见，与夫六经俱到齐。

---

① 二首：原脱，据底本目录补。

视证轻重药差等_{穿母切，侈平声。差等，分轻重也}，**执杀成方岂是医**。

惟有病名两感者，表证里寒相交持_{譬如麻桂证与姜附证同见}。

里寒证比表邪重，但当温经表不宜_{用药舍表从里}。

呕吐吐泻均仿_{音纺}依_{也此指前用姜、附温经，以治肾寒也。言照依治肾寒之法以治脾寒，而用芪、术、砂、半等药也，虽有表邪莫治之}。

凡病皆看六经医，六气伤人均于此定。

妇人小儿麻痘同，与夫万般之杂证。

堵法葛藤举可芟，舒公千古开门径。〔批〕舒定法附论。

景岳治舌黑芒刺诗

舌如黑炭锋芒惮，其便虽艰然可按。

脉软昏沉喜饮多，身烧直以阴虚断。

甘温壮水莫言迟，冷水间将资润灌。

伤寒补拓汗出不止再进止汗诗

衰翁七十病伤寒，药将温补以虚看。

十余日外忽作战，不能得汗有半天。

六味回阳_{熟地、当归、干姜、附子、肉桂、人参}加倍附，人参一两煎下咽。

少顷大汗汗不止，身冷息微正忧煎。

再投前药转收汗，元气枢机妙不传。

问此良医地与姓，张公乃是会稽人。

下后夺气不语诗

夺气不语因下后，神思不清气血虚。

似寐非寐寤非寤，向里床卧证无余。

静守待时元气复，若用药必人参养荣_{人参、麦冬、当归、芍药、甘草、地黄、知母、陈皮、五味}诸。

伤寒传心不语治法诗

伤寒传心昏不语，或睡寐中略独言。

其唇焦而其目赤，口不饮水舌却干。

六脉细数无洪大，痞满俱无二便安如常。

形貌有如饮酒醉，导赤或栀子芩连。

吾意导赤散已够，栀子芩连大过焉。

阳盛格阴腰膝痛脉伏诗

徽州太学方鲁儒，腰膝异痛时嗟呼。

不徒桂附饮无益，冷寒痿软更加诸。

脉伏下边极重案，庚庚横貌，《前汉文帝纪》：大横庚庚有力病径途。

阳极似阴火热极，弱红怕热滚汤悇①兔平声，怀忧也。

黄柏芩连栀子胆草，生姜向导李士材图。〔批〕《医宗必读》案。

抹衣谵语脉伏案诗

刘复真乃户部员，万历丁未三十五年。

诊得关洪余脉伏，抹衣不寐语狂颠。

医认阳证见阴脉，附子理中救命悬。

刘云伤寒温热异，温热中经不别传。

此一二经或洪数，他经脉伏火邪逼勒然。

为火所伏非阴脉，急将竹叶石膏竹叶、石膏、粳米、甘草、半夏、麦冬煎。

发狂谵语不知人，循衣摸床口目瞤。

肌肉搐抽三部隐，通身尽冷肌肤徇周遍也。

张令韶来审视久，大呼疾声虚声，音则迟小辨天渊。

热郁于内阳明实，故教脉道隔关津。

九日至今无大便，拒按大黄焦黑捐。

酒伤寒治验诗

酒后寒名酒伤寒，头眩身烧口渴病。

弦滑而数指下来，葛花解醒微汗应。

三日已来两胁疼，似刺音戚，穿也刀锥要殒命。

---

① 悇（tú 图）：忧虑不安。

酒之性气已消散，酒之水汁猝难尽。

向得微汗气已解，水为停饮胁疼证。

芫花二两醋熬焦，大枣十枚脾胃庆。

水煎止须作一服，利下清水胁疼夐^①休正切，远也，远去也。

〔批〕万氏案。

六淫门厥附^②

风淫于内治验诗

呕吐伤胃水谷空，空虚若谷内生风。

更兼肠中风久蓄，乘机上入于胃中。

气投左肝觉胃气投左畔从风类，左关大劲音敬，兼强理相通。

木盛侮土生寒热，有似外感表邪同。

风淫于内治以甘寒，竹沥人参生地冬。

腹中常作呱呱音孤响，呕出黄痰少许松。

久风成为飧泄治法诗

久风成为飧泄兮，则其风已入于里。

参君桂枝白术臣，伏灵甘草为佐使。

不语辨诗

不语之由盖有四，脾脉络胃上挟咽。

连其舌本散舌下，心之支脉咽旁缘。

肾脉上循喉咙表，亦尝挟舌之本根。

三经总为风邪害，舌强有语若限垠。

至于风寒客会厌音压，猝尔无音是彼慭。

口眼㖞斜辨诗

口眼㖞音闻邪属胃土，而有筋与脉之异。

阳明筋急口目僻邪也。眦齐去声急不能仓猝视。

筋既如此问其脉，挟口环唇本属胃。

---

① 夐（xiòng）：远。

② 厥附：原脱，据底本目录补。

痉病诗

痉病头摇背反张，戴眼口噤脊项强。

拘急或兼恶寒证，身热足冷面红光。

太阳过汗_{过表变证}疮家误汗变痉，风表病误下变成殃。

产后汗多与风遇_{变痉}，破伤损血被风戕_{变痉}。

表虚风寒固所畏_{变痉}，去血过多也要防_{变痉}。

小儿风热_{变痉}与汗_{变痉}泻_{变痉}，凡此皆足令阴亡。

阴虚血少不荣筋，故教_{音交}，使也前证尽猖狂。

中_{去声}寒治法诗

中寒肤冷厥无汗，泻痢色青呕吐该。

干姜生附_{无汗用生}加葱白，猪胆引投阴分来。

煨葱灼艾于脐下小腹_{破坚凝阴覆其阳于内谓之}，灭顶罹_{音离凶}其证无汗鬼听鸡_{谓鸡鸣则鬼潜藏，喻驱阴救阳亟也}。

真阳素扰忽寒中_{阴逼其阳于外谓之}，隙驹避舍出汗淋漓。

脊项不柔多强硬，假热烦躁或都齐。

切莫加葱与熨灼，生附亦当改熟_兮_{有汗用熟}。

朴止其汗_{醋调五倍子末填脐中，布扎之，更用糯米粉加旧蒲扇烧灰装，夏布袋自头至足轻扑之}边进药_{病退，随加入固护腠理之药宜}。

中寒猝倒而身强，四支如冰其口噤。

审得无汗汁取姜，山村缺药兹方任。

内灸关元连几壮，胡椒之末酒烹验。

厥颠治法诗

人之大怒血菀_{音郁，积也，}于上，气不返于下名厥逆也颠。

气血俱逆高颠际，动辄眩晕如舟船。

而且胆之经穴络于脑，郁怒之火少阳所关。

得参术补而炽痛如劈。同为厥颠之疾焉，以其风火两相煽。

振摇热甚所由然，以其木与土相犯。

艰食而泻自连连，铁落镇坠_{之法乃内经之旨}。

能会通其意斯得用方之权_{称锤以定物之轻重}，代赭黄连龙胆荟。

降其逆气毋使上干，蜀漆丹皮赤芍药，上菀之血彼能宣。

浮游之神更当敛，牡蛎龙骨五味专。

每回加入公猪胆，赖其滋犹润也胆汁之干。

戴眼反张治法诗

反弓腰背反折，如弓之解，去弦而反张也之状忽然起，自言楼上见有鬼。

眼白翻腾戴眼不见黑，血不荣筋故至此。

其人骨露更筋浮，太阳膀胱血少从来矣。

一着寒邪收引急，戴眼反张有此理。

楼为枯木鬼阴邪，当归四逆桂枝、芍药、细辛各一钱，甘草、通草各五分，加红枣二、三枚煎其方韙音伟，是也。

此段本出周虚中，载于《幼幼集成》陈复正著里。

实厥治法诗

血之与气并走上从下焦起，厥阳独行身壮热。

脉滑沉弦胸喘满，《内经》云大怒则形气绝而血郁于上。

水煮白矾双脚浸，厥从下起收而辍音拙，止也。

血厥治法诗

血厥因出汗过多其血少，阳气独上塞不行。

平居无疾忽然死，目闭口噤移时醒平声。

白薇汤是归参草，叔微《本事》有前征。

想用白薇走血分，益阴收敛汤以名。

食厥治法诗

食厥中食不能言，食填太阴脾阳气沮慈湑切，音咀，止也。《诗·小雅》：何日斯沮。

痛胁连胸手足厥，下焦隔绝尺脉堵。

上部有脉下部无，不用吐法者死用吐法规矩。

水搅烧盐指探喉，其中妙处详医谱。

温中润下软坚积，宣涌四般一通游河浒音虎，水涯也。《诗·王风》在河之浒，言病起游河浒也。

暑风道死治验诗

暑风道死徙移也阴凉，取热土围脐以热尿淋其中央。

大蒜或生姜捣汁，童便急时难求和滚汤以滚汤和灌之。

再记古人还有法，百会穴中艾火当。〔批〕治见陈无择方。

伤暑汗出治法诗

身热面红盛夏疴乌何切，病也，刚剂芪附之属止汗汗逾音逾，越也多。

脉虚汗热本伤暑，虚加洪数医之讹吾禾切，错也。虚而加以洪数，则汗为热越之汗，医用刚剂则其错也。

白虎加参连一再进，更投天水散，即六一散自然和。

暑渴饮茶即死治验诗

暑中壮热求茶渴，热头即死热闭热。

医案洪金鼎君之四儿，冷泉蒜汁相交悦灌之即醒，能言。

暑病劫汗救逆诗

壮火食气心恶热，恰当盛夏火旺时。

虽云发表不远去声热，汗之太甚伤心兮。

渴饮水浆涩短尿，心神已乱若狂痴。

手足掣动筋无养，血不荣舌语蹇舌内应于心迟。

心热移小肠肠移胞，夺汗亡津下泉亏。

壮火食气气不化，茎玉茎端尿滴痛惨凄。

人参生地生甘草，甘草之梢麦当归。〔批〕密斋治蕲水监生李少华。

中暑发狂治验诗

心经中暑怒行凶，恰遇浙医吴振公。

绳缚卧床滚汤灌，被盖气蒸出汗鬆。

暑毒中心狂无奈，汗解知非别病攻。〔批〕出黄六鸿《福惠全书》。

湿流关节用羌活胜湿汤白术酒诗

湿流关节之为病，风药乃能直到之。

无窍不入风所擅，羌活胜湿汤。独活、芎劳、甘草、蔓荆子、藁本、防风必须依。

节痛阴寒便发作，酒炆白术病当稀。〔批〕《法律·三气门》。

外感寒湿治法诗

沈渊带湿远归家，明日寒烧感病邪。

肢体烦疼寒湿气，羌活胜湿照日霞。

医者更番作瘵治，认为血虚阴涸路途差。

岂知外湿郁阳气，洪缓而牢脉萌芽。

依原方看证为加减，身发红丹汗解赊。

肺伤湿热证治诗

湿热伤金治节废，四肢痿躄起扪轩。

喘满色白皮毛败，薄关历节痛堪怜。

升于头则眩如雾，注于身则重如山。

肺逆不降化源绝，自当便赤口中干。

芪术苍陈参泻茯，归地升麻草麦门。

曲柏猪柴连五味，此药每回服五钱。

益元气实胲参、芪强脾胃术、草，行气化滞陈、曲虑悁悁 _{音近}
渊，忧也。《诗·陈风》：中心悁悁。

生津麦、味养血归、地而清热柏、连，偏宜燥湿柏苍连。

升清升、柴复肺之清肃，降浊茯、猪、泻湿热从便旋。

汤名清燥首去湿，喻昌公高识赞东垣李杲。

温热之证多烦渴，尿赤色而粪闭结。

脉见洪滑实数等，清热一法利水一法兼下夺一法。

肺肝脏燥证治诗

火烁肺气肝血衰，风热成燥外边视。

皮干皴 _{音近春} 揭肤瘙痒，筋急爪枯或风秘。

归地芍芩芄防甘，生地之外还熟地。

酒洗当归酒炒芩，滋燥养荣汤稳记。

咳嗽痰喘门

肺虫咳治验诗

肺咳饥时胸中痛，上唇白点观斯众。

槟榔百部乌梅子，寸白之虫后门纵犹趋也。

咳嗽由肾不纳气方诗

咳嗽暴重引百骸，气从脐下逆奔来。

收气归元奈肾虚，六味八味看证裁。

仁斋先哲杨氏士瀛立斯论，岂但兢兢于肺哉。

久嗽方诗

久嗽小方蜜一斤，半斤姜汁入铜铫。

微火渐熬姜汁干，惟有蜜存则最妙。

每丸枣大日三投，润①散寒自尔效。

咳嗽痰血救逆诗

咳嗽起于春二月，木气上升金气衰法当。

抑肝补脾以资肺之化源，乃以葶苈泻肺乖。

及夏之时火更旺，养肺清心吨吨哉。

如何三拗投甘热，用热远热不疑猜。

秋气宜降反上喘，春升之令未退回。

秋气宜敛反痰血并出，夏火之气尚徘徊。

喜者秋深金旺尔，清金降火犹能为。

二冬二母梗甘草，芩胶去白使陈皮。

前胡蒌霜花粉煎，茅根取汁和吞之。

五剂之余七分减，咳即痰行血不来。

恰是肺升不降候病之候，恰当肺散不收时病之时。

更医防风百部用，血来气促又难持。

照旧服药渐还好，款冬五味渐相依。

咳止用参苓白术散，调补收功起困危。〔批〕万全治胡笃庵案。

痰饮胸胁支满目眩治法诗

痰饮菀音郁积于心包，胸胁支满其病象。

目眩痰阻胸中阳，不能布水精于上。

桂枝通阳荣卫和，苓伐肾邪渗水仗。

---

① 润：疑此后脱"肺"字。

除胀满以燥痰水，治风眩而白术望。

甘草得苓反泄满，桂苓术甘汤可尚。

此病更有一证存，呼气必短吸不短听莫妄。〔批〕《法律》论苓桂术甘汤。

痰证面热如醉治法诗

痰证面热如醉人，胃家有热于斯相去声。

火热上冲熏其面治痰药中，加上大黄利肠脏。

火郁气喘方诗

火郁气粗脉沉伏，虽无紧数尺弹指弹指有力则阴不虚。

阳气拂遏拂遏，阻也鲜荣运流行也，四末皆寒看此子。

逍遥配对左金丸黄连六两，姜汁炒吴茱萸一两，盐汤渍，醋糊丸，火郁发之木郁达之得汗已止也。

愈后其诸其诸，助语辞六味汤，养阴庶幸也得和阳喜。〔批〕见赵氏《医贯》。

火闭肺喘治验诗

鼻扇迎香即鼻扇热汗流，肺家火闭喘无休。

误认虚痰疾益甚，脉洪且数不停留。

况若虚汗必不热，四末必然寒厥愁。

泻肺通窍汤用四子，苏芥莱菔葶苈是侣俦。

更添麻杏膏桑壳，金鼎洪君屡试瘳。

泻后喘救逆诗

介宾仲子泻余喘，任尔参姜朝暮吮徂衮切，音隽，含、吸也。《史记·吴起传》：卒有病疽者，起为吮之。

因泻反喘定中虚，实则喘随泻减鲜。

促投其疾罔他虞，乃知把捉其施远。

寒热门

血虚发热治法诗

血虚发热夜间作，旦则退回六味汤。

加以当归龟板芍，敛纳阴气俾潜藏。

肝经发热治法诗

热蒸审是肝家劳，童尿甘草煮青蒿。

方名海上崔元亮，变化剪裁我自操。

久久投之公猪胆汁，片时看看已成胶。

心经发热治法诗

心经血热浑身烧，心悸不宁烦以燥。

多于巳午之旺时，入夜则以清凉告。

证轻导赤散顶门针，重者黄连姑且召。

肺大肠热治法诗

肤热痰嗽燥而烦，脉盛喉干在昼间昼属气分。

此属肺家之气热，枯芩一两病如删音近山，削除也。

晡热肌间体痛忤扰也。《唐书·万寿公主传》：无忤时事，阳明湿热勿邪单有湿有热。

秦艽而柴胡北土，佐之甘草药三根。

五心烦热治法诗

五心烦热认心火，心火陷于脾土中。

轻清之品最相合，升发火郁自和融。

一身壮热治法诗

一身壮热无来去，咳唾痰涎喘曳锯。

两胁连胸都胀满，滤音虑，去渣清姜汁服急遽。

格阴恶寒治验诗

有人当暑怕寒相，虽穿绵袄不挟纩①音旷，绵也。《左传·宣十二年》：皆如挟纩。

洪数证兼小水赤，火极似水阳盛于内，格阴于外犹装潢黄去声，染纸也。《齐民要术》有装潢纸法，言非本也。

皮消半两化温汤，服此可遵时令亢阳盛也。《易·乾卦》：亢龙有悔。

再记传遗疗战栗，以大承气粪燥藏。

---

① 纩（kuàng 况）：絮衣服的新丝绵。

圊后寒热误治救法诗

大便之后寒热作，颇似外感实内伤。

素艰大便努伤气，寒因便出阴乘阳。

顷之稍定阳复胜，故显发热彼又强。

误医湿热施滑剂，瀄出无度滑其肠。

由是阳气越远也于上，两寸浮空柱自忙。

由是阴气越于下，关尺微细推之详。

腹鸣真气乱欲散，肛门火烙汗外亡。

而且下空则上壅，郁郁不舒在胸场。

喉痰阻塞口干燥，彻夜不寐心皇皇求而不得之意。

四君本是理脾胃，减苓淡渗所禁切，漏也恐其为阴戕音墙，害也。

其次再收诸气散，三脏一腑要商量。

枣肉收肝气五味收肾气，芍药乃于收脾气良。

宁国府属江南古宣州木瓜匪易得，非此胃气不收藏。

升麻之升又所赖，阴阳和矣气皆昌。

下焦有病人难会，须用赤石脂禹余粮。

取其专固下焦脱，填空黏着两般匡。

前药大料煎膏子，二末浓调慢口尝。〔批〕《寓意草》少司马李萍槎案。

上热下寒治验诗

抽掣眼翻口噤锢，腹疼如搅却难吐去声。

汗出淋漓带清冷，上部有热下部寒处去声。

黄连汤黄连、半夏、桂枝、干姜、人参、炙草、大枣与势衰减，再吃斯人还其故。〔批〕刘宏璧治案。

乍寒乍热治验诗

乍寒之时被蒙头，不胜其寒作寒颤。

乍热之时露体卧，不胜其热连挥扇。

此乃半表半里邪，阴之与阳相混乱。

阴气乘阳寒证显，阳气乘阴热证见。

小柴表里从中和，栀子豉汤错杂散。〔批〕万疗生员胡晏。

血病门

阳络伤吐血诗

阳动不休无逆气，更无火盛是如何。

元阴受损荣气失守，本根肘腋音液动矛音谋戈。

起居不节用力过度，阴络阳络有轊即坎轲车前不利也，亦曰坲轲。

阳络伤则血外溢，阴络伤则血内溢多血。

外溢则吐衄血内溢则后肛门下血，香燥寒凉莫用他。

纯甘至静参、芪、术宜培养，荣气宁谧音密，静也酿太和。

吐血诗二条

吐血无休颤且惊，躁狂直视出门行。

多将益智用之青皮半，上好丹砂麝易灵。

每煎灯心调以下，三铢一钱二分五厘之数愈而停。

《夷坚》宋洪迈著《夷坚志》详载秀州浙江嘉兴府地，进士陆迎姓与名陆迎以上药而愈。

吐血蒸发热嗽尺沉实，小腹按疼征医术。

怒余郁怒之后蓄血蒸为热，热之甚矣迫血出。

四物生地、白芍、当归、川芎郁金桃仁、穿山甲大黄，打下血瘀音丕，积血愈斯疾。

房劳吐血治验诗

夜犯房劳明吐血，诊其尺中脉甚乱。

喉间气壅神思飘，颈筋粗劲热如煅端去声。

肾血涌泉舌本强，气转丹田要立见。

人参汤下黑锡丹黑锡、硫黄各二两，故纸、茴香、肉蔻、沉香、葫芦巴、附子、阳起石、木香、金铃子各一两，肉桂半两，汩汩音骨，波浪声。《本华海赋》：浤浤汩汩有声入腹看。

舌柔能言才用润下药，阿胶熔化热汤灌。

身热渐退颈筋消，次补肾阴之品办。〔批〕《寓意草》黄湛侯案。

饮酒入房吐血治验诗

吐血阴虚多发热，肌消肉瘦面黧_{音黎，黄黑色枯。}

病人屡呕无三证，岂其于血独有余。

乃以斯人本酒客，饮醇_{音纯，浓也。醇酒，浓酒也}伤胃热所居。

胃脉从头而走足，以呕上行呼吸粗。

由是屡逆不下达，肠间痛闷总难舒。

胃逆则胸中气必乱，紧逼痛楚乱奚除。

胸中乱气无容处_{去声}，攻入于背辟其途。

肩髃_{音愚，俗言肩头骨空去声比钻平声刃，入之深矣负诸嵎山曲也。《孟子》虎负嵎。}

胃为多气多血腑，乱而气血混之乎。

再者胃之上为膈，心烦多怒之故载于《内经》书。

血进骈_{去声}，于膈之上气进于膈之下，气血倒矣费枝梧撑住。

察其病之所由致，醉饱入房而得诸。

各经之血化精去，胃经之血阻于醉饱不能徂_{祖平声，往也。}

热壅不宣势逆上，竟成亡血若逃逋①_{补平声，逃也。}

苟当五运六气时令热，《内经》之说乃规模。

热淫血溢治以咸寒，则消中不患而胃痈_{亦可无热积即为消中，血积即为胃痈。}

元明粉秋石各化水_{元明粉化水煮}，黄柏秋石化水煮知母各蒸炉。

加甘草一味调其苦，咸寒止血古为徒。〔批〕此顾枚先案。

下竭上厥治法诗

误发少阴汗_{动其经血者}，下竭上厥方孔畏。

阴血竭于下之云，阴气逆于上之谓。

阴火动而阴气奔，气奔血上溢之易。

随血之气散胸中，不能复返其本位。

---

① 逋（bū 晡）：逃亡。

然而阴气上逆但能至于颈，而高颠清阳之分则不可际交接也。

是以心怔音冲，动也两耳鸣，胸膈喉间有阻滞。

阴火别名曰龙雷，健脾之阳第一义。

其次用法当收藏，龙潜雷伏有技艺。

若不效略以燥烈为乡同向导，同气相求差足示以示同气相求之义。〔批〕此答门人钱希声问病。

阴虚失血误治致变诗

数年失血非暴病，阳盛阴虚可知矣。

食减肌消血日枯，虚者日虚心火起。

上炎肺金生痰嗽，肺家清肃下行之气以火上炎失其纲纪。

申酉恶寒转发热，天明微汗解而已。

正如夏日炎蒸状，得雨则解常如此。

肺热已极阴阳一战汗止有从，皮毛透出一路耳。

又以参术误投而不宣，热移大肠肠澼是上声。

附子肉桂重平声劫阴，大命将倾责谁委。

火燔音烦，烧也泉肾水竭当此时，两尺大乱尚何倚恃也。

下肠澼泄下多亡阴而阳无所附，脾胃空浮应三指。

金气缩敛神不清，肺脉沉伏在骨底。〔批〕此刘筠枝长郎案。

以上四条并见《寓意草》。

伤寒吐血治验诗

一人吐血吐不休，犀角地黄汤投反剧擎入声。

陶华氏诊之浮数紧必有伤寒证，麻黄汤汗止其逆。

衄不解邪治验诗

身热胁痛卧左边，时流鼻血热难退。

脉弦而数胁疼肝，血出鼻中包络系。

大阳衄后表解病在表，衄不解热里之意。

乃取栀子妇人发，同烧存性吹于内。

当归龙胆草、芦荟丸，黄连、黄柏、黄芩、栀子、大黄、青黛、木香、麝香治胁疼，即能转动非凡技。

脉之弦去数添浮，衄家忌汗此不忌。

发热汗出而不愈，卫气不和因而致。

发热自衄而不愈，荣血不和当比例。

卫气不其荣血和，桂枝通阳仲景谛音帝。

荣血不共卫气和，黄连解毒白虎将阴治。

荣卫调和汗出已，当为战汗勿惊悸。〔批〕罗田治学生胡应龙。

格阳吐衄治法诗

格阳吐血衄血每成块，阴寒在下逼而腾。

喘急面红燥以燥，阴证种种若呼朋如厥逆、恶寒、尿白、泄泻等证。

四逆汤附子、泡姜、甘草中黑姜倍，用牵常习故用不会牵牵，制也。习习，惯也。四逆汤则非常法，故法乃新法也。若牵常习故者，自不会用也。

血脱固气治法诗

忽然吐衄如涌泉，气随血脱命将去。

有形之血难速生，无形之血当急固固即锢，塞其隙也。

气存犹可渐生血，当归补血当归二钱、黄芪一两前贤做。

阳明蓄血齿臭方诗

饮家饮酒之家龋区去声，齿朽也齿《史记·仓公传》：齐中大夫病龋齿得奇病，臭秽多年药不瘳。

恐是阳明胃有蓄血，桃仁承气桃仁、桂枝、大黄、芒硝、炙甘草蜜丸休病止。

我本根也，犹言根本，自某处来也海藏王好古，殷勤委曲也记录手写也在书头。

先便后血《金匮》用黄土汤诗

先便后血黄土汤，黄土半斤灶中央。

术胶干地黄附甘草，黄芩各以三两襄。

先血后便《金匮》用赤小豆当归散诗

先血后便赤豆芽，暴之干燥当归入。

散调浆水匙方寸，一日三投宜惯习。

先便后血先血后便治法诗

先便后血小肠源，四物木通萸砂连。

先血后便大肠到，四物槐花苓实槟。

肠风脱肛治验诗

谋虑怒郁伤肝脾，血无主统下之暴。

春月木旺土已衰，脾气下溜留去声，水溜下也愈易耗。

木风肠风两加交，血尽而尘水时时到。

水尽而肠垢音苟，汗秽也亦无存，吸取胃食往下跳。

直出如箭不停留，肛门脱出托撑音瞠叫。

已而下痢面浮浮，鼻黑唇焦凶危告。

补脾固脱有成法，参术禹余赤石妙。〔批〕此《寓意草》陈彦质案。

尿血治法诗

尿血不痛出精孔，心移热到小肠嫌。

导赤四物乃其本，芩连栀子大肠兼。

肌衄脉胀治法诗二首①

肺主皮毛又主气，心主血脉又主汗。

心火亢甚肺难堪，荣强卫弱血随乱。

从汗孔出名肌衄，当归六黄炊一罐。

从斯外用男胎发，烧灰掩上分功半。

毛窍之中渐出血，皮胀如鼓在不出时。

口鼻两眼皆胀合，证名脉合未经疑。

肺受寒邪汗孔闭，卫强荣弱被遮围。

麻黄六合汤选得，乃四物麻生姜妙会来。

---

① 二首：原脱，据底本目录补。

疟痢泄泻门

夜疟治法诗

疟疾夜发桂枝汤，当归桃仁生苄胡上声长。

发出血中之邪疟自已，不已必须提出阳分。

柴胡四物正宜用，升麻葛根喜翱翔。

截法小柴乌梅子，翼以常山与槟榔。

阴虚发疟治法诗

每见阴虚能发疟，寒来如冰热如烙。

口干不渴面如胭脂，七味六味加桂加柴五味芍。〔批〕赵养葵治案。

久疟胃虚治法诗

疟久食减胃家衰，肌肉消瘦火传灰火余则灰，言自然消瘦。

食减大便转艰涩，胃病运化之机迟浊气不降。

形体困倦亦责胃，约束机关不利兮。

胃中不和口嗳音爱气，晦塞之象显然窥浊气上升。

惟有理中汤一法，降浊升清胃旺时。〔批〕此《寓意草》陆六息案。

肾虚寒热似疟方诗

肾虚寒疟与疟相同，半干口干面赤痰如涌。

上身壮热下身寒，真阳泛上令人恐。

大剂冷饮八味汤，那怕病邪有好重上声。

木郁似疟方诗

肝经郁证似乎疟，吐酸水清水苦水面颜青。

胁痛耳鸣其脉涩，逍遥散左金丸贝母听。〔批〕并上见《医贯》。

水泻治法诗

水泻其人腹不痛，知其肠胃湿留存。

戴复庵用六君子，合之平胃见日暾音吞，日出也。

水泻腹痛方诗

木郁难上伸下克土，肝实脾虚水泻痛。

泻一阵则痛一阵，明明见他肝火纵。

白术芍药橘防风，芍酸能敛逆气滋肝用。

防辛能散木香能舒脾，风药能胜湿诸说共。

暴下治验诗

永叔宋欧阳修，字永叔一朝成暴泻作泄，国医太医不效日连夜。

夫人买药进之公进而奉之欧公。米饮车前子末二钱见功乍。

车前能使湿热除，清浊既分泄即罢。

餐泄方诗

何缘餐后即泄久风成，水谷直奔未尝停。

生冷内伤阳气陷，脉浮而缓审之清。

法当升举其阳气，桂枝汤加防风自平。

邪热不杀谷方诗

暴注下迫烧肛门，痛泄更番清水存无粪。

邪热不杀谷与菜，梦里大遗没遮拦。

缪仲醇诊脉洪数，火热如寒下激湍。

芍苓车扁黄连斛，橘红炙草鼎中炆。

受病暑天悟到井，深静至阴制火神。

置井水中澄冷加童便，童便一杯与交匀。

久泻亡阴治法诗

久泻亡阴真气散，腹胀肠鸣溏无度。

一线之阴阳所乘，整夜发热朝退步。

水亏燎音如，了科原火自焚，大渴引汤而不住。

香燥既已劫阴尽一误，降气曾不虚反顾不顾其虚，再误。

气上干清道睡不得，齁齁音汗，鼻息粗有声至达曙音署，晓也。

时有汗出时燥烦，阴尽孤阳欲飞去。

清燥润肺乃回生，阿胶生地门冬务。

同蜜熬膏三四斤，日中连饮无朝暮。〔批〕《寓意草》沈若兹乃
郎案。

秋燥咳嗽误治成肠澼救法诗

新秋之燥伤其肺，寒已发热咳嗽生。

表散继以参术补，厌厌音淹，安静也欲绝咳无声。

胸腹饱胀不思食，肺热无处可宣急奔大肠行。

食不待化而即出，肠中污垢亦难停。

黄芩地骨甘阿杏，肺肠源与流俱青。〔批〕《寓意草》吴合长妻案。

下痢心烦方诗

下痢按腹痛心闷烦，六脉沉数指下动。

结粪在中自可攻，小承气汤大黄重用。〔批〕见《医宗必读》。

时毒下痢治验诗

时毒下痢阳证备火证全见，火迫肺气陷腹中。

壅满极痛鼻孔黑，火烙肛门毒内攻。

三黄大黄、黄连、黄芩大剂内焚救，桔梗开提举陷攻。〔批〕舒驰远论。

血痢治验诗

血痢古方平胃散苍术、厚朴、陈皮、甘草，川中续断相逢晚言欲用之急也。

末平胃散合续断末也而水煮六铢音珠重，湿热肠中须此铲楚简切，察上声。

宋北宋有秘音闭书秘书官名张淑潜，时知剑州属四川保宁府病者曾经眼见医治此。

治痢疾逆流挽舟诗

病久不愈成休息，面目浮肿黑肌肤。

其脉沈数而有力，阳邪将入阴可虞。

厚被围椅肛门塞，病人脚下安火炉。

人参败毒散本方乘热进，津津有汗觉徐徐。

滚水加添助之教努力，忍便毋许厕上如。

二时之久心燥热，连被卧床只听渠对我谓人之称。

内陷之邪提出表，急流挽舟不下趋。

即如久疟久发热证，皆当以此作规模。〔批〕此张仲仪案。

痢证救逆诗

胃证将绝痢家险，发烧呕哕脉无根。

关脉趺阳俱上涌，专专温补理中痊。

硫黄约共蓖麻_末填脐，衣隔温汤熨以安。〔批〕此叶茂卿幼男案。

房劳外感兼下痢诗

下痢壮热卧昏沉，数大空虚竟莫寻。

尺家洪盛此何故，昨夜房中鼓瑟琴。

欲成痢证不知觉，外感乘之两病深。

麻附细辛汤解表，附子理中相继任。

看势略更连理汤，明医用药自无淫。〔批〕此陈汝明案。并上三条见《寓意草》。

肾虚后重治法诗

肾虚后重大肠之气不能升举而陷下坠重茎_{恨平声}，何耕切中痛，虽不能便数_{音朔}至圊。

每欲得后_{欲出大便前苦急}小便先行而涩，时或欲前而后急疼。

昔读齐贤姓褚氏名证精血论_{见《遗书》，耗精，消耗也。已耗而复纵欲以竭尽也几音纪}何无几精。

前后两门均不利，牵引而痛气抢攘_{音伧狞。抢攘，乱貌，《前汉·贾谊传》：国制抢攘}。

补中益气_{李杲元代人}，升送四神丸：故纸、吴茱萸、肉豆蔻、五味子，以生姜煮红枣，去皮核为丸_{如举擎}。

八般八味肾气吴茱味，肉蔻故纸叠架增_{不愈再进煎剂}。〔批〕出赵养葵。

泻痢温补唇生疮治法诗

都阃旭阳钱家_{之稚}，夏伤瓜果频登厕。

温中不理唇生疮，生疮似乎火之炽。

会稽张介_宾谓以泻伤阴虚，火上炎欲引归原附子剂。

旭阳依教连连投，疮痛咽喉肿加倍。

庐山真面目_{滚汤贪，滚水过咽痛不计}。

加重烹吞上下痊，庸非附子蒸动肾枢意。〔批〕《景岳全书》案。

泻痢通治妙方诗

泻痢无分新与久，凭他色白与色红。

竹下及井边凤尾草极佳如无，生别地者亦可庸。

凤尾连根一大握，粳米一勺陈仓中。

老姜三片带皮切，三根把得连须葱。

白痢葱姜加至五，水煎已成渣一空。

和入蜂蜜三匙够，和入烧酒半小钟。

此药虽少分数服，渐湿渐灌窒其通。〔批〕福建徐察院刊《示神方》。

肿胀发黄消渴门

水肿诗

水肿之病来迟迟，色明润而光薄皮。

有水处肿无水处不肿，由下而上渐及之。

按而散之猝村入声，急疾也难起，水在肉中如糟如泥。

肤胀诗

肤胀之病气冲冲，色苍皮厚胀连胸。

倏音叔，忽也而浮起气速至，自上而下理所通。

一身尽肿那音傩，何也区域限也别，随按随起气虚空。〔批〕并上见《景岳书》。

鼓胀诗

肤胀属肺鼓胀属脾，鼓胀一云肝祸危。

腹绷补耕切，音伻，束儿衣筋起殊肤胀，空洞有如按鼓皮。

朝宽暮急虚其血，暮宽朝急气虚兮。

朝暮俱急何为者，乃是血气两虚微。

外感毒风肿证诗

外感毒风邪在腠，肿起迅速非内因。

其外必有太阳证，脉浮紧缓两汤麻黄、桂枝瞵视貌，左思《吴都赋》：鹰瞵鹗视。〔批〕见《景岳书》。

胸中胀满关膀胱与肾诗

早起胸前惯摩揉揉末而屈伸之也，乳左乳下宗气动应衣。

夜睡若宁水道清，则其胸中无碍违。

盖人膀胱气化顺，空洞善容任入之。

然后膻中属任脉宗气希，得以下达不盈兮。

巨阳太阳引精内经有语，太阳之别名号题。

膀胱吸引精气下，胸中之胀消无遗。

假如肾气不收摄，肾气悉输膀胱地位移。

膀胱气逼难输泻，是以胸中壅塞危。

脊代头而尻代踵能俯而不能仰，肾病善胀目睽睽音奎。睽睽，张目貌。谓医张目而见其病也。

要补膀胱要补肾，乃得胀消仰哲明也医。〔批〕胡卤臣案。

暴腹胀大治诗

诸腹胀大皆属热，暴腹胀大却不然。

少阴阳虚又阴盛，附子温经其所专。

肺家水病治法诗二首①

肺家失其下降令，水溢高源肺也肢体肿。

初起便闻喘满证，小腹不急上边壅。

麦冬去心，姜汁炒清降开肺源，粳米培金母自无恐。

风邪入肺气壅欺吾来切，碍平声。痴呆，不动而下降也，肺叶胀喘肩上抬。

其初眼下卧蚕肿起，宾朋见者赪然②哈赪者，音轸，笑貌。哈，呼来切，海平声，蚩笑也。《庄子·达生篇》：桓公赪然而笑。左思《吴都赋》：东吴王孙赪然而哈。

杏桔风桑苏子贝各一钱，芪姜凑集各三分主人陪。

---

① 二首：原脱，据底本目录补。
② 赪（zhěn 枕）然：喜悦的样子。

请其方号黄芪散，不详谁始昧胎胚配平声，胎孕三月，胚孕一月。

上身肿及面肿治诗

身半以上天之阳，上身作肿风为厉。

五皮陈皮、茯苓皮、姜皮、桑根白皮、大腹皮苏叶北防风，开鬼门以泄其肺。

面肿亦宜抄此方，肿之极矣更加味。

用苦葶苈隔纸炒，风在肺家伐其卫。

下身肿及足肿治诗

身半以下地之阴，下身作肿因于湿。

治湿五苓白术、茯苓、猪苓、泽泻、肉桂利小溲，单单防己来相合甘入声。

或加通草或加槟，足肿而甚牵牛炒入。

足肤血胀治验诗

两足肿浮似火烧，皮下红丝乱纹绕。

放于地上片时安，谓之血胀人难晓。

红商陆散红蓝花，丹皮生地黄通草。

赤芍木瓜归尾柏，桑皮甘草病全好。

脾家湿肿治法诗

脾家湿肿岂无为去声，多因生冷滞脾胃。

胸膈不宽小水涩，面目浮肿遍身至。

欲平湿肿二蛟散，如蛟行水沧海沛。

陈陈粟米要三年，慢火炒焦末子细。

提净芒硝釜内熔，熬干研烂米来对。

大人壮实宜两钱，年幼五七分极地。

赤色沙饧即糖和滚汤，午晚更衣当二次。

其疾先从眼包消，虚者胃苓相间贵。〔批〕见《外科正宗》。

中满鼓胀治诗

中满鼓胀三年蓄，蓄者即是葫芦瓢。

粳米十升作酒熟，瓢炙火炉炭要饶。

入酒浸之三五度，烧酒三钱下酒高。

腹胀吐酸治验诗

脾气不宣郁为火，当时升阳散火安。

久而入胃生胀满，煎熬津液变成酸。

新谷方吞旧换出，胃口如醋瓮一般。

甘反作酸木侮土，奥乎其理要深观。

始先蓄水在胃底，另辟一宇自据蟠音盘，伏也。

肝火冲入膜囊际，水从木化味改迁。

膜囊垂大腹因胀，乃知酸水胀之根。

刚中之柔能变胃，附子理中加黄连。

善后六君子汤调赤石脂末，胀酸已去膜囊填。〔批〕此《寓意草》吴圣符案。

病后水肿治法诗

病后水肿脾气虚，肾失收藏转涣散。

兼以膀胱气化不行，水邪泛滥而为患。

依法癃闭白蔻、砂仁、半夏、肉桂、桔梗、生姜附椒添，斩关丸，硫黄、肉桂、白蔻、川椒、生附子、生白术、吴茱萸、半夏、鸡内金饭碾成丸通壅宜多算策也，多算胜，少算不胜。

俟其小便渐已长，饮食比前加餐饭。

苓术参芪大补中气故纸，收纳肾气鹿硬大补肾阳，肿消元气复光华复旦。

发黄外治诗

发黄生姜及茵陈，生姜茵陈各半斤。

捣烂布包擦满体，看他黄色不留身。

发汗不彻发黄诗

发汗不彻有留热，身面皆黄总作烧。

医云食治不对病，知其表郁色外昭。

茵陈栀子各三分少，秦艽升麻各四钱饶。

为散此药三分服，以知为度渐逍遥。

上消治法诗

上消心胃热移肺，二火逼迫于高源以肾水生于肺金也。

内水高源之水外水渴饮之水建音寨，从上下也瓴音零，瓮似瓶。《史·高祖纪》：犹居高屋之上建瓴水。建水，犹倾水也下，饮一溲二竭而奔。

由心之往也肺谓之死阴火克金也，不过三日有凶闻。

急用人参加白虎，化热生津救肺干。〔批〕此见《法律》。

中消证诗

中消疸成为消中，膏粱无已津液穷。

多食善饥引水救，不为肌肉肌瘦火憧憧音充，往来动也。

中消治法诗

脾胃燥干湿热多，饮食倍常减肌肉。

小便良多大便坚，轻粉一钱姜汁沃为丸。

服法长流水咽之，齿浮动效验于斯卜。

下消治法诗

下消胃热移之肾，女谒堰入声，请见也石药耗精人。

阳强于外阴不内守，尿浊如膏茎痛辛。

饮一溲一从火化，肾气丸蒸动肾水以上承君火而止其下入之阳光。

炒茴以合金铃子，酒服二钱方并存。

身体痛门麻木转筋附

胸胁痛治验诗

邪实流连胁与胸，痛楚膨脝①不得松。

仓卒不能辨证的，却有起死回生功。

生姜捣汁渣先用，酒炒一包患处烘。

冷则再将前汁炒，荡之久久豁然空。

---

① 膨脝（pénghēng 彭亨）：肚子胀的样子。

胃心痛治验诗

胃心痛说荔枝核下没切，烧存性，男增玄胡索乳没。

女益莎草香附子，人试人验于此揭。

或用荔核烧南木香，任男任女痛皆撤音彻，除去。

腹痛延胸胁满呕吐治法诗

腹中寒气雷鸣痛，渐于胸胁胃家干犯也。

胸胁逆满呕属胃，附子粳米急扶颠坠也。

腹痛块起治法诗

腹痛块起本有虫，手从块处渐上声摩推。

不过半日虫将死，皆从大便屎中垂垂，垂下也。

腹痛蒸脐法诗

腹痛蒸脐硫黄麝，放于肚脐填两个。

葱白饼其上熨耳摩，通气散寒平静卧。

阴寒腹痛治诗

阴寒腹痛四肢冰，酒湿茱萸合到升。

蒸热荡伊双足板，药冷更温待轻停。

厥阴腹痛治验诗

厥阴腹痛面青色，厥逆囊拳缩阳恐不宁。

白鸽子粪擂一把，泡之滚酒急澄清饮之。

腹中干痛有时用雄槟丸诗

腹中干痛不吐泻，有不痛时有痛时。

淡食而饥则病作，厚味而饱则无之。

雄槟枯矾用饭捣，细如黍米莫大为。

总服半钱食远下，何物食虫敢作疵疾移切，病也。

湿热腰痛治验诗

烧酒湿热聚太阳膀胱，六脉洪滑腰痛戕。

小便不通膀胱急，大分清饮，茯苓、猪苓、泽泻、木通、枳壳、车前、栀子倍加龙胆黄。〔批〕石张会卿治姜翁。

伤寒坏病伛偻治法诗

伤寒坏病腰痛废，热邪深入左右腰。

血脉久闭不能出，桂附加入桃仁承气乔高也。〔批〕此《寓意草》张令施乃弟案。

食停广肠小腹痛治验诗

食面广肠有积滞，如拳之穴痛难名。

大蒜最能杀面毒，木香通气碗底声。

思寻精锐精，专一也；锐，音胃，锋利也为向导音盗，引导也，火酒磨木香努力并。

大蒜宜生嚼一瓣办上声，香油麻油送下药随倾随服木香火酒。

乃知破积先行气行气为先，连进几回不露形。〔批〕见《景岳书》。

背腿点痛方诗

忽疼一点背腿间，芫花根末醋调摊音滩，布于痛上。

以帛缠之止不作，产后相逢此痛亦用之而谨音欢，哗也。

湿热足病误治诗

湿热右足麻木冷，热极如寒常遮避。

误温肿溃音会脓水多，腐肉穿筋足已废。

犹当清解其湿热，甘寒养阴斯为治。〔批〕此《寓意草》钱封翁案。

麻木治法诗

身体麻木青芥子，姜汁濡之涂肉上。

葱去两头白独留，多多煮食自通畅。

足病误治成痿致变诗

冬月肝肺偏洪大，不当木落金寒时。

足冷加绵皮反热，踵及膝后痛难支。

足跗大筋得热短，肝气内锢久塞不通不舒兮。

肺大心火伤气壅，阳不下达足寒宜。

金伐木而木反荣有妙义，然则清金复其清肃，则能制木不待迟。

误投桂附热愈壅，必成痿痹复可疑。

末流阳道知尽缩，小水全无肺已危。〔批〕见《寓意草》徐岳生案。

风湿走痛及脚底木硬肿痛初起已成外贴诗

风湿走痛黄明胶，二十四铢当记录。

半杯姜汁顿成膏，纸摊热贴冷更续。

脚底木硬南星末加入胶姜，涂上烘物荡重复。

肿痛初起及已成，熔化膏粘此味独。

冷水风痛外蒸诗

冷水风痛足趾背，解溪鞋带即昆仑，足外踝后根骨陷中痛兢兢。

烧赤青砖木桶载，醋淬于砖悬脚蒸。

气盛稍远气衰就，蒙以旧绵细叮咛。

湿气两腿作痛外擦诗

湿气两腿作痛疼，艾叶葱头生姜烂。

三者布来为一包，蘸热烧酒擦所患。

脚痹蒸诗

脚痹推山居切，磨取，求也麸于小麦，椒葱酒醋盐群客五药犹之客也。

熟炒摊于卧褥蒸，一时之久开汗隙。

肝脾肾受湿寒风，乃在脚腰经络积。

风湿脚气治诗

风湿脚气发其汗，黄荆茎叶烧于坛。

熏彼涵泉及痛处，《永类钤音钳方》系李仲南著。

转筋治法诗二首①

转筋松节散吾知，黄松节即伏神心木足万厘十钱。

熏陆之香一钱使，木瓜汤调下申筋嘻。

蒜白以擦足心热，生姜罨②暗入声痛转休啼。

足上转筋将旧絮，浸湿醋中取甑蒸。

乘热裹之冷即易，瘥而后已莫姑听。

---

① 二首：原脱，据底本目录补。

② 罨（yǎn 掩）：覆盖，敷。

积聚饮食门

积聚辨诗

积硬不移渐有形，有形而静知血分。

聚者来去而靡常，以气主动有无溷坟，去声，不清也。

伤冷食及难化之物诗

腹伤冷食难化物，浓煮姜苏注浴盆。

坐汤手揉胸与腹，继以热汤淋上身。

气通即自能化去，姜苏捣烂荡法乃仍循依也。《左传·昭七年》：循墙而走。

脾有冷滞食则填胸诗

食则填胸不肯消，此因脾有冷滞疾。

陈皮去白要一片，盐花甘草各四之一。

水煮慢干再焙研水下，块如铁弹肠中出。

方勺仁声《泊宅编》载，莫姓强中有胸中窒。

食羊饮水得疾治验诗

通州贾客食羊饱，后投冷水如嫌少。

疾时将佳酿十余瓶，煮滚温浴数去声更音庚，冷则易温了。

盖因羊肉凝胸中，酒蒸汗水滞眠纛陶上声，军中车上大旗也。兵败则自斩其纛，示军众走也。

食生米茶叶土炭治法诗

食停湿热诸虫眈答平声，视近而志远。《易·颐卦》：虎视眈眈，生米茶叶土炭馋音谗，贪也。

郭使君浴传郭使君疗小儿，多是独用此物，后医家因号为四君子者也领槟榔粉，南星姜制共来担。

喜来以麦芽炒众药，他茶叶土炭喜炒将喜物堪。

蜜丸每早沙糖水，吞下诱之以味甘。

小儿吃泥诗

吃泥有单方一个，十分轻粉沙糖和。

麻子一丸下米汤，泄下泥土毋涎唾。

多食反眩治法诗

多食善肌反困倦，甚而昏眩不离床。

虫因人动随之动，扰乱神昏其理长。

火煅明矾药一味，即饭为丸杀伐彰。〔批〕舒驰远治谢生案。

阴块误攻救治诗

小腹块坚手拊音抚，摸也疼，两尺洪盛余微细。

其块初起必不坚，峻猛之投医聋瞆聋音近龚，瞆音贵。《晋语》：聋瞆不可使听。

误攻真气不得自，转护音互，救助也邪气为大厉恶也。

肾气本以传膀胱，膀胱传两阴窍易。

今破其气不能旋转运，结为石块手难试。

若是血块苟得手，有何疼痛足畏忌。

附子理中通上下，补肾收藏再毕事。〔批〕《寓意草》袁聚案。

中酒治诗

烧酒醉杀头发松，解浸新汲水祝穹窿天势。

带热豆腐贴频换，此次还生赖祖宗。

锅盖汗水灌于于多难貌，杨子《太玄经》：白舌于于，葛根汤饮雾泷泷弄平声，雨貌，言汤之气泷泷也。

喜饮恶多治法诗

烦躁而红渴井边欲至井，却不能多顷顷刻复求。

中气虚寒水泛上，逼得上焦火浮游。

故令胸喉引水救，一落中焦转为仇。

冰冷理中加附子，证痉投水即眉愁。〔批〕见赵氏吕方氏。

噎膈吐逆①呃门反胃、心悸、动气附

噎气治验诗

噎烟入声，即哽病气其难总在咽，生姜落厕粪厕恰旬天十日。

漂晒研之甘草粉，妙合同功本自然。

---

① 逆：原脱，据底本目录补。

膈气治验诗

膈气胸窒而食不通多磨大蒜泥，鲫鱼包倒待泥少干以包鱼火中煨煅之。

焦枯乃调平胃散，合饭为丸小者宜。

古方又有平胃散，其中之药各百厘。

生姜硇砂均减半，沸汤点末二钱兮。

吐出恶物坚如石，彼云神效想无疑。

瘀血翻胃治验诗

翻胃微疼作血腥，食物勉强仍吐耳。

关脉浮芤问病由，怒余吐血因成此。

乃取生鹅血一杯，服之忍吐旋欢喜。

片时大呕久停血，略试米稀非前比。

血结鹅开血导血，同气相求保为人而不至于鬼。

服药即吐方诗

服药即吐生姜汁，半钟热饮功能及。

或以蛔虫令药翻，药加川椒十四粒。

理中治吐吐难休，呕者不宜甘涌故。

损甘增以藿香辛，木瓜再用酸收助。〔批〕出万氏。

呕吐救逆诗

张公季子欧即呕兼屙音阿，如厕，积补堆温吐盏盏。

胡椒辣味煨姜到，和去声入其中随可断音短，截也。

勃然躁扰呻吟烦，大抵胃阳新复腹饥很。

试将稀粥缓匙挑，果哉安卧开当键健上声，《礼·月令》：修键闭。键锁须闭锁同。

明日汤中制附增，大肠泄泻闻能挽。〔批〕《景岳全书》案。

呃逆证诗

呃逆之由观实证，痰阻气滞此一因。

有为火郁及瘀血，胃热失下细铺陈。

虚者中虚自作逆，大下胃虚阴火上焚。

呃在中焦谷气不运，其声短小食辄闻。

呃在下焦精气欠，长大虽不食亦然。

病后呃逆治法诗

病后呃逆无休止，声音直闻邻舍门。

取刀豆子烧存性，汤调应验方人彬言著方人，文质备也。

心下悸音季**证诗**

人有悸证在心间，试问其因有五种。

停饮在心下一过汗过表一兼吐下妄吐之下之一，气虚一惊恐一皆跳平声动上声。

脉来促止正对病，促止之脉无忧恐。

动气误汗下诗

叶子永言因外感，小腹从来疝病缠。

痛疼引胁叫酸楚，动气在下发汗难。

此犯肝气且微下，呕血如污泥丧命根。

经云先痛后外感者，治本救阳一著先先里后表。

跗阳当伏今反紧，疝瘕腹痛知其源。

反用寒下胸阳耗，阳不布化阴上干。

由斯胸满而短气，败浊污泥出口端。〔批〕见《法律》。

二〇七卷

自汗不眠门

汗分阴虚阳虚辨诗

阴虚脏腑有热邪，乘阴虚而出汗必热。

若是里寒乘阳虚，其汗冷如冰与雪。

胃虚自汗方诗

凡人自汗上至胸，下边界限抵于脐。

此缘胃气有虚乏，四君子汤加黄芪。

食即汗出方诗

食即汗出豭音加，公猪也猪肝，一片薄切瓦烘干。

白粥绞汁众手作丸，米汤五十日三吞。

服麻黄汤汗漏救逆方诗

病服麻黄原取汗，假如汗出竟长流。

急将新水浸头发，扑音仆汗之方助以收。

不眠内治诗

永夜迢迢不合眼，将身辗转于床上。

灯心煎水捧茶瓯，饮即熟眠忘早晚。

不眠外治诗

昼夜不眠身反覆，炙温新布熨其目。

更蒸大豆更番枕两枕互换，《肘后》奇方谁所卜。

五官门

痰饮头痛用控涎丹诗

头痛于头无定在，上下左右次第焉。

寝枕左边左麻木，寝枕右边右亦然。

气血不和之缘故，任伊枕处塞地天。

李醒峰麻木疑痰患，妙应丸即控涎丹。

头痛延目治验诗

头如打破目如穿，附子母乌头微炮蝎用全。

全蝎砂锅炒粳米去蝎，丸形如赤小豆大汁韭根韭根汁打为丸。

取其钻平声透差使也全蝎，汤以薄荷十五丸。

偏头痛目生翳治法诗

半片头痛而眼翳，白凤仙一株捣碎。

火酒一片浸之露七夜，去渣饮酒无病气。

偏正头痛外方诗

头痛偏正外边当，二两蚕砂买药方。

僵蚕一岁加一只，三个葱头三片姜。

五双蝎子连头尾，瓦罐炉中炊热汤。

厚纸封糊开一孔，对冲头痛此平康。

热厥头痛治法诗

热厥头痛冷风迎，略来暖处便言疼。

或见烟火亦犹是，风芎柴泻炙甘芩。

黄连芩柏天花粉，酒炒四般齐上升。

热郁头痛治法诗

热郁头痛毛窍疏，略感风寒随发作。

童绵厚帕音怕，以帛裹首曰帕冬难离，本热标寒似怯弱。

辛温开闭散标寒，济其本热病愈恶。

泻火凉血方之主，佐以辛温散表药。

治法半反治半用从治，灵砂丹天麻、细辛、羌活、独活、石膏、防风、连翘、薄荷、荆芥、川芎、芍药、当归、栀子、甘菊、人参、黄芩、白术、大黄、全蝎、滑石、寒水石、砂仁、桔梗、甘草、朱砂在前贤铎音度。

头风畏冷治验诗

头风畏冷裹重绵，疗之不愈三十年。

荞面水调作两饼，更互薄依附头汗出远裳褰①《诗·郑风》：子惠思我，褰裳涉溱。谓病者褰裳。

李楼怪证奇方板，至此人疑话屋橧音棉，屋连绵也。

天台浙江台州府天台县进士周其姓姓周，滑数之脉恶寒证。

虽当盛夏绵裹头，且附且姜难对病。

丹溪名震亨，字彦修吐剂以辛凉莱菔子半升，和浆水一盏，研烂去渣，入少油与蜜温服，痰来升许果立应。〔批〕李楼怪证方。

水沸非去声，涌起也。《诗·大雅》：如沸如羹**为痰头痛治验诗**

水沸为痰头痛忧，尺微寸滑是其由因也。

风痰血药皆无济，六味添沉香枣肉抽减也。

血虚头痛过汗不愈治验诗

头痛其人本血虚，苦因血虚风寒入。

屡经表药疏泄治难已，益虚其血风翕翕动也。

当归之品血家行，其次佐以通草执。

通草能利脉道行当归，相同斗酒以引二药之性上升于头浸之急。

三天已满重平声汤煮，须醉则浃肌肤、沦骨脉，药力方到须眠则血有所归一当十。

---

① 褰（qiān 千）：揭起。

房劳头痛见阴证治验诗

一人头痛即目暗，旋而下部缩其囊。

只以房劳过度数，速将八味熟地汤。

鼻塞方诗

肺实鼻塞不闻气，百部白薇款冬花。

贝母共舂之米饮下去声，周宪王著《普济方》书匪浪夸。

肾虚耳鸣方诗

五十肾气渐下衰，从阳气上逆每难遏。

开窍于耳然实主闭藏，其性原不欲外泄。

乃因肝木为之子，疏泄母气而散越。

谋虑怒郁火一动，阴气从之耳窍室。

能听之用近则无碍，而内气混之远则弗达。

阴至上窍欲乘阳，却有膈膜遮不出。

或如蛙鼓或蚊锣，耳根之下声拂汩汩，筍入声。拂汩，鼓动之貌，见《杨雄赋》。

甚且将萦音营，绕也耳之筋，触之跳动如将脱。

瓷石①性吸能达下，又于肝木制其发。

辅以龟胶熟地黄，五味山茱萸收而歇。

阴气自旺于本宫，不触阳窍守兀兀不动也。

若夫少壮聋病人，少阳胆经之蕴积也热。

其穴皆络于脑颠，触筋中去声耳无其说不鸣。

一膜遮蔽总无闻，开窍之方因此设。〔批〕此《寓意草》王司马案。

实热喉痹方诗二首②

实热喉痹口如炉，口中臭秽闻难忍。

细研绿豆买青鱼，取胆晒收爨闭口，音雪，和也，调也豆粉。

鱼胆一时难猝得，权宜猪胆亦诚稳。

---

① 瓷石：磁石。

② 二首：原脱，据底本目录补。

黄连蓬砂水麝皆以分计，连七分蓬五分均制粉。

各得一分者是冰麝，末以吹之喉不窘。

咽喉肿痹一刻时，速取雄黄燕子泥。

烧酒调匀和作饼，卧床喉外以施为。

涎出口开陈壁土，煎汤一碗饮相随。

蛾子双单忧转乐，仙方秘授由神医。

无雄则以燕泥独，苟又燕泥无处期。

数幅表心烧酒贴，随干随换疾平夷。

阴火喉痹治验诗

阴火熏蒸咽痛痹，津垢结成白骨坚。

其证恶寒而嗜卧，舌苔冷滑粪溲难。

清涎如流逆不降，二便之难正所关。

附子用生更用熟，半甘芪术庆班联。〔批〕舒驰远中寒喉痹案。

格阳喉痹治验诗

咽肿口疮头面大，热烦气急声无通。

脉到弱微细数候，端知阴盛格阳中。

镇阴煎，熟地、牛膝、泽泻、炙草、肉桂、附子冷服经全夜，
王生字蓬雀以不凶。〔批〕此《景岳书》王蓬雀案。

劳役虚火喉痹治验诗

劳役无根虚火炎，喉肿气高有响痰。

汗流如水四脉软，浮大数兮指下参。

补中益气加肉桂，一服而苏向客谈。

喉珠治法诗

喉珠系在脑门边，红丝黑皰音砲，小起结也咽门悬。

土牛膝根生捣汁，醋将三点和之匀。

滴入鼻中三四次，破珠吐出瘀而痊。〔批〕见赵氏《医贯》。

咽疮方诗

咽疮鸡蛋钻之孔，去白将黄搅碎手持。

以待水洗灯心装壳满，纸封黄泥裹煅红墀①音迟，阶上地。既煅，则置诸墀。

候冷取来为末子，壁钱即蟢子，以长针挑置灯火上烧灰。

鸡内金胆矾如鸭嘴，火焙陶人新瓦赍送也。

降香飞过黄丹用，各末一钱鹅毛管吹。

虚寒咽疮方诗

虚寒咽疮灯草灰，生附最多吹庶几及也，及其效也。

照与熨之仿喉痹，火衰宁得有参差参，初森切，差，切音近雌，参差不齐也。《诗·周南》：参差荇菜。〔批〕此并上条，舒驰远治咽疮。

口舌糜烂治诗

《兰室秘藏》李杲书，膀胱移热小肠居。

胃热口糜餐饭谢，柴胡地骨煮于炉。

喉痛火证寒证辨诗

咽喉火痛内外肿，且热且肿碍石干犯也。

寒痛不臭证皆反不肿、不红、不热，吞津饮水辄眉攒徂丸反。〔批〕见《伤寒集注》。

齿痛诸因辨诗

齿者骨之余肾气上行，牙龈音银，牙根肉手足两阳明胃脉入上龈中，大肠脉入下龂中，龂即龈。

齿长豁欢入声，齿疏通也动肾衰惫《正韵》薄迈切，音备，通作"败"。《庄子》贫也，非惫，又羸困也，风火寒虫皆令使也疼。

不怕冷热为风痛，寒无虫蛆音沮火腾兴肿起。

牙龈音银肿胀治验诗

《医统》《古今医统》有云宋汪丞相伯彦也，高宗朝，其宠妾也厚味自无量。

牙龈肿胀填满口，水浆不入痊难盼。

医捣生地汁一瓯②，皂角蘸之火上炕音抗，灸也。

---

① 墀（chí 迟）：台阶上的空地，亦指台阶。

② 瓯（ōu 欧）：杯。

蘸灸数挺汁都完，末敷肿上方斯创。

前阴门

睾丸疝诗

疝气寒疼热主纵，湿与虚家肿坠欤希佳切，气逆而聚也。

在血分者笼中鸟，在气分者动狼豺如狼豺之动也。

诸寒收引则血泣，泣作涩解归肝，下注左丸痛弗衰。

诸气有郁则湿聚归肝，下注右丸肿起来。

患左丸者其肿少痛多，右丸痛少肿多以敲推。

寒湿偏坠治验诗

赵氏名养葵自书其病案，曾从定海县属宁波小船回。

湿布风帆在坐下，觉时寒湿已中之。

一丸阴丸肿大扪之热，七味加柴萸独活提。

疝气偏坠茴大小，二物各须称十钱。

牙皂牡猪尿脬连尿用，入末于中紧紧缠。

酒煮椎丸吞五十，邓才著笔峰杂兴传。

偏坠气痛治验诗

偏坠气痛陈石灰，炒之后添五倍子山栀。

醋面调敷一夜散，杨拱医方摘要稀。

受湿右丸肿大治法诗

性耽烧酒涉溪水，痛乃腹而大右丸。

湿热满中湿寒外，肺脾之湿下流焉。

胃苓平胃合五苓固是全方子，枳壳柏茴同仔肩。

郁怒滞气小便不通治验诗

郁怒滞气尿不通，气高而喘六脉结。

枳壳八钱一味方，五片生姜急火爇①如劣切。

补阴降火通小便诗

王子善夫小水闭，其腹按之如石坚。

---

① 爇（ruò 若）：烧也。

腿裂水流时呕哕，东垣李杲字明之会其全。

膏粱积热伤肾水，小便不化膀胱干。

阳火自甚行冲上，变为呕哕有由然。

无阴则阳无以化，最当讨论《内经》言。

黄柏知母各计两，酒洗焙研加肉桂一钱。

前阴火烙如刀刺，尿出如流肿胀宣。

精思夜半乃成妙，后世传流滋肾丸。

尿多茎痛方诗

便旋小便无度痛其茎，而又燥渴体烧则病增。

必先大腑大肠欠通利，水液专就小肠行。

酒色所因或因炙煿，虚水并能挟有形。

以故以故，犹言所以也茎中痛欲死，比诸淋证不同称。

萆薢略浸同盐炒，去盐为末煎呼伻①攀耕切，滂母。《尔雅·释诂》：使也。言呼伻，令煎之也。

挽回水液归原路，谷道葱汤洗更蒸。

尿时茎中痛悢悢②音亮，悲也。苏武诗：悢悢不能辞，洒然毛疏作寒状。

大便先硬而后溏，欺人原非内热亢。

孔毓礼著《疫病论》，《医门普度》用输广光去声，南北为输，东西为广。

阴走阳分治法诗

阳气旺于上阴气衰于下，髭音咨，口上须鬓音摈则黑步履迟。

运臂虽轻举腰重，阳道易兴精难持易泄不固。

胃家即能多容受水谷，胞弗久留多尿之往也。

下之精华暗输送也上，下本不虚虚难回。

清阳之分为去声阴凑聚也，上本不实实可疑。

阴凑阳窍在目为泪，在鼻为涕在口为涎与唾齐。

---

① 伻（bēng 崩）：令，使。

② 悢悢（liàng 亮）：惆怅，悲伤。

经云五十阴气衰，不能自主从阳为。

是其所以屑越轻弃也者，皆是身中至宝指涕泪涎唾哉。

向非收摄以归元，将何所底止也极必衰微。

八药为丸称圣药，盏中加油炉覆灰。〔批〕此《寓意草》江鼎

翁案。

年老入房得病治法诗

年老枯涩卫与荣言卫枯涩而虚，入房得疾于仲冬。

头疼发热肌肤烙，眩喘痰涎涌上胸。

小便频多燥不寐，喉如烟火饮凉松。

遍舌生芒唇黑裂，又加面赤目珠红。

真阴亏者显洪弦脉，洪而无比与阳同。

肾经虚火游行外，十全大补麦门冬。

五味附子一钟唾，薛已于斯为上工。〔批〕立斋治案。

妇人门

断信已久治验诗三首①

妇人断信已经年，胸痛腰股重难旋。

寒往热来青芥子，热酒尝调三两钱。

孙氏仁存堂中著，经验方名积惯传。

月经久闭原再也，晚蚕蚕砂，惟炒半黄四两嘉。

壶酒煮翻沙滤去，一钟连饮攻其瑕有可攻之缺也。

闺女谁家月不来，拣雄鼠之粪摩灰。

以放胶中不及斗，又汁煮糜下死胎。

经行遇怒变病治验诗

经行遇怒不行焉，口噤筋挛音恋搐忡入声搦女白切骈辨平声，并也。

鼻血头疼有痰气，瞳子上视肝火遄时员切，音船，往来数也。

---

① 三首：原脱，据底本目录补。

小柴熟苄胡上声山栀炒，钩藤钩子喜绵绵详密也。《诗·周颂》：绵绵瓜瓞。

苄者，即地黄之美而沉者也。

经闭成劳治验诗

经闭年余而作烧，饔飧①减少肌肤瘦。

汗似蒸笼气水来，经血内闭惟有从皮毛透出一路耳。

设若无汗则血已枯，势必皮毛干槁而死必骤也。

宜用苦药敛其血，入内而下行于冲脉之旧。

热退经行汗自收，当归龙胆芦荟丸方立可救。〔批〕《寓意草》杨季登长女案。

经从后户治法诗

妇人异证每当期，大小腹痛连阴里。

三阴寒结阳火衰，冲任不行如拦抵。

脾家统摄失其权，血从后户倾流水。

术芪附桂茱萸椒，兜转大肠山药以。

万年霜即人中白香附导前阴，管取泰来而去否。〔批〕舒驰远示马贯一。

病疟经断无脉治法诗

病疟经断脉藏头，梳洗言动常应酬。

非关血脉虚赢伦为切极，积痰凝结故于脉经二者有所因系也。

当作实治毋顾虑，汤将三化药厨搜。〔批〕丹溪治案。

痰占胞中治法诗

痰占去声胞中腹渐大，白带常来尔试猜猜尔为痰。

孕妇喜恶无常食，动于脐下知有胎。

二者皆无此何故，知是湿痰为祸阶《左传》：阶之为祸。

脾胃素虚阻塞其生化之源是以经血止而不行兼之，肾阳衰不能化气而痰得入来。

六君子外干姜桂，砂果南星香附排。〔批〕舒驰远论。

---

① 饔飧（yōngsūn 拥孙）：饭食。

白带神方诗

白带神方述所闻，硫黄多少不须论。

豆腐①以刳中一块，纳硫腐盖依原存。

先铺稻草于锅底安腐，腐上草加烈火炆。

添水频频腐黑止，取硫为末任转旋。

火煨芍药纸包水湿，等分面丸吃五分。

烧酒一钟好送下，一朝一次五朝痊。

未痊加至一钱服，再吃五分愈必然。

女子祟凭治验诗

女子邪鬼有外干，言笑不常如对晤。

或喜幽寂畏见人，且悲且泣本无故。

面色不变者有之，面带桃花亦时遇。

脉则乍数而乍疏，三五不调无度数。

或促结或弦细或伏沉取，代易不常指下据。

丸以卫予虎头骨，砂麝雄黄赶鬼去。

鬼哭两手少商穴，七壮或二七灸无恕。

离魂失魄治验诗

女子清晨正梳洗，眼中二妇迫相拘。

目眩不眠成冷热恶寒发热，惊啼无数只狂呼。

肝脉弦强指下见，肺脉诊之直上鱼大指后近寸脉处有肉高起如鱼，故曰鱼，亦曰鱼际。

肝家藏魂肺藏魄，所见即其魂魄与平声。

小柴减去甘草之恋，加入羚羊龙牡诸。

清肝清肺镇惊怯，廷实刘君名宏璧举一隅一隅，一角也；举者，举起而言之也。譬如一桌有四角，教人一角，要人悟到三角也。

鬼胎治验诗二首②

经事不通月已五，腹如怀子大如鼓。

---

① 腐：原作"鼓"，据文义改。

② 二首：原脱，据底本目录补。

面容乍白乍而红，鬼祟所凭妄言上文见。凭，依也又或梦中与鬼交。

桃仁煎汤饮之下瘀色如猪肝血，元膺字也名复其姓吕。

鬼胎癥积月经谢绝也，根与芫花盐醋炒之罢为末。

桃仁煮水蒸于炉，每用一钱恶物挫摧折也。

病疟脉伏治验诗

一女病疟素味厚，寒多饮滚喜辛辣。

脉伏面惨知痰证，枣芫遂戟以刀铡栈入声，切草。

粥糊黍大十丸子，津咽日三次病邪杀。〔批〕丹溪治案。

阴户肿治验诗

一女丑时阴户肿，小溲不出似遮拦。

此时厥阴肝经脉，起于足上阴器环。

况夫肝家之为病，本主大小二便难。

胃苓汤中有肉桂，木得桂而枯可因。〔批〕密斋治万瑞女案。

动胎治验诗

偶然触跌动胞胎，砂仁慢火捣方比也埃。

酒吞俄顷腹中热，尚药孙君写在牌。出孙尚药所著方。

六月胎动治法诗

六月动胎已笃困，斤斤其势落将近。

一握葱白三升水，渐煮一升瓯服逊顺也。

惯堕胎法诗

素惯堕胎乘未雨，彻土绸缪其牖户《诗·豳风》：迨天之未阴雨，彻彼桑土，绸缪牖户。彻，剥取也。土，徒上声，桑根白皮。户，胡上声。

杜仲八两炒断丝，久沃糯米汤中湑①胥上声，滤酒也。《诗·小雅》：有酒湑我。此湑而去其药渣也。

酒浸续断二两焙为末，六两山药糊召侣谓召其俦侣作丸也。

---

① 湑（xǔ 许）：滤过渣滓的酒，即清酒。

女胎将堕诗

女胎将堕诚危切，腹痛如锥腰如折有可下之。

病证虽宜承气汤，只能全母非医拙。

有故无殒若早知，大黄安胎称圣哲。

酒制大黄原无伤，小心先以蜜汤啜。

不效终必用大黄，护胎法亦显功烈。

井底泥青黛伏龙肝，脐下二寸水调刷如干再涂。殒，筠上声，落也。上无殒，言母必全；亦无殒，言子亦不死。见《内经·六元正纪大论》。

妊家怒后呕逆治验论

儿在乳怀经未行，怒伤而得呕逆病。

随其食物下喉中，即作其臭气也无不应。

明医请得万全字密斋来，三部和平右手定。

沉实搏指左之三，直断双男方在孕。

盖因诸臭皆属心，怒气伤肝有此证。

肝传心而心传脾，口食鼻闻如神圣。

呕逆食鼻宁有他，肝心二火上炎并。

黄芩一两为之君，术连香附橘苓听。

五般跻跻都为臣，尿炒莎草即香附取其性。

佐以砂仁以神曲糊为丸，比于绿豆差相称。

胞破难产诗

胞破难产厥有故，一由母气血虚胞不固儿转触破。

一由儿身未转时，坐草急忙用力误。

十全大补汤帮气血浓煎，葱汤熏洗产门助。

持久力衰血涸危，八珍大料一斤做。

益母加之重四两，连饮不停必顺路。

黄芪芎归数斤煮，氤氲满房如烟雾。

使他口鼻受其气，此法传来亦妙悟。

胎干儿死内寂然，拊其小腹阴寒冱。

卧床进食莫气衰，脱花煎加入芒硝五钱具。

倘因初产产门仄，交骨未开母急遽。

下夺之药必损母，十全大补加熟附。

外边以药帮医此，巴豆一枚无过度。

蓖麻二个麝一分，脚底脐中贴两处。

儿初生不啼治验诗

难产劳伤儿脱胞，乏力垂危而或死。

纸捻香油大炷烧，往来烧断上炎挓知上声，指也。

取其阳气续胎元，而得啼声即活视上声。

且免胃寒泄泻病，立斋医案详于纸。

儿枕治法诗

产后小腹摸有块，按之亦颇拒人手。

古谓儿枕胞宿血，会卿张子则云否。

蓄子既久忽相离，血海陡虚痛所有。

胞门既以产受伤，此间壅肿若培塿音瓿篓，土稍高也。

所以亦如块之形，实非真块看莫苟。

肿既未消微拒按，不抚而剿必干咎。

产后中风及怒郁治法诗

产后之人百脉空，洗拭太早令中风。

角弓反张噤不语，手足搐搦手白切，掣也尽形容。

或因怒气郁肝家，发热昏迷正濛濛。

都将芥穗酒炒黑，当归三钱二品工。

半水半酒半童便，摩喉捻鼻霎时松。

产后中寒小便不利治验诗

产后喘满未见行瘀，尿滴欲死胀悬梁。

痞块虽疼非血分，阴寒凝结其内外必有三阴证作主张。

小便不利为无血，仲景之言在篇章。

膀胱蓄尿有成法见伤寒太阳经，更破阴邪益加也附姜推之。

孕妇癃闭亦取用亦用膀胱蓄尿之法，大补中气说荒唐荒唐，广大无畔，犹言不可踪迹求也。孕妇癃闭，女科谓之转胞，言气虚则胎下坠，压翻膀胱为转胞，因而胞系下戾小便不通，法主大补中气。

小儿门

预防脐风实脐诗

夏斋聚客甘奏功，陈人汉章即中文论脐风。

乡党相惊婴夭札，丹砂麝冰蓬矾火熔枯矾。

下地断脐脐眼末未实脐眼而包缠之，可以提防二竖殊上声，二竖子见《左传·成十年》凶。

噤口脐风方诗

噤口脐风恶状摧，啼声渐小眼未开。

舌上聚肉如粟米，饮乳不得母泪颏俗作腮。

吐流白沫两门前后闭，上腭荧荧白点该备也。

雄三分蓬二分青黛二分郁金三分末，乳调擦上外方裁。

或将指甲爬之出，白蔻木香两者来。

各以五分而煎汁，化投沉澄丹，大黄、芎、柏、芩、槟、芍、滑、翘、牵、壳、薄，蜜丸缶尊罍①。

小儿暮夜发热脾虚伤食诗

小儿脾虚多伤食，或胀或疼或吐泻。

小肠有宿食《脉经》西晋王叔和著云，旦则平安热暮夜。

小儿发热方诗

烧热无殊早晚天，日有一时甚于后前。

每食滚汤哭叫后，每或眼翻手足牵扯也。

都能汗出热稍减，独他腹上之热却依原。

一哭喉痰常呕出，服清脾饮著严笺。

啼哭治诗

颊腮眼赤哭苍黄急遽失措貌。《风土记》大雪被南越犬，皆苍黄吠噬，

延师无相去声枉伥伥抽良切，伥平声，狂行也。《礼·仲尼燕居》：瞽者无相，伥伥乎其何之。

---

① 罍（léi雷）：古代一种盛酒的容器。

以言腹痛面不青，以言伤食面不黄。

邪热在心导赤散，连冬灯草检廊厢。

无内外因啼哭治验诗

白门胡道五逢儿，无故曛日入余光。谢灵运《晚山西射堂诗》：夕曛岚气阴朝不住啼。

细询乳母于其夫，乃因睡压臂损为。

药敷臂上汤内进，痛啼均减谢容姿。

拗哭治验诗

拗亚教切，违也，捩也哭儿身本无病，口不能言夺所欲。

问伊所弄马鞭子，大人拾起挂檐屋。

急忙取至笑而持，击其乳母不复哭。出万全《幼科》。

尿白方诗

儿尿初然色微红，澄久白如米泔状。

乳哺失节致伤脾，清浊不分变前样。

恐其久则遂成疳，胃芩丸草薢分清饮，菖蒲、乌药、益智、甘草梢审停当。

若乃湿痰下坠者，喉有痰鸣儿体壮大也。

茅山苍术二陈汤，通草升麻如在上。

小儿尿色如米汁，或停少顷变成疳。

此乃胃家之湿热，食饮不节理宜谙音庵，熟闻。

亦有虚气下陷者，莫但寒凉性所贪。

小儿泻后戴眼诗

小儿泻后戴其眼，眼色如金气欲断。

肝风血乏飞赭石煅赤，醋淬七次，瓜冬瓜仁煎水调下五分即能罾蛮上声，视也。

小儿跌下瞳人倒视治验诗

一儿高处跌地下，瞳人倒视室堂翻。

张恺元鄱阳名医呼人有力者，颠倒其儿数回顺以安。

小儿继病治诗

儿乳哺时母有孕，眉心青黑泄泻羸。

《尔雅翼》谓之继病，伯劳毛带可已此法垂。

杂治门

飞箭中眼治诗

倏尔眼中飞箭向，钳之不动苦千状。

点以饴音怡糖饴糖糯米作者痛即减，待其痒作抽而放。

匠人治跌打破伤诗

有儿登楼跌落杷齿上，头破骨血流闷死。

监生姓程其名式，修理城隍屋旧毁。

亲见匠拆古墙砖，虫丝内膜胡州绵相似上声。

取贴伤口指轻按，肉膜自黏布扎止布扎止而不用。

指按一下切莫二即灌，血止痂结数日尔。

嘉庆三年督乡兵，宁州贼创刀创二人疧①音纸，殴伤也。

式亦急忙用此贴，未几即能安步履。

杖疮未破治诗

杖疮未破研黄土，刷之童尿鸡子清。

干即温水洗服刷，紫色转红愈渐萌。

更涂两胯有拦阻，防血攻阴莫视轻。

杖疮青肿治诗

杖疮青肿用绵纸，打湿以盖其伤痕。

烧过酒糟捣铺上，痛处渐如蚁行焉。

热气上升即便散，妙法宁输豆腐亦贴杖疮贤。

刑伤手足诗

夹棍生姜酒醴陈，炒温以罨于其痕。

若是伤其手指者，煮皂矾汤浸洗熏。

中砒毒治诗

砒霜中毒躁狂虩②虚逆切，晓母，恐惧貌。《易》：履虎尾，虩

---

① 疧（zhǐ 只）：因殴打而形成的皮肤青肿的伤。

② 虩（xì 细）：恐惧的样子。

鯱恐惧，心腹极疼而四逆。

防风一两煎汤饮，昔人用以收亡魂。

四两黑铅磨水灌，或锡或矾安家宅。

桐油一物家家有，饮以吐之解困卮①音厄，困也。《史记·季布传》：两贤岂相厄哉。

毒流四体恐难治，禁其睡卧须当哑。

中食毒治案诗

吴参军见鲜蘑菇，贸而羹之大吐泻。

黄连黑豆桔甘枳实五般，腹胀气喘皇皇怕。

张介宾投参术附干姜，数剂才瘳药报罢。

蘑菇枯井深坑生，沉寒极阴遍寻讶。

阴气最盛解以连，以寒益寒人世谢。

猘犬伤治诗

猘音制，狂犬犬咬伤立溪河，挤霹上声洗血尽饮姜汁赊。

白矾之末随涂裹，毒解疮平约打虾言相约去打虾。

猘犬咬伤虾蟆脚，后足椎之水调服。

先于顶心拔血发，小溲见沫去其毒。

漆疮治诗

漆疮怕漆真奇怪，白菜捣涂已畅快。

新水韭汁白矾汤，三法洗之书上绘回去声，画也。

嫩杉树表烹而浴，亦有功效人所爱一法。

初起面鼻拂椒水一法，或菜脂点鼻防害一法。

---

① 卮：同"厄"。

卷 三

目 录

中风门

论真中风

喻嘉言曰：伤寒证太阳经之中风者，乃风寒暑湿之风自外而入者也。真中风之人，乃人久蓄积之风，平素蕴蓄，而一旦自内出者也。《素问》云：阳之气，以天地之疾风名之。可见真中风之病，乃人之数扰其阳所致。素扰其阳，为①房室一事为最。房室过勤纵，阴不走而阳气则已动，动而不已，必渐积于空隙之所，而手微麻，足或微痹，舌或微蹇，风信已至。而扰其阳者方未已，一旦乘虚横发，与大块噫气，林木振响，黄沙蔽天，白浪翻海者，初无少异矣，其人安得不卒倒乎？迨至卒倒，而世医方引风寒暑湿之风为治，一误再误。外风入而与内风交煽，任凭躯伟体坚，经年不能少减，而成废人者比比，甚有不数日而人告毙者矣。可胜叹哉！

中风脉候

喻嘉言曰：中风之脉，必有所兼。兼寒则浮紧，兼风则浮缓，兼热则浮数，兼痰则浮滑，兼气则沉涩，兼火则盛大，兼阳虚则脉微，兼阴虚则脉数，或细如丝。滑为头痛，迟缓为荣卫衰。然浮虚迟滑，正气不足，尚可补救；急大数疾，邪不受制，必死无疑。然数大未至急疾，犹得不死。

五脏之风

经曰：风中五脏六腑之俞，亦为脏腑之风，各入其门户，所至则为偏风。肺风之状，色䴠②〔批〕䴠音烹然白，时咳短气，昼日则瘥，暮则甚，诊在眉上，其色白，多汗恶风〔批〕恶风多汗，五脏中风皆然。心风之状，焦绝，善怒赫，赤色，病甚则言不可快，诊在口，其色赤。肝风之状，善悲，色微苍，嗌干，善怒，

---

① 为：疑作"惟"。

② 䴠（pěng 捧）：浅白色。

时憎女子，诊在目下，其色青。脾风之状，身体怠惰，四肢不欲动，色薄微黄，不嗜食，诊在鼻上，其色黄。肾风之状，面庞然浮肿，脊痛不能正立，其色炲①，隐曲不利，诊在肌上〔批〕面庞然浮肿者，肾气不能蛰封收藏，浊气上干于面也。脊痛不能正立者，以肾间生气不鼓，腰府愈而偻俯，与隐曲不利同一源也，其色黑。胃风之状，颈多汗，恶风，食饮不下，膈塞不通，腹善满，失衣〔批〕失衣，外寒也则腹胀，食寒则泄，诊形瘦而腹大。

经络脏腑之风

《金匮·中风篇》曰：寸口脉浮而紧，紧则为寒，浮则为虚，虚寒相搏，邪在皮肤。浮者血虚，络脉空虚，贼邪不泻，或左或右，邪气反缓，正气则急，正气引邪，㖞僻不遂。邪在于络，肌肤不仁。邪在于经，脊重不伸。邪入于腑，则不识人。邪入于脏，舌即难言，口吐涎沫。

释曰：中络者邪方入卫，尚在经络之外，故但肌肤不仁。中经则入荣脉之中，骨肉皆失所养，故身体重着。至中腑中脏，则离外而内邪入深矣。中腑必归于胃者，胃为六腑之总司也。中脏必归于心者，心为神明之主也。风入胃中，胃热必盛，蒸其津液，结为痰涎，胃之大络入心，痰涎壅塞，堵其出入之窍，故中腑即不识人；诸脏受邪进入于心，则神明无主，故中脏者，舌纵难言，廉泉〔批〕廉泉穴在舌下，窍通于肾，津液之所出也开而流涎沫也。

《集解》云：中风，中脏者重，多滞九窍；中腑稍轻，多着四肢；若外无六经形证，内无便溺阻隔，为中经络，为又轻。初宜顺气开痰，继宜养血活血，不宜专用风药。大抵五脏皆有风，而犯肝者为多。肝属风木而主筋，肝病不能荣筋，故有舌强口噤、㖞邪瘫痪、不遂不仁等证。

中风分阴阳

阴中，颜青脸白，痰厥喘塞，昏乱眩晕，口眼㖞邪，半身不

---

① 炲（tái 台）：黑灰色。

遂，或手足厥冷，不知人，多汗。阳中，脸赤如醉如怒，牙关紧急，上视，强直掉眩。

经病轻证

皮毛枯涩，汗出眩晕，鼻塞者，肺之经病。血脉不荣，颜色憔悴者，心之经病。肌肉消瘦，浮肿不仁，肉𥆧〔批〕𥆧，音淳，目动也，又肉动掣也筋惕，四肢不用者，脾之经病。筋力疲困，拘急掉瘛，胁肋胀痛者，肝之经病。口眼歪斜者，足阳明及肝胆经病。骨弱无力，立坐不能者，肾之经病。

经病危证

皮腠冰冷，滑汗如油，畏寒之甚者，肺之经病。舌强不能言者，心肾经病。唇缓口开手撒者，脾之经病。耳聋绝无闻，骨痛之极者，肾之经病。眼督昏黑无见，筋痛之极者，肝肾经病。反张戴眼，腰脊如折者，膀胱经病。

脏病轻证

咳嗽微喘，短气悲忧不已者，病在肺脏。言语无伦，神昏多笑不寐者，病在心脏。腹满少食，吐涎呕恶，吞酸嗳气，谵语多思者，病在脾胃。胸胁气逆，多惊多怒者，病在肝胆。少腹疼痛，二便不调，动气上冲，阴痿，呻吟多恐者，病在肾脏。

脏病危证

气大急大喘，或气脱失声，色灰白或紫赤者，肺肾气绝。神脱色脱，昏沉不醒，色赤黑者，心脏气绝。痰涎壅极，吞吐不能，呃逆不止，腹胀之极，色青黑者，脾胃气绝。眼闭不开，急躁扰乱，懊憹囊缩，色青灰白者，肝脏气绝。声喑不出，寒厥不回，二便闭不能通，或泄不能禁者，肾脏气绝。

五绝死证

口开为心绝，手撒为脾绝，眼合为肝绝，遗尿为肾绝，鼻鼾为肺绝。更有吐沫直视，发直头摇，面赤如妆，汗出如珠者，皆脱绝之证，不治。

中风卒倒

张景岳曰：凡中风卒倒，无非气脱而然。人之生死，全由于气，气聚则生，气散则死。凡病此者，多以素不能慎，或七情内伤，或酒色过度，先伤五脏之真阴，此致病之本也。再或内外劳伤，复有所触，以损一时之元气；或以年力衰迈，气血将离，则积损为颓，此发病之因也。盖其阴亏于前而阳损于后，阴陷于下而阳乏于上，以致阴阳相失，精气不交，所以忽尔昏愦，卒然仆倒，此非阳气暴脱之候乎？故其见证，或忽为汗出者，荣卫之气脱也。或为遗尿者，命门之气脱也。或口开不合者，阳明经气之脱也。或口角流涎者，太阴脏气之脱也。或四肢瘫软者，肝脾之气败也。或昏倦无知，语言不出者，神败于心，精败于肾也。〔批〕士材云：凡治中风卒倒，先须治气，然后治风。用竹沥、姜汁调苏合香丸，口噤抉开灌之，如抉不开，急用牙皂、生半夏、细辛为末，吹入鼻内，有嚏可治，无嚏则死。

口眼㖞斜

张景岳曰：口眼㖞斜，有寒热之辨。经曰：足阳明之筋，引缺盆及颊，卒口僻，急者目不合，热则筋纵，目不开。筋有寒，则急引颊移口，有热则筋弛纵缓，不胜收，故僻。此经以病之寒热，言筋之缓急也。然而血气无亏，则虽热未必缓，虽寒未必急，亦总由气血之衰可知，无论偏左偏右，凡其拘急之处即血气所亏之处。以药治者，左右皆宜从补；以艾治者，当随其急处而灸之，盖经脉既虚，须借艾火之温以行其气，气行则血行，故筋可舒而㖞可正也。〔批〕此但实证宜之，虚证绝不可用。

李士材曰：口眼㖞斜，多属胃土，而有筋脉之分。经云：足之阳明、手之太阳，筋急则口目为僻，眦急不能卒视，此胃土之筋病也。〔批〕口目常动，故风生焉。耳鼻常静，故风息焉。又云：足阳明之脉，挟口环唇，此胃土之脉为病也。治法先烧皂角熏之，以逐外邪，次烧乳香熏之，以顺血脉。酒煎桂枝，取汁一碗，软布浸收，左㖞搨①右，右㖞搨左，内服清阳汤、秦艽升麻汤俱见后，或二方合用，外感加葱白。

口噤

李士材曰：手三阳之筋，结入于颔颊，足明阳之筋，上夹于口，风寒乘虚入其筋则挛，故令牙关急而口噤也〔批〕中风而口开不合者，筋先绝也，宜秦艽升麻汤见后。一法用甘草二段，每段长一寸，炭火上涂麻油炙干，抉开牙关，令咬定，约人行十里许，又换甘草一段，然后灌药，极效。或以苏合香丸见后擦牙，或以南星冰片擦之。一法用乌梅揩擦牙龈，涎出即开。酸属木，阳明胃属土，乌梅酸先入筋，木能克土，使牙关软则开，若以铁器撬之，恐伤其齿。

不语

李士材曰：脾脉络胃挟咽，连舌本，散舌下。心之别脉，系舌本。心脾受风，故舌强不语。亦有因肾脉不上循喉咙挟舌本者。喉咙者，气之所以上下。会厌者，声音之户。舌者，声之机。唇者，声之扇。风寒客于会厌，故卒然无音也。若因痰迷心窍，当清心火。若因湿痰，当清脾热。或因风热，当清肝火。若因风痰，当导痰涎。若因虚火上炎，当壮水之主。若因虚寒厥逆，当益火之源。

遗尿

张景岳曰：遗尿谓之肾绝，难救，宜参芪归术之类补之。然必命门火衰，所以不能收摄。其有甚者，非加桂附终无济也。李士材云：反目遗尿者为肾绝，若不反目但遗尿者，多属气虚，宜参芪汤见闭癃加益智，频频啜之。

半身不遂

李士材曰：譬如树木，或有一边津不荫注，而枝叶偏枯。故

---

① 搨（tà 拓）：以手推物。

知偏枯一证皆由气血不周。经云：风气通于肝，风搏则热盛，热盛则水干，水干则气不荣，精乃止，此风病之所由作也。故曰：治风先治血，血行风自灭。古方有顺风匀气散、虎骨散、虎胫骨酒俱见后。外用蚕砂二石，分作二袋，蒸热，着患处，冷再易之，以瘥为度；内用羊肚入粳米、葱白、姜椒豉煮熟，日食一具，十日止，大效。此等症，尤宜用参、芪、归、术、竹沥、姜汁为当也。

中风中气辨

许学士云：暴怒伤阴，暴喜伤阳，忧愁不已，气多厥逆，往往得中气之证，不可作中风治。中气证大略与中风相似，但中风身温多痰涎，中气身冷无痰涎，中风脉浮应人迎，中气脉沉应气口。以气药治风则可，以风药治气则不可，古方多以苏合丸见后灌之，或用通顶散见后吹鼻取嚏。

辨闭脱二证

李士材曰：闭脱二证最宜分别。如牙关紧闭，两手握固，即是闭证。用苏合香丸或三生饮见后之类开之。若口开心绝，手撒脾绝，眼合肝绝，遗尿肾绝，声如鼾肺绝，即是脱证。宜大剂理中汤方见中寒灌之，及灸脐下，虽曰不治，亦可十中救一。若误服苏合香丸、牛黄、至宝见后之类，即不可救矣。盖斩关夺门之将，原为闭证而设，若施之脱证，如人既入井而又下之石也。世人蹈此弊而死者，不可胜数，故特表而出之。

论治中风大法

喻嘉言曰：风既自内而生，还须自内而熄，欲自内而熄，何物是熄风之药？养血乎？风亦与之俱养。补气乎？风亦与之俱补。实腠理乎？风亦与之俱实。将何所取耶？养血补气自不可少，而实腠理之药断不可用。进而求之于法，然后不患于无药也。盖天地之气得雨则熄，所以《素问》又曰：阳之汗，以天地之雨名之。以雨治风，不言治而治在其中。以故内风之人，腠理断不可实，实则汗不能出也。气血不可不补，虚则不足供汗之用也。要使元气足，以拒风于腠理之间，务如大病退后之人，饮汤则汗，食粥则汗，如此旬日，以听风之自熄，然后为当。其妙全在助阳而通血脉，不取驱风散邪为义，与荆防柴葛之轻药绝不相干。世传以羌防等药发散一食顷者，此但可治偶感之风耳，以治内风，不去百分之一，岂有经年积累之风而取办一药且仅攻皮肤之理哉？

中风病多见于富贵之人，而贫贱绝少。贫贱之人，非无房室也，以其劳苦奔走，身中之气，时为蒸动，才有微风，便从汗解。而富贵之人，身既安逸，内风已炽，尚图乘风纳凉，沐浴饮水，以解其热，致阳气愈遏不舒，加以浓酒厚味之热，挟郁阳气而为顽痰，阻塞经络，一旦卒然而中，漫不知病所由来。古今成方，虽多辨证，全不清切。盖观平人饮醇食爆，积至无算，全不见其热者，阳气有权，默为运出耳。阳气遏郁无权，势必转蒸饮食之物为痰，痰与风相结，迨发之时，其体盛之人病反加重。盖体盛则阳多，阳多则风与痰俱多也。孰知其风为本而痰为标耶？孰知其阳气为本而风痰为标耶？风痰为标，可汗可吐。而或者见其昏迷舌塞，以为邪入心脏，用牛黄清心之类驱风散痰，致阳气愈遏而成不治甚多。

夫阳遏在内之人，脏腑有如火烙，平素喜生冷，临病又投金石，覆辙相寻，明哲罔悟，亦独何耶？阳气为本，势必绝欲而不更扰其阳，病根始拔。然而阳气素动，习惯渐近自然，多不乐于安养，风痰才得少息，往往思及欲事，略一举动，复从本及末，蔓而难图矣。古今无人深论及此，惟善保生者，见体中痰多风炽，无俟病发，预为绝欲可矣。甚哉！人于天地自然之气机，日用不知也。天地蒸动之时，欲求凉风而不可得，风气干燥之时，欲求微雨而不可得，是以多湿之人恶蒸动，多风之人恶干燥者，内邪感之而益动也。故湿病喜燥药而忌汗药，风病喜汗药而忌燥药。充其义以为调摄，则居四达之衢，而披襟向风，起呼吸即通帝座之想者，即治湿之良方也。处奥隩〔批〕隩，音郁，室也。之室，而整冠振衣，凛天威不违咫尺之惧者，即治风之良方也。人苟知此，不诚可以却病而延年耶？凡治中风，一如治伤寒，不但邪在三阳引入三阴为犯大禁，即邪在太阳引入阳明少阳亦为犯禁也。故风初中络，即不可引之入经，中经不可引之入腑，中腑即不可引之入脏，引邪深入，酿患无穷，乃至多死少生，可无戒欤！

中风自汗禁利小便

中风自汗证，毋论风中浅深，但见其自汗，则津液外出，小便自少。若更利之，使津液下竭，则荣卫之气转衰，无以制风火之势，必增其烦热而真阴日亡也。

风中经络不可妄下

风中经络，只宜宣之使散，误下则风邪乘虚入腑入脏，酿患无穷。若夫中脏之候，多有平素积虚，真脏不守者，下之立亡，不可不慎。惟在胃腑一证，内实便秘者，间有可下，然不过解其烦热，非大下也。所谓一气之微汗，一旬之微利，亦因可用始用之。至于子和以下立法，《机要》以中脏者宜下为言，则指下为定法，胡可训耶？然中脏有缓急二候。中腑日久，热势极深，传入脏者，此属可下而下。必使风与热俱去，填其空窍，则风不再生。若开其瘀壅，必更增风势，何以下为哉？至卒中虚身急证，下药入口，其人即不苏矣，可无辨欤？

四肢不举属脾补泻宜审虚实

四肢不举，皆属脾土。膏粱太过，积热内壅者，为脾土瘀实，宜泻，以开其壅；食少体羸、怠惰嗜卧者，为脾土虚衰，宜补，以健其运。若不辨，而实者补之，虚者泻之，宁不伤人乎？

风从外入各有所挟

风邪从外入者，必驱之，使从外出。然挟虚者，非补虚则风不出。挟火者，非清热则风不出。挟气者，非开郁则风不出。挟湿者，非导湿则风不出。挟痰者，非豁痰则风不出。河间、东垣、丹溪各举一端，以互明其治，后学不知变通，但宗一家为主治，倘一病兼此五者，成方果安在？况不治其所有，更治其所无，宁不伤人乎？

中风之证宜用甘寒

世传中风之人，每见外风一发，宜进续命汤以御之，殊为不然。风势才定，更用续命汤重引风入，自添蛇足也。惟用甘寒药频频热服，俾内不召风，外无从入之路。且甘寒，一可息风，二可补虚，三可久服，何乐而不用耶？

风中五脏宜调之使平

风中五脏，其来有自，脏气先伤，后乃中之。火热气湿痰虚六贼勾引深入，一旦卒倒无知，遍身牵引，四末不用，但得不死，亦成瘫痪。何脏先伤，调之使平，不令进入于心，乃为要也。

五脏各藏一神，不可伤之。经谓：神伤于思虑则肉脱，意伤于忧愁则肢废，魂伤于悲哀则筋挛，魄伤于喜乐则皮槁，志伤于盛怒则腰膝难以俯仰。是风虽未入脏，真已先伤，火热气湿痰虚迎之内入，多汗恶风等证因之外出，治之难矣。善治者，乘风未入，审其何脏先伤何邪，彻土绸缪①，最为扼要之法也。

中风错杂证治

中风外证，错见不一。风火相煽，多上高巅，风湿相搏，多流四末，手足麻木，但属气虚。关节肿痹，湿痰凝滞。偏正头痛，愈风丹。目蠕面肿，胃风汤易老。风湿，薏苡仁汤_{见痹}、排风汤。麻木，人参补气汤。肿痹，舒筋保安散_{俱见后}。

寒热以疟，解风为宜。风藏痰隧，搜风最当，解风散_{见后}、搜风顺气丸_{见秘}。经络及腑，治分浅深。表里之邪，大禁金石。中络，桂枝汤。中经，小续命汤加减_{见后}。表里兼治，防风通圣散_{见火}。祛风，至宝丹。攻里，三化汤_{见后}、搜风顺气丸。左瘫右痪，风入筋骨，宣导其邪，缓以图之，舒筋保安散_{见后}。

卒中灌药，宜用辛香，开痰行气，调入苏合。南星汤〔批〕

---

① 彻土绸缪：喻防患于未然。

南星汤即摄生饮调苏合香丸、乌药顺气散、顺风匀气散、稀涎散俱见后。

四肢不举，有虚有实。阳明虚，则宗筋失润，不能束骨而利机关；阳明实，则肉理致密，加以风邪内淫，正气自不周流也。虚用六君子汤见脾胃，实用三化汤见后合承气汤见痢疾。

口眼㖞邪，邪急正缓，左急治左，右急治右，先散其邪，次补其正。左急，三圣散；右急，顺风匀气散见后。

转舌正舌，方名虽美，少阴脉萦舌本，三年之艾，不言标矣，资寿解语，犹为近之。转舌膏、正舌膏、资寿解语汤俱见后。

风初入腑，肌肉蠕眴，手足牵强，面肿能食。胃风，宜投易老胃风汤见后。风初入脏，发热燥烦，先用泻青，兼解表里，次用愈风，磨入四白。泻青丸见火、愈风汤、四白丹俱见后。

养血豁痰，柄凿不入，先其所急，不宜并施。养血，大秦艽汤见后、当归地黄汤见破伤风、天麻丸。化痰，涤痰汤、青州白丸子。热痰，竹沥汤、贝母栝楼散。阴虚挟痰，千金地黄煎俱见后。

心火内蕴，膻中如燔，凉膈清心，功见一斑。心血内亏，恍惚不寐，服二丹丸可以安睡。火盛壮水，勿辞迂缓，水升火降，枯回燥转，凉膈散见火、清心散、二丹丸见后、壮水六味地黄丸见劳损。

真阳上脱，汗多肢冷，气喘痰鸣，此属不治。黑锡三建，引阳回宅，水土重封，虞渊①浴日。黑锡丹、三建二香汤俱见后。

肾水泛痰，真阳未脱，治以星附，十中九活。星附汤见后。

外风暴发，内风易炽，热溉甘寒，避居密室，毋见可欲，毋进肥鲜，谨调千日，重享天年。

论杨季蘅半身不遂之证并答门人四问出《寓意草》

季蘅翁禀丰躯伟，望七之龄，神采不衰，近得半身不遂之证，已二年矣。病发左半，口往右㖞，昏厥遗溺。云间施笠泽以参附

---

① 虞渊：传说为日落处，亦作"虞泉"。

疗之，稍得向安，然概从温补，未尽病情也。诊得脉体，软滑中时带劲疾。盖痰与气杂合之证，痰为主，风为标也。又热与寒杂合之证，热为主，寒为标也。平时手冷如冰，故痰动易至于厥，然厥已复苏，苏已呕去其痰，眠食自若。虽冬月亦能耐寒，无取重裀复絮，可知寒为外显之假寒，而热为内蕴之真热。既有内蕴之热，自蒸脾湿为痰，久久阻塞窍隧而卫气不周，外风易入，加以房帏不节，精气内虚，与风相召，是以杂合而成是证耳。及今大理右半脾胃之气，以运出左半之热痰虚风，此其间有细微曲折，非只温补一端所能尽者，何也？治杂合之病，必须用杂合之药，而随时令以尽无穷之变。即如冬月严寒用事，身内之热为外寒所束，不得从皮肤外泄，势必深入筋骨为害矣，故用姜附以暂撤①外寒，而内热反得宣泄。若时令之热与内蕴之热相合，复助以姜附，三热交煽，有灼筋腐肉而已。孰是用药之权衡，可以一端尽耶？或者曰：左半风发，而察脉辨证指为兼痰兼热似矣。痰者，脾湿所生，寄居右畔，是则先宜中右，而何以反中左耶？既已中左，明系左半受病，而何以反治右耶？不知此正病机之最要者。但为丹溪等方书说，病在左血多，病在右气多，教人如此认证，因而起后人之执着。至《内经》则无此说也。《内经》但言左右者，阴阳之道路。夫左右既为阴阳往还之道路，何尝可偏执哉！况左半虽血为主，非气以统之则不流；右半虽气为主，非血以丽之则易散。故肝胆居左，其气尝行于右；脾胃居右，其气尝行于左。往来灌注，是以生生不息也。肝木主风，脾湿为痰，风与痰之中人，原不分乎左右。但翁恃其体之健，过损精血，是以八八天癸已尽之后，左半先亏，而右半饮食所生之痰，与皮毛所入之风，以渐积于空虚之府，而骤发始觉耳。风脉劲疾，痰脉软滑，惟劲疾故病则大筋短缩，即舌筋亦短而蹇于言，小筋弛长，故从左而㖞于右，从左㖞右即可知左畔之小筋弛而不张也，若左筋之张则左㖞

---

①　撤：原作"彻"，据《寓意草·论杨季蘅半身不遂之证并答门人四问》改。

矣。凡治一偏之病，法宜从阴引阳，从阳引阴，从左引右，从右引左，盍观树木之偏枯者，将溉其枯者乎？抑溉其未枯者使荣茂，而因以条畅其枯者乎？治法以参、术为君臣，以附子、干姜为佐使，寒月可恃无恐。以参、术为君，臣以羚羊角、柴胡、知母、石膏为佐使，而春夏秋三时可无热病之累。然宜刺手足四末，以泄荣血而通气，恐热痰虚风久而成疠也。门人问曰：经文左右者，阴阳之道路，注解以运气之司天在泉，而有左间右间为训，遂令观者茫然。今先生贴以往还二字，与太极动而生阳，静而生阴，天地生成之数，春秋自然之运，适相符契矣。但不知往于何始，还于何终，可得闻乎？答曰：微哉问也！天地之道，春气始于左而终于右，秋气始于右而终于左，夏气始于上而终于下，冬气始于下而终于上，人身亦然。经云：欲知其始，先建其母。母者，五脏相承之母也。又曰：五脏以生克而互乘。如右肺金往左而生肾水克肝木，左之心火往右而生脾土克肺金之类，其往还交织无端。然始于金者，生则终于土，克则终于火；始于火者，生则终于木，克则终于水，此则交织中之次第也。推之十二经，如子时注少阳胆，丑时注厥阴肝之类，亦交织中之次第也。诚建其母推其类，而始终大略可睹矣。

又问曰：病机之左右上下，其往还亦有次第乎？答曰：病机往还之次第，不过顺传逆传两端。顺传者，顺其所生，乃天地自然之运。如春传夏，夏传长夏，长夏传秋，秋传冬，冬复传春，原不为病，即病亦轻。逆传者，传其所克，病轻者重，重者死矣。如春传长夏，长夏传冬，冬传夏，夏传秋，秋传春，非天地自然之运，故为病也。曰：经言间传者生，七传者死。则间传为顺传，七传为逆传无疑。曰：非也。注《难经》者言间传是顺行，隔一位而传，误认病机但从右旋左，不从左旋右，皆由不知左右往还之理而以讹传讹。试评以肾水间一位传心火，为逆传之贼邪，则无可置喙矣。故间传七传，俱于逆传中分生死尔。间传者，心病当逆传肺乃不传肺，而传肺所逆传之肝。肺病当逆传肝乃不传肝，而传肝所逆传之脾。推之，肝病、脾病、肾病皆然。此则脏腑不受克贼，故可生也。七传者，前六传已逆周五脏，第七传重复逆行。如心脏初受病，二传于肺，则肺脏伤，三传于肝，则肝脏伤，四传脾，五传肾，六传仍归于心，至七传再入于肺，则肺已先伤，重受贼邪，气绝不支矣。所谓一脏不两伤，是以死也。不比伤寒传经之邪，经尽再传，反无害也。《针经》云：善针者，以左治右，以右治左。夫人身之穴，左右同也，乃必互换为治。推之上下，莫不皆然，于往还之机益明矣。

又问曰：半身不遂之病，原有左右之分，岂左右分属之后，病遂一往不返乎？而治之迄无成效者，何也？答曰：风与痰之中人，各随所造，初无定体，病成之后，亦非一往而不返也，盖有往有复者，天运人事病机，无不皆然。如风者，四时八方之气从鼻而入，乃天之气也。痰者，五谷百物之味，从口而入，脾胃①之湿所结，乃地之气也。势本相辽，亦当相兼，全似内伤之与外感，每夹杂而易炫。故风胜者，先治其风。痰胜者，先治其痰。相等则治风兼治痰，此定法也。《内经》云：风之中人也，先从皮毛而入，次传肌肉，次传筋脉，次传骨髓。故善治者，先治皮毛，其次治肌肉。由此观之，乃从右而渐入于左也。皮毛者，右肺主之。肌肉者，右胃主之。筋脉者，左肝主之。骨髓者，左肾主之。从外入者转入转深，故治皮毛、治肌肉，不使其入深也。又曰：湿之中人也，先从足始，此则自下而之上，无分于左右者也。但内风素胜之人，偏与外风相召，内湿素胜之人，偏与外湿相召。内风之人，大块之噫气未动，而身已先伤；内湿之人，室中之础礎未润，而体已先重，是以治病必从其类也。从外入者，以渐而驱之于外；从下上者，以渐而驱之于下。若任其一往不返，安贵其为治乎？

又问曰：从外入者，驱而之外；从下上者，驱而之下，骤闻令人爽然，不识古法亦有合欤？答曰：此正古人已试之法，但未挈出，则不知作者之意耳。如治风用大小续命汤，方中桂、附、

① 胃：原作“肾”，据《寓意草·论杨季蘅风废之证并答门人四问》改。

苓、术、麻、防等药，表里庞杂，令人见为难用。不知用桂、附者，驱在里之邪也；用苓、术者，驱在中之邪也；而用麻、防等表药独多者，正欲使内邪从外而出也。至于病久体虚，风入已深，又有一气微汗、一旬微利之法，平调半月十日，又微微驱散，古人原有规则也。至于治痰之规则，不见于方书。如在上者用瓜蒂散、栀豉汤等方，在左者用龙荟丸，在右者用滚痰丸，以及虚人用竹沥达痰丸，沉寒锢冷用三建汤之类，全无奥义，岂得心应手之妙，未可传之纸上耶！吾今为子辈传之。盖五味入口，而藏于胃，胃为水谷之海，五脏六腑之总司。人之饮食太过而结为痰涎者，每随脾之健运而渗灌于经隧，其间往返之机如海潮然，脾气行则潮去，脾气止则潮回。所以治沉锢之法，但取辛热，微动寒痰，已后止而不用，恐痰得热而妄行，为害不浅也。不但痰得热而妄行，即脾得热而亦过动不息，如潮之有去无回。其痰病之决裂，可胜道哉！从来服峻补之药，深夜亦欲得食，人皆不知其故，反以能食为庆，曾不思爱惜脾气，令其昼运夜息，乃可有常。况人身之痰，既由胃以流于经隧，则经隧之痰亦必返之于胃，然后可从口而上越，从肠①而下达，此惟脾气静息之时，其痰可返。故凡有痰证者，早食午食而外，但宜修养。脾气不动，使经隧之痰得以返之于胃，而从胃之气上下，不从脾之气四迄，乃为善也。试观人痰病轻者，夜间安卧，次早即能呕出吐出者。病重者，昏迷复醒，反能呕出泄出者，岂非未曾得食，脾气静息，而予痰以出路耶？世之喜用热药峻攻者，能知此乎？

附藻治案

风淫末疾，肝木失养证验

一妇年五十余，素病风火，发则面赤狂噪，两手上撑，两足上跳，以数人扶持遏抑，犹不能止，屡服羌、防、知、柏祛风降

---

① 肠：原作"阳"，据《寓意草·论杨季蘅风废之证并答门人四问》改。

火之剂，旋愈旋发。某年夏，余以访旧，偶过其门，其子守候门外，强余入诊。见其肝脉独大，而两尺全空，因语之曰：此证为风淫末疾，原是肝木失养，不久将倾之象。名虽曰风，此非外来之风，可以羌、防、柴、葛解也。名虽曰火，此非六淫之火，可以芩、连、知、柏折也。于是加减宣明地黄饮子一方，用熟地以滋根本之阴，元参以收浮游之火，巴、苁以壮元阳，桂、附引火归宅，使水火各安其位，则水自生木，木不生风，而风自息也。服十余剂，后不再发，今年逾古稀矣。

老人胃风昏眩口噤治案

藻友张衡吾，少业儒，应童试时，即涉猎医书，既壮，艰于遇，乃一志于是。博览群书，尤喜读《医门法律》。为人倜傥恢谐，心思敏捷。治病检方，于古人成法中加减去取，辄中肯綮，每以平淡见奇，不事险峻。尝治一七十老翁，体肥健食，偶感时令风热，忽尔昏瞆，目不识人，口噤不语。医者以为中风也，用星、半、桂、附等剂不效，又以为暴脱也，加入参、芪与服，目直上视，身反厥冷，气微不绝者如线。急请张至，向诊六脉全无，以手扪之，惟胸膛尚温，犹冀其可救也。促令其家捣生葛汁一大碗，竹沥半碗，姜汁一盏，顿温急灌，舌强已不能吞，乃用一小竹管按住舌上，以小匙挑药管中，溜入喉内，如此一时之久，药已浸入大半，目睛似能转动，身体稍温，四肢稍稍运动，惟神昏舌强如故。复于原方中加入生地、麦冬、石膏、花粉等味，共成数两大剂，频灌服至数碗，舌转神清，次早即能下床。其子跪谢请教，张语之曰：此证原非中风，亦非暴脱也。缘尊翁身强健食，素有胃风，一旦与时令之风热相感召，令人心神恍惚，昏眩不语。消风清热，其神自安，误用桂附，以火济火，以致神昏益炽，兼用参芪，固闭窍隧，肠胃风热无可宣泄，纽在一团，格阴于外，故厥逆如此也。此时危险已极，发表攻里，两无可施，苦寒只能泻火，不能开闭，投之未必见效。今用葛汁以鼓胃气上行，竹沥消风降火，少加姜汁以通神明而救暴卒，频投急灌，俟诸证稍退，乃仿喻氏治胃风之意，纯用一派甘寒，加入前方继进，使津生火降而风自息，风火既息，而诸证自除。此理之昭然，惟明者能辨之，非方之有奇特也。

中风门方

侯氏黑散《金匮》　治中风四肢烦重，心中恶寒不足者。

甘菊花四两　防风一两　细辛　当归　川芎　人参各三钱　白术一两　黄芩三钱　桔梗八钱　茯苓　干姜炮　桂枝　牡蛎　白矾各三钱

共为末，用温酒调服方寸匙，初服二十日，禁一切荤肉大蒜。〔批〕治风癫。此证常宜温凉，食六十日止，使药积腹中不下，若热食即下矣。

[按] 菊花秋生，得金水之精，能制火平木，木平则风息，火降则热除。牡蛎、白矾能化顽痰。

喻嘉言曰：治风而祛风补虚，虽不能之，至祛补之中而行堵截之法，则非思议可到。方用矾石以固涩诸药，使积而不散，以渐填其空窍，则旧风尽去，新风不受矣。〔批〕《兰台轨范》云：肠腹空虚，则邪易留，以此填满空隙，则邪不能容。盖矾性得冷则止，得热则行，故又嘱以宜冷食也。中风入脏，最防风邪乘虚进入心中，故以菊花为君。仲景制方，匠心独创，乃中风证首引此散，岂非深服其长乎？后世悉用脑麝引风入心，莫有知其非者，故举《金匮》黑散、风引二方，以明其治。

风引汤《金匮》　治大人风引瘫痪，小儿惊痫瘛疭，日数十发。

大黄　干姜　龙骨各四两　甘草　牡蛎各二两　滑石　石膏　寒水石　赤石脂　白石英　紫石英各六两　桂枝三两

杵筛取三指撮，井花水煮三沸，温服。〔批〕巢氏用此治脚气。

[按] 大黄以荡涤风火，滑石、石膏清金以伐木，赤白石脂以除其湿，龙骨、牡蛎以收敛其精神，寒水石以助肾水之阴，紫石英以补心神之虚，桂枝以领风邪之外出。

《轨范》云：此乃脏腑之热，非草木之品所能散，故以石药清其里。

喻嘉言曰：风者，外司厥阴，内主肝木，上逮手经，下逮足经，中见少阳相火。所以风自内发者，由火热而生也。风生必害中土，土主四肢，土病则四末不用，聚液成痰。瘫痪者，以风火挟痰注于四肢故也。观《金匮》此方，可见非退火则风必不熄，非填窍则风复生，风火一炽，则五神无主，故其用药如是之周到也。

汪讱庵曰：此方以大黄为君，又石药居其大半，独不曰石药之气悍乎。喻氏虽深赞之，亦未知其果尝以此治风而获实效乎。抑亦阃外之揣摩云尔也。

桂枝汤仲景　治风从外来，入客于络，留而不去，此方主之。

桂枝　京芍　炙草

姜、枣引。

喻嘉言曰：此方为中风一证群方之祖，不但风中入络，即中经、中腑、中脏药中皆当加入本方，以风从外入者究，必祛从外出故也。后人竟用续命汤为加减，此方置之不录，未免得流忘源矣。

小续命汤《千金》　治外有六经之形证，不省人事，神气昏愦，半身不遂，筋急拘挛，口眼㖞斜，语言蹇涩，风湿腰痛，痰火并多，六经中风。〔批〕中腑。

防风　麻黄　杏仁去皮尖，炒，研　桂枝　白芍酒炒　人参　炙草　川芎　黄芩　防己　附子

加姜、枣煎。

云歧子加减法：精神恍惚加茯神、远志。骨节疼痛有热者，去附子，倍芍药。冷痛者，倍附子、官桂。心烦多惊，加犀角。呕逆腹肿，加半夏，倍人参。烦躁、大小便涩，去附子，倍芍药，加竹沥。脏寒下利，去黄芩、防己，倍附子，加白术。自汗，去麻黄、杏仁，加白术。脚膝弱，加牛膝、石斛。身痛，加秦艽。腰痛，加桃仁、杜仲。失音，加杏仁。筋急、语迟、脉弦者，倍人参，加薏苡仁、当归，去白芍。语言蹇涩、手足战掉，加菖蒲、竹沥。

易老六经加减法：太阳中风，无汗恶寒，本方倍麻黄、防风、杏仁愚意当去白芍，名麻黄续命汤。有汗恶风，本方倍桂枝、白芍当去麻黄、杏仁，名桂枝续命汤。阳明中风，身热无汗，不恶寒，本方去附子当去桂枝，加石膏、知母，名白虎续命汤。身热有汗，不恶风，本方倍桂枝、黄芩，加葛根当去麻黄、附子，名葛根续命汤。太阴中风，无汗身凉，本方倍附子、炙草，加干姜当去黄芩、白芍，名附子续命汤。少阴中风，有汗无热，本方倍桂、附、甘草当去麻黄、黄芩、白芍，名桂附续命汤。六经混淆，系之于少阳厥阴，或肢节挛急，或麻木不仁，本方加羌活、连翘，名羌活连翘续命汤。

喻嘉言曰：原方无分经络，不辨寒热虚实，若不细辨加减，难以取效。今录易老六经加减法为例，用方者师其意焉可矣。

三化汤 治中风内有便溺之阻隔。〔批〕风中脏。

厚朴　大黄　枳实　羌活

各等分，水煎。〔批〕此即小承气汤加羌活，名三化者，使三焦通利，复其传化之常也。

喻嘉言曰：此乃攻里之峻剂，非坚实之体不可轻用。盖中风证，多有虚气上逆，关隘阻闭之候，断无用承气之理。古方取药积腹中不下，以渐填其空窍，俾内风自熄。奈何今人每开窍以出其风，究竟窍开而风愈炽，长此安穷也哉？

祛风至宝丹 治外有六经之形证，内有便溺之阻隔。

防风　白术　芍药　芒硝　石膏　滑石　当归　黄芩　甘草大黄　连翘　川芎　麻黄　薄荷　荆芥　山枝　桔梗　人参　熟地　黄柏　黄连生用　羌活　独活　天麻　细辛　全蝎

为末，蜜丸弹子大，每服一丸，茶酒任下。〔批〕治诸热风脏腑俱中。

喻嘉言曰：此方表里通治，即防风通圣散加熟地益血，人参益气，黄柏、黄连除热，羌活、天麻、全蝎、细辛去风，乃中风门不可移易之专方也。

大秦艽汤《机要》 治风中血脉，外无六经之形证，内无便溺之阻隔，知为血弱不能养筋，故手足不能运掉，舌强不能言语也。

秦艽　石膏各三两　羌活　白芷　川芎　独活各一两　细辛五钱　防风　熟地　生地酒洗　当归酒洗　白芍酒炒　炙草　茯苓　黄芩酒炒各两

每服一两。雨湿加生姜，春夏加知母，心下痞加枳实。〔批〕中血脉，宜从半表半里施治。脾虚血弱，故手足不能运掉；心火盛，肾水衰，故舌强不能言语。

此治中风轻者之通剂也。秦艽祛一身之风，石膏散胸中之火，羌活散太阳之风，白芷散阳明之风，川芎散厥阴之风，独活、细辛散少阴之风，防风风药卒徒，随所引而无不至，熟地滋阴，生地凉血，归、芍养血和荣，术、苓、甘草补气以壮中枢，黄芩清上焦风热，合之石膏清中，生地凉下，以共平逆上之火也。大抵内伤必因外感而发，诸药虽云搜风，亦兼发表，风药多燥，表药多散，故疏风必先养血，解表亦必固里，血活则风散，而舌本柔矣，脾运则湿除，而手足健矣。

汪讱庵曰：此方用之颇众，获效亦多，未可与愈风三化同日语也。盖初中之时，外挟表邪，故用风药以解表，而用血药气药以调里，非专于燥散者也。若愈风解表，而风药太多，三化攻里而全用承气，则非中证所宜矣。

苏合香丸　治中风卒然昏倒。

白术　青木香　乌犀角尖屑　白檀香　香附炒，去皮　朱砂水飞　沉香　诃藜勒煨，去皮　麝香　丁香　安息香另为末，用无灰酒一升熬膏　荜茇各二两　龙脑　苏合香油入安息香膏内，各一两　熏陆香别研一两

为细末，用安息香膏加炼蜜捣匀，每两作十丸，熔黄蜡包裹，温水化服。治中风，竹沥姜汁调服，如口噤，抉开灌之。

［按］此方本治传尸骨蒸，客忤鬼气，岚瘴，卒心痛，霍乱吐利，时气瘴疟，痰痫痰迷，瘀血月闭，疬癖疔肿，惊痛，中风，中气，中恶，厥逆昏迷等证，非专治中风之品。盖诸香皆主辟恶

祛邪，荜茇、诃肉治脏腑虚冷，木、沉、香附顺气，麝香开窍，白术安胃，犀角解热也。以小囊佩带当心，一切邪魅不敢近。

〔批〕此亦先顺气后治风之法。《汇参》云：苏合香丸，一时难得，近时杭州有沙气丸亦可代之。熏陆香即乳香。《传心方》云：治卒然昏倒，当即扶入暖室中正坐，当面作好醋炭熏之，令醋气渐入口鼻内，良久，其涎潮聚于心者，自收归旧。轻者即时苏醒，重者亦省人事，醒后不可吃一点汤水，入喉则其涎永聚于心络不能去，必成废人。

三生饮《易简》　治卒然昏愦，不省人事，痰涎壅甚等证。

生南星一两　生川乌五钱，去皮　生附子五钱，去皮　加人参一两
木香二钱

煎成，入竹沥、姜汁灌之。

〔按〕南星辛热，散风除痰；附子重峻，温经逐寒；川乌轻疏，温脾逐风，三皆生用，取其力峻行速，加人参以扶正气，佐木香以行逆气也。

李东垣曰：中风非外来风邪，乃本气自病也。凡人年逾四十，气衰之际，或忧喜忿怒伤其气者，多有此证，壮岁之时，无有也，若肥盛者，间亦有之，亦是形盛气衰而如此耳。赵氏曰：观东垣此论，当以气为主，纵有风邪，亦是乘虚而袭，当是之时，岂寻常药饵能通于上下哉？急以此方加人参一两，煎服即苏，此乃行经逐痰之剂，斩关擒王之将，必用人参两许，驱驾其邪而补助真气。否则，不惟无益，适以取败，观先哲用芪、桂、参、附，其义可见。若口开脱绝等证，服前药多有得生者。喻嘉言曰：脏为阴，可胜绝阳之药。腑为阳，必加阴药一二味制其僭热，经络之浅者，尤当加和荣卫并宣导之药。

通顶散　治初中不省人事，口噤不开。〔批〕此证风鼓火盛，痰涎上壅，风冷之气客于胸中，滞而不能发，故口噤。

藜芦　细辛　人参　石膏　甘草　川乌

共为末，用一字吹入鼻，有嚏者，肺气未绝，可治。一法用中指点南星、半夏、细辛末，并乌梅肉，频搽自开。

〔按〕藜芦苦寒，有毒，入口即吐，能通脑顶，令人嚏，细辛

散风通窍，温经破痰，石膏辛寒入肺降火，川芎取其清气，利窍升清阳而开诸郁，用人参者，祛驾其邪，与藜芦相反而相成也。

熏法　治中风昏迷，口噤不开。

黄芪　防风二味煎汤数斛，置床下使满室如雾，久熏可醒

多怒，加羚羊角；渴，加葛汁、秦艽；口不能言，加竹沥、荆沥、梨汁、人乳、葛汁；内热，加人乳、梨汁、生地汁；痰多，加竹沥、姜汁。

《准绳》曰：卒仆之证，虽有多因，未有不因真气不周而病者。故黄芪为必用之君药，防风为必用之臣药。余每用诸汁以收奇功，为其行经络，渗分肉，捷于汤散故也。许胤宗治王太后中风口噤，煎二药熏之而愈，况服之乎？

稀涎散　治痰壅气闭，中风眩仆。

猪牙皂角四挺，去皮弦，炙　白矾光明者，一两

为末，温酒调下五分，或加藜芦，或用橘红一片，逆流水煎，顿服，吐痰之圣药也。〔批〕先开其关，令吐稀涎，续进他药。

吴鹤皋曰：清阳在上，浊阴在下，天冠地履，无暴仆也。若浊邪逆上，则清阳失位而倒置矣，故令人暴仆，所以痰涎壅塞，风盛气涌使然也。经曰：病发于不足，标而本之，先治其标，后治其本，故不与疏风补虚，而先与稀涎散吐其痰涎，固夺门之兵也。师曰：凡吐中风之痰，使咽喉疏通，能进汤药便止，若尽攻其痰，则无液以养筋，令人挛急偏枯，此其禁也。朱丹溪曰：胃气亦赖痰以养，攻尽则虚而愈剧。

一方用半夏大者，十四枚，牙皂一个，炙。

水煎，入姜汁少许，徐徐灌之。

喻嘉言曰：此以半夏治痰，牙皂治风，盖因其无形之风挟有形之痰，胶固不解，用此二物，俾涎散而风出也。

星香散　治中风痰盛，体肥不渴。

胆南星　木香四分之一

为末，水调服。或加全蝎。

〔按〕南星燥痰之品，制以牛胆以杀其毒，且胆有益胆之功。

木香取其行气而疏肝和脾。加全蝎者以散肝风也。〔批〕治痰必加竹沥、姜汁。

防风通圣散　治诸风潮搐，手足瘛疭，小儿急惊，大便结，邪热暴甚，肌肉蠕动，一切风证。

方见火症门。

涎嗽加半夏姜制，闭结加大黄，破伤风加羌活、全蝎，腰胁痛加芒硝、当归。

喻嘉言曰：此方乃表里通治之轻剂，用川芎、当归、芍药、白术以和血益脾，所以汗不伤表，下不伤里，可多服也。

牛黄丸　治风痫迷闷，涎潮抽掣。〔批〕喻嘉言曰：凡中风，牛黄丸。

胆南星　全蝎去足，焙　牛黄　白附子　僵蚕洗、焙　防风虫蜕各三钱半　天麻钱半　麝香五分

共为末，煮枣肉和水银五分，细研入药为丸，荆芥姜汤下。〔批〕与苏合香丸异。治热阻关窍宜牛黄丸，寒阻关窍宜苏合香丸。若手撒口绝遗尿等证宜急用参附，间有得生者，牛黄、苏合入口即毙也。粤中牛黄清心丸，脑麝原少，且经久蓄，品味和合，用时仍煎甘草汤调服为善。

汪切庵曰：牛黄丸颇多，互有异同，然大要在搜风化痰。宁心通窍多用冰、麝、朱、雄、犀、珀，若中脏者宜之，如中腑、中血脉者，反能引风入骨，莫之能出。此方药味颇简，姑录之，以概其余。牛黄清心解热，开窍利痰。天麻、南星、全蝎辛散之味，僵虫、蝉蜕清化之品，白附去头面游风，皆能搜风散结。麝香通窍，水银劫痰。

涤痰汤严氏　治中风痰迷心窍，舌强口不能言。

南星姜煮　半夏泡　枳实　茯苓　橘红皮　石菖蒲　人参　炙甘草　竹茹

加生姜五片煎。

喻嘉言曰：此证最急，此药最缓，未免有两不相当之弊。审其属热，此方调下牛黄丸，审其属虚，此方调下二丹丸，庶足以

开痰通窍也。

二丹丸 治风邪健忘，养神定志，和血，内安心神，外华腠理，服之得睡。

丹参　熟地　天冬去心，各两半　朱砂　人参　菖蒲　远志肉去骨，各五钱　茯神　麦冬　甘草各两

蜜丸。

喻嘉言曰：中风证，心神一虚，百骸无主，风邪扰乱，莫由驱之使出，此方安神益虚、养血清热，则风自熄，服之安睡，功见一斑矣。

排风汤 治风虚冷湿，邪气入脏，狂言妄语，精神错乱及五脏风发等证。

防风　白术　当归　芍药　肉桂　杏仁　川芎　白鲜皮　炙草　麻黄　茯苓　独活

加姜煎。

喻嘉言曰：虚风冷湿虽已入脏，其治法必先宣之，使从外散，故用药如是也。

加味六君子汤 治四肢不举，属于脾土虚弱者，须用此专治其本，不可加入风药。

人参　白术　茯苓　甘草　陈橘皮　半夏　麦冬　竹沥

加姜、枣煎。口渴，去半夏，加玉竹、石膏。虚甚无热者，加附子。

喻嘉言曰：中风门从不录用此方，所谓治末而忘其本也。夫风淫末疾，四肢不举，乃风淫于内，虚者多，实者少。审其果虚，则以六君子汤加甘寒药，如竹沥、麦冬之属，凡为治虚风之仪式也。

三因白子散 治肝肾中风，涎潮壅塞不语，呕吐痰沫，头目眩晕，小便不通。

大附子生用，去皮脐　滑石各五钱　法半七钱半

共为末，每服二钱，水二盏，姜七片，蜜半匙，煎，空心冷服。

喻嘉言曰：此方甚超，但不明言其所以然。盖此所谓浊阴上逆之证，缘肝肾之气厥逆而上，是以涩即壅塞，舌喑不语，痰沫吞咯难出，头目重眩，故非附子不能驱其浊阴走下窍者也。浊阴既上逆，其下窍必不通，故用滑石之重引浊阴仍顺走前阴之窍，亦因附子雄入之势而利导之也。更虑浊阴遇胸中之湿痰，两相留恋，再加半夏以开其痰，庶涎沫与浊阴俱下。方中具有如此妙义，而不明言以教后人，殊可惜也。〔批〕洁古云：中风如小便不利，不可以药利之，既已自汗则小便自少，若利之使荣卫枯竭，无以制火，烦热愈甚，俟热退汗止，小便自行也。如涎潮壅塞，驱吐痰沫，小便淋漓不通，此方加木通、灯心、茅根煎。

地黄饮子《宣明》 治舌喑不能言，足废不能用，肾虚弱，其气厥不至舌下。

熟地 巴戟去心 山茱肉 肉苁蓉酒浸焙，去甲 石斛 熟附子五味 茯苓 菖蒲 远志肉 上官桂 麦冬各等分

加姜、枣、薄荷煎。〔批〕熟地以滋根本之阴，桂、附、巴、苁以返真元之火，山茱、石斛平胃温肝，志、苓、菖蒲补心通肾，麦冬保肺以滋水源也。

喻嘉言曰：肾气厥，不至舌下，乃真脏之气不上荣于舌本，至其浊阴之气必横格于喉舌之间，吞咯维艰，昏迷特甚，又非如不言之证，可以缓调。方中所用桂、附、巴、苁，原为驱逐浊阴而设，用方者不可执己见而轻去之也。

《集解》云：凡治中风，当以真阴虚为本。但阴虚有二，有阴中之水虚，有阴中之火虚。火虚者以此方为主，水虚者以六味地黄为主，此是肾虚真阴失守，孤阳飞越，若非桂附无以退复，其散失之元阳惟桂附能引火归元，水火既归其宅，则水能生木，木不生风而风自息矣。

黑锡丹 治真元虚惫，阳气不固，阴气逆冲，三焦不和，冷气刺痛，饮食无味，腰背沉重，膀胱久冷，夜多小便。〔批〕此方兼治女人血海久冷，赤白带下，及阴证阳毒，四肢厥冷，不省人事，急用枣汤吞一百粒，即便回阳。此药大能升降阴阳，补虚益元，坠痰除湿，破癖。

沉香　胡巴酒浸，炒　附子泡　阳起石细研，水飞，各一两　肉桂半两　破故纸　白茴香　肉蔻面裹煨　木香　金铃子各一两，蒸，去皮核　黑锡即铅，去滓　硫黄各一两

上以铁器具，先将锡化开，下硫黄末，俟结成灵砂，即提起以木杵擂细，放地上出火毒，令研极细，余药并碾细末和匀，自朝至暮，以研至黑光色为度，酒糊丸如梧子大，阴干入布袋内，擦令光莹，每用四十丸，空心，盐姜汤或枣汤下，急证用百丸。〔批〕女人艾枣汤下。

喻嘉言曰：此方用黑锡水之精，硫黄火之精，二味结成灵砂为君，诸香燥纯阳之药为臣，用金铃子苦寒一味为反佐，用沉香引入至阴之分为使。凡遇阴火逆冲，真阳暴脱，气喘痰鸣之急证，舍此药再无他法可施。余每用小囊佩带随身，恐遇急证，不及取药，且欲以吾身元气温养其药，借手效灵，厥功历历可纪。即如小儿布痘，与此药迥不相涉，然每有攻之太过，如用蜈蚣、穿山甲、桑虫之类，其痘虽勃然而起，然头面遍身肿如瓜匏，疮形湿烂难干，乃至真阳上越，气喘痰鸣，儿医撒手骇去。余投此丸，领以阳气下入阴中，旋以大剂地黄汤峻补其阴，以留恋其真阳，肌肤之热反清，肿反消，湿烂反干而成厚如靥。如此而全活者不知凡几。因附本方之下，以广用方者之识。

三建二香汤　治男妇中风，六脉俱虚，舌强不语，痰涎壅盛，精神如痴，手足偏废。

天雄　附子　乌头俱去皮脐，生用，各二钱　沉香　木香俱水磨汁，各一钱

水盏半，姜十片，煎，分作二服。

喻嘉言曰：此方天雄、附子、乌头同时并用其生者，不加炮制，惟恐缚孟贲①之手，莫能展其全力耳。必因其人阴邪暴甚，埋没真阳，故用此纯阳无阴，一门三将，领以二香，直透重围，驱逐极盛之阴，拯救将绝之阳。此等大关，虽有其方，能用者罕。

---

①　孟贲：战国时期秦武王手下的勇士，以力大无比著称。

方下妄云治中风六脉俱虚，又云不可攻风，只可补虚，全是梦中说梦。当知此证其脉必微而欲绝，不可以虚之一字漫无着落者言脉，其方更猛悍毒厉，不可以补虚二字和平无偏者言方。此方书所为以盲引盲也。

近效白术附子汤 治风虚头重，眩苦不知食味，用此暖肌补中益精气。

白术二两　附子泡，一枚　炙草一两

加姜、枣煎。

喻嘉言曰：此方治肾气空虚之人，外风入肾，恰是乌洞之中，阴风惨惨，昼夜不息。风挟肾中浊阴之气厥逆上攻，其头间重眩之苦，至极难耐。兼以胃气亦虚，不知食味，故方中全不用风门药，但用附子暖其火脏，白术、甘草暖其土脏，水土一暖，则浊阴之气，尽趋于下，而头眩、不知食味之证除矣。试观冬月井中水暖，土中气暖，其浊阴之气且不能由于地，岂更能加于天乎？制方之义，可谓精矣，此所以用之而获近效乎。

愈风丹 治足三阴亏损，风邪所伤，肢体麻木，手足不随等证。

羌活　当归　熟地　生地　杜仲　天麻　草薢另研细　元参
牛膝酒浸　独活　肉桂

蜜丸，温酒下。

活络丹 治中风手足不用，日久不愈，经络中有湿痰死血，腿背间忽有一二点痛者。

胆星　草乌泡，去皮　川乌泡，去皮，各六两　地龙去土，焙干
乳香去油　没药另研，各二两二钱，为末。

蜜丸，温酒、茶清任下。

［按］风邪注于肢节，久则血脉凝聚不行，故于去风药中加入乳香活血舒筋，没药去瘀生新，且二药并能消肿止痛也。

人参补气汤 治手指麻木。

人参　黄芪　升麻　柴胡　芍药　甘草　炙草　五味子
水煎，远食服。

喻嘉言曰：诸阳起于手，手指麻木，风已见端，宜急补其气，

以御外入之风，故用此为绸缪计也。

竹沥汤　治四肢不收，心神恍惚不知人事，口不能言。

竹沥二升　生葛汁二升　生姜汁二合

和匀温服。

喻嘉言曰：人身之积痰积热，常招致外风结为一家，令人心神恍惚，如邪所凭，实非邪也，消风清热开痰，其神自安，此方可频服也。

星附散　治中风能言，口不歪而手足𤺊曳者。〔批〕𤺊，音妥，通嚲，厚也，又垂下貌。

南星　法半　茯苓　僵蚕炒　川乌去皮脐　人参　黑附子　白附子

水煎，热服，得汗愈。

喻嘉言曰：此治虚风寒痰之主药也。风虚则炽，痰寒则壅，阻遏脾中阳气，不得周行，故手足为之𤺊曳。用此方热服，以助脾中之阳，俾虚风寒痰不相互结，乃至得汗，则风从外出，痰从下出，分解而病愈矣。凡用附子药，多取温冷服，谓热因寒用也，此用乌头、附子、人参，一派温补，绝无发散之药，向非加以热服，亦何由而得汗耶？敬服！敬服！

三圣散　治中风手足拘挛，口眼㖞斜，脚气行步不正。

当归酒洗，焙　元胡索微炒　肉桂去皮，为末

温酒下。

喻嘉言曰：此治血虚风入之专剂也，故取以治口眼㖞邪之左急右缓者，然血药中而加地黄、白芍、秦艽、杜仲、牛膝，风药中而加天麻、防风、羌活、白芷、细辛，或加独活以去肾间风，加萆薢以除下焦热，又在随证酌量矣。

秦艽升麻汤《宝鉴》　治风中手足阳明经，口眼㖞斜，四肢拘急，恶风寒。

升麻　葛根　甘草　芍药　人参　秦艽　白芷　防风　桂枝

加葱白煎，取微汗。

豨莶丸《济生》 治中风口眼㖞斜，语言蹇涩，手足缓弱。

豨莶草，五月五日、六月六日采叶洗净，每蒸用酒蜜洒之，九蒸九晒毕为末，蜜丸温酒下。

喻嘉言曰：豨者，猪也，属亥，乃风木所生之始，故取用其叶以治风。凡肾脏生风之证，服此其效最著，其妙处全在气味之莶劣与肾中之腥臊同气相求，故能入肾而助其驱逐阴风也。

牵正散《直指》 治口眼㖞斜无他证者。

白附子　僵蚕　全蝎

等分为末，酒调服。

吴鹤皋曰：芎、防之属可以驱外风，而内生之风非其治也。星、夏之属可以治湿痰，而风虚之痰非其治也。三药疗内生之风，治虚热之痰，得酒引之，能入经而正口眼也。白附祛头面之游风，僵蚕清化轻浮，能上走头面，祛风散结，全蝎走厥阴，为治风要药。

清阳汤 治口眼㖞斜，烦腮紧急，胃中火盛，汗不出而小便数。

黄芪　归身　升麻　葛根　炙草　红花　黄柏　桂枝　苏木
生草

酒煎服。〔批〕外用香附炒热，熨摩紧急处，即愈。

千金翼方 治风着人面，引口偏着耳，牙车急，舌不得转。

生地汁　竹沥　独活

合煎，顿服。

〔按〕此乃祛风舒筋活血之剂。

舒筋保安散 治瘫痪拘挛，身体不遂，脚腿少力，干湿脚气及湿滞经络久不能去者，宜宣导诸气。

木瓜五两　萆薢　五灵脂　牛膝酒浸　续断　僵蚕炒　松节
白芍　乌药　天麻　威灵仙　绵黄芪　当归　防风　虎骨酒炙，各
一两

上用酒浸药二七日，取药焙干为细末，用浸药之酒调下，酒尽米汤调下。

喻嘉言曰：此治风湿搏结于筋脉之间，凝滞不散，阻遏正气

不得通行，故用药如是也。

虎胫骨酒《济生》 治偏枯不遂，一切诸风拘挛疼痛。

石斛 狗脊去毛 石楠叶 茵芋叶 巴戟去心 杜仲炒 川牛膝 续断 正当归 虎胫骨 北防风 抚川芎各两

上用酒一斗浸十日，每热饮一碗。

［按］石斛益精强阴壮筋骨，狗脊坚肾益血强机关，石楠治肾虚脚弱风痹，茵芋除风湿拘挛痹痛，杜仲润肝燥而补肝虚，牛膝益肝肾而强筋骨，续断通血脉，巴戟散风湿，归芎补血养筋，防风、虎骨追风健骨，用酒者以行药力也。

史国公浸酒方 治诸风五痹，左瘫右痪，口眼㖞斜，四肢疼痛，七十二般风，二十四般气，其效不可尽述。

当归 羌活 虎胫骨酥油炙 萆薢 防风 牛膝酒浸 松节 晚蚕砂炒，各二两 枸杞子五两 干茄根八两，饭上蒸熟 苍耳子四两，炒，捶碎 秦艽四两 鳖甲一两，醋炙

共为粗末，绢袋盛，浸无灰酒三十斤，候十四日后，取酒饮之，每日数次，常令醺醺，不断酒，尽将药渣晒为末糊丸，空心温酒下。〔批〕一方有白术、杜仲。

喻嘉言曰：治风治痹药酒方亦不可少，此方平中之奇，功效颇著，后有增入白花蛇者，此又以肠胃漫试其毒，吾所不取。

青州白丸子 治手瘫痪，口眼㖞斜，风痰壅盛，呕吐涎沫。

半夏水浸去衣，生用，七两 南星生用，二两 川乌去皮脐，生用，五钱 白附子生用，一两

共为末，绢袋盛，于井花水内摆，出粉未尽，再擂再摆，以尽为度，贮瓷盆，日暴夜露，每日一换新水，搅而后澄，春五夏三秋七冬十日，去水晒干，如玉片糯米，糊丸，如绿豆大，每服二十丸，姜汤下，瘫痪酒下，小儿薄荷汤下。

喻嘉言曰：此治风痰之上药也，然药味虽经制过，温性犹存，热痰迷窍，非所宜施。

贝母栝楼散 治肥人中风，口眼㖞斜，手足麻木，左右皆作痰治。

贝母 栝楼 南星泡 荆芥 防风 羌活 黄柏 黄芩 黄连

白术　陈皮　半夏泡　薄荷　炙草　威灵仙　天花粉各等分

加姜煎，至夜服。

喻嘉言曰：中风证多挟热痰，而肥人复素有热痰，不论左右，俱作痰治，诚为当矣。但肥人多虚风，瘦人多实火。虚风宜用甘寒一派，如竹沥、人参、麦冬、生地、葛汁、梨汁、竹叶汁、石膏、栝楼、玉竹、胡麻等药。此方三黄并用，治瘦人实火或可，治肥人虚风则不宜，至泛论治热痰之药，诸方中又惟此擅长，存之以备实火生风、生热之选。

千金地黄煎　治热风心烦及脾胃壅热食不下。

生地汁　枸杞汁　荆沥　竹沥各五升　真酥、生姜汁各一升
天冬、人参各八两　白茯苓六两　大黄、栀子各四两

以后五味为细末，先煎地黄等汁成膏，内末药搅匀，每服方寸匙。

喻嘉言曰：此方补虚清热润燥，涤痰除风，开通瘀壅，美善备矣。因养血豁痰，难于两用，姑举此方为例，以听临证酌量。又四肢不举，脾土属虚属实，分途异治，苟其虚实不甚相悬，此方更在所必用。法无穷尽，人存政举，未易言尔。

清心散　治心火上盛，膈热有余，目赤头眩，口疮唇裂，吐衄，涎嗽稠黏，二便淋闭，胃热发斑，小儿惊急潮搐，疮疹黑陷，大人诸风瘫痪，手足掣搦，筋挛疼痛者。

连翘　栀子仁　薄荷　大黄　芒硝　甘草　黄芩　黄连

加竹叶十片煎，去渣入蜜少许，温服。头痛加川芎、防风、石膏即下方加连竹。

凉膈散　治证同上。

方见上，并火证门。

喻嘉言曰：中风证大势，风木合君相二火主病，多显膈热之证，古方用凉膈散最多。如转舌膏，用凉膈散加菖蒲、远志；活命金丹，用凉膈散加青黛、蓝根。盖风火之热上炎，胸膈正燎原之地，所以清心宁神，转舌活命，凉膈之功居多，不可以宣通肠胃之法轻訾之也。

东垣胃风汤 治虚风能食，手足瘛疭，牙关紧闭，唇口眴动，面肿，此胃中有风也。〔批〕胃风。手足瘛疭，脾主四肢也；牙关紧闭，胃脉入牙缝也；肉眴，胃主肌肉；面肿，阳明脉荣于面也。

升麻　白芷　麻黄不去节　葛根　草豆蔻　柴胡　羌活　蔓荆子　黄柏　当归　苍术　藁本　炙草

加姜、枣煎。

喻嘉言曰：风入胃中，何以反能食？盖风能生热，即《内经》痹成为消中之理也。是方但去其风不去其热，殊不合《内经》之旨，必加竹历、麦冬、花粉、玉竹、石膏、生地、梨汁甘寒之药，入升麻、葛根、甘草为剂，始为允当。

易老胃风汤 治风冷乘虚，客于肠胃，飧泄注下，肠风便血。又治风虚能食，牙关紧闭，手足瘛疭，肉眴面肿，名曰胃风。

方见便血门。〔批〕胃受风气，本邪克土，故完谷不化，谓之飧泄。胃有风湿，流入大肠，故下血。治下血，防风为上使，黄连为中使，地榆为下使。

喻嘉言曰：东垣之方乃驱胃风从外解之药。易老此方乃治久风为飧泄，则风已入里，故用人参为君，桂枝、白术为臣，茯苓、甘草为佐使，而驱风于内，此表里之权衡，《内经》之要旨也。

解风散 治风成寒热，头目昏眩，肢体疼痛，手足麻痹，上膈壅滞。

人参　麻黄　川芎　独活　细辛　甘草

共为细末，加生姜、薄荷叶少许煎，不拘时服。

喻嘉言曰：风成为寒热，乃风入胃中而酿荣卫之偏胜，此因风入既久，胃气致虚，故以人参为君，臣以麻黄、川芎，佐以独活、细辛，使以甘草而和其荣卫，乃可收其外散之功也。

八味顺气散《济生》 治七情内伤，气逆痰潮昏塞，牙关紧急。〔批〕中气。

人参　白术　茯苓　青皮　陈皮　白芷　乌药各一两　炙草五钱　加香附三钱

煎服。

喻嘉言曰：中风证，多挟中气，不但卒中急证为然，凡是中风证皆有之。严用和云：人之元气强壮，荣卫和平，腠理致密，外邪焉能为害？必真气先虚，荣卫空疏，邪乃乘虚而入。若内因七情而得者，法当调气，不当治风。外因六淫而得者，亦当先调气，后依外感六气治之，此良法也。其用八味顺气散，六君子汤中已用其五，加入乌药、青皮、白芷，不用麻黄、枳、桔、姜虫等风药，正先治气后治风之妙旨，后人反惜其说有未备，且谓方中不当杂入白芷，吹毛责备，讵知白芷香而不燥，正和荣卫之药耶？

乌药顺气散严氏　治中风挟中气，遍体顽麻，骨节疼痛，步履艰难，语言蹇涩，口眼㖞斜，喉中气急有痰。

麻黄　桔梗　川芎　白芷　枳壳　陈皮　僵蚕　炙草　乌药炮姜

加姜、枣煎。憎寒壮热，头痛体倦，加葱白。身体不能屈伸，温酒调服。

汪讱庵曰：风盛则火炽，故有痰火冲逆而上，此里气逆也。然中风必由外感内虚外邪乘之，此表气逆也。此方乃先解表气而兼顺里气者，气顺则风散，风邪卒中，先治标之法也。若气虚而病久者，又非所宜。

顺风匀气散　治中风中气，半身不遂，口眼㖞斜，先宜服此。

白术　天麻　沉香　白芷　青皮　炙草　人参　乌药　紫苏木瓜

加姜、枣煎。

喻嘉方曰：匀气之说甚长，身内之气有通无壅，外风自不能久居而易于解散，故知匀气即调气之旨，非有两也。然方内倍用生熟甘草，加苡仁以缓其急，加麦冬、玉竹、竹沥以息其风，得效去白芷、苏叶，可常服也。

天麻丸易老　治风因热而生，热盛则动，宜以静胜其燥，是养血也。此药行荣卫，壮筋骨。

天麻　牛膝二味用酒浸三宿，焙干用　草薢　元参各四两　杜仲

炒，去丝，七两　附子泡，一两　羌活四两　当归身十两　生地黄一斤

为末，蜜丸空心，温酒或白汤下。

喻嘉言曰：此方大意主治肾热生风，其以天麻入牛膝同制，取其下达，倍用当归、生地，生其阴血，萆薢、元参清下焦之湿热，附子补下焦之真阳，盖惟肾中阳虚，故风得以久据其地也。用羌活之独本者，即真独活，不必更加也。吁！多欲之人，两肾空虚，有如乌风洞，惨惨黯黯，漫无止息。环视风门诸药，有一能胜其病者乎？此方杂在群方内，未易测识，特表而出之。

萆薢散　治风中于肾而浮肿，脊骨疼痛，肌肤变色。

萆薢　狗脊去毛　杜仲炒　白苓　首乌　天雄泡　泽泻各五钱

为末，米饮下二钱。

和荣汤　治半身不遂，口眼㖞斜，头目眩运，痰火炽盛，筋骨时疼。

白术　川芎　南星　半夏　芍药　茯苓　天麻　当归　生地熟地黄　牛膝　枣仁　黄芩　橘红　羌活　防风　官桂　红花炙甘草　黄柏

水煎，入姜汁、竹沥，晨起服。

喻嘉言曰：此方有补血活血之功，不至于滞，有健脾燥湿消痰之能，不致于燥，又能清热疏风、开经络、通膝理，内固根本，外散病邪，王道剂也，多服可以见功。

防己地黄汤《金匮》　治病如狂状，妄行，独语不休，无寒热，其脉浮。

防己一钱　桂枝　防风各三钱　甘草一钱

四味以酒一杯浸一宿绞汁，生地黄二斤打碎，蒸之如斗米饭，久以铜器盛前汁，更绞地黄汁和分再服。

此方治血中之风，凡风胜则燥，又风能发火，故治风无纯用燥热之剂。

资寿解语汤　治中风脾缓，舌强不语，半身不遂。

防风　附子泡　天麻　枣仁各一钱　羚羊角镑　官桂各八分　羌活　甘草各五分

水煎，入竹沥、姜汁服。

喻嘉言曰：此方乃治风入脾脏，舌强不语之证。至于少阴脉萦舌本，肾虚风入，舌不能言、吃紧之候，古今从无一方及之。余每用此方，去羌活，加熟地、何首乌、枸杞、甘菊、胡麻仁、天门冬，治之获效，今特识于此，听临病之工酌用焉。后检《宣明方》，有地黄饮子治肾虚气厥，不至舌下，先得我心矣。

转舌膏　治中风瘾疹，舌强不语。

连翘　栀子仁　薄荷　大黄　芒硝　甘草　黄芩　菖蒲
远志

各等分，蜜①丸，朱砂为衣，薄荷汤化下。此乃治心经蕴热之方，即凉膈散加菖蒲、远志也。〔批〕一方加柿霜、防风、桔梗、川芎、元明粉、无芒硝。

愈风汤《宝鉴》　治中诸证，当服此药，以行导诸经，则大风悉去，纵有微邪，只从此药加减，治之若初，觉风动，服此不致倒仆，此乃治风未病之要药也。

羌活　防风　当归　甘草　蔓荆子　川芎　细辛　黄芪　枳壳　人参　麻黄　白芷　甘菊　薄荷　知母　枸杞子　地骨皮
独活　秦艽　黄芩　芍药各三两　苍术　生地黄各四两　肉桂一两

上㕮咀，每一两，水二钟，生姜三片，煎七分，空心临卧服。初一服吞下二丹丸，谓之重剂，临卧一服吞下四白丹，谓之轻剂。

正舌散　治中风舌木强难转，语言不正。

蝎梢去毒，二两　茯苓一两

为末，每服一钱，食前温服调服，此乃治风痰壅塞之方也。

神仙解语丹　治中风痰迷，舌强不语。

白附子炮　石菖蒲　远志去心　天麻　羌活　全蝎去尾，甘草水
浸　胆星　广木香

为末，面糊丸，薄荷汤下。

---

①　蜜：原作"密"，据《医门法律·中风门·中风门方》改。

六合汤《良方》 治妇人风虚眩运。

生地 白芍 川芎 当归各两 羌活 秦艽各五钱

水煎，热服。

喻嘉言曰：此即四物汤加秦艽、羌活，虽用风药二味，其分两则仍一味也。

虎骨散《易简》 治半身不遂，肌肉干瘦。

当归二两 赤芍 续断 白术 藁本 虎骨各两 乌蛇肉五钱

共为末，每服二钱，温酒下。骨中烦痛加生地。

四白丹 清肺气，养魄。中风多昏冒，缘气不清利也。

白术 茯苓 人参 朱砂 香附 甘草 防风 川芎各五分 白芷一两 白檀香一钱五 肥知母二钱 羌活 薄荷 独活各二钱五 细辛二钱 麝香 牛黄 龙脑各五分，俱另研 藿香钱半 甜竹叶

共为细末，蜜丸，每两作十丸，临卧煎愈风汤送下，上清肺气，下强骨髓。

喻嘉言曰：此方颇能清肺养魄。方中牛黄可用，而脑、麝在所不取，以其耗散精气，治虚风大非所宜。然本方以四君子汤作主，用之不为大害，今更定牛黄，仍用五分，龙脑、麝香各用二分，取其所长，节其所短，庶几可也，其他犯脑、麝诸方，一概不录。

简便方

中风不语，不可即用姜汤灌，宜先用真麻油一钟灌之，即能哼，后以姜汤灌之自愈。《安海高世陶传》云：其母患中风，用此果验。

又方 麝香二钱，清油二两，和匀灌之，以免瘫痪。

又方 用独活一两，大豆淋酒煎温服。

又方 用乌龟尿，点少许于舌下，即语。

中风不省，闭目不语，如中风状，用木香为末，冬瓜子煎汤灌下，痰甚加竹沥姜汁。口眼㖞邪，用生南星研末，生姜自然汁调之，左贴右，右贴左。

历节风

历节风证

古之痛痹，即今之痛风也。诸书又谓之白虎历节风，以其走痛于四肢骨节，如虎咬之状，故名之也，与痹痛门参看。其证短气自汗，头眩欲吐，手指挛屈，身体瘣偏，其肿如脱，渐至摧落，其痛如掣，不能屈伸。痛如掣者，为寒多；肿满如脱者，为湿多；汗出者，为风多。须大作汤丸，不可拘以寻常浅近之剂。

痛风宜辛温散寒

朱丹溪曰：痛风者，大率因血受热已自沸腾，其后或涉冷水，或坐卧湿地，当风取凉，热血得寒，污浊凝涩，所以作痛，夜则痛甚，行于阴也。治宜辛温之剂，流散寒湿，开发腠理。血行气和，其痛自安。

痛风风寒湿热

张景岳曰：历节风痛，以其痛无定所，即行痹之属也，是气血本虚，或因饮酒，腠理开，汗出当风所致。三气之邪遍历关节，与气血相搏而疼痛非常。多有昼轻而夜重者，正阴邪之在阴分也；其有因风雨阴晦而甚者，此正阴邪侮阳之证也；或得暖遇热而甚者，此湿热伤阴之证也。有火者宜从清凉，有寒者宜从温热。若筋脉拘滞伸缩不利者，此血虚血燥也，非养血养气不可。

风湿历节风治案

一人感风湿，得白虎历节风证，遍身抽掣疼痛，足不能履地者，三年百方不效。一日，梦与木通汤，愈。遂以四物汤加木通服，不愈。后用长流水煎木通二两，顿服，服后一时许，遍身痒甚，上体发红丹如小豆大粒，举家惊惶。随手没去，汗至腰而止，上体不痛矣。次日，又如前煎服，下体又发红丹，方出汗至足底，汗干后，遍身舒畅而无痛矣。一月后，人壮气复，步履如初。后以治数人，皆验。盖痛则不通，通则不痛也。一名木通汤。

历节风方

桂枝芍药知母汤《金匮》　治诸肢节疼痛，身体尪羸，脚肿如脱，头眩短气，兀兀①欲吐。

桂枝　防风　知母各四两　白芍三两　附子炮　甘草　麻黄各二两　白术　生姜各五两

水煎，温服。〔批〕方用附子、白术、防风，以辛热甘温补阳而祛风，以其发热，故佐以知母苦寒和阴而除热也。

乌头汤《金匮》　治历节疼痛，不可屈伸。

麻黄　白芍　黄芪　炙草各三两　川乌头三枚，㕮咀，以蜜二升，煎取一升，即去乌头

余药水三升煮取一升，去渣内蜜，再煎服。

《兰台轨范》云：其煎法精妙，风寒入节，非此不能通达阳气。

趁痛散　治痛风血瘀，宜调血行血。

桃仁　红花　当归　地龙酒炒　五灵脂酒炒　牛膝酒浸　羌活酒浸　香附童便炒　甘草生，各二钱　乳香　没药各一钱

为末，温酒下。

丹溪曰：痛风多属血虚血瘀，宜调血行血。肥人多是风湿与痰饮流注经络而痛，宜南星、半夏。瘦人是血虚与热，四物加防风、羌活、酒芩。瘦人或性急燥而痛发热，是血热，四物加酒炒芩、柏。脉濡滑者，宜苍术、南星燥湿，木香、槟榔、枳壳行气。脉涩而数为血瘀，宜川芎、桃仁泥加大黄微利之。

半夏茯苓汤丹溪　治湿痰流注，肩背疼痛。

苍术二钱　白术一钱半　半夏　南星俱姜制　香附　片芩酒炒，各钱　陈皮　赤苓各五钱　威灵仙三分　甘草二分

入姜煎。

---

① 兀（wù 务）兀：昏沉的样子。

大羌活汤《宝鉴》 治风湿相搏，肢节疼痛。

羌活 独活 升麻 威灵仙 防风 苍术 当归 甘草 泽泻 茯苓

水煎服。血壅不流则痛，故用当归以散之。

灵仙除痛饮 治肢节肿痛，痛属火，肿属湿，兼受风寒，发动经络之间，流注四肢。

麻黄 赤芍 防风 荆芥 羌活 独活 白芷 威灵仙 苍术 片芩酒炒 枳实 桔梗 葛根 川芎 当归 升麻 生甘草

下焦加酒炒黄柏，肿多加大腹皮，痛加没药，妇人加酒炒红花，水煎服。

犀角汤《千金》 治热毒流于四肢，历节疼痛。

犀角三两 羚角一两 前胡 黄芩 栀仁 射干 大黄 升麻各四两 新豆豉一两

每服五钱，水煎服。

喻嘉言曰：此方壮火，内炽盛者宜之，肠胃弱者当减去大黄。

牛蒡子散《本事》 治风热成历节，手指赤肿麻木，甚则攻肩背、两膝痛，或大便闭即作。

牛蒡子炒 新豆豉 羌活各三钱 生地黄二两半 黄芪两半

共为末，每二钱，空心白水调下，日三服。

喻嘉言曰：此方不但不用乌、附，并不用麻、桂，凡治血虚血热炽盛而欲外解其势者，宜仿此推之也。

松枝酒 治白虎历节风走注疼痛，或如虫行，诸般风气。

松节 桑枝 桑寄生 钩藤 天麻 狗脊 虎骨 秦艽 清香 海风藤 菊花 加皮各一两 当归三两

每药一两，用生酒二斤煮，退火七日饮。痛在下，加牛膝。

舒筋散 治血脉凝滞经络，遇节即肿痛者。

元胡醋炒 全当归 肉桂各三钱

为末，酒下。

外台熨法　三年酽醋①五升，煎三四沸，葱白切二三升，煮一沸，滤出热裹，当病处熨之，以瘥为度。

熏洗法　樟木屑一斗，置大桶内，桶边放一灯，桶内置一矮椅，以急流水一担煎滚泡之，令病者坐桶边，脚放桶内，外以草席围之，勿令汤气入眼。

简便方

历节肿痛，风热攻手指，赤肿麻木，甚则攻肩背、两膝，遇暑天则大便秘，用新豆豉、炒羌活各一两，为末，每二钱白汤下。

又方用独活、羌活、松节等分，酒煮，每日空心饮一杯。

鹤膝风

总论鹤膝风

喻嘉言曰：鹤膝风者，即风寒湿之痹于膝者也，如膝骨日大，上下肌肉日枯细者，且未可治其膝，先养血气，俾肌肉渐荣，后治其膝可也。此与治左右半身偏枯之证大同。夫既偏枯矣，急溉其未枯者，然后既枯者得以通气而复荣。倘不知从气引血、从血引气之法，但用麻黄、防风等散风之套药，鲜有不全枯而速死者。故治鹤膝风而急攻其痹，必并其足痿而不用矣。古方治小儿鹤膝风，用六味地黄丸加鹿茸、牛膝，不治其风，其意最善。盖小儿非必为风寒湿所痹，多因先天所禀肾气衰薄，阴寒凝聚于腰膝而不解，从外可知其内也。故以六味丸补肾中之水，以鹿茸补肾中之火，以牛膝引至骨节而壮其裹襭②之筋，此治本不治标之良方也。举此为类而推之。

鹤膝由风寒湿邪

《金鉴》云：一名鼓捶风，痢后得者为痢风。单生者轻，双生者最重。因循日久，膝肿粗大，上下股胫枯细，由足三阴经亏损，

---

① 酽（yàn 厌）醋：浓醋。
② 襭（xié 斜）：《杂病广要·历节》作"撷"。

风寒湿邪乘虚而入。膝内隐痛，寒胜也；筋急而挛，风胜也；筋缓无力，湿胜也。初肿如绵，皮色不变，亦无焮热，疼痛日增，无论双单，俱宜五积散见感冒汗之，次服万灵丹见痈疽门温之，外敷回阳玉龙膏见痈疽外治，常服换骨丹见后以驱其邪。若日久不消，势欲溃者，宜独活寄生汤见痹或大防风汤见后补而温之，痛甚加乳香。溃后时出白浆，浮皮虽腐，肿痛仍前，不可用蚀药，只宜芙蓉叶、菊花叶各五钱研末，大麦米饭拌匀贴之，亦可止痛。或用豆腐渣蒸热捏作饼，贴之亦可。

小儿鹤膝

陈飞霞曰：小儿鹤膝，外色不变，膝内作痛，屈伸艰难。若焮肿色赤而作脓者，为外因，宜十全大补汤加苍术、黄柏、防己。若肿硬色白不作脓者，是禀受肾虚，血气不克，宜六味地黄丸加鹿茸补其精血，仍须调补脾胃以助生化之源。小儿痢后成鹤膝，宜补肾地黄丸见喘门加虎骨。感冒风寒致成鹤膝，宜五积散见感冒加松节。

鹤膝风方

大防风汤《局方》 治鹤膝风，三阴亏损。

川芎钱半 白芷 附子 牛膝各钱 白术 羌活 人参 防风各二钱 肉桂 黄芪 熟地 杜仲 炙草各五分

加姜、枣煎。〔批〕一方用十全大补，加防风为君，再加羌活、附子、杜牛膝，名同。

虎骨膏丸《心悟》 治鹤膝风并瘫痪诸证。

虎骨二斤，锉碎，洗净，用桑枝狗脊去毛、白菊花去蒂各十两，秦艽二两煎水，煎熬虎骨成膏，收起如蜜样，和药为丸，如不足量，加炼蜜 大熟地四两 当归三两 牛膝 山药 茯苓 杜仲 枸杞 桑寄生 续断 熟附子七钱 肉桂去皮，不见火，五钱 丹皮 泽泻各八钱 人参二两，贫者以黄芪四两代之

虎骨胶丸，每早开水下。

换骨丹 通治风疾。

防风 牛膝 当归 虎骨酥炙 羌活 独活 败龟板 秦艽 萆薢 松节炙 蚕砂淘净，各两 枸杞二两半 白茄根洗净，二两 苍术四两

上用酒浸，晒干为末，酒糊丸，白汤下。

经进地仙丹 治肾气虚惫，风湿流注，脚膝酸疼，行步无力。

川椒去目及闭口者，炒出汗 附子炮 苁蓉酒浸，焙，各四两 菟丝子酒浸 覆盆子 羌活 白附子 防风 何首乌 牛膝酒浸 南星酒制 萆薢 赤小豆 金毛狗去毛 骨碎补 乌药 土龙去土 木鳖各三两 人参 黄芪各两半 茯苓 白术 甘草炙 川乌炮，各一两

为细末，酒糊丸。

石室秘录方

炙芪 肉桂 苡仁 茯苓 白术 防风

水煎服。

苍龟丸 治痢后脚弱，渐不能行步，名痢后风。

苍术 龟胶 白芍各二两半 黄柏盐酒炒，五钱

共为末，蜜丸，以四物汤加陈皮甘草煎汤下。

熏洗法 用骨碎补、杜牛膝、杉木节、松节、白芷、南星、萆薢之类煎水洗之。

外治方 用酒醋糟四两，肥皂一个去子，芒硝、五味子各一两，沙糖一两，姜汁半瓶，研匀，日日涂之。入火酒更妙。

破伤风

论破伤风

初因击破皮肉，风邪乘虚而袭，变为恶候，或诸疮久不合口，风邪内袭，或灼艾焚灸，其火毒之气亦与破伤风邪无异。若诸疮不瘥，荣卫虚，肌肉不生，疮热郁结，多着白痂，疮口闭塞，气难宣通，故热甚而生风。先辨疮口平、无汗者，中风也，边自出

黄水者，中水也，并欲作痓，急治之。

破伤风难治之证

喻嘉言曰：破伤风之证，最难治。人之壮盛者，随其外证，用表里中三治，及驱风之药，此无难也。人之素弱，及老人小儿，或因跌仆去血过多，或因疮口脓水淋漓未合，风邪乘虚，深入血分者，宜比治血痹之例，四物汤中加去风药可也。其元气大虚，不胜外风，昏迷厥逆，证属危急者，先进独参汤，随进星附汤，驱治虚风可也。其外科及军中备急俱方，皆为壮盛者而设，预备以俟破伤证，随即灌药，故其功效敏捷，非方之有奇特也。倘风入既久，必难为功矣。

治破伤风汗下和三法

《金鉴》云：此证由破伤皮肉，风邪袭人经络，当分风邪在表在里或半表半里，以施汗下和三法。如邪在表者，寒热拘急，口噤咬牙，宜服蜈蚣星风散见后追尽臭汗。邪在里者，则惊而搐，脏腑秘涩，宜江鳔丸见后下之。邪在半表半里，无汗者，宜羌麻汤见后。若头汗多出而身无汗者，不可发汗，宜地榆防风散见后和之；若自汗不止，二便秘赤者，宜大芎黄汤见后。又有发表太过，脏腑虽和，自汗不止者，宜防风当归散见后。发表之后，表热不止者，宜芎黄汤见后。若伤时出血过多，筋失所养，经络空虚，风邪乘之为病，不可再汗，宜桂枝汤见上中风门或当归地黄汤见血。至于生疮溃后失于调护，风邪乘虚侵入疮口，其证不论虚实，风毒内蕴，不发于外，疮口周围燥起白痂，疮不甚肿，湿流污黑之水，牙关微紧，项软下视，不宜发汗，汗则令人成痓，当以参归养荣汤见后加僵蚕主之，先固根本，风邪自定。若牙紧体强，肢搐背反而作痓者，宜十全大补汤见劳损加钩藤钩、栀子、天麻，治之不应者，用独参汤见厥逆。手足逆冷，加桂、附。误作风痓，汗之则危。

破伤风宜消风散结

景嵩崖曰：破伤风治法，不外汗下和三则。风热怫郁在表，宜辛温治风之药，如防风、藁本、川芎、当归、白芍、地榆、细辛。热甚加黄连，便秘加大黄，自汗加防风、白术开冲结滞，外用杏仁白面水和如膏，敷患处。如里热甚，又宜消风散结之品，如羌活、独活、防风、蝉蜕、秦艽、白芷、川芎、当归、红花、乳香、没药、甘草、大黄。更有牙急身张，昏闷欲死而心头温者，宜南星、防风、白芷、天麻、羌活、白附等分为末，童便调下三钱，二服可活。若传至三阴，皆无生理。

破伤风外治法

《金鉴》云：凡初破之时，一二日间，当用灸法，令其汗出，风邪方解。若日数已多，即禁灸之，宜羊尾油煮微热，绢包，乘热熨破处，数换，拔尽风邪。未尽者，次日再熨，兼用漱口水洗之，日敷玉真散见后，俟破口不绣生脓时，换贴玉红膏见痈疽外治，缓缓收敛。

四般恶证不可治

一头目青黑色；二额上汗珠不流；三眼小目瞪；四身上汗出如油。又痛不在疮处者，伤经络，亦死证也。

破伤风方

羌活防风汤《保命》　治初起风热，怫郁在表。

羌活　防风　川芎　藁本　当归　白芍各四钱　地榆　细辛各二钱

每五钱，煎热服。热甚，加黄连、黄芩二钱。大便秘，加大黄一钱。自汗，加防风、白术。

芎黄汤　治自汗小便赤色。

川芎一两　黄芩六钱　甘草炙，二钱

每五钱，煎服。

大芎黄汤　治脏腑秘，小便赤，用热药自汗不休。

川芎五钱　大黄生用　黄芩　羌活各两

各五钱煎，以利为度。

地榆防风散 治半表里，头有汗身无汗，宜和解。

地榆　防风　紫花地丁　马齿苋各两

为末，每三钱，温米饮调下。

白术升麻汤 治大汗不止，筋挛搐搦。

白术　黄芪各二钱　升麻　黄芩各钱　葛根　炙草各五分

水煎。

天麻散《心悟》 治破伤风，手足搐搦，人事昏愦。

天麻　生南星泡，去脐　防风一两　荆芥三两

为末，每五钱，连须葱白煎汤调下。

蠲痉汤 治破伤风搐搦不已。

羌活　独活　防风　地榆各钱　杏仁七粒，去皮捣，蒸令熟，研成膏

四味水煎，入杏仁膏和服，兼以搽疮上，差。背后搐者，用羌活、独活、防风、甘草。身前搐者，用升麻、白芷、独活、防风、甘草。两侧搐者，用柴胡、防风、甘草，在左加黄芩，右加石膏。

江鳔丸 治惊而发搐，脏腑秘塞，知病在里。

江鳔即鱼鳔，十两，炒　野鸽粪一名左盘龙，半两，炒　雄黄水飞，一钱　蜈蚣一对　天麻一两　僵蚕五钱，炒

为细末，分作三分，二分烧饭为丸，梧子大，朱砂为衣，一分入巴霜五分同和，亦烧饭为丸，每服朱砂丸二十，入巴霜丸一粒，次服二粒，渐加至利为度。

江鳔疗破伤风发搐，鸽粪疗破伤风。

《金鉴》用此方为末，酒糊丸。

防风当归散《金鉴》 治破伤风发表太过，自汗不止。

防风　当归　川芎　生地二钱半

水煎服。

当归地黄汤 治破伤风日久，气血渐虚，邪气入胃者。

生地　归身　川芎　藁本　白芍酒炒　防风　白芷两　细辛五钱

水煎服。

参归养荣汤《金鉴》 治破伤风出血过多。

人参 当归 川芎 白芍酒炒 熟地 白术土炒 白苓 陈皮一钱 炙草五分

加姜、枣，煎服。

疏风活血散《幼科》 治破伤风。

当归 生地 赤芍 防风 红花 川芎 苏木 炙草

加姜、枣煎。

急风散 治新久诸疮破伤中风，项强背直，口噤不语，手足抽搐，眼目上视，喉中曳锯及取箭头。

丹砂一两 草乌二两，半生半熟，烧存性，米醋淬，晒干 乌头生用，二钱五分，同草乌研末 麝香一钱，另研

共为细末，和匀，每服五分，酒调下，止血定痛如神。如欲出箭头，先进一服，次以药敷箭头上。

独圣散 治破伤风久未愈，手背强直，牙关紧急，立效。

蝉蜕去头足，净，五钱

为末，好酒煎滚，服之立苏。

全蝎散《金鉴》 治破伤风太阳风盛。

生蝎尾七枚

研末，热酒冲服。

玉真散 初觉疮肿起白痂，身寒热。

南星 防风

为末，姜汁调服。仍以此敷疮处，或用杏仁去皮细嚼，和雄黄水飞过，调白面敷之。《金鉴》此方加白芷、白附、天麻、羌活各一两，共研末，唾津调敷伤处。如初起角弓反张，牙关紧急者，每用三钱，热童便调服，亦名玉真散。

灸法

破伤中风，用避阴槐树枝上皮，旋刻一片安伤处，用艾灸皮上百壮，不痛者灸至痛，痛者灸至不痛，甚效。

蜈蚣星风散《金鉴》 治破伤风。

蜈蚣二条 江鳔三钱 南星 防风二钱半

为末，每二钱，黄酒调下，日二服。

羌麻汤《金鉴》 治破伤风无汗者。

羌活 麻黄 川芎 防风 枳壳炒 茯苓 石膏煅 黄芩 细
辛 甘菊 蔓荆子 前胡 生甘草七分 白芷 薄荷五分

加姜煎。

疠 风

总论疠风

《金鉴》云：疠风者，有毒之风也。一因传染或遇生麻风之
人，粪坑、房室、床铺、衣被不洁。一因自不调摄，洗浴乘凉，
希图快意，或露卧当风，睡眠湿地。毒风袭入血脉，总属天地疠
气，感受不觉，未经发泄，积久而发，遍身麻木，次起白屑、红
斑，蔓延如癣形，若蛇皮脱落成片。始发之时，自上而下者顺，
自下而上者逆。渐来可治，顿发难医。风毒入里，化生为虫，虫
食五脏，则形有五损。肺受病，先落眉毛；肝受病，面起紫疱；
肾受病，脚底先穿；脾受病，遍身如癣；心受病，先损其目。此
为险证。〔批〕薛立斋云：目先损者，毒在肝；面发紫疱者，毒在心。
上体先见或多者，毒在上也；下体先见或多者，毒在下也。盖气分受
邪则上多；血分受邪则下多，气血俱受则上下齐见。又有五死证，麻
木不仁者，皮死；割肉不痛者，肉死；溃烂无脓者，血死；手足
脱落者，筋死；鼻梁崩塌，眼眩断裂，唇翻声哑者，骨死。五死
见一，即为败恶不治之候。初起宜服万灵膏见痈疽主治汗之，次宜
神应消风散、追风散、磨风丸俱见后，次第服之。牙龈出血，用黄
连、贯众等分，煎汤漱之。外搽类聚祛风散见后，兼用地骨皮、荆
芥、苦参、细辛各二两，河水煎汤，浸浴熏洗。若遇损败之证，
在上部则服醉仙散，在下部则服通天再造散。涉虚者，兼用何首
乌酒俱见后饮之。若能清心寡欲，戒口早治，或有可生，否则，终

于不救。

疠风不可概施攻毒

疠疡所患，非止一脏。然其气血无有勿伤，兼证无有不杂，况积岁而发现于外，须分经络之上下，病势之虚实，不可概施攻毒之药。当先助胃壮气，使根本坚固，而后治其疮可也。又当辨本证、兼证、变证、类证、阴阳虚实而斟酌焉。盖兼证当审轻重，变证当察先后，类证当详真伪。而汗下砭刺攻补之法又当量其人之虚实，究其病之原委以施治。虚者形气虚也，实者病气实而形气则虚也，若妄投燥热之剂，脓水淋漓，则肝血愈燥，肾水愈枯，相火愈炽，反成败证矣。

疠风宜清荣卫

喻嘉言曰：治疠风，以清荣卫为主，其汗宜频发，血宜频刺，宜清荣卫之捷法也。生虫由于肺热，其清肃之令不行，故由皮毛渐及腠理肠胃，莫不有虫。清其金，则虫不祛自熄。试观金风一动，旱魃绝踪，其喻明矣。然清肺亦必先清荣卫，盖荣卫之气腐而不清，传入于肺，先害其清肃之令故也。苦药虽能泻火杀虫，亦能伤胃，不可久服。胃者，荣卫从出之源也，久服苦寒，荣卫转衰，而腐败壅郁，不可胜言矣。所以苦参汤<small>见后</small>之类，荣卫素弱，谷食不充之人，不宜服也。大枫子油，最能杀虫驱风，然过于辛热，风未除而目先坏者恒多。其硫黄酒，服之必致脑裂之祸。又醉仙散<small>见后</small>入轻粉和末，日进三服，取其人昏昏若醉，毒涎从齿缝中出，疠未瘳而齿先落矣。盖除疠之药，服之近而少，疠必不除。服之久且多，药之贻害更大。惟易老祛风丸<small>见后</small>、东坡四神丹<small>见后</small>二方，可以久服取效，取为法焉。要知脉风成则为疠，然人之荣血正行于十二经络之中者，用平善之药，生血清热为主，祛风杀虫为辅，更行汗之刺之之法，无不愈者。且非极意惩创之人，不可与治。以戒色欲欲、禁口腹，二者非烈汉不能也。

疠风宜发汗

薛立斋曰：凡治疠风之法，最宜发汗。若患人身上痒甚，此风邪气郁，血不荣敷，宜四物汤见血加黄芩、白芷调浮萍末服，发汗而愈。

凡疠风初起头面瘙痒，便有红紫疹块起者，即可用防风通圣散见火门加苦参、天麻、蝉蜕数十贴，外用七珍汤见后浴洗，发汗则易愈。大忌五辛荤腥厚味，半年后必不再发。

疠风热毒火盛

疠风口舌肿痛，秽水时流，发渴喜冷，属胃经热毒者，宜泻黄散。口缝出血，大便秘结，热毒内淫者，宜黄连解毒汤。肝火克金者，宜泻青丸俱见火门。阴火炽盛，亏损气血，或血热发毒，宜逍遥散见热病加生地，或四物汤加银花、甘草，或犀角地黄汤俱见血门。如手足腿腕搔起白皮，宜清胃散见齿痛加赤芍。

疠疡砭刺之法

张子和谓一汗抵千针，盖以砭血不如发汗之周遍也。然发汗即出血，出血即发汗，二者一律。若恶血凝滞在肌表经络者宜汗，宜刺取委中，出血则效。若恶毒蕴结于脏，非荡涤其内则不能瘥。若毒在外者，非砭刺遍身患处及两臂腿腕、两手足指缝各处出血，其毒必不能散。若表里俱受毒者，非外砭内泄其毒，决不能退。若上体患多，宜用醉仙散见后，取其内蓄恶血于齿缝中出，及刺手指缝并臂腕以去肌表毒血。下体患多，宜用再造散见后，令恶血陈虫于谷道中出，仍针足指缝并腿腕，隔一二日更刺之，以血赤为度。如有寒热头疼等证，当大补气血。

疠风方肾脏风、雁来风

桦皮散《保命》　治肺壅风毒，遍身瘾疹瘙痒。

荆芥穗二两　枳壳去穰①，烧存性　桦皮烧存性，各四两　炙草五钱　杏仁二两，去皮尖，水一盏，煎令减半，晒干，另研

共为末，每二钱，食后酒调下。

---

① 穰：通"瓤"。《阅微草堂笔记·滦阳续录五》："肌肉虚松，似莲房之穰。"

通天再造散　治大风恶疾，病在阴者。

郁金　皂角刺　大黄煨，各一两　白牵牛六钱，半生半炒

共为末，每服五钱，日未出时，面东以无灰酒下。

[按] 郁金散肝郁、下气破血、下蛊毒，皂刺出风毒于荣血中，大黄利出瘀恶，牵牛利大小便，且苦寒皆能杀虫也。

醉仙散《宝鉴》　治疠风遍身麻木，病在阳者。

鼠粘子炒　胡麻仁炒　枸杞　蔓荆子炒，各一两　防风　白蒺藜　栝楼根　苦参各五钱

共为细末，每一两五钱，入轻粉二钱拌匀，每服一钱，茶清调下。忌一切炙煿厚味，止可食淡粥时菜。

[按] 牛子能出风毒恶疮，胡麻逐风润皮，枸杞消风散毒，蔓荆主贼风，蒺藜祛风痒、通鼻气，栝楼治瘀血、消热，苦参治热毒、杀虫。然必入轻粉为使，乃能驱诸药入阳明经，逐出恶风臭秽之毒，有夺旗斩将之功，遂成此方之妙用，非他方可企及也。服此药恐其伤齿，则以黄连末揩之。

升麻汤　治风热身如虫行，或唇反绽裂。

升麻三分　茯苓　人参　防风　犀角　羌活　官桂各二钱

每四钱，煎，送泻青丸方见火病门。一方有羚角。

加味清胃散　治牙齿作痛，喜热恶寒，牙龈溃烂。

升麻　白芷　防风　白芍　葛根　甘草　当归　川芎　紫背浮萍　羌活　麻黄　木贼

每五七钱煎。

祛风丸易老　治疠风误服风剂，伤阴血者。

黄芪　枳壳　防风　白芍　甘草　枸杞　地骨皮　熟地　生地各酒拌杵膏

等分为末，蜜丸白汤下。

四神丹东坡　治疠风。

羌活　元参　当归　生地

等分，或煎或丸服。

神应消风散《金鉴》 治疠风初起。

全蝎　白芷　人参—两

为末，每用二钱，勿食晚饭，次日空心温酒调服，觉身微燥为效。

追风散《金鉴》 治疠风。

锦纹大黄六两　川郁金一两八钱，炒　皂角刺一两五钱

为末，每五钱，加大风子油钱半，朴硝一钱，五更空心温酒调服。直待辰时，又如前调药，加熟蜜少许服之，以蜜解口。切不可卧，良久，痛泻数次，不妨以稀粥补之。如第一服消风散，第二日即服此药，第三日服磨风丸，周而复始，又如此服之。瘦弱者，十日内追风散只用一服，老弱者勿服。

磨风丸《金鉴》 治疠风。

豨莶草　牛子炒　麻黄　苍耳子　细辛　川芎　当归　荆芥防风　天麻　首乌　蔓荆　川羌活　独活　车前子　威灵仙—两

为末，酒打面糊丸，温酒下，日二服。

何首乌酒《金鉴》 治疠风。

何首乌四两　当归身　归尾　穿山甲炙　生地　熟地　虾蟆一两　松针　侧柏叶　五加皮　川乌泡去皮

将药入夏布袋内，扎口，用黄酒二十斤，同药袋入坛内封固，重汤煮三炷香，埋窨七日，取酒时时饮之，令醺醺然作汗。宜避风。

羌活当归散 治风毒血热，遍身疙瘩，或瘾疹瘙痒。

羌活　当归　牛子　川芎　黄连酒炒　防风　荆芥　甘草　黄芩酒炒　连翘　白芷　升麻

酒拌，晒干，煎服。

蔓荆子散 治肺脏蕴热，风毒如癞，变成恶风。

蔓荆子生用　甘菊花　枸杞　苦参去芦，各四两　天南星姜制胡麻仁炒，研，各一两　天麻二两

为细末，荆芥汤、茶清任下。

苦参汤 治疬风，清热湿，祛风邪。

苦参 生地 黄柏 当归 秦艽 牛子 赤芍 白蒺藜 丹皮 丹参 银花 贝母 加甘菊三钱

水煎服。

地黄酒 治疬风。

生地二两 黄柏 苦参 丹参 草薢 菊花 银花 丹皮 赤芍 当归 枸杞 蔓荆 赤苓各一两 秦艽 独活 灵仙各五钱 桑枝一两五钱 乌梢蛇去头尾，一具

上煮好头生酒五十斤，退火七日用。

加味当归膏 治一切疮疹疬风并痈肿收口，皆效。

当归 生地各两 紫草 木鳖子去壳 麻黄 大风子去壳研 防风 黄柏 元参各五钱 麻油八两 黄蜡二两

先将前九味入油熬枯，滤去渣，再将油复入锅内，熬至滴水成珠，再下黄蜡，试水中不散为度，倾入盖碗内，坐水中，出火三日，听搽。

防风天麻丸 治疬风癞疾。

防风 天麻 升麻 白附子炮 定风草 细辛去苗 川芎 蔓荆子 丹参 苦参 元参 紫参 威灵仙 人参 穿山甲炒 何首乌另捣为末，各一两 蜈蚣一对

为细末，与何首乌末拌匀，每药末二两，胡麻一斤，淘净晒干，炒熟，另研为末，与药末一同拌匀，蜜丸，共作九十丸。每服一丸，细嚼，温浆送下，不拘时候，日三服。宜食淡白粥一百二十日。大忌房劳，将息慎口。

《汇参》云：此方料是神仙所传，一年中常疗数人。初服有呕吐者不为怪，服药得安如故，其效如神。

石室秘录方

元参 苍术 熟地 苍耳子 茯苓 薏苡仁

共为细末，蜜丸。

类聚祛风散《金鉴》 治疬风。

硫黄 寒水石 枯白矾 贯众二两 蛇床子一两 朴硝五钱

共研末，蜡月猪脂捣烂调敷。

七珍汤 浴洗大风。

青蒿　艾叶　忍冬藤　苍耳子　桑条　槐条　柳条三条俱捶碎用

以上各药，煎水一桶，入炒盐半斤，间一日，洗浴密室中，以簟席围之，洗出汗为妙，不过十次，愈。

羌活白芷散 治头面生疮，内热口干，手掌皴裂，或遍身肿块，血燥秋间益甚者，名雁来风。

羌活　白芷　荆芥　防风　柴胡　黄芩酒炒　黄连酒炒　蔓荆子　牙皂角　甘草

煎服。

解药毒法

敷砒霜，患处作痛或溃烂，用湿泥频涂换之。若毒入腹，苦楚泄泻，饮冷米醋一二杯即止，生绿豆末、麻油俱可。敷雄黄闷乱或泄泻，防己煎汤解之。服辛热药鬓发脱落，乃肝经血伤火动，非风也，宜四物汤见血门、六味丸，以滋肝血而生肾水。服川乌、草乌等药闷乱流涎或昏愦吐血，用大黑豆、远志、防风、甘草煎汤解之。敷巴豆患处作痛，肌肉溃烂，生黄连为末，水调敷之；毒入内，吐泻，水调服二钱。敷藜芦，毒入内，煎葱汤解之。

中寒门

阴病论

喻嘉言曰：每见病者阴邪横发，上干清道，必显畏寒腹痛，下痢上呕，自汗淋漓，肉𥆧筋惕等证，即忙把住关门，行真武坐镇之法，不使雷龙升腾霄汉，一遵仲景已传之秘，其人获安。倘失此不治，顷①之浊阴从胸而上入者，咽喉肿痹，舌胀睛突，浊阴从背而上入者，颈筋粗大，头项若冰，转盻②浑身青紫而死，非地气

卷三

三八三

---

① 顷：原作"倾"，据文义改。

② 转盻（xì 细）：转眼，喻时间短促。

加天之劫厄乎？惟是陡进附子、干姜纯阳之药，亟驱阴邪下从阴窍而出，非与迅扫浊阴之气，还返地界同义乎？然必尽驱阳隙之阴，不使少留，乃得功收再造，非与一洗天界余氛，俾返冲和同义乎？曾会仲景意中之法，行之三十年，治经百人，凡遇药到，莫不生全。虽曰一时之权宜，即拟为经常之正法可也。

论伤寒直中阴经

人之阳气素弱，加以房室过损，腠理久疏，胃气久薄，泻痢无度者，一旦感受风寒之邪，正如懦怯之夫，盗至全不争斗，开门任其深入，拱手以听命而已，所以其候全不发热者为多。盖发热则尚有争斗之象，邪不得直入无忌也。然岂是从天而下，大都从胃口而入，胃为五脏六腑之源，邪入其中，可以径奔三阴而从其类，以故呕吐、四逆、唇青等候，亦从胃而先见也。失此不治，势必腹痛下痢不止，渐至舌卷囊缩而死矣。有魄汗淋漓而死者，孤阳从外脱，亦风邪为多也。有全不透汗，浑身青紫而死者，微阳为阴所灭，亦寒邪深重也。此证阴霾已极，以故一切猛烈之药，在所急用，不可一毫回互，设用药而加踌躇，转盼天崩地裂矣。

中寒有中脏腑经络皮肉筋骨之异

《汇参》云：寒亦有中脏、中腑、中经络皮肉筋骨之殊。中在皮肤，则为浮。中在肉，则为疴为重，为聚液分裂而痛。中经络，或痛在四肢，或痛在胸胁，或痛在胫背，或小腹痛引睾丸，或经脉引注脏腑之膜原，为心腹痛，或注连脏腑，则痛死不知人。中于筋骨，为筋挛骨痛，屈伸不利。中腑脏，则仲景述在《金匮要略》中，所谓肺中寒者，出浊涕；肝中寒者，则肾不能举，舌本强，善太息，胸中痛而不得转侧，则吐而汗出也；心中寒者，其人苦，心中如啖蒜状，剧者，心痛彻背，背痛彻心，譬如虫蛀，其脉浮者，自吐乃愈。不言脾肾二脏中寒者，缺文也。然所谓中寒者，乃居五脏所居畔界之郭内，阻隔其经，脏气不得出入。故病若真中脏，则死矣。

中寒异于伤寒

中寒异于伤寒，伤寒发热，中寒不发热也。仲景于伤寒则详之，而中寒不成热者，未之及，何也？曰：阳动阴静，动则变，静则不变。寒虽阴邪，既郁而成热，遂从乎阳动，传变不一，靡有定方，故极推其所之之病，不得不详也。不成热者，邪中于阴形之中，一定而不移，不移则不变，止在所中寒处而生病，故不必详也。

卒病论

喻嘉言曰：卒中寒者，阳微阴盛，最危最急之候。经曰：阴盛生内寒。因厥气上逆，寒气积于胸中而不泄，不泄则温气去寒独留，留则血凝，血凝则脉不通，其脉盛大以涩，故中寒。《内经》之言若此。今欲会仲景表章《内经》之意，敷陈一二，敢辞饶舌乎？经既言阴盛生内寒矣，又言故中寒者，岂非内寒先生，外寒后中之耶？经既言血凝脉不通矣，又言其脉盛大以涩者，岂非以外寒中，故脉盛大，血脉闭，故脉涩耶？此中伏有大疑，请先明之。一者，人身卫外之阳最固，太阳卫身之背，阳明卫身之前，少阳卫身之两侧。今不由三阳而直中少阴，岂是从天而下？盖厥气上逆，积于胸中则胃寒，胃寒则口食寒物，鼻吸寒气，皆得入胃。肾者，胃之关也。外寒斩关，直入少阴肾脏，故曰中寒也。此《内经》所隐而未言者也。一者，其脉盛大以涩，虽曰中寒，尚非卒病。卒病中寒，其脉必微。盖《内经》统言伤寒中寒之脉，故曰盛大以涩。仲景以伤寒为热病，中寒为寒病，分别言之。伤寒之脉，大要以大浮数动，滑为阳，沉涩弱弦为阴。阳病而见阴脉，且主死，况阴病卒急，必无反见阳脉之理。若只盛大以涩，二阳一阴，亦何卒急之有哉？此亦《内经》所隐而难窥者也。

再推仲景以沉、涩、弱、弦、微为阴脉矣。其伤寒传入少阴经，则曰脉微细。今寒中少阴，又必但言脉微，不言细矣。盖微者，阳之微也；细者，阴之细也。寒邪传肾，其亡阳亡阴尚未可定，至中寒则但有亡阳而无亡阴，故知其脉必不细也。若果见细脉，则其阴先已内亏，何由而反盛耶？

在伤寒证，惟少阴有微脉，他经则无。其太阳膀胱为少阴之腑，才见脉微恶寒，仲景早从少阴施治，而用附子、干姜矣。盖脉微恶寒，正阳微所致。诗云：彼月而微，此日而微。今此下民，亦孔之哀。在天象之阳，且不可微，然则人身之阳，顾可微哉？肾中既已阴盛阳微，寒自内生，复加外寒斩关直中，或没其阳于内，灭顶罹①殃；或逼其阳于外，隙驹避舍，其人顷刻云亡，故仲景以为卒病也。

真阳论

人身血肉之躯，皆阴也。父母媾精时，一点真阳先身而生，藏于两肾之中，而一身之元气由之以生，故谓生气之原。而六淫之邪毫不敢犯，所谓守邪之神，暗室一灯，炯然达旦，耳目赖之以聪明，手足赖之以持行者矣。昔人傲雪凌寒，寻师访友，犹曰一时之兴到；至如立功异域，啮雪虏庭，白首犹得生还，几曾外寒生而内寒中耶②？故以后天培养先天，百年自可常享。苟为不然，阳微必至阴盛，阴盛愈益阳微，一旦外寒卒中，而以经常之法治之，百中能一活耶？卒病之旨，其在斯乎？

肾中真阳，得水以济之，留恋不脱，得土以堤之，蛰藏不露，除施泄而外，屹然不动。而手足之阳为之役使，流走周身，固护腠理，而捍卫于外；脾中之阳，法天之健，消化饮食，传布津液，而运行于内；胸中之阳，法天之驭，离照当空，消阴除噎，而宣布于上。此三者丰亨有象，肾中真阳安享太宁，故有八十而御女生子，余勇可贾者矣。即或施泄无度，阳痿不用，尚可迁延岁月。惟在外、在上、在中之阳，衰微不振，阴气乃始有权。或肤冷不温，渐至肌硬不柔，卫外之阳不用矣；或饮食不化，渐至呕泄痞

---

① 罹：原作"罗"，据《医门法律·中寒门·阴病论》改。

② 几曾外寒生而内寒中耶：《医门法律·中寒门·阴病论》作"几曾内寒生而外寒中耶"。

胀，脾中之阳不用矣；或当膺阻碍，渐至窒塞不开，胸中之阳不用矣。乃取水土所封之阳，出而任事。头面得阳而戴赤，肌肉得阳而燔燥，脾胃得阳而除中，即不中寒，其能久乎？

中寒八难证治

寒中少阴，行其严令，埋没微阳，肌肤冻裂，无汗而丧神守，急用附子、干姜，加葱白以散寒，加猪胆汁引入阴分。然恐药力不胜，熨葱灼艾，外内协攻，乃足破其坚凝。少缓须臾，必无及矣，此一难也。

若其人真阳素扰，腠理素疏，阴盛于内，必逼其阳亡于外，魄汗淋漓，脊项强硬，用附子、干姜、猪胆汁，即不可加葱艾熨灼，恐助其散，令气随汗脱，而阳无由内返也。即扑止其汗，陡进前药，随加固护腠理，不尔，恐其阳复越，此二难也。

用附子、干姜以胜阴复阳者，取飞骑突入重围，搴旗树帜，使既散之阳望帜争趋，顷之复入耳。不知此义者，加增药味，和合成汤，反牵制其雄入之势，必致迁缓无功，此三难也。

其次，前药中即须首加当归、肉桂兼理其荣，以寒邪中人先伤荣血故也。不尔，药偏于卫，弗及于荣，与病即不相当。邪不尽服，必非胜算，此四难也。

其次，前药中即须加入人参、甘草，调元转饷，收功帷幄。不尔，姜、附之猛，直将犯上无等矣，此五难也。

用前药二三剂后，觉其阳明在躬，运动颇轻，神情颇悦，更加黄芪、白术、五味、白芍，大队阴阳平补，不可歇手。盖重阴见睍，浪子初归，斯时摇摇靡定，急缓不为善后，必坠前功，此六难也。

用群队之药，以培阴护阳，其人即素有热痰，阳出早已从阴而变寒。至此无形之阴寒虽散，而有形之寒痰阻塞窍隧者，无由遽转为热。姜、附固可勿施，其牛黄、竹沥，一切寒凉，断不可用。若因其素有热痰，妄投寒剂，则阴复用事，阳即躁扰，必堕前功，此七难也。

前用平补后，已示销兵放马、偃武修文之意。兹后，纵有顽痰留积经络，但宜甘寒助气开通，不宜辛辣助热壅塞。盖辛辣，始先不得已而用其毒，阳既安堵，即宜休养其阴，何得喜功生事，徒令病去药存，转生他患，漫无宁宇，此八难也。昌粗陈病概，明告八难，良工苦心此道，庶几可明可行矣。然卤莽拘执之辈，用法必无成功；愚昧鲜识之人，服药必生疑畏。谨合阴病论，请正明哲巨眼，恳祈互相阐发，俾卒病之旨人人共明，坦然率由，讵非生民之厚幸乎？

中寒诸证

仲景治三阴之证，四肢厥冷，虚寒下痢，宜急温其脏，用四逆汤见后；节庵治寒邪直中阴经，厥冷踡卧，用回阳救急汤见后。寒毒所至，卒然眩仆，无汗，先宜用酒调灌苏合香丸方见中风门。中寒眩仆，身体强直，用五积散方见感冒门加木香、麝香。

中寒门方

附姜白通汤 治暴卒，中寒厥逆，呕吐泻痢，色青气冷，肌肤凛栗无汗，盛阴没阳之证。

附子炮，去皮脐　干姜炮，各五钱　葱白五茎，取汁　猪胆大者半枚

水煎姜、附二味，入葱胆二汁和匀，温服。外用葱熨艾灸法见后。次用第三方。〔批〕此以热药治寒，寒甚而格药不入，徒增其逆乱之势。加胆汁为向导，斯药入而寒不为拒，阳可回矣。

附姜汤 治卒暴中寒，其人腠理素虚，自汗淋漓，身冷，手足厥逆；或外显假热，烦躁，乃阴盛于内，逼其阳亡于外，即前方不用葱白也。

附子炮，去皮脐　干姜炮，各五钱

水煎姜附二味，略加猪胆汁一蛤蜊壳，浸和温，冷服，不用葱熨艾灸灼。

一方无葱、猪胆汁，兼治瘴毒阴证，及吐利恶风，名干附子汤。

附姜归桂汤　治暴病，用姜附汤后，第二服，随用此方继之，因姜、附专主回阳，而其所中寒邪先伤荣血，故加归、桂驱荣分之寒，乃得药病相当也。

附子炮，去皮脐　干姜炮　当归　肉桂各二钱半

水煎，入蜜一蛤利壳，温服。

附姜归桂参甘汤　治阳气将回，阴寒少杀，略有端绪，第三服即用此方。

附子炮，去皮脐　干姜炮　当归　肉桂各钱半　人参　炙草各二钱　煨姜三片　大枣二枚

煎，入蜜三蛤蜊壳，温服。〔批〕自汗不用煨姜

辛温平补汤　治暴中寒证。服前三方后，其阳已回，身温色活，手足不冷，吐痢渐除，第四方即用此，平调脏腑荣卫，俾不致有药偏之害也。

附子炮，去皮脐　干姜炮，各五分　当归钱　肉桂五分　人参炙草　黄芪蜜炙　白术　白芍酒炒，各钱　五味子十二粒　煨姜三片　大枣二枚

煎，加蜜五蛤蜊壳。

甘寒补气汤　治中寒服药后，诸证尽除，但经络间微有窒塞，辛温药服之不能通快者，第五方用甘平助气，缓缓调之。

人参　麦冬各钱　黄芪蜜炙，钱二　白芍酒炒，一钱　炙草七分生地二钱　牡丹皮八分　淡竹叶鲜者取汁少许更妙，干者可用七分

水煎，入梨汁少许，热服。无梨汁，竹沥可代。

喻嘉言曰：此上六方次第，余所自订者也。然仲景《卒病方论》无传，难以征信，再取《伤寒论》并《金匮》治虚寒诸方发明为例，见治热病、杂病之虚寒者用药且若此，而治暴病之说可深信不疑矣。更取诸家方治，评定得失大意，以昭法戒。

崔氏八味丸　治脚气上入，少腹不仁；又治虚劳腰痛，少腹拘急，小便不利；又治短气有微饮，引从小便出之。〔批〕即八味地黄丸。

干地黄八两　山茱萸　山药各四两　泽泻　茯苓　丹皮各三两

熟附子　上官桂各一两

为末，蜜丸，酒下。

喻嘉言曰：《金匮》用此方，治脚气上入，少腹不仁者。脚气即阴气，少腹不仁，即攻心之渐，故用之以驱逐阴邪也；其虚劳腰痛，少腹拘急，小便不利，则因过劳其肾阴，气逆于小腹，阻遏膀胱之气化，小便自不能通利，故用之以收摄肾气也；其短气有微饮者，饮亦阴类，阻其胸中空旷之阳，自致短气，故用之引饮下出，以安胸中也。

理中汤仲景　治中寒腹痛，自痢，不渴，脉沉或厥冷拘急，感寒霍乱。

白术土炒，二两　人参　干姜　炙草各两

水煎，温服。自痢、腹痛者，加木香；不痛、痢多者，倍白术；渴者，倍白术；踡卧沉重，利不止，加附子；腹满，去甘草；呕吐，去白术加半夏、姜汁；脐下动气，去术加桂；悸，加茯苓；阴黄，加茵陈；结胸，加枳实。本方等分，蜜丸，名理中丸见劳倦。

附子理中汤　治中寒腹痛、身痛，四肢拘急。

白术土炒，二两　人参　干姜　炙草各两　附子炮，一枚

水煎，温服。

八味大建中汤　治气血不足，虚损劳瘠，及阴证发斑，寒甚脉微。

炙芪　人参　炙草　法半　当归酒洗　白芍酒炒　附子　肉桂

加姜、枣煎。

附子麻黄汤　治中寒昏冒，口眼㖞邪。

麻黄　白术　人参　炙草　干姜　当归　附子炮

水煎服。

真武汤仲景　治太阳①误汗不解，悸眩瞤振亡阳之证。又治少阴腹痛下利，有水气。

茯苓　芍药　生姜各三两　白术二两　附子一枚，炮，去皮脐

---

① 阳：原作"汤"，据《医门法律·中寒门·中寒门诸方》改。

水煎，去渣，温服，日三服。

若咳者，加五味子半斤①，细辛、干姜各一两。细辛、干姜辛以散水寒，五味酸以收肺气而止咳。若小便利者，去茯苓。茯苓淡渗而利窍，小便既利，即防阴津暗竭，不当更渗。若呕者，去附子，加生姜足成半斤。呕加生姜，宜矣，水寒上逆而为呕，正当用附子，又何反去之耶？

通脉四逆汤仲景　治厥阴下痢清谷，里寒外热，厥逆恶寒，脉微欲绝之证。

甘草炙，二两　干姜三两，强人可用四两　附子大者一枚，生用，去皮

面赤色者，加葱九茎。面赤色，格阳于上也，加葱通阳气也，故名通脉。腹中痛者，去葱，加芍药二两。腹中痛，真阴不足也。去葱，恶其顺阳也，加芍药收阴也。呕者，加生姜二两。咽痛者，去芍药，加桔梗一两。咽痛，阴气上结也。去芍药，恶其敛气聚阴也，加桔梗利咽也。痢止，脉不出者，去桔梗，加人参二两。痢止，邪欲罢也；脉仍不出，阳气未复也。阳气不复，亦兼阴血不充，故加人参补气血；去桔梗，恶其上截不四通也。

葱熨艾灸法

治阴毒手足厥冷，腹痛暴绝。服白通汤或四逆汤后，用葱一大握，以绳缠束，切去两头，留白寸许，以火灸热，安脐上。先将麝香半分填脐中，次放葱饼，用熨斗于葱饼上熨之，令热气从脐入腹，痛甚者，连熨二三饼，身温有汗即差，否则不治。或用艾灸关元、气海穴脐下一寸五分，名气海；二寸，名丹田；三分，名关元，各二三十壮，内外协攻，务令一时之内阴散阳回，得汗而解。葱能通中，艾性温热，麝能开窍，助之以火，固有回阳之功。或用酽醋拌麸皮，炒熟，袋盛，蒸熨比前法尤捷。

回阳救急汤　治三阴中寒初病，身不热，头不痛，恶寒战栗，四肢厥冷，引衣自盖，蜷卧沉重，腹痛吐泻，口中不渴；或指甲唇

---

① 斤：《医门法律·中寒门·中寒门诸方》作"升"。

青，口吐涎沫；或无脉，或脉沉迟无力。

附子泡 干姜 肉桂 人参五分 白术 茯苓一钱 半夏 陈皮五分 五味子九粒 甘草三分

加姜煎，入麝三厘调服。无脉，加猪胆汁苦入心而通脉；泄泻，加升麻、黄芪；呕吐，加姜汁；吐涎沫，加盐水，炒茱萸。
〔批〕节庵

暑病门

夏月暑湿热三气论

喻嘉言曰：六气，春主厥阴风木，秋主阳明燥金，冬主太阳寒水，各行其政。惟春分以后，秋分以前，少阳相火、少阴君火、太阴湿土，三气合行其事。是故天本热也，而益以日之暑；日本烈也，而载以地之湿。三气交动，时分时合。其分也，以风动于中，胜湿解蒸，不觉其苦；其合也，天之热气下，地之湿气上，人在气交之中，受其炎蒸，无隙可避，多有体倦神昏，肌肤痱起，胸膺痤出，头面疖生者矣。甚则消渴、痈疽、吐泻、疟痢，又无所不病矣。其不能淡薄滋味，屏逐声色者，且以湿热预伤金水二脏，为秋冬发病之根。故病之繁而且苛者，莫如夏月为最。夫天气无形之热与地气有形之湿交合，而大生广生之机益彰。然杀机每伏于生机之内，所称移星易宿，龙蛇起陆者，即于夏月见之，人身亦然。《内经》运气主病，凡属少阴君火，即与太阴湿土一类同推，不分彼此。而太阴司天，湿淫所胜，平以苦热，佐以酸辛，以苦燥之，以淡泄之，治湿之法则然矣。下文即出治热之法，云湿上甚而热，治以苦温，佐以甘辛，以汗为故而止。可见湿淫而至于上甚，即为热淫。其人之汗，必为湿热所郁而不能外泄，故不更治其湿，但令汗出如其故常，斯热从汗解，其上甚之湿即随之俱散耳。观于《内经》湿热二气合推，即以得汗互解，妙义彰彰矣。

暑为阳邪论

汪讱庵曰：暑为阳邪，心属离火，故暑先入心，从其类也。

人与天地同一橐籥，巳月六阳尽出于地上，此气之浮也。经曰夏气在经络，长夏气在肌肉，表实者里必虚，又热则气泄。经曰：脉虚身热，得之伤暑，外证头痛口干，面垢自汗，呕逆泄泻，身热背寒，倦怠少气，其大较也。但身不痛，与感寒异，有余证者，皆后传变也。

伤暑伤寒辨

张兼善[①]曰：暑证多与伤寒相似，但伤寒初病，未至烦渴，暑初病即渴。伤寒脉必浮盛，暑脉虚弱，为不同耳。〔批〕伤寒初起，无汗不渴。暑病初起，即汗出而渴。

中暑中热辨

东垣曰：静而得之谓之中暑，中暑者阴证，当发散也。或避暑热，纳凉于深堂大厦，或过服生冷得之者，名曰中暑。其病必头痛恶寒，身形拘急，面垢，肢体疼痛而心烦，肌肤大热，无汗，为房室之阴寒所遏，使周身阳气不得伸越，世多以大顺散见后主之是也。动而得之谓之中热，中热者阳证，为热伤元气，非形体受病也。若行人或农夫于日中劳役得之者，名曰中热。其证必苦头疼，发躁恶热，扪之肌肤大热，大渴引饮，汗大泄，无气以动，为热伤肺气，人参白虎汤见后主之。

张洁古曰：中热为阳证，为有余；中暑为阴证，为不足。盖肺主气，夏月火盛烁金，则肺受伤而气虚，故多不足。又伤暑与湿温相似，但湿温身凉不渴。又与热病相似，但热病脉盛，中暑脉虚，以此辨之。〔批〕汗出身热恶寒而不渴，为中风；汗出身热而渴，不恶寒，为温病；汗出恶寒发热而渴，为中暍。寒伤形，表邪外盛，故脉大而有余；暑伤气，元气耗伤，故血虚而不足。

《活人书》云：脉虚身热得之中暑，乃不足之证，头痛恶寒，形面拘垢，宜用温散之剂；脉盛身热谓之中热，乃有余之证，头

---

① 张兼善：原作"张善兼"，考明代医家张兼善著有《伤寒发明》二卷（已亡佚），据改。

痛壮热，大渴引饮，宜清凉之剂。

伤暑中暑闭暑寒热轻重不同

《医学心悟》云：古称静而得之谓之中暑，动而得之为中热，谓暑阴而热阳也。然则道途中暑之人，亦可谓静而得之耶？不知暑者，日之酷也，夏日烈烈，为太阳之亢气，人触之则生暑病。至于静而得之者，乃纳凉于深堂广厦，嗜食瓜果，致生寒疾。或头痛身痛、发热恶寒者，外感于寒也；或呕吐腹痛、四肢厥冷者，内伤于寒也。大抵辨暑证之法，以自汗口渴，烦心溺赤，身热脉虚为的，然有伤暑、中暑、闭暑之不同。伤暑者，感之轻者也，其证烦热口渴，益元散见后主之。中暑者，感之重者也，其证大汗昏闷不醒或烦心喘渴，以消暑丸见后灌之。闭暑者，内伏暑气而外为风寒闭之也，其头痛身痛，发热恶寒者，风寒也，口渴烦心者，暑也，宜四味香薷饮见后加风表药治之。

夏月伏阴在内当作虚论

李东垣曰：巳月六阳生，阳尽出于上，此气之浮也。人之腹受地气，此时浮于肌表，散于皮毛，腹中之阳虚矣。世言夏月伏阴在内，此阴字有虚之义，若作阴冷看，其误甚矣。孙真人制生脉散，令人夏月服之，非虚而何？

伤暑宜分动静

《此事难知》曰：伤暑有二，动而伤暑，心火太盛，肺气全亏，故其脉洪大，动而火胜者，热伤气也，辛苦之人多得之；静而伤暑，火胜金位，肺气出表，故其脉沉疾而恶寒，静而湿胜者，身体重也，安乐之人多得之。

暑病宜分外感内伤动静寒热

喻嘉言曰：动静二字，只可分外感内伤。动而得之，为外感天日之暑热；静而得之，因避天日之暑热，而反受阴湿风露、瓜果生冷所伤，则有之矣。时令小寒、大寒，而人受之者为伤寒；时令小暑、大暑，而人受之者即为伤暑。劳苦之人，凌寒触暑，故多病寒暑；安养之人，非有饮食房劳为之招寒引暑，则寒暑无由入也。所以膏粱藜藿①，东南西北，治不同也。日中劳役而触冒其暑者，此宜清凉解其暑毒，如白虎汤、益元散、黄连香薷饮俱见后、三黄石膏汤方见火病之类，皆可取用也。深居广厦，袭风凉，餐生冷，遏抑其阳而病暑者，一切治暑清凉之方即不得径情直施。如无汗仍须透表，以宣其阳；如吐痢急须和解，以安其中，甚者少用温药以从治之。故冒暑之霍乱吐泻以治暑为主，避暑之霍乱吐泻以和中温中为主，不可不辨也。

暑病无汗宜先解其外后清其内

喻嘉言曰：暑病必至多汗，若无汗者，非因水湿所持，即为风寒所闭，此宜先攻其外，必以得汗为正。得汗已，方清其内，若不先从外解，则清之不胜清，究成疟痢等患，贻累无穷。

暑邪不可误用温补

暑伤气，才中即恹恹短息，有似乎虚，故清暑益气，兼而行之。不知者，妄投温补，致令暑邪深入血分，而成衄痢，即遇隆冬大寒，漫无解期，故热邪误以温治，其害不浅也。

肥人湿多则病暑瘦人火多则病热

体中多湿之人，最易中暑，两相感召故也，外暑蒸动内湿，二气交通，因而中暑。所以肥人湿多，夏月百计避暑，反为暑所中者，不能避身之湿即不能避天之暑也。益元散见后驱湿从小便出，夏月服之解暑，有自来矣，然体盛湿多则宜之。清癯无湿之人，津液为时令所耗，当用生脉散见后充其津液。若用益元妄利小水，竭其下泉，枯槁立至。况暑热蒸动之湿，即肥人多有内夹虚寒，因至霍乱吐泻，冷汗四逆，动关性命者，徒恃益元解暑驱湿，反促其脏腑气绝者比比，可不明辨而轻用之欤？〔批〕热蒸其湿是为暑，无湿则但为干热而已。故肥人湿多，即病暑者多。瘦人火多，

---

① 藜藿：粗劣的饭菜。

即病热者多。汪讱庵曰：暑必兼湿，故治暑必先去湿。

暑风卒倒宜分虚实

中暑卒倒无知，名曰暑风，大抵有虚实两途。实者痰之实也，平素积痰充满经络，一旦感召盛暑，痰阻其气，卒倒流涎，此湿暍〔批〕暍，音谒，伤暑也，中热也合病之最剧者也，宜先吐其痰，后清其暑，犹易为也；虚者阳之虚也，平素阳气衰微不振，阴寒久已用事，一旦感召盛暑，邪凑其虚，此湿暍病之得自虚寒者也，宜回阳药中兼清其暑，最难为也。丹溪谓：火令流金铄石，何阴之有？立言未免偏执，十中不无一二之误。夫峨眉积雪，终古未消，岂以他山不然，遂谓夏月旷刹皆火热乎？人身之有积阴，乃至汤火不能温者，何以异此？《内经》谓：无者求之，虚者责之。可见，不但有者、实者之当求责矣，管见谓大黄龙丸见后有中暍昏死灌之立苏者，非一征乎？间亦有中气者，为七情所伤，气厥无痰，宜用苏合香丸方见中风灌之。许学士云：此气暴厥逆而然，气复即已，虽不药亦愈，然苏后暑即宜清也。

暑毒深入①血分宜凉血清解

暑风卒倒，类乎中风，而不可从风门索治。管见谓有用大黄龙丸灌之而苏，亦可得治暑风之一班矣。倘或其人阴血素亏，暑毒深入血分，进以此丸，宁不立至危殆乎？《良方》有地榆散见下血，治中暑昏迷，不省人事而欲死者，但用平常凉血之药，清解深入血分之暑风，良莫良于此矣。后有用之屡效，而美其名为泼火散者，知言哉！夫中天火运，流金铄石，而此能泼之，益见暑风为心火暴甚，煎熬阴血，舍清心凉血之外，无可扑灭矣。

伏暑中暑烦渴

伏暑烦渴而多热痰，宜小半夏茯苓汤见痰门加黄连。中暑烦渴，身热头痛，膀胱积热，尿秘吐泻，宜二术四苓汤见湿门。

---

① 深入：原作"入深"，据底本目录改。

冒暑饮酒引暑入内

冒暑饮酒，引暑入肠胃，发热大渴，酒热与暑气相并，小便不利，其色如血，宜五苓散去桂加黄连一钱煎。

中暑急证

李士材曰：暑中证，面垢闷倒，昏不知人，冷汗自出，手足微冷。或吐、或泻、或喘、或满、或渴，先以苏合香丸见中风抉开灌之；或以来复丹见后研末，白汤灌之；或研蒜水灌之；或剥蒜肉入鼻中，皆取其通窍也。又法：用不蛀皂角，刮去黑皮，烧存性，皂角灰一两，甘草末六钱，和匀，每服一钱，新汲水调下，待其稍苏，辨证用药。又法：取沉檀焚之，使香气满室，以达其窍，亦有得苏者。〔批〕中暑发狂，气喘，汗如雨下。《治案秘录》云：此暑毒内焚，逼汗于外，亡阳顷刻，余用黄连白虎汤救之。石膏、人参俱各四两，黄连三钱，煎一剂而神定，二剂而汗止矣。

暑病门方

人参白虎汤《金匮》 治太阳中暍，身热汗出，恶寒足冷，脉微而渴。

知母六两 石膏一斤 甘草二两 粳米一合 人参三两

水煎，米熟汤成，去滓温服。即白虎汤加人参。〔批〕此方又云治中暑不恶寒而发热者。

喻嘉言曰：夏月汗出恶寒，卫气虚也。身热而渴，肺金受火克而燥渴也。经曰：心移热于肺，传为膈消，消亦渴也。心火适王，肺金受制，故用此汤以救肺金也。

苍术白虎汤《金匮》 治伤暑，头痛恶寒，身形拘急，肢节疼痛而烦，肌肤大热无汗。

此即前方去人参加苍术二两，煎法同详见湿门。

李东垣曰：动而伤暑，火热伤气，辛苦之人多得之，宜人参白虎汤。静而伤暑，湿胜身重，安乐之人多得之，宜苍术白虎汤。

竹叶石膏汤《金匮》 治伤暑，烦躁发渴，脉虚。

竹叶二把 石膏一斤 人参三两 甘草炙，两 麦冬一升 半夏

半升　粳米半升

　　加姜煎。

　　汪讱庵曰：竹叶、石膏之辛寒以散热，人参、甘草、粳米之甘平以益肺安胃，补虚生津，半夏之辛温以豁痰止呕，故去热而不损其真，导逆而能益其气也。

　　四味香薷饮《局方》　治感冒暑气，皮肤蒸热，头痛头重，自汗肢倦，或烦渴，或吐泻。

　　香薷　川朴姜制　扁豆炒，各五钱　黄连姜汁炒，三钱

　　水煎，冷服。香薷辛热，必冷服者，经所谓治温以清凉而行之也，热服作泻。

　　李时珍曰：暑有乘凉饮冷，致阳气为阴邪所遏，反中入内，遂病头痛发热，恶寒烦渴，口燥吐泻，霍乱，宜用香薷以发越阳气，散暑和脾则愈。若饮食不节，劳役作丧之人伤暑，大热大渴，汗出如雨，烦躁喘促，或泄或吐者，乃内伤之证，宜用清暑益气、人参白虎之类，以泄火益元可也，若用香薷，是重虚其表而增其热矣。盖香薷乃夏月解表之药，如冬月之用麻黄，气虚人尤不宜多服，今人谓能解暑，概用代茶，误矣。

　　五物①香薷饮　驱暑和中。

　　香薷　厚朴　扁豆　茯苓　甘草

　　水煎服。

　　三物香薷饮　治冒暑呕逆泄泻。

　　香薷　厚朴　扁豆

　　水煎服。〔批〕黄连香薷饮即此方去扁豆加黄连。

　　桂苓丸　治冒暑烦渴，引饮过多，腹胀便赤。

　　肉桂　茯苓各一两

　　蜜丸，白汤下。〔批〕肉桂入膀胱以化气，茯苓入肺而通膀胱。

　　六和汤　治内伤生冷，外感暑气，寒热交作，霍乱转筋吐泻。

　　砂仁　藿香　川朴　杏仁　木瓜　扁豆炒　猪苓　法半　白术

---

　　①　物：原作"味"，据底本目录改。

人参　甘草

加姜、枣煎。〔批〕砂仁、川朴化食，藿香、杏仁香能舒脾，木瓜酸能平肝舒筋，扁豆散暑和脾，猪苓淡能渗湿，半夏辛温散逆止呕，参、术、甘草辅正除邪。

一方无白术，一方有苍术，伤暑加香薷，伤寒加紫苏。

汪讱庵曰：六和者，和六气也。风寒暑湿燥火之气，夏月感之为多，故用诸药匡正脾胃，以拒诸而平调之也。

大顺散　治冒暑伏热，引饮过多，脾胃受湿，清浊相干，阴阳气逆，霍乱吐泻，脏腑不调。

肉桂　干姜　甘草　杏仁去皮尖，研

先将甘草用白砂炒，次入姜，次下杏仁，炒过筛去砂净，合桂为末，每二三钱，白汤点服。一云肉桂易桂枝。〔批〕此夏月过于饮冷飡寒，阳气不得伸越之证，故以辛温发热之药，升伏阳于阴中，亦从治之法也。

吴鹤皋曰：此方非治暑，乃治暑月饮冷受伤之脾胃耳。

缩脾饮　清暑气，除烦渴，止吐泻霍乱，及暑月酒食所伤。

砂仁　草果煨，去皮　炙草四两　扁豆炒　葛根二两　乌梅四两

水煎，澄冷服以解烦，或欲热欲温任意服。

汪讱庵曰：暑必兼湿，而湿属脾土。暑湿合邪，脾胃病矣，故治暑必先去湿。砂仁、草果辛香温散，利气快脾，消酒食而散湿；扁豆专解中宫之暑而渗湿；葛根能升胃中清阳而生津；乌梅清热解渴；甘草补土和中。

枇杷叶散《局方》　治伤暑伏热，烦渴引饮，呕哕恶心，头目昏眩。

枇杷叶去毛，炙　陈皮　丁香　川朴姜汁炒，各五钱　麦冬　木瓜　白茅根　炙草各两　香薷七钱半

共为末，每服二钱，姜汤下。烦躁用井水调。小儿三岁以下，服五分，量大小加减。〔批〕丁香泄肺温胃；茅根甘寒，除伏热哕逆。

二香散 治外感内伤，身热腹胀。

香薷　厚朴　扁豆　木瓜　甘草　香附　陈皮　苍术　紫苏

水煎服。

香薷葛根汤 治伤暑兼伤风咳嗽。

香薷　厚朴　扁豆　葛根

水煎服。

汪讱庵曰：此方当治伤暑泄泻。

消暑丸 治伏暑烦渴，发热头痛，脾胃不利。

半夏一斤，醋五斤，煮干　茯苓　生甘草各半斤

姜汁糊丸，勿见生水，热汤下。有痰者，生姜汤下，中暑为患，药下即苏。〔批〕一方以此本方，每两加黄连一钱，治多热痰，名连黄消暑丸。

汪讱庵曰：长夏炎蒸，湿土司令，故暑必兼湿，证见便秘烦渴，或吐或痢者，以湿盛则气不得施化也。此方不治其暑而治其湿，用半夏、茯苓行水之药，少佐甘草以和其中。半夏用醋煮者，醋能开胃散水，敛热解毒也，使水气、湿气俱从小便下降，则脾胃和而烦渴止矣。《局方》取此名消暑丸，意甚深远。伤暑而发热头痛者，服此尤良。

子和桂苓甘露饮 治伏暑，烦渴脉虚水逆。〔批〕渴欲饮水，水入则吐者，名曰水逆。

茯苓　泽泻　白术　石膏　甘草　寒水石　滑石　人参　葛根　藿香　木香

水煎服，或加肉桂。

六一散河间 治中暑表里俱热，烦躁口渴，小便不利，泻痢热疟，霍乱吐泻。〔批〕方名六一者，取天一生水，地六成之之义，又名天水散。暑热皆阳邪，在表则发热，在里则泻痢、霍乱、发疟，在上则烦渴，在下则便秘或热泄。

滑石六两，水飞　甘草两

为末，冷水或灯心汤下。丹溪曰：泄泻及呕吐，生姜汤下。中寒者，加硫黄少许。本方加辰砂少许，镇心神而泻丙丁之邪热，

名益元散；本方加薄荷少许以清肺，名鸡苏散；本方加青黛少许以清肝，名碧玉散。治同。

汪讱庵曰：滑石气轻能解肌，质重能清降，寒能泄热，滑能通窍，淡能行水，使火退而肺气下通膀胱，又能祛暑止烦渴而利小便也。加甘草者，和其中气，又以缓滑石之寒滑也。

十味香薷饮 治暑湿内伤，头重吐利，身倦神昏。

香薷　川朴　扁豆　人参　黄芪　木瓜　茯苓　白术　陈皮
炙草各五钱

水煎，每服一两。〔批〕李东垣曰：世言夏月伏阴在内，此阴字有虚之义。

汪讱庵曰：参、芪补脾益气；苓、术、陈、草，助脾调中；木瓜酸温，利湿收脱，能于土中泄木，平肝而和脾。此外感而兼内伤之证，故用香薷清暑解表，而以诸药调中宫也。

生脉散《千金》 治热伤元气，气短倦怠，口渴多汗，肺虚而咳。

人参　麦冬各五分　五味七粒

水煎服。

汪讱庵曰：脉主气，肺气旺则四脏之气皆旺。虚，故脉绝短气也。心主脉，肺朝百脉，补肺清心，则气充而脉复，故曰生脉也。夏月炎暑，火旺克金，当以保肺为主。清晨服此，能益气而祛暑。夏月加黄芪、炙草。

清暑益气汤东垣 治长夏湿热炎蒸，四肢困倦，精神短少，胸满恶食，气促口渴，心烦自汗，身热身重，肢体疼痛，小便赤涩，大便溏而脉虚者。

黄芪　人参　白术　苍术　神曲炒　青皮炒　陈皮留白　炙草
麦冬　五味　当归酒炒　黄柏酒炒　泽泻　升麻　葛根

加姜、枣煎。〔批〕升麻使行阳迫自脾胃中右迁，柴胡使诸经左迁，生发阴阳之气，葛根能解肌热。《医贯》曰：有伤暑吐衄者，暑伤心，心虚不能生血，不宜过用寒凉以泄心，宜清暑益气汤加丹皮、生地、犀角之类。盖暑伤心，亦伤气，其脉必虚，以参芪补气，使能摄血，斯无弊也。

李东垣曰：脾虚，肺气先绝，故用黄芪闭腠理，止汗益气。脾胃既虚，阴火伤其生发之气，荣卫火伤，血虚以人参补之，阳旺自能生阴血也。更加当归和血，又加黄柏以救肾水，盖其寒能泄火，火减则心气得平而安也。心火乘脾，故用炙草泄火而补脾，宜少用，恐滋满也，中满者去之，若腹中急痛、急缩者，却宜多用。咳者去人参，口渴嗌干加葛根。心下痞，气乱于胸，为清浊相干，故以陈皮理之。长夏湿胜，故加二术、泽泻走下，分消其湿热也。湿胜则食不化，炒曲辛甘，青皮辛温，消食快气。五味、麦冬、人参甘微酸寒，泄火热而益肺气、救庚金。此三伏中，长夏正旺之时药也。

调元生脉散 平肝木，益脾土，泻邪火，补元气，小儿要药。

人参　炙芪　麦冬　五味　炙草

加姜、枣煎服。

加味五苓散 治暑证不慎口腹，过食生冷，呕吐泻痢。

白术　云苓　猪苓　泽泻　官桂　藿梗　木瓜　砂仁

加姜、枣煎服。

薷苓汤 治阳暑脉虚，腹痛泄泻。

白术　香薷　云苓　猪苓　泽泻　化桂　扁豆炒　川朴　炙草

加姜、枣、灯心煎服。

大黄龙丸 治中暑身热，头疼，状如脾寒，或烦渴呕吐，昏闷不食。

舶上硫黄　硝石各两　白矾　雄黄　滑石各半两　白面四两

共研末，入面和匀，滴水丸，梧子大，每服三十丸，新井水下。

喻嘉言曰：有中暍昏死，灌之立苏。

泼火散 即地榆散。治中暑昏迷，不省人事欲死者；并治伤暑烦躁，口苦舌干，头痛恶心，不思饮食及血痢。

地榆　赤芍　黄连　青皮去白

等分，每三钱，浆水调。若血利，水煎服。

黄芪人参汤 东垣　治暑伤元气，注夏倦怠，胸满自汗，时作头痛。〔批〕人有遇春末夏初，头痛脚弱，食少体热，谓之注夏病。

人参　黄芪　白术　苍术　麦冬去心　五味炙　黄柏酒炒，焙　当归酒洗　神曲炒　升麻　陈皮　炙草

水煎。此即清暑益气汤去青皮、泽泻、干葛。

辰砂五苓散　治暑气入心，身烦热而肿。

猪苓　茯苓　白术　泽泻　肉桂　朱砂细研，水飞

为末，入灯心煎。

此方以桂枝易肉桂，白汤调服。亦治伤寒表里未解，头痛发热，心胸郁闷，唇口干焦，狂言见鬼，小便秘塞，以辰砂甘凉泄心热，能发汗祛风辟邪也。

来复丹〔批〕一名养正丹。　治伏暑吐泻，身热脉弱，其效如神，仓卒间须用此药。

硝石一两，同硫黄为末，入瓷碟内，用微火炒，以柳枝搅结砂子，火不可大，恐伤药力　舶上硫黄一两　五灵脂澄，去砂　橘红　青皮各二两，一云各二钱　太阴玄精石一两

共为末，醋糊丸，小豆大，每服三十丸，空心米饮下。大人疝气，小儿惊风，悉宜服。

《易简方》云：硝石性寒，佐以陈皮，其性疏快。硫黄性寒味涩，若作暖药以止泻，误矣。盖因啖食生冷，或冒暑月之气，中脘闭结，挥霍变乱，非此药不能通利三焦、分理阴阳，其功甚效而速。

〔按〕伏暑者，暑热之气因时感冒，伏于心胸之间，以致正气郁闷，上下不得宣通，遂令闷绝而死，有如尸厥之状。暑月长途，往往有之，切不可补，宜备此药此济之。

酒煮黄连丸　治伏暑久藏三焦肠胃之间，发出寒热往来，霍乱吐泻，疟痢烦渴或腹痛下血。

黄连去须，十二两

以好酒五升，煮烂晒干，为末，滴水为丸，每服五十丸，热水下。

简便方

行路中暍而死，惟置日中，掬路上热土围其脐腹，以热尿溺其中，或近火以热汤灌之，不可作中风治。

一法云：从阴凉处用热土围脐，尿溺其中，以生姜、大蒜捣自然汁，和热童便灌之。童便一时难得，滚汤和灌亦可。

中暑壮热，大渴，饮热茶即死，盖以热闭热也。用大蒜捣汁，以冷泉水和匀，灌之即醒。

湿病门

风湿论

喻嘉言曰：风也、湿也，二气之无定体，而随时变易者也。湿在冬为寒湿，在春为风湿，在夏为热湿，在秋为燥湿，以湿土寄旺于四季之末，每随四季之气而变迁。昌言之矣，惟风亦然。风在冬为觱发①之寒风，在春为调畅之温风，在夏为南熏之热风，在秋为凄其之凉风。《内经》谓风者百病之长，其变无常者是也。其中人也，风则上先受之，湿则下先受之，俱从太阳膀胱经而入。风伤其卫，湿流关节，风邪从阳而亲上，湿邪从阴而亲下，风邪无形而居外，湿邪有形而居内。上下内外之间，邪相搏击，故显汗出恶风，短气，发热头痛，骨节烦疼，身重脉微等证。此固宜从汗解，第汗法不与常法相同，用麻黄汤必加白术或加薏苡仁，以去其湿；用桂枝汤必去芍药加白术，甚者加附子，以温其经。其取汗又贵徐不贵骤，骤则风去湿存，徐则风湿俱去耳。其有不可发汗者，缘风湿相搏，多夹阳虚。阳虚即不可汗，但可用辛热壮气之药，扶阳以逐湿而已。凡见短气，虽为邪阻其正，当虑胸中阳虚；凡见汗出微喘，虽为肺气感邪，当虑真阳欲脱。明眼辨之必早也。《伤寒论》中，风湿相搏，以冬寒而例三时。《金匮·痉湿暍篇》中，风湿相搏，以夏热而例三时，其曰：病者一身尽

---

① 觱（bì 闭）发：风寒冷。

痛，发热，日晡所剧者，名风湿。此病伤于汗出当风，或久伤取冷所致，岂非夏月当风取凉过久，而闭其汗乎？盖人身之气，昼日行阳二十五度，平旦属少阳，日中属太阳，日西属阳明，日晡所剧，邪在阳明，而太阳、少阳之气犹未尽返，故可汗而不可下也。观《金匮》一则曰：可与麻黄加术汤，发其汗为宜，慎不可以火攻之。再则曰：可与麻黄杏子薏苡甘草汤，虽未言及不可下，而其可汗不可下之意，比例具见矣。若下之，则虚其胃气，而风邪下陷，湿邪上涌，其变不可胜言矣。其湿流关节之痛，脉见沉细者，则非有外风与之相搏，只名湿痹。湿痹者，湿邪痹其胸中之阳气也。利其小便，则阳气通行无碍，而关节之痹并解矣。设小便利已，而关节之痹不解，必其人阳气为湿所持，而不得外泄，或但头间有汗，而身中无汗，反欲得衣覆向火者，又当微汗，以通其阳也。因风湿相搏之文，错见不一，难于会通，故并及之。

湿病脉候

湿脉细濡缓涩。浮而缓湿在表，沉而缓湿在里，弦而缓及缓而浮皆风湿相搏。身痛脉沉为中湿，脉浮为风湿。湿温之脉，阳濡而弱，阴小而急。湿家下之，额上汗出微喘，小便利者，死。若下痢不止者，亦死。湿家但头汗出恶寒，若下之早，则哕，或胸满，小便不利。

湿病由于天气地气饮食

张景岳曰：湿病，由于天气者，雨露也，伤人脏气天本乎气，故先中表之荣卫；出于地气者，泥水也，伤人皮肉筋脉地本乎形，故先伤皮肉筋脉；出于饮食者，酒曲乳酪也，伤人六腑；出于汗液者，大汗沾衣也，伤人肤腠。有从内生者，水不化气，阴不从阳也，皆由脾胃之亏矣。

湿分表里经络肌肉脏腑

湿在肌表，发热恶寒自汗；在经络，为痹，为重，为筋骨痛，为腰痛不能转侧，为四肢痿弱酸痛；在肌肉，为麻木，为跗肿，为黄疸，为按肉如泥不起；在脏腑，为呕恶，为胀满，为小水秘，为黄赤，为泄泻腹痛，为后重、脱肛、癞疝。但表里经络之湿，其病浅；饮食血气之湿，其病深。

湿为阴邪着而不移

湿邪着而不移，着于太阳，则头项腰脊痛；着于太阴，则肩背痛；着于阴阳之经，则一身尽痛。惟着，故痛也。湿郁则为热，然乃阴邪，但微热而不昏倦也。〔批〕挟风则眩晕抽搐，挟寒则拘挛掣痛。

热湿寒湿

湿证虽多，其要惟二，曰热湿、寒湿而已。盖湿从土化，而分王四季。故土近东南，则火土合气，而湿以化热；土在西北，则水土合德，而湿以化寒。病热者，谓之热湿；病寒者，谓之寒湿。湿热之病，宜清宜利，热去湿亦去也；寒湿之病，宜燥宜温，非温不能燥也。热湿，发热身痛，多烦渴，小便亦涩，大便秘结，脉见洪滑；寒湿，头痛身重，寒热往来，胀满泄泻，呕吐，脉见缓弱。〔批〕湿者土之气，土者火之子，故湿每能生热，热亦能生湿。

湿家发热疼痛身黄

《金匮》云：湿家之为病，一身尽疼，发热，身色而熏黄也。徐彬曰：此言全乎湿而久郁为热者。若湿挟风者，风走空窍，故痛只在关节。今单湿为痛，则浸淫遍体，一身尽痛，不止关节矣。然湿久而郁，郁则热，故发热。热久而气蒸于皮毛，故疼之所至即湿之所至，湿之所至即热之所至。而色如熏黄者，熏火气也，湿为火气所熏，故色带黑而不亮也。〔批〕此言熏黄者，湿盛之发黄，属脾之瘀湿。伤寒言明如橘子色者，此热盛之发黄，属阳明郁热也。

喻嘉言曰：脾恶湿，夏月湿热相蒸，多有发黄之候。然与伤寒阳明瘀热发黄，微有不同。彼属热多，其色明亮；此属湿多，其色黯晦。〔按〕此乃阴湿在表而发黄也，宜用麻黄加术汤。以麻黄得术，则汗不致于骤发；术得麻黄，则湿滞得以宣通也。

《金鉴》云：湿证发黄，须分阴阳表里。阳湿在里，茵陈蒿汤见黄疸；在表，麻黄连翘赤小豆汤见痔漏。阴湿在里，白术附子汤；在表，麻黄白术汤俱见后。

湿家头汗背强

《金鉴》云：头汗出者，乃上湿下热，蒸而使然，非阳明内实之热蒸而上越之汗也。背强者，乃湿邪重着之强，非风寒拘急之强也。

面赤身热足寒

喻嘉言曰：《金匮》治上焦之湿，本《内经》湿上甚为热之义，而分轻重之证。轻者，但发热面赤而喘，头痛鼻塞而烦，邪在上焦，里无别病者，但纳药鼻中，搐去湿热所酿黄水而已。以鼻窍为脑之门户，故即从鼻中行其宣利之法，乃最神最捷之法也。重者，身热足寒，时头热面赤目赤，皆湿上甚为热之明征。湿热上甚，故头热面赤目赤，湿热上甚，故阳气上壅，不下通于阴，而足寒。《内经》原有上者下之之法，邪从下而上，必驱之使从下出，一定之理也。但下法必以温药下之，庶几湿去而阳不随之俱去耳。

湿上甚为热

《内经》竖一义云：汗出如故而止，妙不容言。盖湿土甚为热，即所谓地气上为云也。汗出如故，即所谓天气下为雨也。天气下为雨，而地气之上升者，已解散不存矣。治病之机，不深可会哉。

因于湿首如裹

丹溪云：湿者，土之浊气。首为诸阳之会，其位高，其气清，其体虚，故聪明系焉。浊气熏蒸，清道不通，沉重不利，似乎有物蒙之，失而不治，湿郁为热。热留不去，大筋软短者，热伤血不能养筋，故为拘挛；小筋弛长者，湿伤筋不能束骨，故为痿弱。

湿 痹

《金匮》云：太阳病，关节疼痛而烦，脉沉而细者，此名湿痹。湿痹之候，小便不利，大便反快，但当利其小便。《金鉴》注曰：痹，痛也。因其关节烦疼，脉沉而细，则名曰湿痹也。经曰：湿胜则濡泻，小便不利，大便反快者，是湿气内胜也，但当先利小便，以泄腹中湿气。故云治湿不利小便，非其治也。设小便利已，而关节之痹不去，又必从表治之，汗之可也。

中 湿

风寒暑湿，皆能中人，惟湿气积久留滞，关节始能中。非如风寒暑之有暴中也。有内中湿者，脾土本虚，不能制湿，或生冷水酒、湿面食之过度，停于三焦，注于肌肉，则湿从内中矣。有外中湿者，或山岚瘴气，或天雨湿蒸，或远行涉水，或久卧湿地，则湿从外中矣。

喻嘉言曰：中湿有与中风相似者，其脉必沉涩、沉细。由脾虚素多积痰，偶触时令湿热，内搏其痰，心胸涎壅，口眼㖞邪，半身不遂，昏不知人，其治在太阴。若作中风治，则脾气立亏，必杀之也。

湿 温①

《活人书》云：湿温之证，因伤湿而复伤暑也。治在太阴，不可发汗，汗出必不能言，耳聋，不知痛所在，身青面色变，名曰重暍。如此死者，医杀之也。详瘟病门。

肾 着

喻嘉言曰：《金匮》云肾着之病，其人身体重，腰中冷，如坐水中，不渴，小便自利，饮食如故，病属下焦，身劳汗出，衣里冷湿，久久得之，腰以下冷痛，腹重如带五千钱，甘姜苓术汤见后主之。此乃阴湿中肾之外廓，非肾之精气冷也。故饮食如故，便

---

① 温：原作"瘟"，据底本目录改。

利不渴，且与肠胃之腑无与，况肾脏乎？故但用甘温，从阳淡渗行水之药，无取暖胃壮阳也。

湿病有当汗之证

湿家不可发汗，以身本多汗，易至亡阳，故湿温之证，误发其汗，名曰重暍。然有久冒风凉，恣食生冷，乃至以水灌汗，遏抑其阳者，不微汗之，病无从解。经谓当暑汗不出者，秋风成疟，亦其一也。不当汗者，反发其汗，当微汗者，全不取汗，因噎废食，此之谓矣。

湿病有不宜利之证

湿家当利小便，此大法也。而真阳素虚之人，汗出小便滴沥，正泉竭而阳欲消亡之象。若以为湿热恣胆利之，真阳无水维附，顷刻脱离而死矣。此法所不禁中之大禁也。

［按］喻氏谓：阳虚者，不可利其小便。而景岳又云：湿热伤阴者，亦不可利。盖阴气既伤而复利之，则邪湿未清，而精血已耗，如汗多而渴，热燥而烦，小水干赤，中气不足，溲便如膏之类，切勿利之，重损津液。故治阳虚者，只宜补阳，阳胜则燥，而阴湿自退；治阴虚者，只宜壮水，真水既行，则邪湿自无所容矣。二说皆宜理会。

湿病重着宜用附子回阳

凡治中湿危笃之候，即当固护其阳。若以风药胜湿，是为操刃，即以温药理脾，亦为待毙。盖人身阳盛则轻矫，湿盛则重着，乃至身重如山，百脉痛楚，不能转侧。此而不用附子回阳胜湿，更欲何待。在表之湿，其有可汗者，用附子合桂枝，以驱之外出；在里之湿，其有可下者，用附子合细辛、大黄，以驱之下出；在中之湿，则用附子合白术，以温中而燥其脾。今之用白术，而杂入羌、防、枳、朴、栀、橘等药者且无济于事，况用槟榔、滑石、舟车、导水、浚川等法乎？

风湿寒湿身疼寒热

风湿、寒湿身体疼，宜五积散见感冒。寒湿头痛、眩晕，宜芎术除湿汤见眩晕。中湿寒热如疟，宜柴苓汤见疟病。海藏治风湿恶寒脉缓，用白术汤见痉病。风湿恶寒脉紧，用神术散见痉病。《金匮》治风湿通身浮肿，用麻黄附子甘草汤见肿病。

伤湿湿热骨疼冷痹

伤湿身重，骨节烦疼，状如历节风，脐下连脚，冷痹不能屈伸，宜五痹汤见痹病。湿热所伤筋骨疼痛，宜二妙散见脚气，有气加气药，血虚加血药，痛甚以热姜汁服之。

气虚湿热痿软麻木眩晕

东垣治气虚湿热，肺金受邪，绝寒水生化之源。小便赤少，腰膝痿软，体重麻木，头目眩晕，自汗倦怠，用清燥汤见痿门。

湿病门方

麻黄加术汤《金匮》　治湿家身烦疼，与此汤发其汗为宜慎。

麻黄三两，去节　桂枝二两　甘草一两，炙　杏仁七十个，去皮尖　白术四两

以水先煮麻黄，去上沫，内诸药煮，去渣温服。

喻嘉言曰：此治湿热两停，表里兼治之方也。身烦者，热也；身疼者，湿也。用麻黄取微汗以散表热，用白术健脾以行里湿。而麻黄得术虽发汗不致多汗，术得麻黄，并可行表里之湿，下趋水道，又两相维持也。伤寒失汗而发黄，用麻黄连翘赤小豆汤，分散湿热，亦是此意。但伤寒无用术之法，《金匮》复出此法，又可见杂证脾湿内淫，必以术为主治矣。

桂枝附子汤《金匮》　治风湿相搏，身体烦疼，不呕不渴，脉沉虚而涩者。

桂枝四两，去皮　附子三枚，炮，去皮脐　甘草二两，炙　生姜三两，切　大枣十二枚，劈

水煮，去滓温服。

喻嘉言曰：凡夏月之湿，皆为热湿，非如冬月之湿为寒湿也。而《金匮》取用附子之方，不一而足者，何耶？宜乎据方推证者，

莫不指热湿为寒湿矣。不知阳气素虚之人，至夏月势必益虚，虚故阳气不充于身，而阴湿得以据之。此而以治湿之常药施之，其虚阳必随湿而俱去，有死而已。故阳虚湿盛，舍助阳别无祛湿之法，亦不得不用之法耳。

白术附子汤《金匮》 治前证，大便坚小便自利者。

白术二两　附子一枚半，炮，去皮　甘草一两，炙　生姜一两半，切　大枣六枚，劈

水煮，去滓，分温三服。

喻嘉言曰：用桂枝、附子温经助阳，固护表里，以驱其湿，以其不呕不渴，津液未损，固用之也。若其人大便坚，则津液不充矣，小便自利，则津液下走矣，故去桂枝之走津液，而加白术以滋大便之干也。白术用乳炒。

甘草附子汤《金匮》 治风湿相搏，骨节烦疼，掣痛不得屈伸，近之则病剧，汗出，短气，恶风不欲去衣或身微肿。

甘草二两，炙　附子二枚，炮，去皮　白术二两　桂枝四两，去皮

水煮，去渣，温服一升，日三服。初服得微汗则解，能食。汗出复烦者，服五合，恐一升多者，宜服六七合为妙。

喻嘉言曰：此亦阳虚之证，与前条大约相同。风伤其卫而阳不固于外，湿流关节而阳不充于经，用此固卫温经散湿也。

防己黄芪汤《金匮》 治风湿脉浮，身重汗出恶风。

防己一两　甘草半两，炒　白术七钱半　黄芪一两二钱　加生姜四片　大枣一枚

水煎，去渣温服。喘者，加麻黄半两；胃中不和者，加芍药三分；气上冲者，加桂枝三分；下有沉寒，加细辛三分。〔批〕此方兼治骨节烦疼，状如历节风，脐下连脚冷痹，不能屈伸。

喻嘉言曰：此治卫外之阳大虚，而在里之真阳无患者。附子即不可用，但用黄芪实卫、白术健脾，取甘温从阳之义，以缓图而平治之也。

麻黄杏子薏苡甘草汤 《金匮》云：病者一身尽痛，发热，日晡所剧者，名风湿。此病伤于汗出当风，或久伤取冷所致。

麻黄四两　甘草　薏苡仁半升　杏仁七十粒，去皮尖，炒

水煮，去渣温服，有微汗避风。

四苓散此方清热渗湿，无寒但渴之证。

猪苓　茯苓　白术　泽泻

水煎服。

周扬俊曰：五苓为渴而小便不利者设，若但渴，用四苓足矣。

猪苓汤仲景　通治湿热黄疸，口渴尿赤。

方见消渴门。

汪讱庵曰：热上壅则下不通，下不通热益上壅。又湿郁则为热，热蒸更为湿，故心烦而呕渴，便秘而发黄也。淡能渗湿，寒能胜湿。茯苓甘淡，渗脾肺之湿；猪苓甘淡，泽泻咸寒，泄肾与膀胱之湿；滑石甘淡而寒，体重降火，气轻解肌，通行上下表里之湿；阿胶甘平润滑，以疗烦渴不眠，使水道通利，则热邪下降而三焦俱清矣。

胃苓汤　治中湿头重体重，往来寒热，和水土，调脾胃。

苍术　川朴　陈皮　白术　茯苓　泽泻　炙草　化桂　猪苓

加姜煎。

此即五苓合平胃散也，一名对金饮子。〔批〕此方亦治伤暑湿，停饮夹食，腹痛泄泻及口渴便秘。

羌活胜湿汤《局方》　治湿气在表，头痛头重，或腰脊重痛，或肩背痛，或一身尽痛，微热昏倦。

羌活　独活　藁本　防风　蔓荆子　川芎　炙草

入姜煎。如身重腰中沉沉然，中有寒湿也，加酒洗汉防己、附子。〔批〕《集解》云：此汤虽名胜湿，实伤风头痛通用之方。

汪讱庵曰：湿气在表，外伤于湿也，郁之为邪，着而不移。着于太阳，则头项腰脊痛；着于太阴，则肩背痛；着于阴阳之经，则一身尽痛。惟着，故痛且重也。湿郁则为热，然乃阴邪，故但发热而昏倦也。方用藁本专治太阳寒湿；荆防善散太阳风湿；二活祛风胜湿兼通关节；川芎能升厥阴清气，上治头痛；甘草助诸药，辛甘发散为阳，发中有补也。此皆解表之药，使湿从汗出。

若水湿在里，又当用行水渗湿之剂矣。〔批〕湿流关节，无窍不入，惟风能胜之，如物之湿，风吹则干，故凡关节之病，非风药不能到也。

扶桑丸胡僧　除风湿，起尫羸，驻容颜，乌髭发，却病延年。

嫩霜叶去蒂洗净，暴干，一斤，为末　巨胜子即黑芝麻，淘净，四两　白蜜一斤

将芝麻擂碎，熬浓汁，和蜜炼至滴水成珠，入桑叶末，为丸。

一方桑叶为末，芝麻蒸捣等分，蜜丸，早盐汤、晚酒下。〔批〕桑木利关节，故熬膏丸俱用桑柴。

汪讱庵曰：桑乃箕星之精，其木利关节、养津液，叶甘寒，入手足阳明，凉血燥湿除风；巨胜甘平色黑，益肾补肝，润腑脏，填精髓。夫风湿去则筋骨强，却病乌须，不亦宜乎？

清热渗湿汤　治湿热相搏，肩背沉重疼痛，上热胸膈不利。

黄柏盐水炒　黄连　茯苓　泽泻各二钱　苍术　白术各钱半　甘草五分

水煎温服。

喻嘉言曰：阅此方差合鄙意。以夏月所受之湿为热湿、暑湿，而群方所主之药多在寒湿、风湿，殊不慊耳。方后云云，仍是去寒增热，依样葫芦矣。〔批〕此方亦治脚气肿痛，脚膝生疮，脓水不绝。

当归拈痛汤东垣　治湿热相搏，肢体烦疼，肩背沉重，或遍身疼痛，热肿发黄等证。〔批〕凡湿则肿，热则痛，足膝疮肿，湿热下注也。

羌活　黄芩酒炒　炙草　茵陈酒炒　人参　苦参酒炒　升麻　葛根　苍术　防风　当归　白术　知母酒炒　猪苓　泽泻

水煎，空心服。〔批〕《玉机微义》曰：此东垣本治湿热脚气之剂，后人用治诸疮甚验。血壅不流则为痛，当归辛温以散之。

李东垣曰：羌活通关节，防风散风湿，为君。升、葛味薄，引而上行，苦以发之；白术甘温和平，苍术辛温雄壮，健脾燥湿，为臣；湿热相合，肢节烦疼，苦参、黄芩、知母、茵陈，苦寒以泄之，酒炒以为引用；血壅不流则为痛，当归辛温以散之；人参、

甘草甘温补养正气，使苦寒不伤脾胃；治湿不利小便，非其治也，猪苓、泽泻甘淡咸平，导其留饮，为佐。上下分流其湿，使壅滞得宣通也。

二术四苓汤 治表里湿邪，呕逆泄泻，身热便秘，身痛身重。

白术 苍术 茯苓 猪苓 泽泻 黄芩 羌活 白芍 栀仁 甘草

等分，姜三片，灯心一握煎。

除湿汤《百一》 治寒湿所伤，身体重着，腰脚酸疼，大便溏泄，小便或涩或利。

苍术泔漂，炒 川朴姜制 半夏姜制，名制，二两 藿叶 陈皮去白 茯苓各二钱 炙草七分 白术生用，一两

或加羌活、防风、藁本各三四钱，每四钱，加姜七片，枣一枚，煎。

喻嘉言曰：脾恶湿，湿从下入而伤其脾，是以身重足软，小便涩，大便反利。不温其脾，湿无由去，当以此方加清热利水药。

升阳除湿汤 治中湿身重头重，膝腿肿疼，四肢倦，小便黄赤，大便泻，脾胃虚弱不思饮食。

苍术 柴胡 羌活 防风 神曲炒 麦芽 半夏 益志 陈皮 猪苓 升麻 茯苓 泽泻 炙草

水煎服。

渗湿汤 治中湿关节重痛，浮肿喘满，腹胀烦闷，昏不知人，脉沉缓或沉细。

苍术炒 白术土炒 茯苓各二钱半 陈皮 泽泻 猪苓各一钱 香附米制 厚朴姜汁炒 砂仁各七分 甘草三分

加姜三片，灯心十茎，同煎服。

苍橘汤 治酒湿为病，亦能作痹证，口眼㖞邪，半身不遂，舌强语塞。

苍术炒，二钱 陈皮一钱半 赤芍 赤苓各一钱 黄柏酒炒 威灵仙 羌活 甘草各五分

水煎服。

白术酒《三因》 治中湿骨节疼痛。

白术一两

酒三盏煎，频服。不能饮酒，以水代之。

喻嘉言曰：此方专于理脾，不分功于利小便，盖以脾能健运，湿自不留而从水道出耳。然则胃中津液不充，不敢利其小便者，得此谓非圣药乎？

苍术白虎汤《金鉴》 治暑湿相搏，则发湿温，两胫逆冷，胸腹满，多汗头痛，渴而妄言，脉阳濡而弱、阴小而急。

石膏一斤　知母六两　甘草二两　粳米六合　苍术二两

先煮石膏数十沸，入药米，米熟汤成，温服。

肾着汤《金鉴》 治伤湿身重，腹痛腰冷，不渴，小便自利，饮食如故，病属下焦。

干姜炒　茯苓四两　炙草　白术二两

有寒加附子，水煎服。

《经心录》加肉桂、泽泻、杜仲、牛膝，治同。

汪𬸚庵曰：肾主水，湿性下流，必舍于其所，合而归于坎势也。腰为肾之府，冷湿之邪，着而不移，故腰冷身重，是着痹也。故用干姜以燥湿，白术苦温以胜湿，茯苓甘淡以渗湿，甘草和中而补土。肾病而用脾药者，益土正所以制水也。又曰：此外感之湿邪，非肾虚也。

元戎五苓散 治湿胜身痛而渴，小便不利。

猪苓　茯苓　白术　泽泻　肉桂　羌活

水煎服。

此即五苓散加羌活，为太阳经解表渗湿之剂，治风湿、寒湿药也。

湿郁汤 治伤雨露或山岚瘴气所侵湿郁之证，脉沉细而缓，阴寒之天身重痛倦卧者。

苍术　川术姜制　陈皮　白术　半夏　茯苓　独活　羌活　甘草　香附　川芎

加姜煎。

小柴胡汤仲景　治邪在肝胆，半表半里之间，寒热往来，喜呕或日晡发热，胁痛，耳聋郁怒，疟疾。

柴胡八两　半夏八两　人参三钱　黄芩三钱　生姜三钱　大枣十二枚　甘草三钱

上以水一斗二升，煮取六升，去渣再煎，取三升，温服一升，日三，服之效。

燥病门

燥病论

经曰：燥乃阳明秋金之化。又曰：金木者，生成之终始。又曰：木位之下，金气承之。盖物之化从乎生，物之成从乎杀，造化之道，生杀之机，犹权衡之不可轻重也。生之重，杀之轻，则气殚散而不收；杀之重，生之轻，则气敛涩而不通。敛涩则伤其分布之政，不惟生气不得升，而收气亦不得降。经曰：逆秋气则太阴不收，肺气焦满。又曰：诸燥枯涸，干劲皴揭，皆属于燥，乃阳明燥金，肺与大肠之气也。夫金为阴之主，为水之源，若受燥气，则寒水生化之源竭绝于上，而不能灌溉周身，荣养百骸，故色枯槁而无润泽也。或因汗下亡津，或因房劳虚竭，或因服饵金石，或因浓酒厚味，皆能助狂火而损真阴也。燥在外则皮肤皴揭，在内则津少烦渴，在上则咽焦鼻干，在下则肠枯便秘，在手足则痿弱无力，在脉则细涩而微，皆阴血为火热所伤也，治宜甘寒滋润之剂。甘能生血，寒能胜热，润能除燥，使金旺而水生，则火平而燥退矣。

燥病脉候

伤燥之脉，虚微而涩，或紧而涩，或浮而弦，或芤而细。

秋燥论

喻嘉言曰：燥之与湿，有霄壤之殊。燥者天之气也，湿者地之气也。水流湿，火就燥，各从其类，此胜彼负，两不相谋。春月地气动而湿胜，斯草木畅茂；秋月天气肃而燥胜，斯草木黄落。故春分以后之湿，秋分以后之燥，各司其政。今指秋月之燥为湿，是必指夏月之热为寒然后可。奈何《内经》病机十九条，独遗燥气。但凡秋伤于燥，皆谓秋伤于湿。历代诸贤，随文作解，弗察其讹，昌特正之。大意谓春伤于风，夏伤于暑，长夏伤于湿，秋伤于燥，冬伤于寒。觉六气配四时之旨，与五运不相背戾，而千古之大疑始一决也。若夫深秋燥金主病，又大异焉。经曰：燥胜则干，夫干之为害，非遽赤地千里也。有干于外而皮肤皱揭者；有干于内而精血枯涸者；有干于津液而荣卫气衰，肉烁而皮着于骨者。随其大经小络，所属上下中外前后，各为病所。燥之所胜，亦云熯矣。至所伤则更厉，燥金所伤，本摧肝木，甚则自戕肺金。盖肺金主气，而治节行焉，此惟土生之金，坚刚不挠，故能生杀自由，纪纲不紊。若病起于秋而伤其燥，金受火刑，化刚为柔，方圆且随型植，欲仍清肃之旧，其可得耶？经谓：咳不止而出白血者死。白血谓色浅红，而似肉似肺者，非肺金自削，何以有此？试观草木菁英可掬，一乘金气，忽焉改容，焦其上首，而燥气先伤上焦华盖，岂不明耶？详此则病机之诸气膹郁皆属于肺，诸痿喘嗽皆属于上，二条明指燥病言矣。《生气通天论》谓：秋伤于燥，上逆而咳，发为痿厥。燥病之要，一言而终，与病机二条适相吻合。只以误传伤燥为伤湿解者，竟指燥病为湿病，遂至经旨不明。今一论之，而燥病之机，了无余义矣。

燥病伤肺论

《痹论》云：阴气者，静则神藏，燥则消亡。下文但言饮食自倍，肠胃乃伤。曾不及于肺也。其所以致燥而令阴气消亡之故，引而未发也。至《灵枢》云：形寒饮冷则伤肺。始知伤肺关于寒冷矣。可见肺气外达皮毛，内行水道，形寒则外寒从皮毛内入，饮冷则水冷从胸中上溢，遏抑肺气，不令外扬下达，其治节不行，周身之气无所禀仰，而肺病矣。究竟肺为娇脏，寒冷所伤者，十之二三；火热所伤者，十之七八。寒冷所伤，不过裹束其外；火热所伤，则更消烁其中，所以为害倍烈也。然火热伤肺，以致诸气膹郁，诸痿喘呕，而成燥病，百道方中，率皆依样葫芦，如乌药、香附、紫苏、半夏、茯苓、厚朴、丁、沉、诃、蔻、姜、桂、蓬、棱、槟榔、益智之属，方方取足。只因《内经》脱遗燥证，后之无识者，竟皆以燥治燥，恬于操刃，曾不顾阴气之消亡耳。虽以东垣大贤，其治燥诸方但养荣血及补肝肾亏损，二便闭结而已，初不论及于肺也。是非谓中下二焦有燥病，而上焦独无也，不过阙经旨伤湿之疑，遂因仍不察耳。夫诸气膹郁之属于肺者，属于肺之燥，非属于肺之湿也。苟肺气不燥，则诸气禀清肃之令，而周身四达，亦胡致膹郁也？诸痿喘呕之属于上者，上亦指肺，不指心也。若统上焦心肺并言，则心病不主痿喘及呕也，惟肺燥甚，则肺叶痿而不用，肺气逆而喘鸣，食难过膈而呕出，三者皆燥证之极者也。经文原有"逆秋气则太阴不收，肺气焦满"之文，其可称为湿病乎？

秋燥同于火热

《病机》云：诸涩枯涸，干劲皴揭，皆属于燥。燥金虽为秋令，虽属阴经，然异于寒湿，同于火热。火热胜则金衰，火热胜则风炽，风能胜湿，热能耗液，转令阳实阴虚，故风火热之气，胜于水土而为燥也。

燥热伤筋劲强瘛疭

肝主于筋，风气自甚，燥热加之，则液聚于胸膈，不荣于筋脉而筋燥，故劲强紧急而口噤，或瘛疭昏昧僵仆也。

燥分表里气血

风热燥甚，拂郁在表而里气平者，善伸数欠，筋脉拘急，或时恶寒，或筋惕而搐，脉浮数而弦。若风热燥并郁甚于里，则必为烦满，必为秘结，故燥有表里气血之分也。至于筋缓不收，痿痹不仁，因其风热胜湿，为燥日久，乃燥病之甚者也；至于诸气膹郁，诸痿喘呕，皆属于肺，金从燥化，金且自病而肺气日见消亡，又何论痿痹乎？

五志之火必借真液以养

五脏五志之火，皆有真液以养之，故凝聚不动。而真液尤赖肾之阴精、胃之津液交灌于不竭。若肾胃之水不继，则五脏之真阴随耗，五志之火翕然内动，而下上中三消之病作矣。河间云：燥太甚而脾胃干涸，则成消渴。亦其一也。

渴之所属不同燥热亡液则一

燥病必渴，而渴之所属各不同。有心肺气厥而渴，有肝痹而渴，有脾热而渴，有肾热而渴，有胃与大肠结热而渴，有小肠痹热而渴，有因病疟而渴，有因素食肥甘而渴，有因醉饱入房而渴，有因远行劳倦、遇大热而渴，有因伤害胃干而渴，有因风而渴。五脏部分不同，病之所遇各异，其为燥热亡液则一也。另详消渴门。

大便燥结不可轻下重伤津液

肾恶燥，急食辛以润之。故肾主五液，津则大便如常。若饥饱劳逸损伤胃气，及食辛热厚味之物，而助火邪伏于血中，耗散真阴，津液亏少，故大便燥结。仲景云：小便利、大便硬，不可攻下，以脾约丸润之，戒轻下而重伤津液也。然脏结又有阳结、阴结之不同，阳结者以辛凉润之，阴结者以辛温润之，其辨又在微茫之间矣。

治燥病宜补水泻火救津液

治燥病者，补肾水阴寒之虚，而泻心火阳热之实，除肠中燥热之甚，济胃中津液之衰，使道路散而不结，津液生而不枯，气血利而不涩，则病自已矣。

治燥病宜专力救肺

凡治燥病，须分肝、肺二脏见证。肝脏见证，治其肺燥可也。若肺脏见证，反治其肝，则坐误矣。肝脏燥固宜急救肝叶，勿令焦损，然清其肺金，除其燥本，尤为先务。若肺金自病，不及于肝，即专力救肺焦枯，且恐立至，尚可分功缓图乎？

燥病门方

麦门冬汤《金匮》 治火逆上气，咽喉不利。

方见肺痿门。

喻嘉言曰：此胃中津液干枯，虚火上炎之证，用寒凉药而火反升，徒知与火相争，知母、贝母屡施不应，不知胃者肺之母气也。仲景于麦冬、人参、粳米、甘草、大枣大补中气、大生津液队中增入半夏之辛温一味，用以利咽下气，此非半夏之功，实善用半夏之功，擅古今未有之奇矣。

汪讱庵曰：半夏亦脾胃药，能燥能润，以能行水故燥，以味辛故润也。仲景治咽痛不眠，皆屡用之，今人率以为燥，而疑之误矣。

大补地黄丸 治燥热精血枯涸。

黄柏盐水炒 熟地各四两 当归酒洗 山药 枸杞各三两 知母盐酒炒 山茱萸去核 白芍各二两 生地二两半 元参 肉苁蓉酒浸，各一两半。

此方生津补血，清火润燥，燥病主方。炼蜜丸，早晨盐汤下。

活血润燥生津汤丹溪 治内燥火炎，水干津液枯少。

当归 白芍 熟地各一钱 天门冬 麦冬 栝楼各八分 桃仁去皮尖，研 红花各五分

水煎服。

汪讱庵曰：归、芍、地黄，滋阴可以生血；栝楼、二冬，润燥兼能生津；桃仁、红花，活血又可润燥。分用各有专能，合用更互相济。

滋燥养荣汤 治火烁肺金，血虚外燥，皮肤皱揭，筋急爪枯或大便风秘。

当归酒洗 生地 熟地 秦艽 白芍炒 黄芩酒炒，各一钱 防风甘草各五分

水煎服。

汪讱庵曰：此证血虚水涸，当归润燥养血为君。二地滋肾水而补肝，芍药泻肝火益血为臣。黄芩清肺热，能养阴退阳；艽防散肝风，为风药润剂；甘草甘平泻火，入润剂则补血，而为佐使也。

清凉饮子 治上焦积热，口舌咽鼻干燥。

黄芩　黄连各二钱　薄荷　元参　当归　白芍各钱半　甘草一钱
加姜煎服。大便秘，加大黄二钱。

清燥救肺汤喻氏　治诸气膹郁，诸痿喘呕。

桑叶经霜者得金气而柔润不凋，去枝梗，三钱，为君　石膏煅，禀清肃之气，极清肺热，二钱半　甘草和胃生金，一钱　人参生胃之津，养肺之气，七分　胡麻仁炒，研，一钱　麦冬去心，一钱二分　真阿胶八分　杏仁炮，去皮尖，炒黄，七分　枇杷叶一片，刷去毛，蜜涂，炙黄

水一碗，煎六分，频频二三次滚热服。痰多加贝母、栝楼，血枯加生地，热甚加犀角、羚羊角或加牛黄。

喻嘉言曰：诸气膹郁之属于肺者，属于肺之燥也；诸痿喘呕之属于上者，亦属于肺之燥也。而古今属法，以痿呕属阳明，以喘属肺，是则呕与痿属之中下，而惟喘属之上矣。所以千百方中，亦无一方及于肺之燥。即喘之属于肺者，非表即下，非行气即泻气，间有一二用润剂者，又不得其肯綮。总因《内经》脱误秋伤于燥一气，指长夏之湿为秋之燥，后人不敢更端其说，置此一气于不理耳。今拟此方，命曰清燥救肺，大约以胃气为主，胃土为肺金之母也。其天门冬虽能保肺，然味苦而气滞，恐反伤胃阻痰，故不用也；其知母能滋肾水、清肺金，亦以苦而不用。至于苦寒降火证治之药，尤在所忌。盖肺金自至于燥，所存阴气不过一线耳，倘更以苦寒下其气、伤其胃，其人尚有生理乎？诚仿此增损以救肺燥变生诸证，如沃焦救焚，不厌其频，庶克有济耳。

火病门

火病论

汪讱庵曰：火者，气之不得其平者也。五脏六腑各得其平，

则荣卫冲和，经脉调畅，何火之有？一失其常度，则冲射搏击而为火矣。故丹溪曰：气有余便是火也。有本经自病者，如忿怒生肝火、劳倦生脾火之类是也。五行相克者，如心火太甚必克肺金、肝火太甚必克脾土之类是也。有脏腑相移者，如肝移热于胆则口苦、心移热于小肠则淋闭之类是也。又有他经相移者，有数经合病者。相火起于肝肾，虚火由于劳损，实火生于亢害，燥火本乎血虚，湿火因于湿热，郁火由于遏抑。又有无名之火，无经络可寻，无脉证可辨，致有暴病暴死者。诸病之中，火病为多，不可不加察也。

火病脉候

实数者有实热，浮而洪数为虚火，沉而实大为实火，浮大无力为虚，沉数有力为实。病热有火者生，心脉洪是也；无火者死，沉细是也。热而脉静者难治，沉细或数者死，浮而涩涩而身有热者死。脉盛，汗出不解者死；脉虚，热不止者死；脉厥，痢不止者死。

论君火相火之病

张景岳曰：经曰君火以明，相火以位，此就火德辨阴阳而悉其形气之理也。盖火本阳也，而阳之在上者，为阳中之阳，故曰君火；阳之在下者，为阴中之阳，故曰相火，此天地生成之道也。其在于人，则上为君火，故主于心；下为相火，故出于肾。主于心者，为神明之主，故曰君火以明；出于肾者，为生发之根，故曰相火以位。至其为病，则以明者其化虚，故君火之气有晦有明，以位者其化实，故相火之病能焚能燎。何也？盖化虚者无形者也，故其或衰或旺，惟见于神明，神惟贵足，衰则可畏也；化实者，有形者也，故其为热为寒，必着于血气，确有证据，方可言火也。此其一清一浊有当辨者。然清浊虽二，而气禀则一。故君火衰则相火亦败，此以无形者亏及有形者也；相火炽则君火亦炎，此以有形者病及无形者也。夫生以神全，病惟形见，故火邪之为病，必依于有位有形之相火。所谓邪火者，即所谓凡火也，即所谓燎原之火也，惟不得其正，所以为病，故别以邪火名之，非可以君相并言也。夫病以有形之火，须治以有形之物，形而火盛者，可泻以苦寒，形而火衰者，可助以甘温，此以形治形，而治火之道止于是矣。至于无形之火，生生息息，窈窈冥冥，为先天之化，为后天之神，为死生之母，为元牝之门，又岂于形迹之间可能摹拟者。故有形之火不可纵，无形之火不可残。〔批〕坎属肾水，坎外阴而内阳，水中之真火也；离属心火，离外阳而内阴，火中之真水也。

虚火之病源与外证辨

虚火之病源有二：一曰阴虚者，能发热，此以真阴亏损，水不制火也；一曰阳虚者，亦能发热，此以元阳败竭，火不归源也。虚火之外证有四：一曰戴阳于上，而见于头面咽喉之间者，此其上虽热而下则寒，所谓无根之火也；一曰阳浮于外，而见于皮肤肌肉之间者，此其外虽热而内则寒，所谓格阳之火也；一曰阳陷于下，而见于便、溺二阴之间者，此其下虽热而中则寒，所谓失位之火也；一曰阳亢乘阴，而见于精血、髓液之间者，此其金水败而铅汞洪上声干，所谓阴虚之火也。

五脏之火

肺热则鼻干，甚则鼻涕出，肝热则目眵浓，心热则言笑多，脾热则善饿善渴，肾热则小水热痛。

治火补泻滋散之法

李东垣曰：火者，元气、谷气、真气之贼也。有以泻为泻者，大黄、芒硝、芩、连、栀、柏之类是也；又以散为泻者，羌、防、柴、葛，升阳散火之类是也；有以滋为泻者，地黄、天冬、元参、知母之类，壮水之主，以制阳光是也；有以补为泻者，参、芪、甘草，泻火之圣药也。

治分虚实燥湿郁火相火之异

汪切庵曰：火有虚火、实火、燥火、湿火、郁火、相火之异。

虚火宜补；实火宜泄；燥火宜滋润；郁火宜升发；湿火由湿郁为热，多病胕肿。经谓诸腹胀大皆属于热，诸病胕肿皆属于火是也。宜利湿清热而兼补脾。相火寄于肝肾，乃龙雷之火，非苦寒所能胜，宜滋阴养血，壮水之主，以制阳光。

泻火诸药

黄连、栀子，泻心肝大肠之火；山栀仁降火从小便出，其性能屈曲下行；石膏泻肠胃之火，阳明经有热者宜之；黄芩清脾肺大肠之火；黄柏泻肝肾诸经之火；知母清肺胃肝肾之火；地骨皮退阴中之火，善除骨蒸夜热；生地、麦冬清肝肺，凉血中之火；天门冬泻肺与大肠之火；桑白皮、川贝母、土贝母解上焦肺胃之火；柴胡、干葛解肝脾诸经之郁火；龙胆草泻肝肾膀胱之火；槐花清肝肾大肠之火，能解诸毒；芍药、石斛清脾胃之火；滑石利小肠膀胱之火；天花粉清痰止渴，解上焦之火；连翘泻诸经之浮火；元参清上焦之浮火；山豆根解咽喉之火；胆星开心脾胃脘之痰火；青黛、芦荟、胡连泻五脏疳热郁火；苦参泻疳蚀之火；木通下行，泻小肠之火；泽泻、车前子，利癃闭之火；人中白清肝脾肾之阴火；童便降阴中血分之浮火；大黄、朴硝泻阳明诸经实热之火；人参、黄芪、白术、甘草除气虚气脱阳分散失之火；熟地、当归、枸杞、山茱萸滋心肾不交、阴分无根之火；附子、干姜、肉桂救元阳失位、阴盛格阳之火。

火病门方

黄连解毒汤　治一切火热，表里俱盛，狂燥烦心，口燥咽干，大热干呕，错语不眠，吐血衄血，热甚发狂。

黄芩　黄连　黄柏　栀子

等分水煎。

汪讱庵曰：三焦积热，邪火妄行，故用黄芩泻肺火于上焦，黄连泻脾火于中焦，黄柏泻肾火于下焦，栀子通泻三焦之火从膀胱出。盖阳盛则阴衰，火盛则水衰，故用大苦大寒之药，抑阳而扶阴，泄其亢甚之火，而救欲绝之水也。

三黄石膏汤节庵　治表里俱热，狂叫欲走，烦躁大渴，面赤鼻干，两目如火，身形拘急而不得汗，三焦大热，谵语等证。

方见斑疹门。

汪讱庵曰：表里之邪俱盛，欲治内则表未除，欲发表则里又急，故以黄芩泻上焦之火，黄连泻中焦之火，黄柏泻下焦之火，栀子通泻三焦之火，而以麻黄、淡豉发散表邪，石膏体重，泻火气，轻解肌，亦表里分消之药也。

防风通圣散河间　治一切内外诸邪所伤，表里三焦俱实，憎寒壮热，头目昏晕，口苦舌干，咳嗽上气，便秘尿赤，疮疡肿毒，瘀血便血，肠风痔漏，手足瘛疭，惊狂谵妄，丹毒斑疹。

防风　荆芥　连翘　麻黄　薄荷　川芎　当归　白芍炒　栀仁炒　大黄酒蒸　芒硝各五钱　黄芩　石膏　桔梗各一两　甘草二两　滑石三两

加生姜、葱白煎。自利去硝黄，自汗去麻黄加桂枝，涎嗽加姜制半夏。

汪讱庵曰：此表里血气药也。防风、荆芥、薄荷、麻黄轻浮升散，解表散寒，使风热从汗出而散之于上；硝、黄破结通幽，栀子、滑石降火利水，使风热从二便出而泄之于下；风淫于内，肺胃受邪，桔梗、石膏清肺泻胃；风之为患，肝木受之，芎、归和血补肝；黄芩清中上之火，连翘散气聚血凝，甘草缓峻而和中，白术健脾而燥湿，上下分消，表里交治。而于散泄之中，犹寓温养之意，所以汗不伤表，下不伤里也。

凉膈散《局方》　治心火上盛，中焦燥实，烦躁口渴，口疮吐衄，便闭目赤，诸风瘛疭，胃热发斑，发狂，及小儿惊搐，豆疮黑陷。

连翘四两　大黄酒浸　芒硝　甘草各二两　栀子炒黑　黄芩酒浸　薄荷各一两

为末，每服三钱，加竹叶、生蜜煎。

汪讱庵曰：此中上二焦泻火药也。热淫于内，治以咸寒，佐以苦甘，故以连翘、黄芩、竹叶、薄荷升散于上，而以大黄、芒硝之猛利推荡其中，使上升下行而膈自清矣。用甘草、生蜜者，病在膈，甘以缓之也。

当归芦荟丸《宣明》　治肝经实火，大便秘结，小便涩滞或胸膈作痛，阴囊肿胀，凡肝经实火及一切躁扰、狂热、惊悸不宁等证，皆宜用之。

当归酒洗　龙胆草酒洗　栀子炒黑　黄连炒　黄柏炒　黄芩炒，各一两　大黄酒浸　青黛水飞　芦荟各五钱　木香二钱　麝香五分

共为末，蜜丸，姜汤或白汤下。

汪讱庵曰：肝木为生火之本，肝火盛则诸经之火因之而起，为病不止一端矣。故以龙胆、青黛直入本经而折之，而以大黄、芩、连、栀、柏通平上下三焦之火也。芦荟大苦大寒，气臊入肝，能引诸药而同入厥阴，先平其甚者，诸经之火无不渐平矣。诸药苦寒已甚，当归辛温能入厥阴，和血而补阴，故以为君，少加木香、麝香者，取其行气通窍也，然非实火不可轻投。

龙胆泻肝汤《局方》　治肝胆经实火湿热，胁痛耳聋，胆溢口苦，筋痿阴汗，阴肿阴痛，白浊溲血。

龙胆草酒炒　黄芩炒　栀子酒炒　泽泻　木通　车前子　当归酒洗，一用归尾　生地黄酒洗　柴胡　甘草生用

水煎，空心温热服。薛氏方无柴胡，亦治肝经湿热，囊痈便毒。〔批〕东垣方无黄芩、栀子、甘草，兼治阴物热痒臊臭。

汪讱庵曰：龙胆泻厥阴之热，柴胡平少阳之热，黄芩、栀子清肺与三焦之热以佐之；泽泻泻肾经之湿，木通、车前泻小肠膀胱之湿以佐之。然皆苦寒下泄之药，故用归地以养血而补肝，用甘草以缓中而不使伤胃，为使也。

泻青丸钱乙　治肝火郁热，不能安卧，多惊多怒，筋痿不起，目赤肿痛。〔批〕肝火多甚于寅卯木旺之时，肝主筋，逢热则纵，故痿；目为肝窍，风热发于目，故肿痛。

龙胆草　山栀炒黑　大黄酒蒸　川芎　当归酒洗　羌活　防风

等分蜜丸，竹叶汤下。

汪讱庵曰：肝者，将军之官，风淫火炽不易平也。龙胆、大黄苦寒味厚，沉阴下行，直入厥阴而散泻之，所以抑其怒而折之

使下也。羌防能搜肝风而散肝火，所以从其性而升之于上也。少阳火郁多烦躁，栀子能泻三焦郁火，而使邪热从小便行。少阳火实，多头痛目赤，川芎能上行头目而逐风邪，且与当归养肝血而润肝燥，又皆血中气药，辛能散而温能和也。一泄一散一补，同为平肝之剂，故曰泻青。五脏之中，惟肝尝有余，散之即所以补之，以木喜条达故也，然必壮实之人方可施用。

泻黄散　治脾胃伏火，口燥唇干，口疮口臭，烦渴易饥，热在肌肉。

防风　藿香　山栀炒黑　石膏　甘草

共为末，微炒香，蜜酒调服。

东垣云：泻黄者，非泻脾也，脾中泻肺也。以脾为生肺之上源，故用石膏、栀子。

汪讱庵曰：山栀清心肺之火，使屈曲下行从小便出；藿香理脾肺之气，去上焦壅热，辟恶调中；石膏大寒，泻热兼能解肌；甘草和中，又能泻火；重用防风者，取其升浮，能发脾中伏火，又能于土中泻木也。

钱乙泻黄散　治证同前，或唇口皴睏燥裂。

白芷　防风　升麻　枳壳　黄芩　石斛　半夏　甘草

水煎服。

脾之华在唇，睏动也，风也；皴裂，火也。白芷、升麻，阳明药也；防风祛风而散脾火，燥在唇口，故从其性而升发之；黄芩清中上之热，枳壳利中上之气，半夏能润能燥，发表开郁；石斛清肺平胃，退热补虚；甘草和脾，兼能泻火，亦火郁发之之义也。

泻白散钱乙　治肺火，皮肤蒸热，洒淅寒热，日晡尤甚，喘嗽气急。

桑白皮　地骨皮　甘草　粳米

水煎服。易老加黄连。〔批〕火热伤肺，救肺之治有三：实热伤肺，用白虎汤以治其标；虚火刑金，用生脉散以治其本；若正气不伤，郁火又甚，则泻白散之清肺调中，标本兼治，又补二方之不及也。

汪讱庵曰：桑皮，甘益元气之不足，辛泻肺气之有余，除痰止嗽；骨皮，寒泻肺中之伏火，淡泻肝肾之虚热，凉血退蒸。甘草泻火而益脾，粳米清肺而补胃，并能泻热从小便出。肺主西方，故曰泻白也。

导赤散钱乙　治小肠有火，便赤淋痛，面赤狂燥，口糜舌疮，咬牙口渴。

生地黄　木通　甘草梢　竹叶

等分，水煎服。

心火宜木通，相火宜泽泻。行水虽同，所用各别。君火，心火也；相火，命火也。

汪讱庵曰：生地凉心血，竹叶清心气，木通降心火、入小肠，草梢达茎中而止痛，以共导丙丁之火由小水而出也。

白虎汤仲景　治阳明病，脉洪大而长，不恶寒反恶热，头痛自汗，口渴舌干，目痛鼻干，不得卧，心烦躁乱，日晡潮热，胃热诸病。

方见前暑病。

汪讱庵曰：热淫于内，以苦发之，故以知母苦寒为君；热则伤气，必以甘寒为助，故以石膏为臣；津液内烁，故以甘草、粳米甘平益气，不使伤胃也。又石膏清肺而泻胃火，知母清肺而泻肾火，甘草和中而泻心脾之火，或泻其子，或泻其母，不专治阳明气分热也。

竹叶石膏汤　治胃实火盛而作渴。

竹叶　石膏　木通　薄荷　桔梗　甘草

水煎服。

李士材曰：阳明外实，则用升葛以解肌；阳明内实，则用承气以攻里。此云胃实，非有停滞，但阳焰胜耳。火旺则金困，故以竹叶泻火，以桔梗固金，薄荷升火于上，木通泻火于下，甘草、石膏，直入戊土而泻其中。三焦火平，则炎蒸退而津液生矣。

大金花丸　治中外诸热，淋秘尿血，嗽血衄血，头痛骨蒸，咳嗽肺痿。

黄连　黄芩　黄柏　栀子　大黄

等分为末，滴水成丸，凉水茶清任下。本方去大黄，倍栀子，名栀子金花丸。〔批〕易老用川连为末，服数分以至一钱，用泻心脾实热，名黄连泻心汤。

三黄丸《局方》 治三焦积热，咽喉肿闭，心膈烦躁，小便赤涩，大便秘结。

黄连 黄芩 大黄

等分蜜丸，白汤下。

柏皮汤 治三焦实热。

黄芩 黄柏 黄连

等分，水煎。

经曰：壮火食气，少火生气。故少火宜升，壮火宜降。今以黄芩泻上，黄连泻中，黄柏泻下，则壮火降而少火升，气得生而血得养，三焦皆受益矣。

此方为末，粥丸。治三焦有火，嗌燥喉干，二便秘结及湿痰夜热。白汤或淡盐汤送下，名三补丸。一云滴水为丸。

抽薪饮景岳 治诸火炽盛而不宜补者。

黄芩 石斛 木通 栀子炒 黄柏 枳壳 泽泻 甘草

水煎，食远温服。内热甚者，冷服。

玉女煎景岳 治水亏火盛，六脉浮洪，少阴不足，阳明有余，烦热干渴，头痛牙疼，失血等证。

生石膏 熟地 麦冬 知母 牛膝

水煎，温服或冷服。

绿豆饮景岳 治热毒劳热，诸火热极不能退者，用此最妙。

用绿豆不拘多寡，宽汤煮糜烂，入盐少许，任意饮食之。此物性非苦寒，不伤脾气，且善于解毒除烦、退热止渴，大利小水最佳最捷者也。若火盛，口甘不宜厚味，但略煮半熟，清汤冷饮之，尤善除烦清火。

雪梨浆景岳 解烦热、退阴火，此止渴生津之妙剂。

用甘美大梨削去皮，别用大碗盛清冷甘泉水，将梨薄切，浸于水中，俟水浸甘美，频饮其水，勿食其渣，退阴火极速。

卷 四

目 录

感冒门

伤风属外来之风

《内经》之言风者不一。有曰：风者，百病之长也。风从外入，令人振寒汗出，头痛，身重，恶寒。治在风府，调其阴阳，不足则补，有余则泻。又曰：阳受风气，阴受湿气。伤于风者，上先受之；伤于湿者，下先受之。又曰：邪风之至，疾如风雨；贼风邪气，乘虚伤人。此皆言外来之风。人受之者，邪轻而浅，止犯皮毛，则为伤风，即世俗所云感冒也。

恶风恶寒辨

俗云：伤风恶风，伤寒恶寒。非也。卫虚则恶风，荣虚则恶寒。恶寒者，虽无风而恶寒；恶风者，当风而始恶之。故恶寒必兼恶风。恶寒有阴阳之分，恶风惟属阳经，三阴无恶风之证。风为阳邪，寒为阴邪也。

［按］风动寒生，恶则皆恶，未有恶风而不恶寒，恶寒而不恶风者，故仲景于中风伤寒证，每风寒互言。

伤风伤寒辨

伤寒无涕，伤风有涕。伤寒手足微厥，伤风手足背皆温。风伤肺，故喷嚏也。寒伤肺，故涕清也。

伤风伤寒脉辨

浮缓，伤风脉也；浮紧，伤寒脉也。脉浮，太阳病也；脉长，阳明病也；脉弦，少阳病也。此为三阳，皆表也。脉细，太阴病也；脉沉，少阴病也；脉微缓，厥阴病也。此为三阴，皆里也。

风邪伤人必由肺俞

张景岳曰：伤风之病，本属外感，风邪伤人，必先由皮毛而入。皮毛为肺之合，而上通于鼻，故为鼻塞身重，头痛增寒，发热咳嗽之证。有兼太阳、阳明、少阳之经者，则显各经本证。有寒胜者，身必无汗而咳嗽，以阴邪闭郁皮毛也。有热胜者，身必多汗而咳嗽，以阳邪开泄肌腠也。有气强者，虽见痰嗽，或五六日，或十余日，肺气疏则顽痰利，风邪渐散而愈也。有气弱者，或延绵日甚，邪不易解，非用辛温不散也。凡风邪伤人，必在肩后颈根、大杼、风门、肺俞之间，由此达肺，最近最捷，按之酸处，即其径也。人知慎护此处，坐则常令微暖，卧则衣帛密护，勿使微凉，则可免伤风咳嗽之患。此余身验切妙之法，特录之以告惜身同志者。

受病之源有不同不可专于发散

刘宗厚曰：伤风一证，仲景与伤寒同论，虽有麻黄、桂枝之分，至于传变之后，亦未尝悉分之也。诸家皆以感冒四气并中风条混治，惟陈无择别立伤风一方，在四淫之首，且依伤寒，以太阳为始，分注六经，可谓详密。但风本外邪，诸方例用解表发散，然受病之源亦有不同。若表虚受风，则当固守卫气而散风。若专用发散之药，必致汗多亡阳。若内挟痰热而受风，亦当内外交治，不可专于发表也。

时行杂感

《医学源流论》云：凡人偶感风寒，发热头痛，咳嗽涕出，俗谓之伤风，非《伤寒论》中所云之伤风，乃时行之杂感也，人皆忽之，不知此乃至难治之病，生死之所关也。谚云伤风不醒变成劳，至言也。治法一驱风，苏叶、荆芥之类；二消痰，半夏、栝楼之类；三降气，苏子、前胡之类；四和荣卫，桂枝、白芍之类；五润津液，蒌仁、元参之类；六养血，当归、阿胶之类；七清火，黄芩、山栀之类；八理肺，桑皮、大力子之类。随证加减。

六经之证不显以疏表利气为主

吴鹤皋曰：古人治风寒，必分六经见证用药。然亦有发热头痛、恶寒鼻塞而六经之证不甚显者，总以疏表利气之药主之。风寒之邪，由鼻而入，在于上部，客于皮肤，故无六经形证，惟发热头痛而已。

感冒门方

神术汤海藏　治外感寒邪、内伤冷饮、无汗者。

苍术米泔浸　防风各二两　炙草一两

加生姜、葱白煎。

如太阳证，发热恶寒，脉浮紧者，加羌活二钱。带洪者，是兼阳明，加黄芩二钱。带弦数，是兼少阳，加柴胡二钱。

此方以苍术甘温辛烈、散寒发汗、辟恶升阳，防风辛温升浮、除风胜湿，为太阳主药。甘草发中有缓也。

白术汤海藏　治外感寒邪、内伤冷饮、有汗者。

白术漂，二两　防风二两　炙草一两

加姜、枣煎。

此二方乃海藏所制，以代桂枝、麻黄二汤者，主治略同，但有止汗、发汗之异。二方妇人俱加当归。

喻嘉言曰：此海藏得意之方。盖不欲无识者，轻以麻黄、桂枝之热伤人也。昌明仲景，不得不表扬海藏之功。

神术白术二方六气加减例　太阳寒水司天，加羌活、桂枝非时变寒亦加，下同。阳明燥金司天，加白芷、升麻变凉湿同。少阳相火司天，加黄芩、地黄变湿热同。太阴湿土司天，加白术、苍术变雨湿同。少阴君火司天，加细辛、独活变热同。厥阴风木司天，加川芎、防风变温和同。以上加减例，春夏秋冬依时令亦加之，至于岁时之变气，与月建日时同，前应见者，皆当随时依例加减之。

《准绳》云：按海藏所论与戴人所云"病如不是当年气，看与何年运气同，便向此中求妙法，方知皆在至真中"之歌相表里，实发前人所未发。盖海藏所谓某气司天加某药者，治常气之法也；所谓随所应见加减者，治变气之法也。戴人所谓看与何年同气求治法者，亦治变气之法也。能将二公之法扩而充之，则《内经》运气之本义灿然矣。夫《内经》论运气有常气、有变气。常气有定纪，如某年属某气司天，当寒当热是也。变气无定纪，如某年属某气司天，当寒反热、当热反寒是也。王氏注释以经无定纪之变气，作有定纪之常气，使后学执年岁占运气，应者十无一二，是以人莫之信，而其道湮晦久矣。二公生数千百年之后，复启其端而续之，善夫！今于逐年同气加药之下，将时令非时变气同者，依例加之，分注其下。

黄芪汤洁古　治春夏发热有汗，脉微弱，恶风恶寒者。

黄芪　白术　防风等分

水煎温服。恶风甚者，加桂枝。

川芎汤洁古　治秋冬发热无汗，脉浮，恶寒者。

川芎　苍术　羌活等分

水煎温服。恶寒甚者，加麻黄。

洁古云：春夏汗孔疏，虽有汗，不当服桂枝；秋冬汗孔闭，虽无汗，不当用麻黄。故制此二方以代桂枝、麻黄汤。又云：秋冬有汗，亦宜用黄芪汤；春夏无汗，亦宜用川芎汤。

汪切庵曰：仲景治伤寒用麻黄、桂枝，而全不用羌活、防风，是古人亦有所未备也。《汇参》云：羌、防汉时尚未入本草。

参苏饮《局方》　治四时感冒，伤寒头痛，发热无汗，及伤风咳嗽，声重，涕唾稠黏，潮热往来。

人参　苏叶　干葛　前胡　陈皮　枳壳　半夏　茯苓　木香　桔梗　甘草

加姜、枣煎，热服。外感多者，去枣加葱白。

刘宗厚曰：此出少阳柴胡例药。治感冒异气挟痰饮之病。本方云：前胡、葛根自能解肌，枳、桔、橘、半辈自能宽中快膈，毋以性凉为疑。

汪切庵曰：药性虽凉，亦辛平之剂。《元戎》谓参苏饮治一切发热皆效，谓有风药解表，有气药和中，则外感风寒、内积痰饮并可用也。

人参败毒散《活人》　治四时伤寒瘟疫，憎寒壮热，项强睛暗，鼻塞声重，赤眼口疮，湿毒流注，脚肿腮肿，喉痹毒痢，诸疮斑疹。老少皆可服。

人参　茯苓　枳壳　甘草　川芎　羌活　独活　前胡　柴胡

桔梗

加姜三片，薄荷少许，煎服。本方去人参，名败毒散，治同。有风热，加荆芥、防风，名荆防败毒散亦治肠风下血。〔批〕本方去人参，加连翘、金银花，名连翘败毒散，治疮毒。本方去人参，加大黄、芒硝，名硝黄败毒散，治热毒壅积。本方去人参，合消风散，名消风败毒散。

喻嘉言曰：鄙见三气门中推此方为第一，以其功之妙也。雷公问黄帝曰：三阳莫当，何谓也？帝曰：三阳并至，如风雨，如霹雳，故人莫能当也。然则夏月三气合聚，其为病也。岂同一气之易当乎？人感三气而病，病而死，其气互传，乃至十百千万，则为疫矣。倘病者日服此药二三剂，所受疫邪不复留于胸中，讵不快哉！方中所用皆辛平，更以人参大力者，负荷其正，驱逐其邪，所以活人百千亿万。奈何庸医俗子往往减去人参不用，曾与众方有别而能活人耶？〔批〕治风毒瘾疹，及风水皮水在表，宜从汗解者。

五积散《局方》 治感冒寒邪，头疼身痛，项背拘急，恶寒呕吐，肚腹疼痛，及寒湿客于经络，腰脚骨髓酸痛等证。

麻黄四分 当归八分 苍术七分 陈皮六分 厚朴炒，六分 干姜四分 芍药八分 枳壳七分 半夏制，四分 白芷六分 桔梗八分 炙草三分 茯苓八分 桂枝三分 川芎八分

加姜、葱煎服。

又法：除桂、芷、陈皮、枳壳，余药慢火炒，摊冷，入四味同煎，名熟料五积散炒者，助其温散。有汗去苍术、麻黄；气虚去枳、桔，加人参、白术；腹痛挟气，加吴茱萸；胃寒加煨姜；阴证伤寒、肢冷虚汗，加熟附子；妇人调经，加醋艾。此方能散食积、寒积、气积、血积、痰积，故名五积，为解表温中、除湿去痰、消痞调经之剂。一方统治多病，惟活法者变而通之。

陶节庵曰：夫病不身热头痛，初起怕寒，腹痛吐泻，蹻〔批〕蹻，音权，屈跼不伸貌。卧，沉默，不渴，脉沉迟无力，人皆知为阴证矣。至于发热面赤，烦躁，揭去衣被，脉大，人皆不识，认

作阳证，误投寒药，死者多矣。不知阴证不分热与不热，不论脉之浮沉大小，但指下无力，重按全无，便是浮阴，急与五积散一服，通解表里之寒。若内有沉寒，必须姜、附温之。若作热治而用凉药，则渴愈甚、燥愈急，岂得生乎？此取脉不取证也。

五积交加散 治寒湿两伤，身体重痛，腰脚酸疼。

麻黄　桂枝　白芍　甘草　苍术　厚朴　陈皮　法半夏　当归　川芎　干姜　白芷　桔梗　枳壳　茯苓　羌活　正独活　柴胡　前胡　人参

加姜煎。

此即五积散合人参败毒散。

六神通解散河间　治发热头痛，脉洪，身热无汗。

麻黄　甘草　黄芩　苍术　石膏　滑石　豆豉

加姜、葱煎。节庵加川芎、羌活、细辛三味。

神术散《局方》　治伤风头痛，发热恶寒，项强身痛，鼻塞身重，咳嗽。

苍术　藁本　白芷　细辛　羌活　川芎　炙草

加姜、葱煎服。

十神汤《局方》　治时气瘟疫，感冒风寒，发热恶寒，头痛咳嗽，无汗。此药不拘阴阳两感，一切发散宜此。

紫苏　干葛　升麻　芍药一用赤芍　麻黄　川芎　甘草　白芷　陈皮　香附

加姜煎服。

加味香苏散《心悟》　此方治时行感冒，用代桂枝、麻黄二汤，药稳而效，亦良法也。

紫①苏叶　陈皮　香附　炙草　荆芥　秦艽　防风　蔓荆子　川芎　生姜三片

水煎温服，取微汗。头痛甚者，加羌活、葱白。自汗恶风，加桂枝、白芍。

---

① 紫：原作"柴"，据《医学心悟·太阳经证·加味香苏散》改。

芎苏饮《澹寮》 治伤风寒，发热头疼，咳嗽吐痰，气涌。

川芎七钱 柴胡 紫苏 干葛 半夏姜制 茯苓各五钱 陈皮三钱半 甘草二钱 枳壳三钱 桔梗三钱半 木香二钱

加姜、枣煎。

香苏饮《局方》 治四时感冒，头痛发热，或兼内伤，胸膈满闷，噫气恶食。

香附炒 紫苏 陈皮 甘草

加姜、葱煎。

葱豉汤《肘后》 治伤寒，初觉头痛身热，脉洪，便宜服此。

葱白一握，豆豉一升

煎服。取汗出，如无汗，加葛根三两。

九味羌活汤易老 治时行感冒，憎寒壮热，头疼身痛，口渴，人人相似者，此方主之。

羌活 防风 苍术 白芷 川芎 生地 黄芩 甘草 细辛

加姜、葱煎。

风证自汗，去苍术加白术、黄芪；胸满，去地黄加枳壳、桔梗；喘加杏仁；夏加石膏、知母；汗下兼行，加大黄。

汪讱庵曰：洁古此方以羌活入足太阳，为拨乱反正之主药，除骨节痛，无汗倍用。苍术雄壮，入足太阴，辟恶散寒，除湿升阳，能安太阴，使邪不至传于脾。防风为风药，卒徒随所引而无不至，治一身尽痛，有汗倍用。白芷入足阳明，治头痛在额。川芎入足厥阴，治两边头痛。细辛入足少阴，治头痛在脑。皆能祛风散寒，行气活血。黄芩入手太阴，以泄气中之热。生地入手少阴，以泄血中之热。甘草协和诸药。六经备具，治通四时，用者当随证加减，不可执一。

张元素曰：此方不犯三阳禁忌，为解表神方。冬可治寒，夏可治热，春可治温，秋可治湿，是诸路之应兵，以代桂枝、麻黄、青龙各半等汤，诚为稳当，但阴虚气弱之人在所禁耳。

升麻葛根汤钱氏　治伤寒阳明经证，目痛鼻干，不眠无汗，恶寒发热。

升麻　葛根　芍药　甘草等分

水煎。寒多热服，热多温服。

柴胡升麻汤《局方》　治少阳阳明合病，伤风壮热，恶风头痛，鼻塞咳嗽，及阳气郁遏，元气下陷，时行瘟疫。

柴胡　前胡　黄芩各六钱　升麻五钱　葛根　桑皮各四钱　荆芥七钱　赤芍一两　石膏一两

加姜、豉煎。

柴胡平少阳之热，升、葛散阳明之邪，前胡消痰下气而解风寒，桑白泻肺利湿而止痰嗽，荆芥疏风热而清头目，赤芍调荣卫而散肝邪，黄芩清火于上中二焦，石膏泻热于肺胃之部，姜、豉取其辛散而升发也。

加味小柴胡汤《良方》　治伤寒胁痛及少阳厥阴热疟。

柴胡　半夏　人参　黄芩　生姜　甘草　大枣　枳实面炒　牡蛎粉

水煎服。

柴胡石膏汤　治少阳阳明，外感挟火，头痛口干，身热恶寒，拘急。

柴胡　石膏　甘草

加姜煎服。

大温中饮景岳　治阳虚伤寒，及一切四时劳倦、寒疫阴暑之气，身虽炽热，时犹畏寒，六脉无力，邪气不能外达，此元阳大虚、正不胜邪之候也。

熟地　白术　当归　人参　炙草　柴胡　麻黄　肉桂　干姜炒

水煎，去渣，温服。取微汗。气虚加黄芪，寒甚加熟附子。

归葛饮景岳　治阳明温暑时证，大热大渴，津液枯涸，阴虚不能作汗等证。

当归五钱　干葛三钱

水煎，以冷水浸凉，徐徐饮之，得汗即解。

归柴饮景岳　治荣虚不能作汗，及真阴不足、外感寒邪难解者，此神方也。

当归—两　柴胡五钱　炙草八分

水煎服，加姜亦可。

生料五积散　治产后内有余血，外感寒邪，相搏而腹痛。

苍术—钱四分　麻黄去节　橘红　枳壳各六分　桔梗—钱二分　厚朴　干姜各四钱　当归　白芍　川芎　白茯苓　半夏　白芷　肉桂　炙草各三分

上加姜、葱，水煎服。

此方治寒邪腹痛之剂，非真受寒邪者，不可轻用。

阴阳寒热门

总论二条①

经曰：阳气有余，为身热无汗。此言表邪之实也。又曰：阴气有余，为多汗身寒。此言阳气之虚也。又曰：阴阳有余，则无汗而身寒。又曰：寒极生热，热极生寒。此阴阳反作，病之逆从也。又曰：阴气少而阳气胜，故热而烦满；阳气少而阴气多，身寒如从水中出。仲景云：发热恶寒，发于阳；无热恶寒，发于阴。又曰：极寒反汗出，身必冷如冰，此与经旨义相上下。〔批〕按：此有余乃病邪有余，而正不足也。阴阳和则无病，过中则病也。经又曰：阳盛生外热，阴盛生内寒，皆亢则为害，非真阴、真阳盛也。

张景岳曰：病有寒热者，由阴阳之有偏胜也。阳胜则热，以阴之衰也。阴胜则寒，以阳之衰也。故曰：发热恶寒者，发于阳也。无热恶寒者，发于阴也。此阴阳之不可不察也。若外来之寒热，由风寒之外感；内生之寒热，由脏气之内伤。此表里之不可不察也。虽曰阳证多热，阴证多寒，然极热者反有寒证，极寒者反有热证，此真假之不可不察也。虽曰外入之邪多有余，内出之

---

① 二条：原脱，据底本目录补。

邪多不足，然阳盛生外热，阳虚生外寒，阴盛生内寒，阴虚生内热，此虚实之不可不察也。审其脉证，问其病因，以详求其理，而辨治自无难也。

阳病阴病

考之《中脏经》曰：阳病则旦静，阴病则夜宁，阳虚则暮乱，阴虚则朝争。盖阳虚喜阳助，所以朝轻而暮重；阴虚喜阴助，所以朝重而暮轻，此言阴阳之虚也。若实邪之候，则与此相反。凡阳邪盛者，必朝重暮轻，阴邪盛者，必朝轻暮重，此阳逢阳旺、阴得阴强也。其有或昼或夜，时作时止，不时而动者，以正气不能主持，则阴阳胜负交相错乱，当以培养正气为主，则阴阳将自和矣。但或水或火，宜因虚实求之。

从阳引阴从阴引阳

一阴根于阳，阳根于阴。凡病有不可正治者，当从阳以引阴、从阴以引阳，各求其属而衰之。如求汗于血，生气于精，从阳引阴也。又如引火归源，纳气归肾，从阴引阳也。此即水中取火、火中取水之义。

寒病热病

张景岳曰：寒病之由于外者，或由风寒以伤形，或由生冷以伤脏。其由于内者，或由劳欲以败阳，或由赋禀之气弱。若寒自外入者，必由浅及深，多致呕恶胀满，或为疼痛泄泻；寒由内生者，必由脏及表，所以战栗憎寒，或为拘挛厥逆。总之，热者多实，寒者多虚。凡治寒证者，当察其虚，而兼察其脏，此不易之法也。

热病之作有内外之因。如感风寒而传化为热，或因时气而火盛为热，此皆外来者也。至内生之热，有因饮食、劳倦、酒色而致者，有因七情而致者，有因药饵而致者，有因阳虚者，有因阴虚者，虽所因不同，而病证不过表里。故在外者，当察经络之浅深；在内者，当察脏腑之虚实。

身热恶寒身寒恶热

仲景云：病人身大热，反欲得近衣者，热在皮肤，寒在骨髓也。病人身大寒，反不欲近衣者，寒在皮肤，热在骨髓也。二条仲景无治法。热在皮肤，寒在骨髓，药宜辛温，或先用阴旦汤，寒已，次以小柴胡加桂，温其表。寒在皮肤，热在骨髓，药宜辛凉，或先以白虎加人参汤，热已，次以麻桂各半汤，解其表。〔批〕辛温辛凉本赵氏，用四方本《活人》。

〔按〕身热反欲得近衣者，伤寒外感之属也。身寒反不欲近衣者，热邪内郁之候也。然亦有欲得近衣而为内热者，火极似水也；亦有不欲近衣而为重寒者，水极似火也。又不可以不辨。

阳脏之人多热，阴脏之人多寒。阳脏者，必喜冷畏热，即朝夕食冷，一无所病，此阳之有余也。阴脏者，一犯寒凉则脾必伤，此阳之不足也。朱丹溪曰：恶热非热，明是虚证；恶寒非寒，明是热证。昼恶寒者，是阴气上溢于阳分也；夜恶寒者，是阴血自旺于阴分也。

外寒内热

杂病恶寒者，乃热甚于内也。经云：恶寒战栗，皆属于热。又云：禁栗于丧神守，皆属于火①。《原病式》曰：病热甚而反觉其寒，此为病热，实非寒者是也。古人遇战栗之证，有以大承气汤下燥粪而愈者，恶寒战栗明是热证，但有虚实之分耳。

内寒外热

杂证发热者，乃阴虚于下也。经云：阴虚则外热。夫阳在外，为阴之卫；阴在内，为阳之守。精神外驰，嗜欲无节，阴气耗散，阳无所附，遂至浮散于肌表之间而恶热也，实非有热，当作阴虚治，而用补养之法可也。

---

① 禁栗……属于火：语出《素问·至真要大论》："诸禁鼓栗，如丧神守，皆属于火。"

上热下寒上寒下热

《脉经》曰：热病，所谓阳附阴者，腰以下至足热，腰以上寒，阴气下争，还心腹满者死。所谓阴附阳者，腰以上至头热，腰以下寒，阳气上争，还得汗者生。

背恶寒掌中寒

背恶寒是痰饮。仲景云：心下有留饮，其人背恶寒，饮冷如冰，茯苓丸见痰门之类主之。掌中寒者，腹中寒。鱼上白肉有青血脉者，胃中有寒也，理中汤见中寒门主之。

恶寒发热

经曰：寸口脉微，名曰阳不足，阴气上入阳中，则洒晰恶寒也。尺脉弱，名曰阴不足，阳气下陷于阴中，则发热也。此谓元气受病而然也。又曰：阳微则恶寒，阴微则发热。医既汗之，使阳气微。又大下之，令阴气弱，此谓医所使也。大抵阴不足，阳往从之，故阳内陷而发热，阳胜则热也；阳不足，阴往乘之，故阴上入阳中则恶寒，阴胜则寒也。

恶寒一证，有表里阴阳之辨。发热恶寒，发于阳，表也；无热恶寒，发于阴，里也。下证悉具，微恶者，表未解也；恶寒而呕，心下痞者，里虚也。汗后不解，背恶寒者，虚也；汗后发热恶寒，虚也。

寒热往来

《金鉴》云：寒热往来者，阴阳相争。阴胜则寒，阳胜则热也。盖热为阳，寒为阴，表为阳，里为阴。邪在半表半里之间，外与阳争则为寒，内与阴争则为热。或表、或里、或出、或入，是以寒热往来也。故凡寒胜者，则多寒；热胜者，必多热。但审其寒热之势，即可知邪正之浅深矣。

治寒以热凉而行之有三 以下三条出《活人书》

北方之人，为大寒所伤，其足胫胀，若火炙汤浴，必脱毛见骨，须先以新汲水浴之。更有冻面或耳，若近火汤，必脱皮成疮，须先于凉房处浴之，少时以温手熨烙，此凉行除其大寒，一也。大寒之气，必令母实，乃地道左迁入肺，以凉药投之，使天道右迁，诸病得天令行而必愈，二也。况大寒在外，其大热伏于地下者，乃三焦、包络，天真之气所居之根蒂也。热伏于中，元气必伤，在人之身乃胃也，以凉药和之，则元气充盛而不伤，三也。

治热以寒温而行之有三

大热在身，止用黄芪、人参、甘草。此三味者，皆甘温。虽表里皆热，燥发于内，扪之肌热于外，能和之，使汗自出而解，此温能除大热之至理，一也。热极生风，乃左迁入地，补母以实其子，使天道右迁顺行，诸病得天令行而必愈，二也。况大热在上，其大寒必伏于内，温能退寒，以助地气，地气在人乃胃之生气，使真气旺，三也。

时热恶寒喜热恶寒酒热内郁治法

丹溪云：六月常觉恶寒战栗，喜炎火御绵，多汗，或服附子，浑身痒甚，脉沉涩，重取稍大，此热甚血虚也。四物去川芎，倍地黄，加白术、黄芪、黄柏炒、甘草、人参，每服一两。服后，若大泄，目直视，口无言，其病势深，兼无反佐之过，仍用前药热炒与之，盖借火力为向导也。少年形瘦面黑，六月喜热恶寒，脉沉涩，重按似数，姜汤下三黄丸见火。酒热内郁不得泄而恶寒者，或渴不能饮，脉大而弱，右关稍实，略类弦，重取则涩，宜黄芪、葛根煎服，脉小则安。〔批〕恶寒宜下，酒热内郁。

微热大热郁热结热虚热浮热

张景岳曰：微热之气，宜凉以和之；大热之气，宜寒以制之。郁热在经络者，宜疏之发之；结热在脏腑者，宜通之利之。阴虚之热，宜壮水以平之；无根之热，宜益火以培之。此其中有宜降者，所谓高者抑之也；有宜升者，所谓下者举之也。有相类者，所谓逆者正治也；有相反者，所谓从者反治也。治热之法，不过如此。

附藻治案

上热下寒证验自案①

一人素苦痰气，发则咳嗽呕吐，喘促头疼，每投陈、半、苏、前、枳、桔之类，应手而愈。某年秋，陡发旧病，其医仍用前方，不效。胸背壮热如灼炭，以大羽扇，两人更换扇之，炎炎不解，而下体则冷，裹以重棉，犹觉其寒。倩②余往视，慊其热气蒸人，不甘与诊，因私揣曰：此证痰为本，燥为标，缘肺经感时令之燥，其循行之气为痰涎阻遏，不能宣布周身，故尔胸背热如灼炭，而下体则寒。必得肺气清肃下行，下体乃自温耳。且证兼两侧头痛，目眩，口苦，意惟小柴胡去人参，差可借用。于是加减分两，倍用黄芩以清肺火；半夏、生姜各半倍，以开痰止呕；甘草生用性寒，亦取其能泻焚烁之势；少佐柴胡，以治少阳经证。服一剂，灼热解，下体温，头痛、呕吐俱止，惟咳嗽未除，复用枳、桔、二陈加条参、麦冬而愈。

阴阳③寒热门方

正柴胡饮《新方》 治外感风寒，发热恶寒，头疼身痛，痎疟初起等证。凡气血和平，宜从平散者，此方主之。

柴胡一二三钱　防风一钱　陈皮一钱半　芍药二钱　甘草一钱
生姜三五片　水一钟半

煎至七八分，热服。

若头痛者，加川芎一钱；热而兼渴者，加葛根一二钱；呕恶者，加半夏一钱五分；湿胜加苍术一钱；胸腹有微滞者，加厚朴一钱；寒气胜而邪不易解者，加麻黄一二三钱，去浮沫服之，或苏叶亦可。

---

① 自案：原脱，据底本目录补。
② 倩：请，央求。
③ 阴阳：原脱，据底本目录补。

柴芩煎新方　治伤寒表邪未解，外内俱热，泻痢烦渴，喜冷气壮，脉滑数者，及疟痢，并内热去血，兼表邪发黄等证效。

柴胡二三钱　黄芩　栀子　泽泻　木通各二钱　枳壳一钱五分水二钟

煎至八分，温服。如疟痢，并行鲜血、纯血者，加芍药三钱，甘草一钱；湿胜气陷者，加防风一钱。

防风汤　治伤风寒热。

防风　桂枝　黄芩　当归　茯苓　甘草各一钱　秦艽　干葛一钱半　杏仁五粒

姜、枣煎。河间方：姜煎，加半杯酒对服，治行痹游风见痹。

柴胡四物汤万氏　治阳盛阴虚，往来寒热。

柴胡　当归　川芎　生地　白芍　人参　麦冬　知母　竹叶黄芩　骨皮

水煎，温服。

既济解毒汤　治上热，头目肿赤，胸膈烦闷，不得安卧，身半以下皆寒，足胻尤甚。

黄芩酒炒　黄连酒炒　桔梗　甘草各二钱　柴胡　升麻　连翘当归各一钱　大黄酒煨，二钱

水煎，食后服。

东垣曰：热者寒之。然病有高下，治有远近，无越于此。芩、连苦寒，以酒为引，泻其上热。桔梗、甘草辛甘温升，佐诸苦寒上行，以治其热。柴胡、升麻苦平味薄，阳中之阳，以散上热。连翘苦辛平，散结消肿。当归辛温，和血止痛。大黄引苦寒之性下行以止烦热也。上热下冷，水衰心烦，宜滋肾丸去桂加黄连。

黄龙汤　治伤风寒热如疟，及病后余热不解。

人参　柴胡　黄芩　甘草

姜、枣煎。〔批〕此方亦治产后寒热。

热病门

时行热病论

吴绶曰：自夏至以后，时令炎暑，有人壮热烦渴而不恶寒者，乃热病也。凡脉浮洪者，发于太阳也；洪而长者，阳明也；弦而数者，少阳也。此发在三阳，为可治。若脉沉细微小，足冷者，发在三阴，难治。

发热浅深表里虚实辨

李东垣曰：以手扪摸有三法。轻手扪之则热，重按之则不热，此热在皮毛血脉也；重按至筋骨之分则热蒸手，轻摸之则不热，此热在筋骨间也；轻手扪之则不热，重手加力按之亦不热，不轻不重按之而热，此热在筋骨之上，皮毛血脉之下，乃热在肌肉也。此浅深之辨也。有表而热者，谓之表热。无表而热者，谓之里热。故苦者以治五脏，五脏属阴而居于内；辛者以治六腑，六腑属阳而居于外。故曰：内者下之，外者发之，又宜养血滋阴，身热自除。此表里之辨也。骨肉、筋血、皮毛，阴足而热反胜之，是为实热。骨痿肉烁、筋缓血枯、皮聚毛落，阴不足而有热疾，是为虚热。能食而热，口燥舌干，大便难者，实热也，以辛苦大寒之剂下之，泻热补阴。经云：阳盛阴虚，下之则愈，脉洪盛有力者是已。不能食而热，自汗短气者，以甘寒之剂泄热补气。经云：治热以寒，温而行之，脉虚弱无力是已。此虚实之辨也。

五脏发热辨 三条

经曰：心热病者，额先赤；脾热病者，鼻先赤；肝热病者，左颊先赤；肺热病者，右颊先赤；肾热病者，颐先赤。又曰：胃中热，则消谷善饥；肠中热，则出黄如糜。胃居脐上，胃热则脐以上热；肠居脐下，肠热则脐以下热。肝胆居胁，肝胆热则胁亦热。心肺居胸背，心热则胸热，肺热则背热。肾居腰，肾热则腰亦热。可类推也。

五脏之热有可据者。如肺气上通于鼻，而下主于皮毛；心气上通于舌，而下主于血脉；脾气上通于口，而下主于四肢；胃气上通于头面牙龈，而下主于肌肉；肝气上通于目，而下主于筋节；肾气上通于喉耳，而下主于二阴。凡有诸中者，必形诸外。故六腑之气，亦可以表里而察之。又曰：肺热则鼻干，甚则鼻涕出；肝热则目眵脓；心热则言笑多；脾热则善饥渴；肾热则小水热痛。

肺热，轻手乃得，微按全无，瞥瞥然见于皮毛之上。肺主皮毛，日西尤甚。心热，微按至皮肤之下、肌肉之上，轻手乃得，少加力按之，则全不热，是热在血脉也。心主血脉，日中大甚。脾热，轻手扪之不热，重按至筋骨亦不热，不轻不重在轻重之间，此热在肌肉也。脾主肌肉，入夜尤甚。肝热，按之肌肉之下至骨之上，寅卯时尤甚，其脉弦，乃肝热也。肾热，轻按不热，重按至骨，其热蒸手，亥子时尤甚，如火焰炙，乃肾热也。〔批〕五脏发热，当其旺时愈甚，如寅卯肝旺，巳午心旺，日西肺旺，亥子肾旺。肺热在皮毛，心热在血脉，脾热在肌，肝热在筋，肾热在骨。

肺热者，皮肤蒸蒸，喘咳气急，洒淅寒热，日晡尤甚，宜泻白散。重者白虎汤见火门、凉膈散见火门之类主之。〔批〕泻白散泻肺经气分之火。黄芩一物汤即丹溪清金丸，泻肺经血分之火。心热者，烦心，心痛，掌中热而哕，宜易老黄连泻心汤见瘟门及朱砂安神丸见情志、四顺清凉饮子见后之类主之。脾热实证，怠惰嗜卧因热而困，四肢不收脾主四肢，有虚有热，无气以动，宜泻黄散见火门、调胃承气汤见经闭治之。中虚有热者，黄芪人参汤见暑门、补中益气汤见劳倦。脾胃伏火，口燥唇干，口疮口臭，烦渴易饥，宜泻黄散见火门。肝热者，四肢困热满闷，便难，转筋，多怒多惊，筋痿不起筋热则纵，目赤肿痛，宜泻青丸见火门。肾热者，其人骨酥酥然如虫食其骨，困极不任，不能起于床，宜滋肾丸见癃闭及六味地黄丸见劳损之类主之。

夏月发热

《准绳》云：喻氏谓冬伤于寒，夏必病热，则是热病与春温对峙，而非夏时所感之热也。《活人》云：夏月发热，恶寒头疼，身体肢节重痛，其脉洪盛者，热病也。冬伤于寒，因暑气而发为热病，治与伤寒同。然夏月药须带凉，不可太温。桂枝、麻黄、大青龙须加知母、石膏。桂麻性热，东南暖处非西北之比，夏月服之，必有发黄出斑之失。服凉散药，脉势仍数，邪气犹在经络，未入脏腑者，桂枝石膏汤见后主之。热病兼内伤生冷，饮食停滞，或呕吐恶心，中脘痞闷，或恶风憎寒，拘急者，宜藿香正气散见霍乱加香薷、扁豆、葛根以发汗，名二香汤①。寒热不解在太阳，宜人参败毒散见感冒加黄芩；在阳明，宜升麻葛根汤见感冒加黄芩，热甚燥渴、脉大者，人参白虎汤；在少阳，小柴胡汤。夹暑，加黄连、香薷。热而大便自利，小便不利，烦渴者，五苓散去桂，加葛根、黄连、香薷、滑石之类。表里俱热而自利，脉浮数而小便不利者，小柴胡合四苓散见湿病主之。

热病感寒

热病之脉本洪大，若见浮紧〔批〕轻举则紧，重按则仍洪甚，以内伏已发也，是又感夏时暴寒，宜六神通解散去麻黄、苍术，加香豉、葱白。或先用连须葱白汤见头痛撤其外邪，取微似汗。不汗加苏叶，后用人参白虎汤。

热病感邪兼衄喘风痰

热病，凡客邪所感，不论脉浮脉紧，宜解不宜下者，用双解散见瘟疫②减白术、芍药、桔梗，加知母、香豉最妥。兼衄者加生地、丹皮。喘者加栝楼根、厚朴、杏仁。若兼风痰者，用双解散煎一大碗，先饮半，作探吐法以引痰出外，再尽剂，以被覆，令汗出即解。盖用凉药热饮发汗，百无一损也。〔批〕河间制双解散，子和演为吐法甚妙。

---

① 二香汤：原为小字，今据文义改为大字。
② 疫：原作"痰"，据文义改。

热病误温致坏兼烦渴暑热

热病误用辛温，致发斑谵妄，喘满昏乱者，宜黄连解毒汤见火门加减。恶热烦渴，腹满，舌黄燥或干黑，不大便，宜凉膈散见火门或承气汤。兼暑热者，凉膈合六一散见暑门。若小便不利者，竹叶石膏汤见火门倍石膏。

热病下后犹盛

刘河间曰：表热极甚，身痛头痛不可忍，或眩或呕，里有微热，不可发汗吐下，拟以小柴胡、天水、凉膈之类和解，恐不能退其热势之盛，或大下后，再三下后，热势尚盛，本气虚损，而脉不能实，拟再下之，恐脱而立死，不下亦热极而死，或湿热内余，小便赤涩，大便溏泄，频频小腹急痛者，必欲作痢也，并宜黄连解毒汤见火门。

晚发证

头疼身痛甚，恶寒壮热，无汗口渴，烦乱脉洪者，名晚发证。非暴中暑热新病之比，宜六神通解散见后加姜煎，热服取汗。服后，头疼恶寒证罢，反恶热，大渴，谵语，大便秘，去麻黄、苍术，加柴胡、枳实、大黄煎，槟榔磨水调服。伤寒晚发轻者，栀子升麻汤见后。脉弱体虚者，宜以人参汤与之，扶其元气，不可攻其热。脉洪身疼，壮热无汗者，宜六神通解散，发汗则愈。或人参败毒散见感冒加葛根、淡豉、生姜以汗之，轻者只用十味芎苏散见感冒汗之。如夹暑，加香薷、扁豆双解之。

外感内伤气虚血虚发热

《明医杂著》云：发热有数种，治各不同。仲景论伤寒伤风，此外感也，故宜发表以解散之，此麻黄、桂枝之义也。感于寒冷之月，即时发病，故用辛热以胜寒。如春温之月，则当变以辛凉之药。夏暑之月，即当变以甘苦寒之剂。又有冬温，此天时不正，阳气反泄，用药不可温热。又有寒疫，却在温热之时，此阴气反逆，用药不可寒凉。又有瘟疫，此天地之疠气，当随时令，参运气而治，宜辛凉甘苦寒之药以清热解毒。若夫内伤元气，则真阳下陷，内生虚热，故东垣发补中益气之论，用甘温大补其气，而提其下陷，此用气药以补气之不足也。又有劳心好色，内伤真阴，阴血既伤，则阳气偏胜而变为火，故丹溪发阳有余，阴不足之论，用四物、知柏补其阴，而火自降，此用血药以补血之不足也。又有夏月伤暑之病，虽属外感，却类内伤，东垣之清暑益气是也。又有因暑热而过食冷物以伤其内，或过取风凉以伤其外，此则非暑伤人，乃因暑而致之病，治宜辛热解表、辛温理中之药，却与伤寒治法相类者也。凡此数证，外形相似而实有不同，治法多端，不可或谬。外感之与内伤、寒病之与热病、气虚之与血虚，如冰炭相反，治之若差，则轻病必重，重病必死，可不畏哉！

心腋胸中热

《医学心悟》曰：心腋有汗，系热聚胃中。《汇参辑成》云：时行热病，五六日以上不解，热任胸中，口噤不能言，为坏证。

五心烦热

火郁地中，四肢土也。心火下陷在脾土之中，阴覆乎阳，火不得伸，宜火郁汤见后汗之。经曰体若燔炭，汗出而散是也。脉弦而数，此阴气也，宜风药升阳以发火郁，则脉数顿退矣。凡治此病，脉数者，当用黄柏少加黄连、柴胡、苍术、黄芪、甘草，更加升麻。得汗则脉必平，乃火郁发之之意也。五心烦热，日晡发热，黄芪鳖甲汤见虚劳。

表热里热

《金鉴》云：翕翕发热，无时休止者，表也。蒸蒸而热，如炊笼腾越者，里也。日晡潮热，濈濈①汗出者，阳明胃实也。发热兼口燥舌干烦渴者，三阳之证为多。发热兼厥冷、下利清谷者，三阴之证为多。表热者，小便多白。里热者，小便多赤。阳热宜清，

---

① 濈（jí及）濈：微汗不止貌。

阴热宜温，表热宜汗，里热宜下。此大法也。

肌热四肢热骨髓中热

肌热表热，四肢发热，骨髓中热，热如火燎，扪之烙手，此病多得之血虚，及胃①虚过食冷物，抑遏阳气于脾土，饮食填塞至阴，则清阳不得上行，故不传化也，宜东垣升麻散火汤见后。肌热、蒸热、积热、汗后余热，脉洪实弦数者，宜柴胡饮子见后及龙胆泻肝汤见火门、左金丸见胁痛。

昼热夜热

李东垣曰：昼发热而夜安静者，是阳气自旺于阳分也。昼安静而夜发热者，是阳气下陷于阴分也。如昼夜俱发热者，是重阳无阴也，当峻补其阴。若阳气自旺者，四物二连汤见后。阳气下陷者，补中益气汤见劳倦。重阳无阴者，四物汤见血门。无火者，八味丸见中寒。无水者，六味丸见劳损。

《准绳》云：昼热为气分热，宜柴胡饮子见后及白虎汤见火病。夜热为血分热，宜四顺饮子见后及桃仁承气汤见胁痛。昼热夜静，宜小柴胡汤见呕吐加栀子、黄连、知母、地骨皮。昼静夜热，知柏四物汤见后加黄连、栀子、柴胡、丹皮，或二连四物汤见后。若昼夜发热烦躁，是重阳无阴，四物合小柴胡加黄连、栀子，便秘者可下之。平旦发热，热在行阳之分，肺气主之，用白虎汤以泻气中之火。日暮发热，热在行阴之分，肾气主之，用地骨皮散见后以泻血中之火。

血虚夜热

遇夜身微发热，病人不觉，早起动作无事，饮食如常，既无别证可疑，只是血虚阴不济阳，宜润补之，茯苓补心汤见瘃癖。候热稍减，继以人参养荣汤见劳损。脉滑，肠有宿食，常暮夜发热，明日复止者，于饮食门中求之。

---

① 胃：原作"冒"，据《脾胃论·调理脾胃治验治法用药若不明升降浮沉差互反损论》改。

昼静夜热

李东垣曰：发热昼少而夜多，太阳经中尤甚。昼病则在气，夜病则在血，是足太阳膀胱血中浮热，微有气也。既病，人大小便如常，知邪气不在脏腑，是无里证也。外无恶寒，知邪气不在表也。有时而发，有时而止，知邪气不在表，不在里，在经络也。夜分多而昼分少，是邪气下陷之深也。此杂证当从热入血室而论，泻血汤见后主之。

潮热_{痰饮潮热}

有作有止，若潮水之来，不失其时，一日一发。若日三五发，即是发热，非潮热也。有虚有实，惟伤寒日晡潮热，别无虚证者，合用承气汤。若杂病大便坚涩，喜冷畏热，心下怏然，睡卧不着，此皆气盛实热也。若气消乏，精神憔悴，饮食减少，日渐尪羸①，病虽暂去，而五心常有余热，此虚证也。气虚有汗潮热，补中益气汤见劳倦。血虚无汗潮热，茯苓补心汤见不眠。潮热在表，里轻者，参苏饮见感冒；重者，小柴胡汤见呕吐，或大柴胡汤见腹痛。气虚无汗，午前潮热，人参清肌散见后。血虚有汗潮热，人参养荣汤见劳损。骨蒸有汗，子午潮热，加减逍遥散见后。有潮热似虚，胸膈痞塞，背心疼痛，服补剂不效者，此乃饮证，随气而潮，故热随饮而亦潮，宜于痰饮门中求之。

酒食发热

酒性大热有毒，遇身之阳气本盛，得酒则热愈炽。或因房劳，气血虚乏而病作，补气血药中必得枳椇子，方可解其毒。黄连解毒汤见火加葛根主之，或用青黛、栝楼仁为末，入姜汁，每日服数匙，三日自安。酒食发热，亦用青黛、栝楼仁、姜汁。凡服金石辛热药，甘草、黑豆见疝汤下。火邪，艾汤下。冷饮食，干姜汤下。炙煿，茶清、甘草汤下。〔批〕酒热内郁不得泄而恶寒，或泻不

---

① 尪（wāng 汪）羸：身体羸瘦。

能饮，脉大而弱，右关稍实，略类弦，重取则涩，宜黄芪、干葛煎服。脉小则安。

血虚发热

东垣治发热恶寒，大渴不止，烦躁肌热，目赤面红，不欲近衣，其脉洪大，按之无力者，或无目痛鼻干，非白虎汤证也。此血虚发热，当以当归补血汤见后主之。又有火郁而热者，如不能食而热，自汗气短者，虚也，以甘寒之剂泻热补气，非如能食而热，口舌干燥，大便难者，可用寒下之比耳。

滞血发热

滞血作热，其人脉涩，漱水或呕恶痰涎，两脚厥冷，小腹结急，或唾红，或鼻衄，用药不止于柴胡、黄芩中，当以川芎、白芷、桃仁、五灵脂、甘草佐之。大便秘结者，更加大黄、浓蜜，润而导之，使滞血一通，黑物流利，则热不复作矣。

宿热伏荣①

东垣云：大便不通，小便赤涩，身面俱肿，色黄麻木，身重如山，喘促无力，吐痰唾沫，发热时燥，燥已振寒，项额如冰，目中溜火，鼻不闻香，脐有动气，少腹急痛，此宿有湿热，伏于荣血之中，木火乘于阳道为上盛。短气喘促，为阴火伤气。四肢痿弱，为肾水不足。冬时寒水得令，乘其肝木，克火凌木，大胜必有大复，故见此证也，宜麻黄白术汤见后。

肾虚发热

肾虚，火不归经，游行于外而发热者，烦渴引饮，面目俱赤，遍生舌刺，两唇黑裂，喉间如烟火上冲，两足心如烙，痰涎壅甚，喘急，脉洪大而数、无伦次，按之微弱，宜十全大补汤见劳损，吞八味丸见中寒。或问：燥热于此，复投桂附，不以火济火乎？曰：心包络相火，附于右尺，男以藏精，女以系胞，因嗜欲竭之，而

---

① 宿热伏荣：原作"宿热伏于荣血"，据底本目录改。

火无所附，故厥而上炎，且火从肾出，是水中之火也。火可以水折，水中之火不可以水折。桂附与火同气而味辛，能开腠理、致津液、通气道，据其窟宅而招之。同气相求，必下降矣。桂、附固治火之正药也。

阳盛拒阴

有脚膝痿弱，下尻臀皆冷，阴汗臊臭，精滑不固，脉沉数有力，为火郁于内，逼阴向外，即阳盛拒阴。当用苦寒药下之，此水火征兆之微，脉证治例之妙，取之为法。

夏月湿热相合发热

喻嘉言曰：夏月火乘土位，湿热相合，病多烦躁闷乱，四肢发热，或身体沉重，走注疼痛，皆湿热相搏，郁而不伸，故致热也。

热病宜分甘寒苦寒甘温施治

黄连泻心火，黄芩泻肺火，芍药泻脾火，柴胡泻肝火，知母泻肾火，此皆苦寒之味，能泻有余之火。若饮食劳倦，内伤元气，火不两立，为阳虚之病，以甘温之剂除之，如黄芪、人参、甘草之属。若阴微阳强，相火炽盛，以乘阴位，日渐煮熬，为血虚之病，以甘寒之剂降之，如当归、地黄之属。若心火亢极，郁热内实，为阳强之病，以咸冷之剂折之，如大黄、朴硝之属。若肾水受伤，真阴失守，无根之火，为阴虚之病，以壮水之剂济之，如生地、元参之属。若肾命门火衰，为阳脱之病，以温热之剂制之，如附子、干姜之属。若胃虚，过食冷物，抑遏阳气于脾土，为火郁之病，以升散之剂发之，如升麻、葛根之属。不明乎此，求为大病施治，何所依据耶？

一切外感内伤发热初起用方之法

《元戎》谓：参苏饮治一切发热，皆能作效，不必拘其所因。谓中有风药解表，有气药和中，则外感风寒、内积痰饮并可用也。而合四物汤，名茯苓补心汤，尤能治虚热，则此方乃表里虚实兼治之剂，然不可过。如素有痰饮者，俟热退，即以六君子之属调之。素阴虚者，俟热退，即用三才丸见劳损之类调之。

小儿发热后附自案一条①

小儿实热，面赤腮燥，鼻孔干焦，露手掷足，揭去衣被，大渴不休，大小便秘，宜微下之，《集成》沆瀣丹见幼科胎病门。小儿里热，饮水不休，吮乳口热，小便赤短，大便闭结，宜导赤散见幼科杂病门，送泻青丸见火门以清利之。伤风自汗，发热，元气虚弱者，宜四君子汤见脾胃加防风、柴胡、葛根。夜热旦退，此血虚也，宜六味地黄汤见劳损，加龟板、当归、白芍。

热病不治证

热病，已得汗，脉尚躁，喘且复热喘甚者，死。热病，不知痛处，耳聋，四肢不收，口干，阳热甚，阴颇有寒者，热在髓，死，不治。热病，汗不出，两颧发赤，哕者，死。热病，泻利，腹愈满者，死。热病，目不明，热不已者，死。汗不出，呕血下血者，死。舌本烂，热不止者，死。热而痉，搐搦，昏乱者，死。腰折，瘛疭，齿噤齘②也。热病，咳而衄，汗出不至足者，死。

辨王王原伤寒后补虚清热二法

王王原昔年感证，治之不善，一身津液尽为邪热所烁，究竟十年，余热未尽去，右耳之窍尝闭。今夏复病感，缠绵五十多日，面足浮肿，夜寐不宁，耳间气往外触。盖新热与旧热相合，狼狈为患，是以难于去体。医者不察其绸缪胶结之情，治之茫不中窍。延至秋深，金寒水冷，病方自退。然浅者可退，深者莫由遽退也。面足浮肿者，肺金之气为热所逼，失其清肃下行之权也。卧寐不宁者，胃中之津液干枯，不能内荣其魂魄也。耳间大气撞出者，久闭之窍，气来不觉，今病体虚赢，中无阻隔，气逆上冲，始知之也。外病虽愈，而饮食药饵之内调者，尚居其半。特挈二事大

---

① 后附自案一条：原脱，据底本目录补。
② 齘（xiè 谢）：牙齿相磨切。

意，为凡病感者，明善后之法焉。盖人当感后，身中之元气已虚，身中之邪热未净，于此而补虚，则热不可除，于此而清热，则虚不能任。即一半补虚，一半清热，终属模糊，不得要领。然舍补虚清热外，更无别法，当细辨之。补虚有二法：一补脾，一补胃。如疟痢后，脾气衰弱，饮食不能运化，宜补其脾；如伤寒后，胃中津液久耗，新者未生，宜补其胃。二者霄壤①之殊也。清热亦有二法：初病时之热为实热，宜用苦寒药清之；大病后之热为虚热，宜用甘寒药清之。二者亦霄壤之殊也。人身天真之气，全在胃口，津液不足即是虚，生津液即是补虚，故以生津液之药合甘寒泻热之药。而治感后之虚热，如麦门冬、生地黄、牡丹皮、人参、梨汁、竹沥之属，皆为合法。仲景每用天水散以清虚热，正取滑石、甘草一甘一寒之义也。设误投参、芪、苍术补脾之药为补，宁不并邪热而补之乎？至于饮食之补，但取其气，不取其味。如五谷之气以养之，五菜之气以充之，每食之间必觉津津汗透，将身中蕴蓄之邪热以渐运出于毛孔，何其快哉！人皆不知此理，急于用肥甘之味以补之，目下虽精采健旺可喜，不思油腻阻滞经络，邪热不能外出，久久充养完固，愈无出期矣。前哲有鉴于此，宁食淡茹蔬，使体暂虚而邪易出，乃为贵耳。前药中以浮肿属脾，用苓、术为治，以不寐责心，用枣仁、茯神为治，总以补虚清热之旨未明，故详及之。

附藻治案

小儿误治内热伤肺证验

曾医一乳子，于四月中旬感冒，发热，咳嗽，多汗。医见其自汗，以为虚也，辛温发表方内杂用白术、当归等味。服后热愈盛，而汗愈多，咳嗽转甚，又以其为痰也，加入陈、半治之。旬余，热微汗减，咳嗽全无，神呆目闭，啼哭无声。迨延余往诊时，直如死人，连唇口亦不动矣。以一指探其鼻下，微有丝毫出息。

---

① 霄壤：天地，多形容差距极大。

揭去衣被视之，见其卧蓐之上，小水似无，而肛门尚溜清水。因语其父曰：此证九死一生，全是误治所致。缘小儿阳常有余，阴常不足，际此六阳尽出地上，犹重衣厚被裹覆其外，以致内脏生热，热伤于肺则发热咳嗽，热蒸于脾则津津自汗，忆尔时惟麻杏石甘一方为对证之药。医者误用陈、半、紫苏以治咳，复用白术、当归以止汗，以致汗孔闭塞，金实不鸣，神识昏迷，奄奄待尽。内炽之热上蒸于肺，肺受火刑，无可宣泄，只有奔迫大肠一路，此时惟有救肺一法，冀其肺气得生，或可挽回万一。方用黄芩以清肺热，阿胶以润肺燥，杏仁以下肺气，少佐甘草以协和其间。舍此，别无良策也。其家妇女以余为看书而不临证也，仍请前医鉴方。医曰：此子痰迷胸间窒塞，再用黄芩、阿胶下咽，即毙矣。迁延一昼夜，治木以待。次早，其父乃持余方以祷于神，三卜三吉，复三卜，如之，喜曰：神其许我。急煎与服，浸灌良久，乃得一匙下咽，唇稍红润。服半剂，眼目渐开，手足活动。终剂而人已苏醒，但声音全无，复于清润药中略加开提，调理旬日而愈。人曰：子何技之神耶？余曰：非也。夫以甫周乳子，脏腑气血几何，误治旬余，奄奄不绝者仅如丝缕，犹得不死，以待诊于余。及余疏方，又被前医所阻，迁延一日夜而不果服，至于治木，生计亦穷矣。乃其父忽而祷于神，神告吉，而假之卜，卒使良药见投，沉疴顿起，此子不死。天耶？人耶？岂余所能为耶？夫亦曰：有命而已矣。

热病门方

桂枝石膏汤《活人》　治热病，服凉散药，脉势仍数，邪气犹在经络，未入脏腑者。

桂枝去粗皮　黄芩各五钱　栀子三钱　升麻　葛根　白芍　生姜各七钱半　石膏碎　甘草炙，各一两

每五钱，煎，食顷再服，得汗止后服。此方夏至后代桂枝证用。若加麻黄一两，代麻黄大青龙证用也。〔批〕有汗脉浮为桂枝证，无汗脉紧为麻黄、青龙证。

六神通解散节庵　治头疼身痛甚，恶寒壮热，无汗口渴，烦乱，脉洪者，名晚发证。

麻黄去节，酒洗　石膏　黄芩　滑石各二两　苍术泔浸，去皮，四两　甘草两半

每五钱，姜三片，煎，热服取汗。

［按］《六书》此方有川芎、羌活、细辛三味，姜三片，入豆豉一撮，葱白二茎，煎。原治晚发证，与此《准绳》引用节庵之方不同，又河间方只有此六味，亦无川芎、羌活、细辛三味，仍用姜、葱、豆豉入煎见感冒门，又与《六书》所载之方不同。或一方而有加减，或出两人所制，附录于此，以俟详核。

栀子升麻汤　治伤寒晚发轻者。

生地黄八两　栀子十枚　升麻一两半　柴胡　石膏各二两半

每五钱煎。病不解，更作服。

升阳散火汤东垣　治肌热表热，四肢骨髓中热，扪之烙手，因得之血虚，及过食冷物，脾胃抑遏之证。

柴胡八钱　防风二钱半　葛根　升麻　羌活　独活　人参　白芍各五钱　炙草三钱　甘草二钱

每服五钱，加姜、枣煎。本方除人参、独活加葱白，名火郁汤。治同。

吴鹤皋曰：少火生气。天非此火，不能生物；人非此火，不能有生。扬之则光，遏之则灭。今为饮食抑遏，则生道几乎失矣。使清阳出上窍，则浊阴自归下窍，而饮食传化无遏抑之患矣。东垣圣于脾胃，治之必主升阳，俗医知降而不知升，是扑其火也，安望其卫生耶？〔批〕火郁者，内热外寒，脉沉而数。火郁无焰，故外寒。脉沉为在里，沉而数，知为内热。

汪讱庵曰：柴胡以发少阳之火，为君。升、葛以发阳明之火，羌活以发太阳之火，独活以发少阴之火，为臣。此皆味薄气轻、上行之药，所以升举其阳，使三焦畅遂，而火邪皆散矣。人参、甘草益脾土而泻热，芍药泻脾火而敛阴，且散中有收，不致有损阴气，而为佐使也。

桔梗汤_{海藏} 治上焦热，身热脉洪，无汗多渴者。

连翘　栀子　黄芩　甘草　薄荷　竹叶　桔梗

等分，为粗末，水煎，温服。汗之，热服。春，倍加防风、羌活。夏，倍黄芩、知母。季秋淫雨，倍加羌活。秋，加桂枝，冬倍之。便秘加大黄。

东垣曰：易老法治胸膈与六经之热，以手足阳明俱下胸膈，同相火游行一身之表，乃至高之分，故用舟楫之剂，浮而上之，施于无形之中，随高而走，以云胸膈中及六经之热也。

柴胡饮子　治昼热肌热，蒸热积热，汗后余热，脉洪实弦数者。

黄芩　柴胡　人参　甘草　当归　白芍　大黄酒蒸，等分

加姜、枣煎。

四顺清凉饮①子　治血热壅实，面赤蕴结，烦闷及夜热，为血分热。

大黄　赤芍　当归　甘草各一两

加薄荷煎。

四物二连汤　治血虚、虚劳发热，五心烦热，昼则明了，夜则发热。〔批〕昼静夜热，名曰热入血室。

当归　生地　白芍各一钱　川芎②　黄连　胡黄连各八分

加姜煎。

喻嘉言曰：二方清血分之热，然惟实热可用，虚热不宜用，恐伤其胃也。

泻血汤_{东垣}　治热入血室。

生地酒洗　柴胡各一钱　熟地　蒲黄　丹参酒洗　当归酒洗　羌活　防己酒洗　甘草炙，各七分　桃仁研泥，三分

每五钱煎。〔批〕牵牛味辛烈，能泻气中之湿热，不能除血中之湿热。防己味苦寒，能泻血中之湿热，又能通血中之滞涩。

地骨皮散_{东垣}　治血热阳毒火炽，浑身壮热作渴。

石膏　柴胡　生地　黄芩　知母　羌活　升麻各七分　地骨皮

---

① 饮：原作"引"，据底本目录改。

② 川芎：原脱，据《医门法律·热湿暑三气门·四物二连汤》补。

赤芩各五分

入姜煎。

人参清肌散　治午前潮热，气虚无汗。

人参　白术　茯苓　炙草　半曲　当归　赤芍　柴胡　葛根

加姜、枣煎。

［按］热发于午前，阳虚而阴火乘之也。火燥热郁，故无汗。经云：阳盛生外热，阴盛生内寒，皆亢则为害，非真阴真阳盛也。方用四君子以补阳虚，半曲和胃去湿，归、芍以调阴血，柴、葛升阳退热。盖以甘温泻火，酸寒活血，汗即血也。辛甘解肌，有汗宜实表，无汗宜解肌，此无汗与伤寒无汗不同，故但解其肌热，而不必发汗也。

白术除湿汤东垣　治午后发热，背恶风，四肢沉困，小便色黄，又治汗后发热。

人参　赤芩　炙草　柴胡　白术　生地　骨皮　知母　泽泻

水煎服。如有刺痛，加当归。小便利，减芩、泻一半。

午后发热，热在阴分，阳陷阴中也。背恶风，阳不足也。四肢沉困，湿胜而脾不运也。小便黄湿，兼热也。热在血分，故以生地滋阴。知母、骨皮泻血中伏火。柴胡升阳，以资清气。芩、泻利湿兼清热。参、术、甘草益气助脾，使气足阳升，虚热自退，脾运而湿自除矣。方名除湿，而治在退热，欲热从湿中而下降也。

人参泻肺汤　治肺经积热，上喘咳嗽，胸膈胀满，痰多，大便涩。

人参　黄芩　栀仁　枳壳　薄荷　连翘　甘草　杏仁去皮尖

桑皮　大黄　桔梗等分

水煎，食后服。

喻嘉言曰：人参泻肺热，反能伤肺，此清肺经积热。以人参泻肺名，可见泻其肺热，必不可伤其肺气也。况人参之温，以五味清凉，监之有余，如此大队寒下之药，不推之为君，其敢用乎？

天门冬散　治肺壅，脑热，鼻干，大便秘涩。

天门冬去心　桑白皮　升麻　大黄　枳壳炒　甘草各八分　荆

芥一钱

水煎，食后温服。

喻嘉言曰：此方药味较前少减，然用升麻，且升且降，以散上焦壅热，可取。

半夏汤 治胆热，精神不守，热泄。

半夏曲 黄芩 军姜炮 远志去心 茯苓 生地各八钱 黍米一合 酸枣仁炒研，八分

长流水煎，食后温服。军姜，即江西襄均干姜，结而白，详注《本草》。

喻嘉言曰：此方虽曰治胆热，尚有未备，如柴胡、人参、青黛、羚羊角、猪胆汁之属，加入一二味为切。

利膈散 治脾肺大热，虚烦上壅，口舌生疮。

鸡苏叶 荆芥穗 防风 桔梗 人参 牛子 甘草各一两

为末，每二钱，沸汤点服。咽痛口疮甚，加僵蚕。

喻嘉言曰：此方清上焦热，全用辛凉轻清之气，不杂苦寒下降之味，其见甚超，较凉膈散更胜。

消毒犀角饮 治大人、小儿内蕴邪热，痰涎壅盛，腮项结核，口舌生疮，及湿生疮疖，已溃未溃，并宜服之。

犀角磨汁 防风一钱 牛子炒，二钱 荆芥穗一钱 炙草钱半

水煎，食后温服。

喻嘉言曰：此方专清上焦蕴热，与利膈散略同。彼可多服，此可暂服耳。

鸡子清散 治热病五六日，壮热之甚，大便秘结，狂言欲走者。

鸡子二枚，取清 芒硝细研 寒水石研细，各二三钱

先用新汲水一盏，调药末，次下鸡子清搅匀，分二服。

栀子仁汤 治发热潮热，狂燥，面赤咽痛。

栀子 赤芍 大青 知母 升麻 柴胡 黄芩 石膏 杏仁 甘草 豆豉

水煎，温服。一方无豆豉。

地黄煎　治积热。

地黄汁四升三合　茯神　知母各四两　葳蕤四两　栝楼根　生姜汁　鲜骨皮　麦冬汁　白蜜各二升　石膏八两　竹沥三合

以水先煮诸药，去渣，下竹沥、地黄、麦冬汁，缓火煎四五沸，下蜜姜汁，微火再煎服。四五月，作散服之。

喻嘉言曰：此方生津凉血，制火撤热，兼擅其长，再加人参，乃治虚热之圣方也。

当归补血汤东垣　治肌热燥热，目赤面红，烦渴引饮，昼夜不息，其脉洪大而虚，重按全无，此脉虚血虚也。若误服白虎汤，即死。〔批〕血虚发热。

黄芪炙，一两　当归酒洗，二钱

水煎，空心服。

汪讱庵曰：当归气味俱厚，为阴中之阴，故能滋阴养血。黄芪五倍于当归者，盖有形之血生于无形之气，又有当归为引，则从之而生血矣。又曰：病本于劳役，不独伤血而亦伤气，故以二药兼补之也。

十味人参散　治虚热潮热，身体倦怠。

人参　白术　茯苓　甘草　半夏　陈皮　柴胡　葛根　黄芩　白芍

加姜、枣煎。

补中益气加黄柏生地汤东垣　治阴火乘阳，发热昼甚，自汗短气。

黄芪　白术　陈皮　炙草　人参　归身　柴胡　升麻　生地　黄柏

加姜、枣煎。

知柏四物汤　治昼静夜热。

川芎　生地　白芍　当归　黄柏　知母

水煎。

逍遥散　治肝虚血燥，潮热骨蒸，寅卯旺时为甚，寒热往来，肝火乘肺，咳嗽，火盛烁金，口干尿涩。

柴胡　白芍　白术　当归　茯苓　甘草　薄荷　生姜

温服。一方加香附、陈皮、黄芩。治脾胃虚弱兼郁怒伤肝。

汪讱庵曰：肝虚则血病，归、芍养血而敛阴。木盛则土衰，甘草、白芍和中而补土。柴胡升阳散热，合白芍以平肝，而使木得条达。茯苓清热利湿，助甘、术以益土，而令心气安宁。生姜暖胃祛痰，调中解郁。薄荷搜肝泻肺，理血消风，疏逆和中。诸证自已，所以有逍遥之名。

加减逍遥散　治气血两虚，有汗，子午潮热。

当归　白芍　柴胡　茯苓　白术　甘草　薄荷　麦冬　地骨皮　黄连　黄芩　秦艽　木通　车前仁

水煎。

麻黄白术汤 东垣　治宿热伏于荣血，详证治条。

麻黄不去节，六分　桂枝三分　升麻二分　柴胡三分　黄连　黄柏俱酒炒，各二分　白豆蔻五分　厚朴三分　青皮　陈皮各二分　杏仁四粒，研　神曲五分　吴茱萸四分　人参　黄芪　苍术泔浸　白术土炒，各三分　甘草二分　猪苓三分　茯苓　泽泻各四分

水煎，分二服。

此方用桂枝解表祛风，升、柴升阳散火，连、柏燥湿清热，而黄柏又能补肾滋阴，蔻、朴、青、陈利气散满，而青、柴又能平肝，蔻、朴又能温胃，杏仁利肺下气，神曲化滞调中，吴茱暖胃温肝，参、芪、二术、甘草补脾益气，二苓、泽泻通利小便，使湿去而热亦行。方内未尝有通大便之药，盖清阳升则浊阴自降矣。

汪讱庵曰：此盖合四君、五苓补中平胃，麻黄、吴茱解毒，诸方而为一方者也。治证既多，故所用表里、寒热、补泻之药俱备，但皆气药而无血药，与五积不同。然乃东垣之方，录之以见治疗之中又有此一种也。

柴葛桂枝汤 治小儿伤风，自汗发热。

桂枝　白芍　柴胡　粉葛　炙草　生姜

加红枣五枚，浓煎，热服。

惺惺散 治小儿真元不足，气血怯弱，内伤外感，热不能受。

人参　白术　茯苓　白芍　桔梗　细辛　花粉　川芎　防风

加姜、枣煎，热服。

陈无择曰：世医到此尽不能晓，或再用凉药，或再解表，或谓不治。此表里俱虚，气不归元，而阳浮于外，所以再热非热证也。宜用此汤加粳米煎，和其胃气，则收阳归内而身凉矣。

六神散 治小儿表热去后又发热者。

人参　白术　茯苓　甘草　山药　扁豆

加姜、枣煎。

简便方三

肝经发热，用甘草、青蒿，以童便和猪胆汁，煮成胶，久久服之。

一身壮热，咳嗽喘促，胸胁胀满，用姜汁，滤去渣，急服。

虚火上炎，身背头面热如汤火，用附子研末，唾津调，贴脚底。

烦躁门

烦躁论

成氏曰：烦为扰乱而烦，燥为愤激而燥。合而言之，烦躁是也。析①而言之，烦，阳也；燥，阴也。烦为热之轻者，燥为热之甚者。烦躁者，先烦渐至燥也；烦躁者，先燥而迤逦②复烦也。从烦至燥为热，先燥后烦谓怫，怫然更作燥闷，此为阴盛格阳也。虽大燥欲于泥水中卧，但饮水不得入口，此名戴阳证，气欲脱而争，譬如灯将灭而复明也。

---

① 析：原作"折"，据《伤寒明理论·烦躁》改。

② 迤逦（yǐ 以里）：曲折连绵的样子。亦作"迤逦"。

心　烦

李东垣曰：火入于肺则烦，入于肾则燥，俱在于肾者，以道路通于肺母也。大抵烦躁者，皆心火为病。心者，君火也。火旺则金烁水亏，惟火独存，故肺肾合而为烦躁。又脾经络于心中，心经起于脾中。二经相搏，湿热生烦。夫烦者，扰扰心乱，兀兀欲吐，怔忡不安。燥者，无时而热，冷汗自出，少时则止，经云阴燥者是也。

先烦后燥先燥后烦

陈氏曰：内热曰烦，外热曰燥。盖烦者，心中烦，胸中烦，为内热也。燥者，身体手足躁扰，或裸体不欲近衣，或欲坐井中，为外热也。内热者，有根之火，属热，故但烦不燥，及先烦后燥者，皆可治。外热者，无根之火，多属寒，故但燥不烦，及先燥后烦者，皆不治。经云：诸躁狂越，皆属于火。又曰：阴盛发燥，名曰阴燥，宜以热药治之。

景嵩崖曰：内热心烦为烦，外热、身体燥乱为燥。烦因心血虚，属热。燥是无根之火，属寒。诸虚烦热与伤寒相似，但不恶寒，头身不痛，脉不紧数为异。〔批〕先贤治烦躁俱作有属热者，有属寒者。治独烦不燥者，多属热。惟悸而烦者，为虚寒。治独燥不烦者，多属寒。惟火邪者，为热。

烦躁诸证

东垣治血虚心烦，睡卧不宁，用圣愈汤见血门。心神烦乱，怔忡不寐，朱砂安神丸见情志。《本事》治心腹烦躁，不生津液，黄芪汤见后。《拔萃》治心虚烦躁，八物定志丸见情志。《三因》治心虚烦闷，头痛气短，内热不解，淡竹茹汤见脏躁。节庵治阴盛格阳，阴极发燥，渴而面赤，欲坐泥水中，脉来无力，回阳返本汤见后。阴烦自利，烦渴不眠，宜辰砂五苓散见暑门。表里俱虚，内无津液烦躁，宜竹叶石膏汤见暑门。汗出烦满不解，宜麦门冬汤见肺痿。病后虚烦不得眠、有饮者，温胆汤见瘛疭。无饮者，远志汤见后。小便短赤者，益元散见暑加牛黄。心下蕴热而烦，清心莲子饮见浊。虚烦，或泄，或渴，三白汤即四君子去人参，加白芍，为调理内伤外感之奇方。

烦闷不食痰饮治案

丹溪治一女子，年二十余岁，素强健，六月间，发烦闷，不食，脉沉细而弱数，口渴，手心热，呕而人瘦，渐成伏脉，时妄语。乃急制妙香丸《局方》见痫，以井水下一丸。半日许，大便已出，病无退减，遂以麝香水浸药，以针穿三窍，次日以凉水送下，半日许，大便下稠痰数升，旬日而愈。

烦躁门方

人参竹叶汤《三因》 治汗下后，表里虚烦，不可攻者。

淡竹叶一握　人参　甘草炙，各二两　半夏制，二两半　石膏麦门冬去心，各五两

每四钱，姜五片，粳米一撮，煎。《济生方》除石膏，加茯苓、小麦。

《活人》云：但独热者，虚烦也。诸虚烦热与伤寒相似，但不恶寒，身不疼痛，故知非伤寒也，不可发汗。头不痛，脉不紧数，故知非里实也，不可下病。此内外皆不可攻，攻之必遂烦渴，当与此汤。若呕者，与陈皮汤。

陈皮汤《三因》 治动气在下，不可发汗，发之反无汗，心中大烦。

陈皮去白，两半　炙草五钱　人参二钱半　竹茹五钱

每五钱姜、枣煎。一剂不愈，再与之。

黄芪汤《本事》 治心中烦躁，不生津液，不思饮食。

黄芪三两　人参三钱　熟地　白芍各三两　乌梅三枚　五味子麦冬去心，各三两　天冬　甘草各三钱　茯苓一两

上药共为粗末，每三钱，加姜、枣煎服。

远志汤 治心虚烦热，夜卧不宁，及病后虚烦。

远志肉黑豆，甘草同煎　黄芪　当归　麦冬　茯神　枣仁　石

斛　炙甘草　人参

水煎，食远服。烦甚，加竹叶、知母。

涤烦汤　治心虚有热而烦。

青荷叶　麦冬　五味　生地　茯神　远志　竹叶　酸枣仁
炙草　莲肉

水煎服。

小草汤　治忧思虚劳心烦。

小草　炙芪　当归　麦冬　石斛　枣仁　人参　炙草

水煎服。

生生汤《石室秘录》　治少阴证四逆，恶寒身踡，脉不至，烦躁。

人参三两　附子三钱　枣仁炒，五钱

水煎。

回阳返本汤　治阴盛格阳，阴极发燥，面赤，欲坐卧泥水中，
脉来无力，或脉微欲绝。

熟附子　干姜　甘草　人参　麦冬　五味子　腊茶　陈皮

等分，加葱七茎、黄连少许，用澄清泥浆一钟煎，临服入蜜
五匙，稍冷服之。取汗为效。

痉病门

总论三条①　刚痉、柔痉、风家汗多致痉、疮家汗出则痉。

仲景云：病者身热足寒，颈项强急，恶寒，时头热，面赤目
赤，头独摇，卒口噤，背反张者，痉病也。太阳病，发热无汗，
反恶寒者，名曰刚痉。太阳病，发热汗出，不恶寒者，名曰柔痉。
风家下之则痉，复发汗，必拘急。太阳病，发汗太多，因致痉。
疮家虽身疼痛，不可发汗，汗出则痉。〔批〕风挟寒则血涩，无汗
为刚痉；风挟湿则液出，有汗为柔痉。《准绳》云：刚痉是大筋受热，
则拘挛而强直；柔痉是小筋得湿，则痿弛而无力。误汗则伤血液，误

---

①　三条：原脱，据底本目录补。

下则伤真阴，阴伤则血燥，而筋失所养，故为拘挛、为反张、为强直也。

《金鉴》注云：发热恶寒，太阳证也。颈项强急，面赤目赤，阳明证也。头热，阳郁于上也。足寒，阴凝于下也。太阳之脉，循背上头，阳明之筋，上挟于口。风寒客于二经，则有头摇口噤、反张急拘之证。发热恶寒无汗为实邪，名曰刚痉者，强而有力也。发热汗出不恶寒为虚邪，名曰柔痉者，强而无力也。不应下而下之，则伤液。不当汗而汗之，则伤津。津枯液涸，筋失所养，故病痉。治此者，当以养津液为务也。疮家初起，热毒未成，法当汗散。已经溃后，血气被伤，虽有身痛表证，亦不可发汗，恐汗出血液愈竭，筋失所养，因而成痉。或邪风乘之，亦令痉也。

伤风重感寒湿过汗血虚致痉

痉者，太阳中风，重感寒湿之病也。太阳纯伤风、伤寒则不发痉。惟先伤风后伤寒，先伤风后伤湿，及太阳过汗，湿家过汗，产后血虚、伤风，皆发痉。风则燥而动，寒则引而紧，湿则着而拘，故头摇口噤，手足搐搦，项背反张也。《活人》云：外证发热恶寒与伤寒相似，但其脉沉迟弦细，而项背反张为异。

血气内虚风寒湿热袭而致痉

陈无择曰：夫人之筋，各随经络结束于身。血气内虚，外为风寒湿热之所中则痉。原其亡血，筋无所荣，故邪得以袭之。所以伤寒汗下过多，与夫疮家发汗、产后伤风皆致斯疾，概可见矣。诊其脉皆沉伏弦紧，但阳缓阴急，则久久拘挛；阴缓阳急，则反张强直。二证各异，不可不辨。

六淫皆足致痉六经皆有痉病

《金鉴》云：六淫皆足以致痉，不独湿也。六经皆有痉证，亦不专在太阳也。盖身以后属太阳，凡头项强急，项背几几，脊强反张，腰似折，髀不可以曲，腘如结，皆太阳痉也。身以前属阳明，头面动摇，口噤齿龂，缺盆纽痛，脚挛急，皆阳明痉也。身之侧属少阳，口眼㖞斜，手足牵引，两胁拘急，半身不遂，皆少阳痉也。至若腹内拘急，因吐利后而四肢挛急者，未尝非太阴痉也。恶寒蜷卧，尻以代踵，脊以代头，俯而不能仰者，未尝非少阴痉也。睾丸上升，宗筋下注，少腹里急，阴中拘挛，膝胫拘急者，未尝非厥阴痉也。大抵痉以状名，而痉因筋急，故凡六经筋病皆得以痉称之。其因于风寒者，必发热恶寒而无汗，其脉浮紧，其状身强直而口噤，即经所云诸暴强直，皆属于风者也。其势劲急，故名曰刚痉。其因于风湿者，发热汗出，不恶寒，其脉浮缓，其状项强几几而身不强直，即经所云诸痉项强，皆属于湿者也。其势濡弱，故名曰柔痉。若夫因误汗亡阳，津竭无以养筋而致痉者，即仲景所云太阳病发汗过多而致痉，又非因湿因风，而却因燥者也。盖痉之始，本非正病，多杂于他病之中，如妇人之脱血，跌扑之破伤，俱能致痉。今见患此者，悉指为风，殊非确论。学者当于临证审察风寒、湿燥、内外虚实之因，分别施治，庶勿致误。

阳病得阴脉

喻嘉言曰：仲景云，太阳病，发热，脉沉而细，名曰痉，为难治。盖发热为太阳证，沉细为少阴脉，阳病而得阴脉，故难治也。难治，初，非不治。仲景治发热脉沉，原有麻黄附子细辛之法，正当比例用之。设仍用太阳之桂枝、葛根二方，则立铦孤①阳之根，真不治矣。以少阴所藏者精，所宅者神。精者，阴也。神者，阳也。凡见脉微，即阳之微；见脉细，即阴之细。微则易于亡阳，细则易于亡阴，此其所以难治也。〔批〕痉证异于常证，痉脉必异于常脉，是故体强其脉亦强，求其柔软和缓，必不可得。况强脉必杂于阴脉之内，所以沉弦沉紧，邪深脉锢，难以亟夺。

痉病亡阴亡阳

凡治痉病，不知邪在何经，则药与病不相当；不知脉有何据，则药徒用而无济。故痉病之坏，不出亡阳亡阴两途。亡阴者，精

---

① 铦：《医门法律·热湿暑三气门》作"铲"。

血津液素亏，不能荣养其筋脉，此宜急救其阴也。亡阳者，阳气素薄，不能充养柔和其筋脉，此宜急救其阳也。阴已亏而复补其阳，则阴立尽；阳已亏而复补其阴，则阳立尽。不明伤寒经候脉理，则动手辄错，何可自贻冥报耶？

产后血虚及小儿病痉不可妄称惊风

产后血舍空虚，外风易入。仲景谓新产亡血，虚多汗出，喜中风，故令病痉。后贤各从血舍驱风，成法可遵。不肖者，妄称产后惊风，轻用镇惊劫药。又如小儿病痉，妄称小儿惊风，轻用镇惊之药。勾引外邪深入内脏，千中千死，通国不为其禁，宁有底止哉？

小儿痉病

〔按〕小儿伤寒病痉，其外证之头项强，背反张，目上视者，属太阳；低头下视，口噤不语，手足牵引，肘膝相构者，属阳明；眼目或左或右而斜视，手足或左或右而搐搦者，属少阳。此实三阳表证也。庸医误为惊风，妄投金石等药，引邪深入，多致不救，心实悯焉。今采陈飞霞论列数条，录之于下，惟明者鉴之。〔批〕头项强，背反张，目上视，此《金匮》所谓能仰不能俯者，属太阳。眼目下视，即《金匮》之颈项几几，海藏之低头下视，属二阳合病。两脚掣跳，海藏所谓肘膝相构，属阳明。两手牵引，海藏所谓左右搐搦，属少阳，世俗误以伤寒无汗之表证为急惊，以伤风自汗之解肌证为慢惊，于脾败胃伤竭绝之证则曰慢脾。

小儿柔痉

陈飞霞曰：小儿柔痉，初起发热自汗，口中气热，呵欠顿闷，手足动摇，甚则反张。由风邪伤卫，荣卫不和，小儿体弱者多此证。亦因腠理不密，自汗无时，所以风邪易入。若能早为解肌，调和荣卫，药到病除矣。误作慢惊，投以补剂，其祸不可胜言。

小儿刚痉

小儿刚痉无汗，盖伤风原有汗，愚人不知，重衣重被，令其大汗，汗多衣褥必湿，湿久寒生，渗注关节，故谓重感寒湿。寒湿内闭，反令无汗。其证初恶风寒，发热头痛，偎藏于母怀者是也。小儿口不能言，父母一时不觉，但见其发热，不知其恶寒；但见其昏沉，不知其头痛。医者称为惊风，置伤寒表里于不问，惟事镇坠凉泻，遏住表邪，不能出外，势必延及三阳，所以有身热足冷，颈项强急，头身俱热，面目红赤，独摇头，卒口噤，背反张，手足搐搦，眼目斜视。此则三阳经之全痉，幼科所称四证八候者也。斯时亟宜循经用药，解除三阳之邪，舍此不图，邪必自三阳入于三阴，发热腹痛，四肢伛偻，能俯不能仰，而成阴痉凶危之候矣。尝见夏明初治小儿作搐而死，三五日不醒者，悉用天保采薇汤_{见后}投之而愈，其方乃败毒散_{见感冒}、不换金正气散_{见瘴气}、升麻葛根汤_{见感冒}三方合凑。其中作用，以羌、独走太阳而祛寒发表，以苍、前、升、葛、陈、朴、甘、苓走阳明而除湿解肌，以芎、柴入少阳而和解表里，以桔、半、枳、藿、芍药入太阴而和荣逐饮。或问既为三阳，表药何以辄及于太阴？曰：小儿全借脾肺为行药之主。此实扶中气以托邪，岂引邪入里之谓耶？原因从前，未经发散，邪闭而死。今投疏解以生者，不过补其缺失耳，岂有奇特哉！

治　案

周虚中曰：予往见张某令媛，年五六岁，体极瘦削。一日，群坐，忽然颠倒，作反弓状，自言楼上有鬼，眼目翻腾，见白不见黑。幼科群集，作惊风治，不效，已经三日矣。予观其人之骨露筋浮，明系太阳少血，况楼为枯木，鬼属阴邪，亦系寒气伤荣所致。乃忆景岳有云：太阳血少者，多有戴眼反张之证。用当归四逆汤_{注后}为主，甫投一剂，黑睛稍现，反弓之状亦减，连进三服而安。

又高某之妾，冬月拥炉向火，忽然背筋抽引作搐，头足弯后，四肢厥逆，眼皮吊起，不能下，亦用前汤，倍加当归煎服，一大剂而痊。

痉病方

栝楼桂枝汤《金匮》 治太阳病，其证备，身体强，几几然，脉反沉迟，此为痉。

栝楼根二两 桂枝三两 芍药三两 甘草二两 生姜三两 大枣十二枚

水煮温服，取微汗。汗不出，食顷，食热粥发之。

《准绳》曰：后代方论乃以无汗为表实，有汗为表虚，不思湿胜自多汗，乃以为表虚而用姜、附温热等药，宁不重增大筋之热软？及守仲景方者，但知刚痉用葛根汤、柔痉用桂枝加葛根汤，而不解《金匮》于柔痉之脉沉迟者，在桂枝汤不加葛根，而加栝楼根。盖用葛根不惟取其解肌之热，而取其体轻，可生在表阳分之津，以润筋之燥急。今因脉沉迟，沉乃卫气不足，故用桂枝以和之，迟乃荣血不足，故用栝楼根，取其体重，可生在表阴分之津，此仲景随脉浮沉、用药浅深之次第也。〔批〕陈飞霞曰：治太阳头痛身热，颈项强，无汗，刚痉。凡小儿伤寒无汗，当以此方为主，出入加减，断无不效。

喻嘉言曰：此方既以栝楼根为君，当增之；桂枝为臣，当减之。大约栝楼根三钱，桂枝一钱五，芍药二钱，甘草一钱五分，生姜三片，大枣二枚，无汗发以热粥，连服三剂，可也。用方者，当仿此裁酌。

葛根汤《金匮》 治太阳病，无汗而小便反少，气上冲胸，口噤不得语，欲作刚痉。

葛根四两 桂枝三两 麻黄三两 芍药二两 甘草二两 生姜二两 大枣十二枚

以水先煮麻黄、葛根，去沫，内诸药煮，温服。

喻嘉言曰：伤寒太阳篇中项背几几、无汗恶风者，用葛根汤。此证亦用之者，以其邪在太阳、阳明两经之界，两经之热并于胸中，必延伤肺金清肃之气，故水道不行而小便少，津液不布而无汗也。阳明之脉内结胃口，外行胸中，过人迎环口，热并阳明，斯筋脉牵引，口噤不得语也。然刚痉无汗，必从汗解，况湿邪内郁，必以汗出如故而止，故用此汤合解其两经之湿热也。

大承气汤《金匮》　治痉病，胸满口噤，卧不着席，脚挛急，必齘齿。

大黄四两，酒洗　厚朴八两，炙，去皮　枳实三枚，炙　芒硝一合

以水先煮枳实、厚朴，内大黄，煮，去渣，内芒硝，更上微火一二沸，分温再服，得下止服。

喻嘉言曰：伤寒腹满可下，胸满不可下，谓热邪尚在表也。此证入里之热极深极重，阳热既极，阴血立至消亡。小小下之，尚不能胜，必大下之，以承领其一线未亡之阴，阴气不尽，为阳所劫，因而得生者多矣。既有下多亡阴之大戒，复有急下救阴之活法。学者深造，端在斯矣。

又曰：此治痉病之极重，难返死里求生之法，在邪甚而正未大伤者，服此十有九活，所以仲景著之为法也。

麻黄独活防风汤　治刚痉。

麻黄去节　桂枝各一两　芍药三两　甘草两半　独活　防风各一两

上锉细，每服一两，水煎，温服。

喻嘉言曰：此方乃后人假托仲景之名而立，以治风湿相搏，骨节烦疼，无汗而成刚痉者，即前葛根汤去葛根，加独活、防风也。

海藏白术汤加药法

白术如欲汗之，用苍术　防风各一两

水煎，温服。若发热引饮者加黄芩、甘草；若头痛恶寒者加羌活钱五，川芎七分半，细辛五分，名羌活散；若身热目痛者，加石膏二钱半，知母八分，白芷一钱，名石膏汤。腹中痛者加芍药二钱，桂枝一钱，名芍药汤。往来寒热而呕者，加柴胡二钱，半夏一钱，名柴胡汤。心下痞者，加枳实一钱。若有里证，加大黄一钱，量虚实加减。

桂枝葛根汤海藏　治伤风，项背强，及有汗不恶风，柔痉。

葛根四两　桂枝三两　芍药二两　炙草三两　生姜三两　大枣十二枚

水煎，去滓，温服。

陈飞霞曰：此邪在太阳，微兼阳明，用此通其荣卫，仍欲微似有汗，风邪自出而汗孔自闭，但不可令其大汗，致伤荣气耳。

桂枝加川芎防风汤海藏　治发热自汗而不恶寒，名曰柔痉。

川芎　防风　桂枝　芍药　炙草　生姜　大枣

水煮，去渣，温服。

陈飞霞曰：此方不特治发热自汗柔痉。凡小儿外感初起发热，不论有汗无汗，皆宜服之。效如桴鼓，人所未识。

柴胡加防风汤海藏　治汗后不解，乍静乍燥，目直视，口噤，往来寒热，脉弦。

柴胡　防风各一两　半夏制，六钱　人参　黄芩各五钱　生姜甘草各六钱半　大枣二枚

水煮，去渣，温服。

陈飞霞曰：此证太阳阳明已罢，邪尚未解，传入少阳，故以小柴胡加防风和解之，不使之入里也。

防风当归汤海藏　治发汗过多，发热，头摇口噤，背反张者。

防风　当归　川芎　地黄各一两

水煮，去渣，温服。

陈飞霞曰：此太阳兼阳明也，宜去风养血，速救阴荣，以静胜燥也。

八物白术汤①海藏　治伤寒阴痉，面肿，手足厥冷，筋脉拘急，汗不出。

白术　茯苓　五味各五钱　桂心三分　麻黄五钱　良姜一分　羌活半两　附子三分

加生姜五片，煎，温服无时。

---

① 汤：原作"散"，据底本目录改。

附子散海藏　治阴痉，手足厥冷，筋脉拘急，汗出不止，颈项强直，头摇口噤。

附子炮　白术各一两　桂心三钱　川芎三钱　独活五钱

加枣一枚，煎。此由汗多亡阳也。

桂心白术汤海藏　治阴痉，手足厥冷，筋脉拘急，汗出不止。

白术一两　防风　甘草　桂心　附子　川芎各等分

加姜五片，枣二枚，煎。

附子防风散海藏　治阴痉，闭眼合面，手足厥逆，筋脉拘急，汗出不止。

白术一两　防风　茯苓　附子　干姜各七钱半　柴胡　五味　桂心各五钱

加生姜四片，煎。

喻嘉言曰：此三方俱用白术在内，原为太阴而设，然俱云汗出不止，则阳亡于外，津亡于内，方中每兼表散何耶？况筋脉拘急，全赖阳气以柔和之，阴津以灌润之，方中两不相照，殊有未到也。俱宜加归、芍。

羚羊角散　治伤寒阳痉，身热无汗，头项强直，四肢疼痛，烦躁心悸，睡卧不得。

羚羊角屑　乌犀角屑　防风　茯神　柴胡　麦冬　人参　葛根　枳壳　炙草各一钱半　石膏　龙齿各五钱

水煮，去渣，温服。

陈飞霞曰：此证先由风寒湿闭其腠理，不能开通，壅而为热，故以辛凉解散之药治热也。

麦门冬散　治阳痉，身体壮热，项背强直，心膈烦躁，发热恶寒，头面赤色，四肢疼痛。

麦冬　地骨皮　麻黄　赤苓去皮　知母　黄芩　赤芍　白鲜皮　杏仁　炙草　犀角各七钱半

水煎，去渣，温服。

喻嘉言曰：此方竟用麻黄，不用防、柴、葛、枳，其意更深，但羚角、石膏似不可少。

石膏散　治阳痉，遍身壮热，目眩头痛。

石膏二两　秦艽　龙齿各一两，另研　犀角屑　前胡各五钱。

每服五钱，水一大盏，入豆豉五十粒、葱白七寸，同煎至五分，去渣，入牛黄末一字，搅令匀，温服，不拘时。

喻嘉言曰：三方俱用龙齿之涩，似有未当。余药各极其妙，此用豆豉、葱白作引，调入牛黄末更妙。

如圣饮节庵　治刚柔二痉，面赤项强，头摇口噤，角弓反张，与瘛疭同法。

羌活　防风　白芷　柴胡　黄芩　甘草　法半　川芎　芍药　当归　乌药

加姜煎，入姜汁、竹沥服。柔痉，加白术、桂枝；刚痉，加苍术、麻黄；口噤咬牙，大便实，加大黄。

《集解》云：此方用羌活、芎芷、柴胡以发散风邪，用乌药以顺气，用归、芍以活血，用半夏、姜汁、竹沥以治痰，用黄芩以清风热。有汗欲其无汗，故加白术、桂枝；无汗欲其有汗，故加苍术、麻黄。口噤咬牙，属阳明，大便秘，故加大黄，以泄胃热也。

天保采薇汤夏明初　治小儿作搐而死，以致三五日不醒者，投此即愈。

羌活　独活　前胡　柴胡　枳壳　桔梗　茯苓　甘草　川芎　葛根　升麻　白芍　陈皮　川朴　苍术　藿香　半夏

水煎，温服。

当归四逆汤仲景方　飞霞用治小儿血虚体弱，寒邪伤荣，以致眼目翻上，身体反张，盖太阳主筋故也。

方见痢疾门。

瘛疭拘挛颤振门

瘛疭有寒热气血虚实论

张景岳曰：瘛疭一证有寒有热。经云：寒则反折筋急，热则筋弛纵不收，此故其常也。然寒热皆能拘急，亦皆能弛纵。如寒而拘急者，以寒盛则血凝，血凝则涩滞，涩滞则拘急，此寒伤其荣也。热而拘急者，以火盛则血燥，血燥则筋枯，筋枯则拘急，此热伤其荣也。又若寒而弛纵者，以寒盛则气虚，气虚则不摄，不摄则弛纵，此寒伤其卫也。热而弛纵者，以热盛则筋软，筋软则不收，不收则弛纵，此热伤其卫也。以此辨之，岂不明晰。且或寒或热，必有脉证可据。若病无寒热，则当专治气血矣。又曰：血中无气，则病为纵缓废弛；气中无血，则病为抽掣拘挛。盖气主动，无气则不能动，不能动则不能举矣。血主静，无血则不能静，不能静则不能舒矣。故筋缓者，当责其无气；筋急者，当责其无血。〔批〕筋急而缩为瘛，筋缓而纵为疭，伸缩不已为瘛疭。木曰曲直之象也，俗名曰搐。肝虚而风乘之，入于血脉则瘛疭，若在皮肤则为寒热，若邪入于肝胆则昏愦不觉也。

颤振属风

颤摇也，振动也，筋脉约束不住，而莫能主持，风之象也。经曰：诸风掉眩，皆属肝木。肝主风，风为阳气，阳主动，此木气太过而克脾土。脾主四肢，四肢者，诸阳之本，木气鼓之，故动，经所谓风淫末疾是也。亦有头动而手足不动者。头乃诸阳之首，木气上冲，故头独动而手足不动。散于四末，则手足动而头不动也。此病壮年鲜有，中年以后乃有之，老年尤多。老年阴血不足，少水不能制盛火，极为难治。

瘛疭诸治

《汇参》云：瘛疭，肝脉大盛，先救脾土，宜大建中汤见心痛、小建中汤见劳损。诸风瘛疭，大小便闭，宜凉膈散见火门。瘛疭谵妄，表里俱实者，宜防风通圣散见火病。风虚能食，牙关紧闭，瘛疭，肉瞤面肿，宜东垣胃风汤见中风。

仲景云：血虚则筋急，故丹溪治挛用四物汤见血门加减。

[按] 筋骨肢节拘挛束痛，宜羚羊角散见痹门。筋脉拘挛，久风湿痹，宜薏苡仁散见痹门。

《集解》云：中风能言，手足軃曳①，宜星附散见中风。虚风颤振，宜独活汤见后瘛疭。挟痰者，导痰汤见痰病加竹沥。

瘛疭拘挛颤振方

独活汤丹溪　治风虚瘛疭，昏愦不觉，或为寒热血虚，不能发汗。

独活　羌活　防风　细辛　桂心　白薇　当归　川芎　半夏　人参　茯神　远志　菖蒲各五钱　炙草二钱

每服一两，加姜、枣煎。

汪讱庵曰：肝属风而主筋，瘛疭为肝邪。羌、独、防风治风，辛、桂温经，半夏除痰，芎、归和血。肝移邪于心则昏愦。人参补心气，菖蒲开心窍，茯神、远志交心神，白薇退热止厥，风静火息，诸病自已。

凉惊丸　治心火实热，瘛疭。

龙胆　防风　青黛飞，各三钱　钩藤钩二钱　牛黄研　麝香研，各一字　黄连五分　龙脑研，一钱

为末，糊丸，粟米大，每三五丸至二十丸，金银汤下。

交加散　治瘛疭战振，或产后不省人事，口吐痰涎。

当归　芥穗

等分为末，入酒少许，煎服，神效。

拘挛方

木瓜散　治中风虚极，筋急拘挛，腹痛，爪甲痛，脚转筋，甚者舌卷囊缩，面色苍，唇青白，不思饮食。

木瓜　虎胫骨醋炙　五加皮　当归　人参　桑寄生　杏仁　柏子仁　黄芪各一两　炙草五钱

每四钱，加姜煎。

---

① 軃曳（duǒjiá 朵挟）：軃，下垂；曳，打击，敲打。

续断丹① 治中风寒湿，筋挛骨痛。

续断 萆薢酒浸 牛膝酒浸 木瓜 杜仲炒，各二两

为末，蜜丸，每两作四丸，每一丸，细嚼，温酒下。〔批〕风湿拘挛，苍耳子捣末煎服。苍耳子散风湿，上通脑顶，下行足膝，外达皮肤，治肢挛痹痛。

地黄汤 治中风拘挛，四肢疼痛。

熟地黄 麻黄 炙草各一两

水酒合煎，日二服。

活血通经汤东垣 治风寒暴仆，手挛急，大便秘，面赤热，六脉俱弦，按之洪实有力。

桂枝二钱 炙草 川黄柏二钱 升麻 葛根各一钱 白芍五分人参 当归各钱半

煎，热服。

脾主四肢，风寒之邪伤之，故暴仆挛急。内有实热，乘于肠胃之间，故大便秘涩。面赤热者，内有手足阳明受湿热之邪，外则足太阴脾经受风寒之邪也。方用桂枝、甘草以却其寒邪而缓急搐；黄柏苦寒以泻实而润燥，急救肾水；升葛以升阳气，行手足阳明之经，不令遏绝；而桂枝辛热，入手阳明经，为引用，润燥；白芍同甘草专补脾气，使不受风寒之邪而退木邪；人参补元气，为之辅佐；当归去里急而和血润燥，更令房中近火，摩擦其手即愈。

乌头汤《本事》 治筋挛骨痛，不可转侧。

大乌头 细辛 川椒去目及闭口者 炙草 秦艽 附子炮 官桂各一两半 炮姜 茯苓 防风 当归各七钱半 独活一两

加姜、枣煎。〔批〕拘挛寒挛，经所谓寒多则拘挛骨痛也。

千金薏苡仁汤 治筋挛不可屈伸。

白薮 苡仁 白芍 桂心 酸枣仁 干姜炮 牛膝 甘草各一两 附子三枚

醇酒浸一宿，微火煎三沸，日三服。

---

① 丹：原作"汤"，据底本目录改。

防风散　治下虚筋挛，腰膝疼痛。

防风　五加皮　萆薢酒洗　苡仁　杜仲炒，断丝　海桐皮　牛膝酒洗　枳壳　熟地黄　桂心　羚羊角屑　黄芪　赤芍各一两　鼠粘子　续断各七钱半

共为末，温酒调下。

黄芪丸　治气虚血弱，羸瘦拘挛。

黄芪　人参　茯苓　熟地　薏苡仁各一两　羌活七钱五分　远志五钱

共为末，蜜丸，温酒下。

三黄汤《集验》　治中风拘挛，百节疼痛，烦热心乱。

麻黄　黄芪　黄芩七钱五分　独活一两

温服，取汗。心热加大黄五钱，胀满加枳实三钱，气逆加人参七钱，心悸加牡蛎七钱，渴加花粉七钱，寒加附子五钱。〔批〕《千金方》有细辛，见痹门。

颤振方

推肝散　镇火平木，消痰定颤。〔批〕颤振有木火兼痰者。

黄连酒炒　滑石水飞　胆星　钩藤钩　铁华粉各一两　天麻二两，酒洗　僵蚕　辰砂各五钱　真青黛三钱　甘草二钱　竹沥壹碗　姜汁少许

共为细末，米糊丸，茶清下。忌鸡、羊肉。

秘方定振丸　治老人振颤因风气血虚所致。

天麻蒸熟　秦艽　全蝎去头尾，焙　细辛各一两　川芎　当归酒洗　白芍炒　熟地黄　生地各二两　防风　荆芥穗各七钱半　白术炒　黄芪炙各两半　威灵仙酒洗，五钱

共为末，酒糊丸。

养血地黄丸《本事》　治血虚筋挛。

熟地黄　蔓荆子各二钱半　山茱萸肉五钱　萆薢　泽泻炒　山药　川牛膝　地肤子　干漆炒　蛴螬炒　天雄　车前子各七钱半

共为末，蜜丸，温酒下。

痹病门

痹病总论

经曰：风寒湿三气杂至，合而为痹。其风气胜者，为行痹，谓周身走痛不定也；寒气胜者，为痛痹，谓所发之处痛不可忍也；湿气胜者，为着痹，谓或痛或麻只在一处也。又曰：病在筋，筋挛骨痛，不可以行，名曰筋痹；病在肌肤，肌肤尽痛，名曰肌痹；病在骨，骨重不可举，骨髓酸痛，名曰骨痹。又曰：痛者，寒气多也。其不痛不仁者，病久入深，荣卫之行涩，经络时疏，故不痛。皮肤不荣，故不仁。其寒者，阳气少阴气多也；其热者，阳气多阴气少也，故为热痹。其多汗而濡者，此逢湿甚也。阳气少，阴气盛，故汗出而濡也。

痹病脉候

大而涩为痹，脉急亦为痹。肺脉微，为肺痹；心脉微，为心痹。右寸沉而迟涩，为皮痹；左寸结，不流利，为血痹。右关脉举按皆无力而涩，为肉痹；左关脉弦紧而数，浮沉有力，为筋痹。浮络多青则痛，黑则痹。少阴脉浮弱则血不足，风血相搏即疼痛如掣。

风寒湿互相杂合因而成痹

喻嘉言曰：中风四证，其一曰风痹，以诸痹类风状，故名之也。然虽相类，实有不同。风则阳先受之，痹则阴先受之耳。致痹之因，曰风寒湿互相杂合，匪可分属。但属以风气胜者为行痹，风性善行故也；以寒气胜者为痛痹，寒主收急故也；以湿气胜者为着痹，湿主重滞故也。

邪中五浅五深

邪之所中，五浅五深，不可不察。在骨则重而不举，在筋则屈而不伸，在肉则不仁，在脉则血凝而不流，在皮则寒，此五者在躯壳之间，皆不痛也。其痛者，随血脉上下，寒凝汁沫，排分肉而痛，虽另名周痹，亦隶于血脉之中也。骨痹不已，复感于邪，内舍于肾；筋痹不已，复感于邪，内舍于肝；脉痹不已，复感于邪，内舍于①心；肌痹不已，复感于邪，内舍于脾；皮痹不已，复感于邪，内舍于肺。此五者，亦非径入五脏也。五脏各有合病，久而不去，内舍于其合也。盖风寒湿三气杂合牵制，非若风之善行易入，故相类于中风也。

诸痹治法

李士材曰：《内经》论痹，以四时之令皆能为邪，五脏之气各能受病。六气之中，风寒湿居其半，即其曰杂至曰合，则知非偏受一气，可以致痹。又曰：风胜为行痹，寒胜为痛痹，湿胜为着痹。此其下一胜字，可知但分邪有轻重，要皆属三气杂合为病也。皮肉筋骨脉各有五脏之合。初病在外，久而不去，则各因其合而内舍于脏。在外者，祛之犹易，入脏者，攻之实难。治外者，散邪为亟。治脏者，养正为先。治行痹者，散风为主，御寒利湿仍不可废，大抵参以补血之剂，盖治风先治血，血行风自灭也。治痛痹者，散寒为主，疏风燥湿仍不可缺，大抵参以补火之剂，非大辛大温不能释其凝寒之害也。治着痹者，利湿为主，祛风解寒亦不可少。大抵参以补脾、补气之剂，盖土强可以胜湿，而气足自无顽麻也。

治痹病无攻里之法

痹证非不有风，然风入在阴分，与寒热互结，扰乱其血脉，致身中之阳不通于阴，故痹也。古方多有用麻黄、白芷者，以麻黄能通阳气，白芷能行荣卫，然已入在四物、四君等药之内，非专发表，明矣。至于攻里之法，则从无有用之者，以攻里之药皆属苦寒，用之则阳愈不通，其痹转入诸腑，而成死证者多矣。〔批〕仲景曰：风之为病，当半身不遂。若但臂不遂者，此为痹。沈

---

① 肝……内舍于：此十二字原脱，据《古今图书集成·医部全录·痹门》补。

明宗曰：痹者，闭也。谓一节之气，闭而不仁也。痹为阴病，脉多沉涩；风为阳病，脉多浮缓。肿属湿，痛属热，汗多属风，麻属气虚，木属湿痰死血。

治痹病不宜辛香之法

《准绳》曰：凡风痹偏枯，未有不因真气不周而病者。治之不用黄芪为君，人参、当归为臣，防风、桂枝、钩藤、荆沥、竹沥、姜汁、韭汁、葛汁之属为佐，而徒杂香、辛、乌、附、羌、独以涸荣而耗卫，如此死者，医杀之也。

治痹病当分新久之法

治痛风当分新久。新痛为寒，宜辛温药；久痛属热，宜清凉药。河间所谓暴痛非热、久痛非寒是也。大法宜顺气清痰，搜风散湿，养血去瘀为要。

东垣治麻木补气之法

李东垣曰：麻者，气之虚也。真气弱，不能流通，填塞经络，四肢俱虚，故生麻木，或手足，或通身皮肤尽。皆以参、芪、术、甘、五味、归、芍之类，随时令所兼之气，出入为方，但补其虚，全不用攻冲之剂。又曰：麻木为风，三尺童子皆知之，细按则有区别。如①坐久亦麻木，绳缚之人亦麻木，此非有风邪，乃气不行也，当补肺气，麻木自去矣。

麻木为气虚不仁为气血两虚

《汇参》云：经曰：荣气虚则不仁，卫气虚则不用，荣卫俱虚则不仁且不用。又曰：卫气不行则为麻木。东垣治麻痹必补卫气而行之，盖本诸此。《集解》云：因其气虚，故风邪入而踞之，所以风为虚象，气虚其本也。有病风而不痛者，则为不仁，此气血两虚，其病为加重矣。

---

① 如：原作"于"，据《医述·杂证汇参·痹》改。

手足不随治法

李士材曰：诸阳之经皆起于手足，而循行于身体，风寒客于肌肤，始为痹，复注阳经，随其虚处而停滞，与血气相搏，故气痹而手足不随。实者，脾土太过，当泻其湿。虚者，脾土不足，当补其气。血枯筋急者，养血为要。木旺风淫者，四物汤方见血门加钩藤、秦艽、防风。痰多者，六君子汤方见脾胃加秦艽、天麻、竹沥、姜汁。〔批〕风中于腑多身痛，为风所束，经脉不和也。

痰涎伏膈手足冷痹气脉不通治法

陈无择曰：痰涎伏膈，令人忽患胸背、手足、腰项、筋骨牵引钓痛，走易不定，或手足冷痹，气脉不通。此证俗医不晓，谓之走注，便用风药。又疑是风毒结聚，欲为痈疽。非也。此是痰涎伏在心膈上下，或令人头重不可举，或神思昏倦多睡，或饮食无味，痰唾稠黏，夜间喉中如锯声，口流涎唾，手足重，腿冷痹，认为瘫痪，亦非也。宜控涎丹见痰门主之。

《准绳》云：因痰而痹痛者，二陈汤加竹沥、姜汁，或豁痰汤。如痰停中脘，两臂疼痛者，宜茯苓丸俱见痰门。痰挟死血痛者，丹溪控涎丹见后。

喻嘉言曰：风寒湿三气之邪，每与人胸中之痰相为援引，故治痹方中多兼治痰之药。余于中风方中，取三因白子散之用半夏，已见大意，但彼治浊气上干，此治浊痰四注，以浊痰不除则三痹漫无宁宇也。凡遇痰积极盛之证，控涎丹故不可少，然治痹以开通阳气、补养阴血为贵，若着意治痰，必转燥其血，亦不可渎用也。

支饮麻痹膝冷治法

《准绳》云：支饮水停心下，手中麻痹，臂痛不举，多睡眩冒，忍尿不便，膝冷成痹，宜茯苓汤见后。

十指麻木气虚湿痰死血治法

丹溪云：手麻是气虚，木是湿痰死血，十指麻木，胃中有湿痰死血也。气虚者，补中益气，或四君加黄芪、天麻、麦冬、当归；湿痰者，二陈加苍白术，少佐附子行经；死血者，四物加桃仁、红花、韭汁。

手足轮痛骨痛先痛后肿治法

东垣云：两手十指轮疼，疼后又肿，骨痛，两膝轮痛，发时多则五日，少则三日，昼轻夜重。痛时觉热，行则痛轻，肿却重。先血后气，乃先痛后肿，形伤气也，宜和血散痛汤见后。

闭目麻木开目则止治法

东垣云：闭目则浑身麻木，昼减夜甚，开目则止，六脉弦洪缓相合，按之无力，时痰嗽，身重烦躁，补气升阳和中汤见后主之。肢节沉重，疼痛无力，醋心眩运，合眼麻木，温经除湿汤见后主之。

《准绳》曰：《灵枢》谓开目则阳道行，阳气遍布周身，闭目则阳道闭而不行，如昼夜之分。此为阳衰而阴旺，故闭则麻木，开则已，不须治风，当补其肺中之气。脉弦在其上，是风热下陷入阴中。痰嗽者，湿在上，身重脉缓，湿气伏匿也。烦躁者，经脉阴火乘其阳分，火动于中，为麻木也，当兼去阴火。肢节沉重无力，湿热在下焦，醋心浊气不降，眩运，风气下陷于血分不得伸越也。〔批〕经曰：阳盛瞑目而动轻，阴盛病闭目而静重。又曰：诸脉皆属于目。

风湿客肾肿痛耳鸣治法

《宝鉴》云：阴痹风湿客于肾经，血脉凝滞，腰背肿痛，不能转侧，皮肤不仁，遍身麻木；上项，头目虚肿，耳内常鸣；下注腰膝，重痛少力，行步艰难。宜活血应痛丸见后。

骨疼如历节风脐下连脚冷痹麻木治法

伤湿而兼感风寒，汗出身重，恶风喘满，骨节烦疼，状如历节风，脐下连脚冷痹，不能屈伸及麻木，防己黄芪汤见湿门或五痹汤见后。

湿热流注腰以下痛治法

丹溪治痛风，腰以下湿热流注，用黄柏酒炒为末，竹沥、姜汁、酒调服名潜行散，兼间服四物汤见血门，或用二妙散见脚气为末，沸汤入姜汁调服。二药皆有雄壮之气，表实、气实者，小酒佐之。有气加气药，血虚加补血药。

酒湿痛风治法

酒湿痛风，二妙为君。黄柏五钱，苍术三钱，加甘草、羌活各二钱，陈皮、白芍各一钱，威灵仙酒炒五分，为末，服之佳。

肠痹数饮小便不通飧泄治法

肠痹，数饮小便不通，下焦之气不化，中气喘急，本末俱病，时作飧泄，清浊不分者，宜五苓散见痰加桑白皮、木通、麦冬。

痹病诸证方治

风痹走痛，十指麻木，风湿诸疮，宜豨莶丸见中风。寒痹痛痹，痛苦切心，四肢挛急，关节浮肿，宜五积散见感冒。因于风者，加减小续命汤见中风。因于湿者，宜除湿汤见湿门。因血虚者，四物苍术各①半汤吞活血丹俱见身痛。瘀血加芎、归、桃仁、红花，入麝香少许。气实表虚，骨节痛，宜六一散见暑门加香附片、芩姜汁，糊丸。痹痿不仁，风而兼湿，用史国公药酒方见中风。肌肉不仁，致令顽痹，宜前胡散见肢体门肉疖。〔批〕气实表虚。

附藻治案

痛痹用大黄证验

一妇病痛痹，手足麻木，肢节烦疼，卧床痛楚，不得转侧，屡服散寒疏风之剂，痛益加剧。余思《内经》论痹曰：风寒湿互相杂合，匪可分属，但以风气胜者为行痹，湿气胜者为着痹，寒气胜者为痛痹。今病手足麻木，肢节烦疼，其为风寒杂合无疑矣。

---

① 各：原作"冬"，据《证治准绳·痿痹门·痹》改。

何以服前方反剧耶？诊之，其六脉虽然浮大，而右关脉独洪实搏指，余曰：得之矣。《内经》不云乎。阳明有病，机关为之不利。缘此妇体肥健食，中焦窒塞，则气道不通，偶被风邪，因而作痹。不疏荡阳明，任行攻逐，无益也。方用大黄为君，杂以驱风等药，一剂下，结粪甚多，麻木疼痛却减，再剂，其病如失矣。盖医者，意也，变而通之存乎人者也。苟必拘泥古人成法治痛痹，方中几曾见有大黄者乎？

痹证门方

芍药补气汤　治皮肤麻木不仁。

黄芪一两　白芍药二两半　陈皮一两　泽泻五钱　甘草炙，一两

每一两，煎服。此肺气不行也。致有皮肤麻木，如肌肉麻，必待泻荣气而愈。如湿热相合，四肢沉痛，当泻湿热为主也。

虎骨丸　治走注疼痛，麻木困弱。

虎骨四两，醋炙　五灵脂炒　僵蚕炒　地龙炒，去土　白胶香另研　威灵仙各一两　川乌头一两，泡去皮脐　胡桃肉二两半，去内皮，捣烂如泥

酒糊丸，梧子大，每十丸加至十五丸，空心，温酒下。

苦参丸河间　治血虚风热着痹。

苦参二两，取粉　丹参炙　沙参　人参　防风　五加皮　蒺藜炒，去刺　乌蛇酒浸，取肉　玄参各两　虎骨酥炙　龟板酥炙　蔓荆子各一两

上为细末，用不蛀皂角一斤，锉碎，以水三升，于无油铁器熬成膏，加炼蜜四两，和丸，梧子大。每服十五丸，加至二十丸，食后良久夜卧，共三服，荆芥薄荷酒下。

栝楼薤白半夏汤《金匮》　治胸痹不得卧，心痛彻骨。

栝楼实一枚，捣　薤白三两　白酒四升　半夏三两　或加桂枝

上四味同煮，温服。

薏苡附子散《金匮》　治胸痹缓急之证。

薏苡仁二两　大附子一枚，炮

杵散，温服。

喻嘉言曰：胸中与太空相似，天日照临之所，而膻中之宗气又赖以包举一身之气者也。今胸中之阳痹而不舒，其经脉所过非缓即急，失其常度，总因阳气不运，故致然也。用薏仁以舒其经脉，用附子以复其胸中之阳，则宗气大转，浊阴不留胸际，旷若太空，所谓化日舒长，曾何缓急之有哉？

又曰：胸痹心痛，总因胸中阳虚，故阴气得以厥逆而上。此与浊气在上则生𦜝胀同一病源也。阴气上逆之候，仲景微则用薤白、白酒以益其阳，甚则用附子、干姜以消其阴。世医不知胸痹为何病，习用豆蔻、木香、诃子、三棱、神曲、麦芽等药，坐耗其胸中之阳，不亦谬哉！

三痹汤　治血气凝滞，手足拘挛，风寒湿三痹。

人参　黄芪　当归身　川芎　白芍　生地　杜仲姜汁炒　续断　防风　川独活　桂心　细辛　茯苓　秦艽　川牛膝　甘草

加姜、枣煎。

喻嘉言曰：此方用参芪、四物一派补药，内加防风、秦艽以胜风湿，桂心以胜寒，细辛、独活以通肾气。凡治三气袭虚成痹者，宜准诸此。

独活寄生汤　治肝肾虚热，风湿内攻，腰膝作痛，冷痹无力，屈伸不便。

独活　桑寄生　秦艽　防风　当归酒洗　细辛　白芍酒炒　熟地　杜仲姜汁炒　牛膝　人参　茯苓　甘草　桂心

水煎服。

桂枝五物汤　治痹在上。

黄芪　桂枝　芍药　生姜　大枣

水煮，温服。〔批〕一方有人参。

喻嘉言曰：此《金匮》治血痹之方也。血痹而用桂枝汤加黄芪，以其风邪独胜，风性上行，故其痹在上也。

十味锉散　原治中风血弱臂痛，连及筋骨，举动难支。

附子炮　黄芪　当归　白芍各一钱　川芎　防风　白术各七分

茯苓　肉桂各五分　熟地黄酒洗，焙干，三钱

　　加姜、枣煎。

　　喻嘉言曰：臂痛乃筋脉不舒，体盛者，可去其筋脉中之风，然既已血痹，所受风燥之累不浅，故取此方，于养血之中加附子，以通其阳气，而又用防风，反佐黄芪，以出其分肉腠理之风也。

　　乌头粥　原治风寒湿痹，麻木不仁。

　　乌头生研为末

　　用白米作粥半碗，入末四钱，同米漫火熬熟，要稀薄，入姜汁匙许，蜜三匙，搅匀，空心食之。如中湿多，更加薏苡仁末五钱，增米煮服。〔批〕痹在手足，风淫末疾。此粥治四肢不随，痛重不能举者。

　　喻嘉言曰：四肢为诸阳之本，本根之地。阳气先已不用，况周身经络之末乎？故用乌头合谷味，先从荣卫所生之地注力，俾四末之阳，以渐而克也。用方者知之。

　　薏苡仁汤　原治手足流注疼痛，麻木不仁，难以屈伸。

　　苡仁　当归　芍药　苍术泔浸，焙　桂心　麻黄　甘草

　　加姜煎。有汗去麻黄，有热去桂心。〔批〕痹在手足，湿流关节。

　　喻嘉言曰：此方以苡仁为君，舒筋除湿，其力和缓，当三倍加之。至麻黄虽能通阳，然在湿胜方中即无汗不可多用，减大半可也。

　　通痹散　原治腰以下至足风寒湿合而成痹，两足至脐冷如冰，不能自举，或因酒热，立冷水中，久成此疾。

　　天麻　独活　当归　川芎　白芍　藁本

　　共为末，热酒调下。

　　喻嘉言曰：此因风寒湿三气，混合入于阴股。其邪已过于荣卫，故变桂枝五物之制，而用此散缓缓分出其邪也。

　　除湿蠲痛汤　治湿痹，遇阴雨即发，身体沉重。

　　苍术泔浸炒，二钱　羌活　茯苓　泽泻　白术各钱半　陈皮一钱　甘草四分

　　水煎，入姜汁、竹沥各二匙，兑服。〔批〕《金鉴》治湿痹用五

苓散加苍术。

活血应痛丹《宝鉴》 治风湿客于肾经，腰膝重痛，行步艰难。〔批〕阴痹。

狗脊去毛，六两　苍术泔浸，炒，十两　陈皮九两　香附青盐炒，十二两　川乌炮，二两半　威灵仙三两

糊丸，梧子大，每服十五丸。

神效黄芪汤东垣　治浑身麻木，或左右半身、或头面、手足、脚腿不仁。

黄芪二两　人参　白芍　炙草各一钱　蔓荆子三分　陈皮去白，五分

水煎，临卧服。小便淋沥，加泽泻五分。有大热者，加黄柏酒炒五分。麻木不仁，虽有热，不用黄柏，再加黄芪一钱。麻木甚者，加白芍、木通各一钱。眼缩小者，去白芍。忌酒、醋、湿面、葱、蒜、韭及生冷硬物。

补气升阳和中汤　治闭目则浑身麻木，昼减夜甚；开目则止，六脉弦洪缓相合，按之无力，时痰嗽，身重烦躁。

黄芪五钱　人参三钱　炙草四钱　陈皮　当归各二钱　白芍三钱　佛耳草四钱　甘草根一钱　草豆蔻钱半　黄柏酒洗，一钱　白术二钱　苍术钱半　茯苓一钱　泽泻一钱　升麻一钱　柴胡一钱

每三钱，水煎服。〔批〕佛耳草治痰嗽，去肺寒，升肺气。生甘草根去肾热。

温经除湿汤东垣　治肢节沉重疼痛，醋心眩晕，合眼麻木。〔批〕醋心，浊阴不降也，

羌活　独活　黄柏　麻黄　当归各三分　柴胡　黄芪　黄连　广木香　草蔻　神曲各二分　人参　炙草　泽泻　猪苓　白术各一钱　陈皮　苍术各二钱　白芍三钱　升麻五分

分二服煎。

除风湿羌活汤东垣　治湿气风证不退，眩运，麻木不已。

羌活一两　独活五钱　防风一两　藁本三分　川芎三分　苍术一钱　茯苓二钱　猪苓二分　泽泻二分　黄芪一钱　陈皮三分　黄柏三

分　黄连一分　柴胡五分　升麻七分　炙草五分

每三五钱煎。量虚实审证，依法加减治之。

二活祛风胜湿，兼通关节；防风风药卒徒，善散太阳风湿；藁本专治太阳寒湿；川芎能升厥阴清气，上治头眩。六者辛温升散，又能解表之药，使湿从汗出也。苍术除湿，二苓、泽泻渗湿利水，四者使湿从人小便出也。黄芪固表，陈皮利气，黄柏除下焦之热，黄连除中焦之热，升柴升清降浊也。〔批〕凡除湿必兼去热。

人参益气汤 明之　治夏月两手麻木，四肢困倦，怠惰嗜卧。〔批〕或一手或一腿或大指、次指麻木。

黄芪八钱　人参五钱　甘草生，三钱；炙，二钱　五味子百二十粒　升麻二钱　柴胡二钱半　白芍三钱

每五钱煎，空心服。服后少卧，于麻痹处按摩屈伸。午饭后又一服。第二次用黄芪八钱，鲜红花五分，陈皮一钱，泽泻五分，煎服如前。第三次用黄芪六钱，黄柏一钱二分，陈皮三钱，泽泻、升麻各二钱，白芍五钱，甘草生用，四钱，五味子百粒，生黄芩八钱，炙甘草一钱，煎服如前。秋凉，去五味子。冬月，去黄芩。服之大效。

古今录验续命汤　治风痱，身体不能自收，口不能言，冒昧不知痛处，或拘急不得转侧方。〔批〕风痱，即痹之别名。

麻黄　桂心　当归　人参　石膏　干姜　甘草各三两　川芎　杏仁四十粒

水煮，温服。

喻嘉言曰：细玩此方，详其证，乃知痱即痹之别名也。风入而痹其荣卫，即身体不能自收，口不能言，冒昧不知痛处，或拘急不得转侧也。然荣卫有虚实。虚者，自内伤得之；实者，自外感得之。此方则自外感之痹其荣卫者，故以得小汗为贵。然已变越婢之制，而加芎归养血、人参益气矣。其内伤而致荣卫之痹者，于补气血药中加散风为制，更可知矣。

活络饮 治风湿痹痛，诸药不效。

当归　白术　川芎　羌活　独活　甘草

加姜煎，温服。

严氏蠲痹汤 治身体烦疼，项背拘急，手足冷痹，腰膝沉重，举动艰难。

羌活　防风　黄芪　炙草　当归　赤芍　片子姜黄酒炒〔批〕片子姜黄理血中之气，能入手足而散寒湿。

加姜、葱煎。

石室秘录方 治手足不仁。

人参　白术　苡仁　肉桂　附子炮　茯苓　法半　南星

水煎服。温覆，取微汗，汗出愈。

加减二妙散丹溪 治走注疼痛，湿热相搏，风热郁不得伸。

苍术　黄柏各二钱，俱酒炒煎调　威灵仙末　羚角末，各五分　芥子少许，同二末擂碎

姜一片，以前药再煎，温服。〔批〕东垣云：走注疼痛，湿热相搏，风热郁不得伸，宜苍术、黄柏之类。

威灵仙善走，能宣疏五脏、通行十二经络，治痛风、风痹、一切冷痛积疴不痊者，服之有捷效。羚角能清肝舒筋，治骨痛筋挛。

薏苡仁散《本事》 治风湿流注四肢节骨，或入左肩髃，肌骨疼痛，渐入左指中。

苡仁　茵芋〔批〕茵芋治风湿、筋挛、痹痛妙品　当归　川芎　炮姜　炙草　官桂　川乌　防风　人参　白术　羌活　独活　麻黄各五钱

为细末，每服二钱，空心，温酒下。

和血散痛汤东垣 治两手十指轮疼，疼后又肿，骨痛，两膝轮痛，发时多则五日，少则三日，昼轻夜重，痛时觉热，行则痛轻，肿即重。

羌活　升麻　麻黄二钱半　桃仁去皮　柴胡二钱　红花　当归　防风　黄柏酒炒　知母酒炒　炙草二分　独活　猪苓五分　防己六分

黄连酒炒，二分

　　煎，热服。

　　丹溪控涎丹　治痰挟死血疼痛。

　　威灵仙　栀子炒　当归　苍术一钱　川芎七分　肉桂一分　桃仁七枚，去皮尖研　甘草五分　生姜五分

　　煎半干，入童便、竹沥，再沸，热服。

　　茯苓汤　治支饮麻痹，详证治条。

　　半夏汤洗，七次　赤茯苓去皮　橘红各二钱　枳壳面炒　桔梗炙草各一钱

　　加姜五片，煎。

　　上中下痛风方丹溪曰：留着之邪，与流行荣卫之气相搏击，则作痛痹。若不干其流行出入之道，则不痛，但痿痹耳。

　　黄柏酒炒　苍术泔浸，各二两　龙胆草　防己各一两　南星姜制，二两　桃仁去皮尖捣泥，两　红花二钱半　川芎一两　羌活三钱　香白芷一两　威灵仙　桂枝各三钱　神曲一两，炒

　　面糊丸。

　　丹溪曰：痛风大法用苍术、南星、芎归、白芷、酒芩。在上者，加羌活、桂枝、桔梗、灵仙；在下者，加牛膝、防己、木通、黄柏、薄桂。能横行手臂，领南星、苍术至痛处。

　　汪讱庵曰：黄柏、苍术，二妙散也，清热燥湿，治痿要药，胆草、防己下行泻火行水，四者所以治湿与热。南星燥痰散风，桃仁、红花去瘀，川芎为血中气药，四者所以治痰与血。羌活上下通行，祛百节之风；白芷上行，祛头面之风；灵仙上下行；桂枝横行，祛臂胫之风。四者所以治风。神曲消中州陈积之气，疏风以宣于上，泻热利湿泄于下，活血燥痰消滞以调其中，所以能兼治而通用也。证不兼者，以意消息可矣。

　　蠲痹汤　通治风寒湿三气合而成痹。

　　羌活　独活　桂心　秦艽　当归身　川芎　海风藤　炙甘草乳香　木香　桑枝

　　水煎，温服。

风气胜者，更加秦艽、防风；寒气胜者，加附子；湿气胜者，加防己、萆薢、苡仁。痛在上者，去独活，加荆芥；痛在下者，加牛膝；间有湿热者，去肉桂，加黄柏。

千金三黄汤　治风痹，手足拘急，百节疼痛，烦热心乱，恶寒，经日不欲饮食。

麻黄五分　独活四分　细辛二分　黄芪二分　黄芩三分

水煮，温服。一服小汗，二服大汗。心热，加大黄三分。腹满，加枳实一枚。气逆，加人参三分。渴，加栝楼根三分。有寒，加附子一枚。

喻嘉言曰：此方治风入荣卫百节之间，扰乱既久，证显烦热恶寒，不食，邪盛正虚，可知其用麻黄为君者，以麻黄能通阳气而开痹也，故痹非得汗不开。然内虚当虑，须用参芪以佐之。而虚复有寒热之不同，虚热则用黄芩，虚寒则加附子。此仲景所以深取之也。

防风汤河间　治行痹游行上下，随其虚邪与血气相搏，聚于关节，或赤或肿，筋脉弛纵，走注无定。

方见前寒热门。

如意通圣散《集验》　治走注疼痛。

当归　川芎　御米壳去顶脑　陈皮去白　麻黄　炙草　丁香等分

上用漫火炒令黄色，每五钱煎。如走注，腰脚疼痛，加虎骨酥炙，没药另研，减半，乳香活血。心痛加乳香入心，良姜治心口痛。赤眼加胆草泄肝，除下焦湿热并湿寒，脚气，黄连清心。此治痹痛之仙药也。〔批〕此与历节不同。历节但肢节疼痛，未必行也。御米壳能治骨节诸痛。东垣曰：收涩固气，能入肾，故治骨病尤宜。

茯苓川芎汤《局方》　治湿痹，留而不行，汗多，四肢缓弱，皮肤不仁，精神昏塞。

赤茯苓钱半　桑白皮　防风　苍术米泔浸一宿，炒　麻黄汗多用根　白芍煅　当归酒洗，各一钱　官桂五分　川芎一钱二分　甘草四分

加枣二枚，煎。

七宝美髯丹邵应节　治羸弱周痹。

何首乌大者，赤白各一斤，去皮，竹刀切片。黑豆汁拌，九蒸九晒，焙干　茯苓乳拌，蒸　牛膝酒浸，蒸三次　当归酒洗　枸杞酒蒸　菟丝酒浸，蒸，各半斤　故纸黑芝麻拌炒，四两

为末，蜜丸，盐汤或温酒下。并忌铁器。

人参丸　治脉痹。

人参　麦冬　茯神　赤石脂　龙齿　石菖蒲　远志肉　黄芪　熟地

共为末，蜜丸，清米饮送下。

喻嘉言曰：心主脉。《内经》云：脉痹不已，复传于心。可见五脏各有所主、各有所传也。此方安心神，补心血，先事预防，功效更敏，加当归、甘草、姜、枣、粳米煎服更效。

当归汤　治血痹邪入于阴血之分，其状体常如风所吹，骨肉劳瘦，卧则不能动摇。

当归二钱　赤芍煨，钱半　独活　防风　赤苓　黄芩　秦艽各一钱　杏仁去皮尖，八分　甘草六分　桂心三分

加姜、枣煎。

羚羊角散　治筋痹，肢节疼痛。

羚羊角　薄荷　附子　独活　白芍　防风　川芎

加姜煎。

喻嘉言曰：此方治筋痹之义，美则美矣，未尽善也。以七味各用等分，漫无君臣佐使之法耳。盖筋痹必以舒筋为主，宜倍用羚角为君。筋痹必阴血不荣养，宜以白芍、川芎更加当归为臣。然恐羚羊性寒，但能舒筋，不能开痹，必少用附子之辛热为反佐，更少用薄荷、独活、防风，入风寒湿队中，而为之使，可也。

外痹汤　此喻氏以羌活汤治皮痹，似杂沓不适于用，今取此方以治皮痹不已也。

喻嘉言曰：皮痹不已，传入于肺，当以清肺为主。沙参，羚角，麻黄，杏仁，白蒺藜，丹参，五味，菖蒲，而以石膏清肺热为君，甘草以和肺气，更加干姜少许为反佐，以干姜得五味能收

肺气之逆也。〔批〕沙参、羚角、麻黄、杏仁、蒺藜、丹参、五味、菖蒲、石膏、甘草等分，加干姜煎服。

升麻汤　治热痹肌肉极热，体上如鼠走，唇口反①缩，皮毛变红黑者。〔批〕热痹，《金鉴》治肌热如火，名曰热痹，用升阳散。火汤加犀角、羚角。

升麻三钱　茯神　人参　乌犀角　羚羊角　防风　羌活各一钱
官桂三分

加姜三片，入竹沥半酒盏，服。

喻嘉言曰：此河间所制。后人治热病遵用河间，诚足法矣。方中以升麻为君，除阳明肌肉之热，然热甚必乱其神识，故以人参、茯神、犀角为臣而协理之，以官桂三分为反佐，以羌、防为使，如秋月寒潭，碧清可爱。鄙意羌、防使药，更少加其半，匪故饶舌，欲以引掖后来也。

巴戟天汤　治冷痹，脚膝疼痛，行步艰难。

巴戟去心，一钱　附子炮　五加皮各七分　川牛膝酒炒，一钱　石斛　炙草　萆薢　白茯苓　防风　防己各五分

加姜煎。

喻嘉言曰：冷痹之证，其风寒湿三气皆挟北方寒水之势，直有温之而不易热者，方用巴戟为君，韪矣。其附子、加皮、牛膝、茯苓、甘草，亦大小臣工之意，然不用当归、肉桂温其血分辅君之药，尚有未切。萆薢反佐，防风、防己为使，则俱当也。

犀角散　治心痹，恍惚恐畏，闷乱不得睡，志气不宁，语言错乱。

犀角　羚角　人参　沙参　防风　天麻　天竺黄　茯神　独活　升麻　远志　麦冬　甘草　龙齿　丹参五分　牛黄　麝香　龙脑各一分

为极细末，每服钱半，麦冬汤下。

喻嘉言曰：此散每服中脑、麝才得一厘五毫，且有人参、甘

---

① 反：原作"及"，据《医门法律·中风门·附痹证诸方》改。

草和胃固气，庶几可用。然二物不遇，借以通心开窍，原不必多，更减三之一为长也。

人参散 治肝痹，气逆胸膈引痛，睡卧多惊，筋脉拘急，以此药镇邪。

人参　黄芪　杜仲酒炒　枣仁炒　茯神　五味　细辛　熟地黄　川芎　秦艽　羌活各一两　丹砂五钱，另研

共为极细末，入丹砂再研匀，每服一钱，水调下。

喻嘉言曰：厥阴肝脏，所主者血，所藏者魂。血痹不行，其魂自乱。今不通其血，而但治其惊，此不得之数也。方中用参芪益气以开血，当矣。其诸养血镇惊之药，多泛而不切。余尝制一方，以人参为君，黄芪、肉桂、当归、川芎为臣，以代赭石之颛通肝血者，佐参芪之不逮，少加羌活为使。盖气者，血之帅也，气壮则血行，然必以肉桂、当归大温其血，预解其凝泣之势，乃以代赭之重坠，直入厥阴血分者，开通其瘀壅，而用羌活引入风痹之所。缘厥阴主风，风去则寒湿自不存耳。录出以质高明。

温中法曲丸 治脾痹，发咳呕涎。

法曲炒　麦芽炒　茯苓　陈皮去白　枳实麸炒　厚朴制，各一两　人参　熟附子　当归身酒洗　炮姜　炙草　细辛　桔梗各五钱　吴茱炮，三钱

共为末，蜜丸，食前热水送下。

喻嘉言曰：脾为太阴之脏，其痹必寒湿多而风少。此方温中理气，壮阳驱阴，种种有法。但既曰发咳呕涎，半夏似不可少。

巴戟丸 治胞痹。

巴戟去心　桑螵蛸切破，麸炒　杜仲炒　生地　附子炮　肉苁蓉酒洗　续断　山药各一两　远志肉去骨，三钱　石斛去根　鹿茸酥炙　五味　菟丝子酒浸　山茱肉去核　龙骨煅　官桂各七分半

为末，酒下。

［按］膀胱者，州都之官，津液藏焉，气化则能出矣。风寒湿之邪客于胞中，则气不能化，故胞满而水道不通。小腹膀胱，按之内痛，若沃以汤，涩于小便也。

肾沥汤 *治胞痹，小腹急痛，小便赤涩。*

麦门冬　桑白皮　犀角屑　杜仲　桔梗　赤芍　木通各二钱半
桑螵蛸一两

入羊肾一只，去脂膜，竹沥少许，同煎一盏，去渣，空心顿服，日再服。一方有桑皮，无螵蛸。

喻嘉言曰：此方名肾沥者，形容其胞中之气，痹而不化，外肾之溺滴沥不出之苦也。盖因虚热壅其膀胱，肺气不能下行所致。桑皮、螵蛸咸为治肺而设，不可误认为内肾素虚，小便淋沥也。

吴茱萸散 *治肠痹，寒湿内搏，腹痛气急，大便飧泄。*

吴茱萸炮　干姜炙　肉豆蔻煨，各五钱　砂仁　神曲饼　厚朴姜汁炒　白术各一两　高良姜　陈皮

共为末，每服一钱，食前米饮下。

喻嘉言曰：肠痹之证，总关于脾胃。寒湿之邪，先伤其太阴之脾，风邪先伤其阳明之胃。太阴伤，故腹满；阳明伤，故飧泄。《内经》谓：胃风久蓄为飧泄，明非朝夕之故也。脾胃有病，三痹互结于肠，此宜以辛辣开之，非如胞痹为膀胱之热，当用清凉之比矣。〔批〕《金鉴》治肠痹用五苓散加苍术。

五痹汤 *治脏痹。*

人参　茯苓　当归酒洗　白芍炒　川芎各一钱　五味　白术
细辛各七分　炙甘草五分

加姜、枣煎。肝心肾三痹，倍用川芎。肺痹有寒，去五味。脾痹，倍白术。肺痹，本方加半夏、紫菀、杏仁、麻黄。气虚，加黄芪。挟风，加防风、桂心。热，加黄芩。气急，加苏子、陈皮。心痹，本方加远志、茯神、麦冬、犀角。恍惚，加牛黄、天竺黄。恐畏，加龙齿、丹砂。挟风，加天麻、羌活、防风、蔓荆子。气急心痛，加枳实、青皮。咳唾，心痛，加桔梗。肝痹筋挛，本方加杜仲、秦艽、天麻、萆薢。脾痹，本方加厚朴、枳实、砂仁、神曲。肌肉消痹，加黄芪、石斛、益智仁、肉苁蓉。水谷不化，食即欲呕，加附子、白蔻、沉香、良姜、吴茱、丁香。

万金神效膏

牛皮胶一两水化　芸薹子　安息香　川椒生用　附子生用，各五钱

为末，和胶，随痛处贴之。

简便方一

走注疼痛及四肢顽痹，强硬，屈伸不得，宜用不蛀皂荚一斤，细锉，食盐五斤，共和炒热，以青布裹熨痛处，立瘥。

痿躄门

痿病皆属肺热论

朱丹溪曰：今世风病大率与痿混同论治。古圣论风痿条目不同，治法亦异。夫风病外感，善行数变，其病多实，发表行滞，有何不可？诸痿起于肺热，传入五脏，散为诸证，其昏惑，瘨疾，瞀闷〔批〕瞀，音茂，目低谨视也，暴病，郁冒，蒙昧，暴喑〔批〕喑，音音，俺然无声也，皆属于火，其四肢足痿，舌强痰涎有声，皆属于土，悉是湿热之病，当作诸痿论治，大抵只宜补养，若以外感风邪治之，宁免实实虚虚之祸乎？或曰：《内经》治痿独取阳明，何也？曰：只诸痿生于肺热，一语已见大意。肺金体燥，居上，而主气，畏火者也。脾土性湿，居中，而主四肢，畏木者也。火性炎上，若嗜欲无节，则水失所养，火寡于畏而侮所胜，肺得火邪而热矣。肺受热邪，则金失所养，木寡于畏而侮所不胜，脾得木邪而伤矣。肺热则不能管摄一身，脾伤则四肢不为人用，而诸痿之证作矣。泻南方则肺金清，而东方不实，何脾伤之有？补北方则心火降，而肺金不虚，何肺热之有？故阳明实则宗筋润，能束骨而利机关矣。治痿大法无过于此。

治痿独取阳明解

《准绳》云：圣人以痿病在诸证为切要，故叠出诸篇，分五脏之热，名病其所属皮、脉、筋、骨、肉之痿。致足不任于地，及叙五脏得热之邪，则以一脏因一邪所伤。观其微旨，会通而言，

则五劳、五志、六淫，尽得成五脏之热以为痿也。后之览者，竟失其旨。集方论者，或并见虚劳，或并见风湿，赖丹溪始发挥千余年之误表而出之，而复语焉不详，可惜。诸痿之病未有不因阳明虚而得者，按《灵枢》有谓真气所受于天，与谷气并而充身也。真气者，天之道也；谷气者，地之道也。是故真气与谷气并而后生成，形气之道立矣。故阳明虚，五脏无所禀，则不能行血气，荣阴阳，濡筋骨，利机关。谷入于胃，大气积于胸中，命曰气海。气海无所受，则卫气不得温分肉，充皮肤，肥腠理，司开合。冲脉与任脉起于胞中，名血海。与阳明宗筋会于气冲，血海无所受，则上下内外之络脉空虚，于是精神气血之奉生身、周于性命者劣弱矣。故百体中随其不得受水谷处，则不用而为痿。治痿不独取阳明而何哉？

痿由内脏不足血气之虚

陈无择曰：人身有皮毛、血脉、筋膜、肌肉、骨髓以成其形，内则有心、肝、脾、肺、肾以主之。若随情妄用喜怒劳佚，以致内脏精血虚耗，使血脉、筋骨、肌肉痿弱，无力以运动，故致痿躄，状与柔风、脚气相类。柔风、脚气，皆外因风寒，正气与邪气相搏，故作肿。若痛，为邪实。痿由内脏不足之所致，但不任用，亦无痛楚，此血气之虚也。

痿厥之因

痿厥者，足痿软不收也。其因有二：一属肾膀胱。经云：恐惧不解则伤精，精伤则骨酸痿厥，精时自下，是肾伤精脱也。又云：三阳为病发寒热，下为痈肿，及为痿厥，是膀胱在下发病也。一属脾湿伤肾。经云：凡治痿厥发逆，肥贵人则膏粱之疾。又云：秋伤于湿，咳逆痿厥是也。

痿痹宜辨

痿病，手足痿软而无力，百节纵缓而不收，通身不痛。痹病，通身肢节疼痛，或四肢拘急。故古人治痿皆不用风药，可知痿多虚，痹多实，而所因有别也。

五脏热痿用药法

经曰：肺热者，色白而毛败，宜黄芪、天门冬、金石斛、枯黄芩、百合、犀角、山药、桔梗、山栀、杏仁、秦艽、通草之属主之。心热者，色赤而络脉溢，宜龙胆草、铁华粉、银箔、黄连、苦参、石蜜、牛黄、龙齿、秦艽、雷丸、白鲜皮、牡丹皮、地骨皮、犀角、生地黄、麦门冬、淡竹叶之属主之。肝热者，色苍而爪枯，宜白蒺藜、生地黄、天门冬、百合、杜仲、草薢、菟丝子、牛膝、防风、黄芩、黄连之属主之。脾热者，色黄而肉蠕动，宜苍术、白术、二陈汤见痰门入霞天膏见积聚之属主之。肾热者，色黑而齿槁，宜金刚丸或牛膝丸俱见后之属主之。

耘苗三丹治法

王启元序曰：张长沙戒人妄服燥热之药，谓偏有所助，犹悯苗不长而揠之者也。若禀气不强，合服此而不服，是不耘苗也。其法：上丹养五脏，补不足，秘固真元，均调二气，和畅荣卫，保神守中。久服轻身耐老，健力能食，降心火，益肾水，益精明目。男子绝阳无嗣，女子绝阴不孕，以致腰膝重痛、筋骨衰败、神志昏愦、寤寐恍惚、烦劳多倦、余沥梦遗、五劳七伤、肌肉羸瘦、上热下冷，服之半月，阴阳自和，肌肉光润，容颜悦泽方见后。中丹补百损，体弱少气，善惊昏愦，上焦客热，中脘冷痰，心腹痞满，脾胃气衰，精血妄行方见后。小丹补劳益血，去风冷百病，诸虚不足，老人精枯神耗，久服益寿延年，释散风湿，聪耳明目，壮力强精方见后。

治痿宜补中祛湿养阴清热

《医学心悟》云：观《内经》所言，由前论之则曰五脏有热，由后论之则曰阳明之虚。二说似异而实同。盖阳①明胃属湿土，土

---

① 阳：原脱，据《医学心悟·痿》补。

虚而感湿热之化，则母病传子，肺金受伤而痿证作矣。是以治痿独取阳明也。取阳明者，所以祛其湿，泻南补北者，所以清其热。治痿之法不外补中祛湿、养阴清热而已矣。

治痿忌表散伤阴

凡痿由湿热，脉洪滑而证多烦热者，必当先去其火。若水亏于肾、血亏于肝者，则不宜用凉药以伐生气。若阴虚无湿或多汗者，俱不宜轻用苍术。盖痿证最忌表散，亦恐伤阴也。

痿病宜滋肾水淡薄滋味

骆龙吉曰：风火相炽，当滋肾水。东垣取黄柏为君，黄芪等药为佐，以治诸痿，而无定方。有兼痰积者，有湿多、热多者，有湿热相半者，有挟风者，有挟寒者，临病制方，其亦善于治痿乎？虽然药中肯綮矣，若将理失宜，圣医不治也。凡病痿者，若不淡薄滋味，吾知其必不能安全也。

痿病胃虚不食宜芳香辛温

《集验》云：胃虚不食，四肢痿弱，行立不能，皆由阳明虚、宗筋无所养。丹溪以《难经》泻南补北之法，摘为治痿之方，亦是概举其例耳。若胃口不开，饮食少进，当治以芳香辛温之剂，不可拘于此例，宜藿香养胃汤见后主之。

痿厥由醇酒膏粱滋火

东垣云：脚膝痿弱，脐下尻阴皆冷，阴汗臊臭，精滑不固，脉沉数有力，此因醇酒膏粱，滋火于内，逼阴于外。医见其证，以为内寒，投以热剂，反泻其阴而补其阳，是实实虚虚也，处以滋肾丸见癃闭大苦寒之药，制之以急，寒因热用，饮入下焦，适其病所泻命门相火之盛，自愈。神龟滋阴丸见后亦可。

伤湿脚痿老人痿厥

湿伤脚腿，沉重无力，宜羌活胜湿汤见湿门加汉防己。轻则加附子，重则加川乌少许，以为引用而行经也。老人痿厥，屡用虎潜丸见后不愈，后于丸中加附子，立愈，盖用附子反佐之力也。

夏月脾虚身重气短四肢痿软

脾胃虚弱，身重气短，甚则四肢痿软、脚攲①眼黑，此肾水与膀胱俱绝之状也，当急救之。滋肺气以补水之上源，又使庚大肠不受邪热，不令汗大泄也。汗大泄则亡津液，亡津液则神无所依。经曰：津液相成，神乃自生。津液者，庚大肠所主。三伏之时，为庚金受囚也。湿热亢甚，则清肃之气亡，燥金受囚，风木无制，故风湿相搏，骨节烦疼，一身尽痛，亢则害，承乃制也。当此之时，无病之人亦或有二证，况虚损脾胃、有宿疾之人？遇此天暑，将理失所，必困乏无力，懒言气短，气促似喘，或渴，或不渴，头痛或重，身心烦乱，此阴胜阳之极也。病甚则传肝肾为痿厥。四肢如在火中者，为热厥。四肢寒冷者，为寒厥。寒厥则腹中有寒，热厥则腹中有热，为脾主四肢故也。若肌肉濡溃，痹而不仁，传为肉痹。证中皆有肺疾，用药之人，当以生脉散见暑调之。气上冲胸，皆厥证也。厥者，气逆也，甚则大逆，故曰厥逆，其厥痿多相类也。本方加黄芪、茯苓、泽泻、猪苓、白术，如小便利、不黄涩，只加泽泻二分，与二术上下分消其湿，于行步攲侧，两足痿弱。已中痿邪者，加酒洗黄柏、知母数分，以滋水之流，令二足涌出气力。汗大泄，加五味、炒黄柏、炒知母。

夏月四肢不收两脚痿软

脾胃虚弱必上焦之气不足。遇夏月伤元气，怠惰嗜卧，四肢不收，精神不足，两足痿软。遇早晚寒厥，日高之后，阳气将旺，复热如火，乃阴阳气血俱不足，故或热厥而阴虚，或寒厥而气虚，口不知味，目中溜火，视物䀮䀮②无所见，小便频数，大便难或秘结，胃脘当心而痛，胁痛或急缩，脐下周围如绳束之，急甚则如刀刺，难伸舒，胸中闭塞，时频呕哕，或有痰嗽，口沃白沫，舌强，腰、背、腹皆痛，食不下，或食入即饱，全不思食，自汗尤

---

① 攲（qī 七）：倾斜。
② 䀮（huāng 荒）䀮：视不明貌。

甚，乃庚大肠、肺辛金为热所乘而作，当先助元气，黄芪人参汤
见后主之。

夏月脚痿阴汗阴冷

夏月脚痿无力，阴汗如水，阴冷如冰，宜补肝汤即清暑益气除
白术、青皮、麦冬、五味子，加白茯苓、羌活、防风、柴胡、连
翘、知母。

痿躄由肺受湿热之邪

肺受湿热之邪，痿躄喘促，胸满少食，头痛身重，身痛肢倦，
口渴便秘，色白毛败。盖肺者，相傅之官，治节出焉。火盛克金，
则气无所主，失其治节，故肢体或纵或缩，而成痿躄也。喘促，
火上逆肺也。胸满，湿热填于胸中也。壅于阳明则少食，上升于
头则眩，注于身体则重，流于关节则痛。肢倦口渴、便秘者，肺
受火伤，天气不能下降，膀胱绝其化源也。肺主皮毛，故色白而
毛败，以清燥汤见后主之。

痿病由胃火内火

《石室秘录》云：痿证久不效，属阳明胃火涸尽肾水者，用麦
冬、熟地、五味、元参一用沙参，大剂煎服后，加枣皮、牛膝再
服。痿证不起，已成废人，此内火炽盛，熬干肾水，法当合胃与
肾而两治之。用熟地、元参、麦冬、甘菊、生地、人参、沙参、
地骨皮、车前子，煎服。痿病两足无力，不能起立，乃阳明胃火
上冲肺金，金为火迫，失其清肃下行之令，用熟地、山药、元参、
甘菊、人参、芥子、当归、白菊、神曲，煎服。

痿病实热积滞治验

李士材云：太学朱修之，八年痿废，更医累百，毫末无效，
招余诊之。六脉有力，饮食若常，此实热内蒸，心阳独亢，证名
脉痿。用承气汤，下六七行，左足便能伸缩。再用大承气汤，又
下十余行，手中可以持物。更用黄连、黄芩各一斤，酒蒸大黄八
两，蜜丸，日服四钱，以人参汤送下，一月之内，去积滞不可胜

数，四肢皆能展舒。余曰：今积滞尽矣。煎三才膏十斤与服，毕而应酬如故。

痿病荣卫交虚治验

又治文学倪君涛，四年不能起床，延余治之。询其平日所服，寒凉者十六，补肝肾者十三。诊其脉大而无力，此荣卫交虚，以十全大补汤加秦艽、熟附朝服夕用，八味丸加牛膝、杜仲、远志、草薢、虎骨、龟板、黄柏，温酒送下七钱，凡三月而机关利。

痿躄诸证治法

筋痿阴汗，湿热胜，故筋痿。肝脉络于阴器，故汗。宜《局方》龙胆泻肝汤。阴痿不起，宜泻青丸俱见火门、湿痰二陈汤见痰门合二妙散见脚气，入竹沥、姜汁煎。血虚，四物汤见血门合二妙散下补阴丸即虎潜丸，见虚损。丹溪治痿加干姜、白术、茯苓、甘草、五味、菟丝子为末，紫河车为丸，名补益丸无河车，猪脑子、骨髓亦可。方见后。气虚，四君子汤见脾胃合二妙散。下焦脚弱属表者，风气，宜越婢汤见肿病，加白术四两煎，分三服。恶风，加附子。肾捐骨痿，腰、背、腿皆痛，宜草薢丸。肾气热，腰软无力，恐成骨痿，宜《心悟》补阴丸俱见腰痛。

痿躄门方

耘苗上丹　注详证治条。

五味子四两　百部酒浸二宿，焙　菟丝子酒浸　肉苁蓉酒浸　远志去心　枸杞　防风　白茯苓　巴戟去心，酒浸　蛇床子炒　柏子仁去油　山药各二两

为末，蜜丸，温酒、盐汤下。春煎干枣汤，夏加五味子四两，四季月加苁蓉六两，秋加枸杞子六两，冬加远志六两，兼服卫生汤见后。

耘苗中丹　注详证治条。

黄芪　白芍　当归各四两　白茯苓去皮　人参各二两　桂心　川椒炒　附子炮　黄芩各一两

粟米饮，和捣为丸。

耘苗小丹 注详证治条。

熟地黄　肉苁蓉各六两　五味子　菟丝子各五两　柏子仁　天门冬去心　蛇床子　巴戟肉　金石斛各三两　续断　泽泻　人参　山药　远志炒，去心　山茱肉　石菖蒲　桂心　茯苓　杜仲炒，去丝，各二两　天雄炮，一两

为末，蜜丸，温酒下。虚人加地黄。多忘加远志、茯神。少气神虚加覆盆子。风虚加天雄。虚寒加桂心。小便赤浊，倍茯苓、泽泻。

五痿汤《心悟》　治五脏痿证。

人参　白术　茯苓　甘草　当归　苡仁　麦冬　知母　黄柏炒
水煎服。心气热，加黄连、生地、丹参。肝气热，加黄芩、丹皮、牛膝。脾气热，加连翘、生地。肾气热，加生地、牛膝、石斛。肺气热，加天冬、百合。挟痰，加川贝、竹沥。湿痰，加半夏曲。

藿香养胃汤　治胃虚不食，筋无所养而成痿。

藿香　白术土炒　人参　茯苓　苡仁　半曲　乌药　神曲炒　砂仁　甘草　荜澄茄

姜、枣煎服。

良方龙胆泻肝汤　治筋痿挛急，口苦爪枯，亦泻肝火。

龙胆草酒炒　人参　天冬　麦冬　生甘草　黄连炒　山栀酒炒　知母　五味子　黄芩　柴胡

水煎，热服。

［按］胆草泻厥阴之热，柴胡平少阳之热，黄芩、栀子泻肺与三焦之热。麦冬、天冬、五味清金以平木，润燥以养筋。黄连上以泻心火，知母下以泻肾火。加人参者，扶土以抑木也。

金刚丸《保命》　治肾虚精散，骨痿。

萆薢　杜仲炒，去丝　肉苁蓉酒浸　菟丝酒浸

等分为末，酒煮，猪腰子和丸，梧子大。每服五钱，空心酒下。一方加牛膝、木瓜，治筋骨痿软。

牛膝丸《保命》 治肾虚精败，骨痿。

草薢　杜仲　肉苁蓉酒浸　菟丝酒浸　牛膝酒浸　官桂减半　白蒺藜　防风

等分为末，酒煮，猪腰子和丸，空心酒下。

煨肾丸《保命》 治肝肾虚损，骨痿不能起床，筋弱不能收持，及脾胃损谷不化。

杜仲姜汁炒　牛膝　白蒺藜　防风　菟丝子制　草薢　胡巴　肉苁蓉酒洗　破故纸酒炒　官桂

各等分，肉桂减半，共为末，猪腰子煮汤，和蜜杵丸，空心温酒下。

加味四斤丸《三因》 治肾虚肺热，热淫于内，致筋骨痿弱不能收持。

肉苁蓉酒洗　牛膝酒洗　天麻　木瓜　鹿茸酥炙　熟地　五味酒浸　菟丝子酒煮

共为末，蜜丸，温酒、米饮下。

加味四物汤《正传》 治血热阴虚诸痿，四肢软弱不能举动。

当归　五味　熟地　麦冬　黄柏　苍术　白芍　川芎　人参　黄连　杜仲　牛膝　知母

水煎，空心温服，酒糊为丸亦可。

正传鹿角胶丸 治血气亏损，两足痿弱不能行动，久卧床褥者，神效。

鹿角胶一斤　鹿角霜　熟地各半斤　当归四两　人参　牛膝　菟丝制　白茯苓各三两　白术　杜仲各二两　虎胫骨酥炙　龟板酥炙，各一两

共为末，先将鹿角胶用酒熔化，加炼蜜捣丸，空心盐姜汤下。

滋阴大补丸丹溪 治诸虚不足，腰腿疼痛，行步无力，壮元阳，益肾水。

熟地二两　山药炒　牛膝各一两半　杜仲　山茱肉　巴戟肉　白茯苓　五味　小茴炒　肉苁蓉酒洗，去甲，新瓦焙干　远志甘草汤煮，各一两　石菖蒲　枸杞子各五钱

共为末，红枣肉和炼蜜，捣丸，温酒下。

神龟滋阴丸　治肝肾下虚，足废痿厥。

龟板四两，酒炙　黄柏　知母俱酒炒，各二两　枸杞　五味　锁阳各一两　干姜五钱

共为末，猪脊髓为丸，梧子大，每服五钱。

补益丸丹溪　治肝肾诸虚损、痰病等证。

龟板四两　杜仲一两　熟地三两　黄柏酒炒　知母酒炒，各三两　牛膝二两　白芍二两　虎骨酥炙，一两　当归酒洗　锁阳酒润，各两半　干姜七钱　陈皮盐水润，一两　五味子二钱　炙草二钱　菟丝子酒浸，一两　白术一两　茯苓五钱

共研末，紫河车为丸，每服五钱。〔批〕即虎潜丸加五味以后六药。

补益肾肝丸东垣　治痿厥，目中溜火，视物昏花，耳聋耳鸣，困倦乏力，寝汗憎风，行步不正，两脚欹侧，卧而多惊，腰膝无力，腰以下消瘦。

柴胡　羌活　生地　苦参炒　防己炒，各五分　附子炮　肉桂各一钱　当归二钱

为末，熟水丸，如芡实大，每四丸，温水下。

健步丸东垣　治膝中无力，伸不得屈，屈不得伸，腰膝腿脚沉重，行步艰难。

羌活　柴胡各五钱　防风三钱　川芎一钱　滑石炒　肉桂　炙草　栝楼根酒制，各五钱　泽泻三钱　苦参酒洗，一钱　防己酒洗，一两

为末。酒糊丸，桐子大，煎，大秦艽汤见中风每下十丸。

清燥汤东垣　治肺受湿热之邪成痿躄，注详证治条。

黄芪钱半　苍术炒，一钱　白术炒　橘皮各五分　人参　茯苓各三分　神曲炒　炙草　麦冬各二分　五味九粒　当归酒洗　生地　黄柏各二分　升麻三分　黄连　柴胡各一分　猪苓二分　泽泻五分

每五钱水煎。

汪讱庵曰：肺属辛金而主气，大肠属庚金而主津，燥金受湿热之邪，则寒水生化之源绝，则肾水亏，而痿躄诸证作矣。金者

水之母，气者水之源。故用黄芪补气以实皮毛，为君。二术、陈皮、参、苓、神曲、甘草，健脾燥湿，理气化滞，所以运动其土，土者金之母也。麦冬、五味保肺生津，归、地滋阴养血，柏、连燥湿清热，升、柴所以升阳，苓、泻所以降浊，使湿热从小便出，则燥金肃清，水出高源，而诸证平矣。

喻嘉言曰：燥与湿相反者也。方名清燥，而以去湿为首务，非东垣具过人之识，不及此矣。

黄芪人参汤东垣　治暑伤元气，注夏，倦怠，胸满自汗，时作头痛。〔批〕人有遇春末夏初头痛脚弱，食少体热，谓之注夏病。

黄芪　人参　白术　苍术　神曲炒　陈皮留白　炙草　麦门冬　五味　当归酒炒　黄柏酒炒　升麻

加姜、枣煎。此即前方去青皮、泽泻、葛根。心下痞，加黄连。胃脘痛，去大寒药，加草蔻。胁痛或急缩，加柴胡。头痛，目中溜火，加黄芩、川芎。头目不清，热壅，加蔓荆子、藁本、细辛、川芎、生地。气短神少，困乏无力，倍五味子。大便滞涩，加当归、生地、桃仁、麻仁。如不快利，少加煨大黄，仍不利，非血结血闭，是热则生风，其人不显风证，只用前方加羌活、防风，服之必大走，一服利自止。气滞，倍青皮。滞甚，或补药太过，或有忧郁结滞，加木香、砂仁、白蔻。腹痛不恶寒，加芍药、黄芩，减五味子。

续骨丹《本事》　治痿厥，有湿痰污血阻碍经络而得者。

天麻酒浸　白附子　牛膝　木别子　羌活各五钱　地龙去土焙干，一分　乌头炮，去皮脐　乳香　没药各二钱　南星末生用，一两

为末，酒煮，糊丸，如鸡头大，朱砂衣。每一丸，薄荷煎汤。磨食后服。

简便方

足痿经验方：首乌、牛膝等分，酒浸，蜜丸。

厥逆门

厥逆总论

张景岳曰：厥者尽也，逆者乱也，即气血散乱之谓也。如经云卒厥暴厥者，皆厥逆之总名也。如云寒厥热厥者，分厥逆之阴阳也。如云连经连脏者，论厥逆之死生也。观《内经》诸论已极明显，奈何后人不察，悉认之为中风，竟不知厥逆为何病，而通作风论，误孰甚焉。如经曰：气并为血虚，血并为气虚，气血并走于上，则阴虚于下，而神气无根，是即阴阳相离之候，故致暴脱而暴死，即世俗所谓卒倒暴仆之中风也。又曰：阳并于上，阴并于下，此上热下寒水火不交之候，故目无所见，即世俗所谓中风皆眩之属也。暂见者，气复则苏，阴败者，最危之候，皆当按法而救其本。

厥逆脉候

沉微不数为寒厥，沉伏而数为热厥。细为气虚，大如葱管为血虚。浮滑为痰，弦数为热。脉至如喘为气逆，寸脉沉大而滑，沉为实，滑为气，湿气相搏，血气入脏，唇口青，身冷者死，入腑身和汗自出即愈。伤寒阴厥脉迟细而微，阳厥脉数，失下则脉微欲绝。

寒厥热厥辨

仲景云：伤寒手足热者为热厥，手足冷者为寒厥，冷者曰逆。凡厥者阴阳不相顺接也。阳虚不接者，则温之。阳陷而阴伏，不与阴相顺者则下之。

张景岳曰：凡寒厥者，必四肢清凉，脉沉微不数，或数而无力，畏寒喜热，引衣自覆，形证多惺惺者，皆属寒证；热厥者，脉沉滑而数，畏热喜冷，扬手掉足，或烦躁不宁，大便秘涩，形证多昏昏者，皆属热证。

阳厥阴厥辨

《原病式》谓厥有阴阳之辨。阳厥者，原病脉候皆为阳证。阴厥者，原病脉候皆为阴证。若阳厥极深，或失下而致于身冷，反见阴证，脉微欲绝而死者，正为热极而然也。

王安道曰：热极而成厥逆者，阳极似阴也；寒极而成厥逆者，独阴无阳也。不可不辨。

《内经》二厥与《伤寒》厥证不同

叶氏曰：《内经》所谓厥者，乃阴阳之气逆而为虚损之证也。寒厥补阳，热厥补阴，王氏所谓壮水之主以制阳光，益火之原以消阴翳，此补水火之不足也。仲景、河间、安道所论厥证，乃《伤寒》手足厥冷也。证既不同，治法亦异。《伤寒》之厥辨在邪气，故寒厥宜温，热厥可攻。《内经》之厥重在元气，故热厥当补阴，寒厥当补阳。

气　厥

张景岳曰：气厥之证有二，以气虚气实皆能厥也。气虚卒倒者，必其形气索然，色青白，身微冷，脉微弱，此气脱证也。气实而厥者，其形气愤然勃然，脉沉弦而滑，胸膈喘满，此气逆证也。经曰：大怒则形气绝，而血郁于上，即此类也。气逆而厥，凡阴阳之气，阳从左而升，阴从右而降，故阳病者左为甚，阴病者右为甚，以升者不升，降者不降，而逆其升降之气也。〔批〕有因怒伤气，逆气旋去而真气受损者，有素多忧郁恐畏而气怯气陷者，有元气素虚、气怯气陷者，又不可用行气开郁等剂，不可不知。

血　厥

血厥之证有二：以血脱、血逆皆能厥也。血脱者，如大崩大吐，或产血尽脱，则气亦随之而脱，故致卒仆暴死。宜先掐人中，或烧醋炭以收其气，急用人参一两煎汤灌之，所谓血脱益气也。若但用血药，则几微之气忽尔散失，阴无所主，必致脱亡。其有用寒凉以止血者，必败绝阳气，而速其毙耳。血逆者，即经所云血之与气并走于上之谓。又曰：大怒则形气绝，而血郁于上之类也。夫血因气逆必须先理其气，气行则血无不行也。〔批〕方谷曰：

血厥者，因吐衄过多，上竭下厥，先致足冷，有如水洗，冷过腰膝，入腹即死，此血竭而作厥也。皆由阳气妄行于上①，阴血无所依附，气血相离，不居本位之故，急用大蒜捣烂，罨于涌泉，或以热手频擦足心。

痰　厥

痰厥之证，凡一时痰涎壅盛，气闭昏闷，药食俱不能进，必先或吐或开以治其标，俟痰气稍顺，便当治本。如因火生痰者，清之降之；因风寒生痰者，散之温之；因湿生痰者，燥之利之；脾虚生痰者，宜补脾；肾虚生痰者，宜补肾，但治其本而痰除矣。

酒　厥

酒厥之证，即经所云热厥之病，又经云酒风者，亦此类也。凡纵饮无节之人，多有此病。其证全似中风。轻者犹知人，重者卒尔晕倒，忽然昏愦，其脉实，烦躁便干。喜冷者，此湿热上壅之证，宜清宜降。其无火而脉缓弱者，宜以二陈、六君之类主之。

色　厥

色厥之证，一曰暴脱，一曰动血。暴脱者，必其人本虚而纵情竭欲，故于事后气随精去，而暴脱不返宜掐人中，仍用妇人搂定，用口相对，务使暖气嘘通以接其气，勿令放脱，随用独参汤灌之，或灸气海穴以复阳气，庶可挽回，并宜培养先天或水或火。色厥而动血者，以其气血并走于上，亦血厥之属也。此因欲火上炎，故血随气上，必其情欲动极，醉饱入房，强遏郁火。其证忽尔暴吐，或鼻衄不止，或厥逆自汗，或上气咳嗽，皆阴火上冲之候，必先制火以抑其势。〔批〕人有妄梦而致昏绝者，此以心肾不交，故为厥逆，多属少阴根本之病。其有阴竭于下，火不归元，血厥不止者，推景岳镇阴煎最妙。

煎厥薄厥喑俳

经曰：内夺而厥则为喑俳，此肾虚也。少阴不至者，厥也。

---

① 上：原作"止"，据《医林绳墨》改。

肝气当治而未得，故善怒。善怒者，名曰煎厥。又曰：阳气者，烦劳则张，精绝，辟积于夏，使人煎厥。喑俳宜河间地黄饮子见中风。煎厥当治肝脾之逆。经曰：阳气者，大怒则形气绝，而血郁于上，使人薄厥，此当治血逆。

妇人血厥

妇人血厥，平居无疾苦，忽如死人，身不动摇，默默不知人，目闭不能开，口喑不能言。或微知人，或恶闻人声，但如眩冒，移时方寤，名曰郁冒，亦名血厥。此由出汗过多，血少，气并于阳，独上而不下，气壅塞而不行，故身如死，气过血还，阴阳复通，故移时方寤也。《本事》白薇汤见后治之。

尸 厥

仲景云：尸厥脉动而无气，气闭不通，故静而死也。菖蒲屑内鼻孔中吹之，又剃取左角发方一寸，烧灰为末，酒和灌之，立起。

景嵩崖云：尸厥因吊死登冢，飞尸鬼击，以致阴气上盛，下部空虚，其证手足厥冷，肌肤粟起，头面青黑，错语妄言，不省人事，治宜降痰顺气温中。枳桔二陈汤加苍术、沉香、木香、檀香、乳香、雄黄、菖蒲、远志，或用金银花叶煎膏服之，甚效。一方用炮附子七钱为末，分作二服，每用酒三杯，煎成一杯与服。

张景岳曰：此外邪卒中之恶候，凡四时不正之气，及山魔土煞、五尸魔魅之属是也。非用参、附回阳等药不能挽回。其有邪气壅盛胸膈不清者，先为开通，然后调理，宜不换金正气丸见瘴，葱姜汤，苏合香丸见中风，随宜酌用。

蛔 厥

蛔厥者，胃中虚冷，蛔不能养，妄行于上，致使手足冰冷，甚则冷汗如珠，凝于额上，六脉皆伏，人事不知，有似阴证，若长一尺则贯心而死。法先用花椒浓汤探之，得汤而苏醒者是也。

厥巅疾及真火脱出治验《寓意草》

吴添官生母，时多暴怒，以致经行复止。入秋以来，渐觉气逆上厥，如畏舟船之状，动辄晕去，久久卧于床中，时若天翻地覆，不能强起，百般医治不效。因用人参三五分，略宁片刻，最后服至五钱一剂，病转凶危，大热引饮，脑间有如刀劈，食少泻多，已治木矣。余许以可救。盖怒甚则血苑于上，而气不返于下者，名曰厥巅疾。厥者，逆也。巅者，高也。气与血俱逆于高巅，故动辄眩晕也。又以上盛下虚也，过在少阳。少阳者，足少阳胆也。胆之穴皆络于脑，郁怒之火上攻于脑，得补而炽，其痛如劈，同为厥巅之疾也。风火相煽，故振摇而热蒸。土木相凌，故艰食而多泻也。于是会内经铁落镇坠之意，以代赭石、龙胆草、芦荟、黄连之属，降其上逆之气；以蜀漆、丹皮、赤芍之属，行其上郁之血；以牡蛎、龙骨、五味之属，敛其浮游之神。最要在每剂药中，生入猪胆汁二枚，以少阳热炽，胆汁必干，亟以同类之物济之，资其持危扶巅之用。病者药一入口，便若神返其舍，忘其苦口。连进十余剂，服猪胆汁二十余枚，热退身凉，饮食有加，便泻自止，始能起床行动数步，然尚觉身轻如叶，不能久支。余恐药味太苦，不宜久服，减去胆汁及芦荟等药，加入当归一钱，人参三分，姜、枣为引，平调数日全愈。母病愈，而添官即得腹痛之疾，彻夜喊叫不绝，小水全无。以茱连汤加元胡索投之，始安。又因伤食复反，病至二十余日，肌肉瘦削，眼胞下陷。才得略宁，适遭家难，证变壮热，目红腮肿，全似外感有余之候。余知其为激动真火上炎，令服六味地黄加知柏三十余剂，其火始退。退后遍身疮痍黄肿，腹中急欲得食，不能少耐片刻，整日烦躁哭泣。余慰其母曰：旬日后，腹稍充，气稍固，即不如此矣。服二冬膏而全瘳。

厥逆门方

独参汤　治气脱血脱，粥汤入胃即吐，及诸虚证垂危者。

人参二两

水煮，乘热顿服兼以人参煮粥食之尤妙。

加减白通汤《宝鉴》　治形寒饮冷，大便自利，完谷不化，脐腹冷痛，足胻寒而逆。

附子炮，去皮　干姜炮，各一两　官桂　白术　半夏洗　人参
草豆蔻面裹煨，取仁　甘草炙，各五钱

每五钱煎，入生姜五片，葱白一枚，空心温服。

参芪益气汤　治阳厥气虚，脉伏，手足厥冷。

人参　黄芪　白术各钱五分　五味子捣，十二粒　麦冬去心　陈
皮　炙草各一钱

加姜、枣煎。阳虚加附子一钱，童便兑服。

芎归养荣汤　治阴厥血虚，脉伏而虚细，手足厥冷。

当归酒洗　川芎　白芍炒，各钱半　熟地　黄柏酒炒　知母酒炒，
各一钱　枸杞　麦冬去心，各八分　甘草五分

加姜、枣煎。入竹沥半盏顿温，姜汁二三匙，食前服煎时不加
生姜亦可。

五磨饮子　治暴怒卒死，名曰气厥。

槟榔　沉香　乌药　枳实　木香　白酒
磨服。

白薇汤《本事》　治妇人郁冒，名曰血厥。

白薇　当归各一两　人参五钱　甘草二分
水煎服。

［按］白薇苦咸，冲任之药，能泻血热、止瘕疝，故以之治血
厥也。

六味回阳饮景岳　治阴阳将脱之证。

人参五钱　熟附子一两　炮姜三钱　炙草二钱　熟地二两　当归
七钱

水煎，温服。如肉振汗多，加炙黄芪，或加白术。泄泻去当
归，加白术或乌梅、五味子。

沉香桂附丸《宝鉴》　治中气虚寒，饮食无味，阴盛阳虚，脏腑
积冷，心腹疼痛，胁肋膨胀，腹中雷鸣，便利无度，面色不泽，手足
厥冷及下焦阳虚，疝气痛不可忍，腰不能伸，喜热熨稍缓等证。

附子炮，去皮脐　川乌制同　沉香　肉桂　炮姜　良姜炮　茴香

炒　吴茱萸炮，各一两

上共为末，醋煮，面糊丸，梧子大。每服五七十丸，食前米饮下，日二服，忌生冷。

简便方

寒厥，用吴茱二两为末，面粉调成厚糊，摊成膏，贴在涌泉穴内即愈《石室秘录》。

卷 五

目 录

头痛门 附头风、首风、头重、头摇

总 论

李士材曰：头为天象，六腑清阳之气，五脏精华之血，皆会于此。故天气六淫之邪，人气五贼之变，皆能相害，或蔽覆其清明，或瘀塞其经络，因与其气相薄，郁而成热，则脉满，满则痛。若邪风羁留则脉亦满，而气血乱则痛乃甚，此实痛也。寒湿所侵，真气虚弱，虽不相薄成热，然邪客于脉外，则血涩脉寒，寒则脉卷缩紧急，外引小络而痛，得温则痛止，此虚痛也。因风痛者，抽掣恶风，或自汗；因热因暑者，或有汗或无汗，则皆烦心恶热；因湿痛者，头重，天阴转盛；因痰痛者，昏重而愦愦欲吐；因寒痛者，绌急而恶寒战栗；气虚痛者，恶劳动，遇劳则痛，其脉大；血虚痛者，善惊惕，其脉芤。察内外之因，分虚实之证，胸中洞然，则手到病去矣。

头痛脉候

寸口紧急，或短、或弦、或浮，皆头痛。浮滑为风痰，易治；短涩为虚，难治。浮弦为风，浮洪为火，细或缓为湿。右寸滑，或大，或弦而有力，皆痰火积热；右寸紧盛，食积；右关洪大，为胃热上攻。沉细为阴毒伤寒，但头痛，身不热，头痛目痛，脉急短涩，死。

论风寒湿热气虚厥逆头痛诸证

李东垣曰：夫风从上受之，风邪伤上；邪从外入，客经络，令人振寒头痛，身重恶寒，此伤寒头痛也。头痛耳鸣，九窍不利者，乃气虚头痛也。如气上不下，头痛巅疾者，下虚上实，寒湿头痛也。厥逆头痛者，所犯大寒，内至骨髓，髓以脑为主，脑逆故令头痛，齿亦痛。心烦头痛者，病在膈中，乃湿热头痛也。

论头痛用药之异

《准绳》云：头痛用羌活、防风、柴胡、川芎、升麻、细辛、藁本之异者，分各经也；用黄芩、黄连、黄柏、知母、石膏、生地之异者，分各脏泻火也；用茯苓、泽泻者，导湿也。海藏曰：热在至高之分，当以轻剂抑之，从缓治也。若急服之，上热未除，中寒生矣。

论头痛分经用药

汪讱庵曰：头痛加蔓荆子，引太阳也。痛甚加川芎，上行捷也。巅病脑痛加藁本，入督脉也。若头痛加细辛，走少阴也。痰厥头痛加半夏、生姜，治呕逆也。

论头痛用风药升举

李士材曰：头痛自有多因，而古方每用风药，何也？高巅之上，惟风可到。味之薄者，阴中之阳，自地升天者也，在风寒湿者，固为正用，即虚与热者，亦假引经。须知新而暴者，名头痛；深而久者，为头风。头风必害眼者，经所谓东风生于春，病在肝。目者，肝之窍，肝风动则邪害空窍也。〔批〕东垣、丹溪治虚热头痛，大率皆以酒炒芩、连、知、柏，加风药也。

阳明火邪头痛治法

张景岳曰：火邪头痛，六经皆有，惟阳明为最。盖阳明胃火盛于头面，而直达头维，其痛必甚，其脉必洪，其证必多内热。欲治阳明之火，无如白虎汤见火病加泽泻、木通，以抑其至高之势，其效最速。故凡治内郁之火法，不宜佐以升散。盖外邪之火可散而去，内郁之火得升愈炽也。〔批〕白虎汤加白芷，亦治阳明头痛，发热而渴。

痰火雷鸣头痛治法

因痰火者，痰生热，热生风故也。痰火上升，壅于气道，兼乎风化，则自然有声，轻如蝉鸣，重如雷声，宜半夏用牙皂、姜汁煮一两，大黄酒浸透，湿纸包煨，再浸，煨三次，二两，僵蚕、连翘、橘红、桔梗、天麻各五钱，片芩酒炒七钱，薄荷叶三钱，白芷、青礞石、粉草各一钱，临卧茶吞二钱，痰利为度。

四时感冒风热上攻偏正头痛证治

四时伤寒头痛，烦躁自汗，咳嗽吐利，《局方》和解散见感冒。天行一二日，壮热头痛，水解散见各种瘟疫。正偏头痛，年深不愈，及风热上壅，头目及脑苦痛不止，清空膏。诸风上攻，正偏头痛，川芎茶调散。风热上攻头目，菊花茶调散方俱见后。风热上攻，头目昏痛，项背拘急，鼻塞身重，及皮肤顽麻，瘾疹瘙痒，并宜消风散见斑疹。偏头风，左属风，荆芥、薄荷；属血虚，川芎、当归；右属痰，苍术、半夏；属热，黄芩。俱于清空膏、川芎茶调散等方中，加减用之。偏头①痛，一边鼻塞，不闻香臭，常流清涕，诸药不效，芎犀丸见后。〔批〕一边鼻塞。

热厥厥逆头痛证治

其证虽严寒，犹喜风寒，微来暖处或见烟火，其痛复作，此由积热为病，清上泻火汤见后。厥逆头痛，四肢厥冷，面青呕吐，宜大辛温之药治之。〔批〕头为诸阳之会，清阳不升则浊阴上逆，故有厥逆头痛。

寒湿湿热头痛证治

方氏云：寒湿头痛，首如裹，面如蒙，恶风恶寒，拘急不仁，或因雨露山岚之所中，宜苍、朴、紫苏之属。

寒湿头痛，眩晕，渗湿汤。湿气在表，头痛头重，羌活胜湿汤俱见湿门。湿热在头而痛者，必以苦吐之。煮苦茗二三升许，须臾适吐，吐毕又饮，如是数次，须吐苦汁乃止，不损人。轻者用透顶散见脑风。

气虚血虚头痛证治

头痛耳鸣，九窍不利，肠胃之所生，东垣以为此气虚头痛也，用人参黄芪汤即黄芪六一汤，见汗病。血虚头痛，自鱼尾眉尖后近发际，曰鱼尾。一云：即眉角上攻，当归、川芎主之，或用当归酒

---

① 头：此后原衍"头"，据文义删。

见后。一云：血虚头痛，多在日晚，宜四物加辛芷；气虚头痛，多在清晨，宜川芎、藁本，倍参芪。〔批〕血虚痛多在日晚，气虚痛多在清晨。气血俱虚头痛，调中益气汤见劳倦加川芎、蔓荆子、细辛，其效如神。一云：气虚头痛，宜补中益气汤加白芍、川芎、细辛；血虚头痛，宜四物汤加薄荷，兼火郁者，宜逍遥散。

痰厥风痰吐逆头痛证治

痰厥头痛湿痰厥逆而上，眼黑头旋痰逆则上实，头痛如裂，身重如山，恶心烦乱，四肢厥冷。东垣曰：太阴头痛，必有痰也；少阴头痛，足寒而气逆也。太阴少阴二经虽不上头，然痰与气逆壅于膈中，头上气不畅而为痛也，半夏天麻白术汤见后主之。风痰吐逆，头痛眩晕，发时两颊尽黄，身重懒言，兀兀欲吐，数日方过，或胸膈烦满。洁古云：此厥阴太阴合而为病，名曰风痰，宜玉壶丸见后。又六味地黄丸见劳损去枣皮加沉香，治水沸为痰头痛。

鼻衄腹肿头痛证治①

经云：阳明所谓客孙脉则头痛。鼻衄腹肿者，阳并于上，则其孙络太阴，故头痛、鼻衄、腹肿也。动作头重痛、热气潮者，属胃，故头痛如破，丹溪用酒炒大黄五钱，茶煎服。

头痛巅疾证治

经曰：下虚上实，过在足少阴、巨阳，甚则入肾，注谓肾虚，不能引膀胱之气故耳。肾气不足，气逆上行，痛不可忍，名肾厥头痛。脉举之则弦，按之则坚，宜玉真丸见后，更灸关元百壮，寒甚者去石膏，用钟乳粉一两，或正元散见阴毒入川椒十五粒，下来复丹见暑门，间进黑锡丹见眩晕。

真头痛证治

方氏云：真头痛者，其痛引脑巅，头痛脑尽痛，面青、手指

---

① 治：原脱，据底本目录补。

青寒至节者，死。《汇参》云：此证旦发夕死，夕发旦死，宜猛进黑锡丹见中风，兼灸百会穴，或可望生。天柱折者不治。一法真头痛，宜补中益气汤见劳倦加荆子、川芎，吞崔氏八味丸见中寒。

伤食伤酒怒气伤肝头痛证治

伤食头痛，胸膈痞满，噫气如败卵臭，咽酸畏食，虽发热而身不痛，宜治中汤见脾胃加缩砂仁，或香砂枳术丸见饮食。伤酒头痛昏眩，葛花解醒汤见酒病门。怒气伤肝，及肝气不顺，上冲于脑，令人头痛，宜沉香降气散、苏子降气汤俱见气下养正丹见暑。又小柴胡汤见呕吐去人参，加栀仁、防风，治因怒头痛。

上热下寒头目赤肿暗风头旋眼黑证治

上热，头目赤肿而痛，身半以下寒，足骺尤甚，宜既济解毒汤见寒门。暗风头旋眼黑，昏眩倦怠，痰涎壅甚，骨节疼痛，羚羊汤见后。

头皮痛脑后痛证治

方氏云：有头皮痛者，枕不能安，手不能按，此浮游之火上行，当以轻扬散火之药，加芩、连、山栀、连翘、花粉、元参之属。又有脑后痛者，有似扯痛跳动，举发无时，此痰与火也，宜清痰降火，如芩、连、花粉、贝母、酒洗大黄之属，虚者去大黄加菊花叶七片。《三因》治目痛，脑后枕骨痛，用芎辛汤见目病。

头角额尖跳动脑尽痛证治

《绳墨》云：脑尽扯痛，宜黄芩、山栀。头角额尖令人头跳动，或若针刺，名头角痛、两额痛，宜酒洗龙胆草。

雷头风证治

《集解》云：头痛而起核块者是也。一云：头如雷鸣也，为风邪所客，风动故作声也。东垣曰：病在三阳，不可过用寒药重剂，以清震汤见后主之。

头重证治

《准绳》云：因天之湿淫外着，因人之湿痰上蒸，因在下之阴气上逆，皆得而头重。盖头象天，其气极清，地气重浊。地者，阴也，土湿也。若外着内蒸，必壅蔽清道，致气血不利，沉滞于经隧脉络，故重。东垣曰：头重如山，此湿气在头也，宜红豆散见后。风虚头眩晕，白术附子汤见湿门。

头风证治

《准绳》云：浅而近者为头风，其痛卒然而起，易于解散。深而远者为头风，其痛作止无常，愈后随触复发，皆当验其邪所从来而治之，宜荆芥散、川芎散俱见后。

头风屑证治

搔头有雪皮，见肺之证也。肺主皮毛，故因风热而燥痒，生白屑也，白芷、零陵香之属外擦之。罗谦甫云：肝经风盛，木自摇动。老子云：物壮则老，故木凌脾土，金来克之，是子来为母复仇也。大便实者，泻青丸见火。虚者，消风散见斑疹。《汇参》云：上治法必兼有风热上攻，头目眩痛诸证而后用之，若只是白屑，外治法可也。

首风证治

经曰：新沐中风为首风。头面多汗恶风，当先风一日则病甚，至其风日则少愈，及头风旋晕眩急，外合阳气，风寒相搏，胃膈痰饮，偏正头疼，身体拘倦，大川芎丸见后主之。

头摇证治

风也，火也，二者皆主动，会之于巅，乃为摇也。经云：诸风掉眩，皆属于肝。夫头之巅，足太阳之所过，督脉与厥阴之所会，故三经所逆之火留聚于此者，皆从风木而为掉眩也。治法同头风。仲景云：心绝者，直视头摇。头摇便血，宜防风钩藤钩丸见后。

头痛门方 附头风、雷头风、首风、头重、头摇
葛根葱白汤 治伤寒已汗未汗头痛。

葛根　芍药　川芎　知母　生姜　葱白

水煎服。

连须葱白汤 治伤寒已汗未汗，头痛如破。

连须葱白　生姜

水煎服。

芎芷散《直指》 治风壅头痛。

川芎　白芷　芥穗　石膏

共为末，食后沸汤下。

川芎散《玉机》 治风热头痛不清及目病。

川芎　羌活　防风　藁本　升麻　甘草　柴胡　黄芩炒　黄连
生地

共为末，茶清调下。

芎辛导痰汤 治痰厥头痛。

川芎　细辛　南星　橘红　茯苓　半夏　枳实　甘草

上药等分，加姜煎，食后服。

秘方茶调散 治风热上攻，头目昏痛，及头风热痛不可忍。

小川芎一两　细芽茶　薄荷各三钱　白芷五钱　荆芥穗四钱　片
芩二两，酒拌炒三次，不可令焦

共为末，茶清调下。头痛及脑痛，加细辛、藁本、蔓荆子各
三钱。

石膏散《金鉴》 治阳明风热头痛。

石膏　川芎酒洗　白芷

等分为末，茶清调下。

加味升麻汤《心悟》 治胃火上冲，口渴饮冷，头筋扛起，头痛
欲裂。

升麻　葛根　赤芍　甘草各一钱　石膏二钱　薄荷三分

加灯心二十节，水煎服。

川芎茶调散《局方》 治风气上攻偏正头痛，鼻塞身重。

薄荷　川芎　芥穗　羌活　白芷　甘草　北细辛　防风

共为末，食后茶清调下。一方加菊花、僵蚕，兼治目昏，名菊
花茶，神效。

清空膏东垣　治正偏头痛，年深不愈，风湿热上壅，头目及脑苦痛不止。

羌活　防风各两　柴胡七钱　川芎五钱　炙草两半　黄芩酒炒黄连酒炒，各两

为末，每三钱，茶调如膏，白汤送下。

少阴头痛，加细辛二钱。太阴头痛，脉缓，有痰，去羌、防、芎、草，加半夏两半。如偏头痛服之不愈，减羌、防、川芎一半，加柴胡一倍，以散少阳相火。朱丹溪曰：东垣此方，诸般头痛皆治，惟血虚头痛从鱼尾相连痛者，不用。又云：治少阳头痛如痛在太阳厥阴者，勿用，盖谓巅顶痛也。

[按] 头为诸阳之会，其象为天，乃清空之位也。风寒湿热干之，则浊阴上壅而作痛矣。然高巅之上，惟风可到，故以芩、连苦寒之品，借羌活之上升者，以去湿热于高巅之上。用酒者，非独制其寒，亦欲其上升。用茶者，苦寒下行，正取其降也，风火下降则上自清矣。

芎犀丸《局方》　治偏头痛，一边鼻塞不闻香臭，常流清涕，诸药不效。

朱砂研，水飞　川芎　石膏　冰片各四两　人参　茯苓　甘草细辛各二两　犀角生用　栀子各两　阿胶炒，一两半　麦冬去心，二两

共为末，蜜丸，食后茶调酒下。

半夏天麻白术汤东垣　治痰厥头痛。详证治条。

半夏姜制，钱半　天麻　黄芪　人参　苍术各五分　白术炒，钱茯苓　泽泻　陈皮各五分　神曲炒，钱　麦芽炒，钱半　干姜三分黄柏酒洗，二分

每五钱，煎服。

半夏燥痰和胃，痰厥头痛非半夏不除。天麻有风不动，名定风草，治内风之神药。内风者，虚风也。头旋眼黑，虚风内作，非天麻不定。参、芪甘温，补气实表，可以泻火，可以和中。苍、白二术甘苦而温，除湿补中，可以除痰，亦可以益气去湿，故痰除健脾，故气益。苓、泻泻热导水，陈皮调气升阳，神曲消食，

荡胃中滞气，麦芽化结，助戊己运行，干姜辛热以涤中寒，黄柏苦寒，以疗冬日少火在泉发燥也。

《准绳》云：尝治一人卧则稍轻，但举足则头眩眼黑，以天麻、半夏、茯苓、白附、陈皮、僵蚕、参、芪、甘草、当归、生姜、黄芩煎汤服之，五六日而愈。盖仿此方而加减之也。

玉壶丸《局方》　治风痰头痛，亦治诸痰。

生南星　生半夏各一两　天麻五钱　白面二两

共为末，水和为丸，桐子大。每服三五十丸，用水煎沸入药，煮令药浮即熟，漉出，别用生姜汤下。一方用南星、半夏各二两，俱制天麻、白矾各五钱，共为末，姜汁糊丸，如胡椒大，每服三十丸，白汤下。

奇效芎术汤　治寒湿头痛，眩晕痛极。

川芎　附子生，去皮脐　白术各三钱　桂心　甘草各一钱

加姜、枣煎，食远服。

安神散东垣　治郁热头痛。

黄芪　羌活　黄柏酒炒　防风　知母酒炒　生地酒润　柴胡升麻　炙草

加蔓荆子、川芎煎，临卧热服。

顺气和中汤《宝鉴》　治头昏闷微痛，作伤寒解之，愈汗愈痛，至痛甚不得安卧，恶风寒，不喜饮食，脉弦细而微，气短促，懒言语。

黄芪钱半　人参一钱　当归　白芍　白术　陈皮各五分　炙草柴胡　升麻俱蜜炒，各三分　川芎　蔓荆子　细辛各二分

水煎，温服。

玉真丸《本事》　治肾虚逆上头痛，谓之肾厥。

硫黄二两　石膏煅赤，研　半夏汤洗　硝石研，各一两

共为末，姜汁丸，桐子大，阴干。每服二十丸，姜汤下，灸关元百壮。寒甚者，去石膏、钟乳粉。

当归酒《元戎》　治血虚自鱼尾上攻头痛。

当归一两　好酒一斤

煮取六合，温服。

又方，当归、川芎、连翘、熟地各二钱，水煎去渣，入冰片少许，薄荷末二钱，乘热泡之，鼻吸其气，稍温即服，安卧效。

川芎散《宝鉴》　此治头风、偏正头痛、昏眩妙方。

川芎　细辛　羌活　槐花　炙草　香附　石膏　荆芥　薄荷　菊花　防风　茵陈各五钱

为末，每三钱，食后茶清调下，日三服。忌动风物。

槐花苦凉入肝、大肠血分，凉血而疏风热。茵陈能治湿热为病，头痛颈旋。

荆芥散《本事》　治头风。

荆芥穗　石膏煅

等分为末，加姜、葱煎服。

瓜蒂神妙散河间　治头额两太阳痛，含水一口，以此散一字，吹入鼻中，出黄水则愈。

焰硝　雄黄　川芎　薄荷叶　苍耳子　藜芦等分　天竺黄减半

为细末，水嗅一字，神验。〔批〕一字，二分半也。

川芎散东垣　治证同上。

青黛二钱五分　蔓荆子　川芎各钱二分　郁金　芒硝各钱　石膏钱半　细辛根一钱　薄荷叶二钱　红豆一粒

为末，搐鼻内。

痛风饼子《圣惠》　治偏头风。

五倍子　全蝎焙　土狗各八分

为末，醋丸，如钱大，作饼，发时可用醋润透，炙热顶太阳穴上贴之，用帕缚之，啜浓茶，睡自愈。

清震汤河间　治雷头风，头面疙瘩肿痛，憎寒壮热，状类伤寒。

升麻　苍术漂，各四钱　荷叶一片

煎。

汪讱庵曰：升麻性阳，味甘气升，能解百毒。苍术辛烈，燥湿强脾，能辟瘴疠。此《局方》升麻汤也。荷叶形仰象震，震仰盂为类，因类象形以治之。其色青气香，能治胃中清阳上行，同甘辛温散之药以升发之，使邪从上越，且固胃气，使邪不传里也。

防风钩藤钩丸 治头摇便血，百方无效。

防风二两 栝楼根 黄芪炙 羌活 白芍各五分 犀角屑 甘草各二钱半 蛇退炙赤 钩藤钩 麻黄各钱

枣肉和丸，薄荷汤下。

肝血液盛，外有风热乘之。肝木盛而克脾，脾与肺是子母，俱为肝所胜，而血遂溃于大肠，故便血也。

清上泻火汤东垣 治热厥头痛。

羌活三钱 知母酒炒 黄芩酒炒，各一钱半 黄芪 黄柏酒炒，各一钱 防风 升麻各七分 柴胡 藁本 黄连酒炒 生地 甘草各五分 川芎 芥穗 蔓荆子各二分 苍术泔浸 当归各三分 细辛 红花各少许

水煎，分三服，后用补气药。

羚犀汤①《济生》 治暗风，头旋眼黑，昏眩倦怠，痰涎壅甚，骨节疼痛。

紫菀 石膏 羚角屑 旋覆花 炙草各两 细辛五钱 犀角屑二钱半

每三钱，加姜、枣煎。

神芎丸子和 治心经积热，风痰壅滞，头目赤肿，疮疖咽痛，胸膈不利，大小便秘，一切风热等证。

大黄生 黄芩各二两 黑丑牛生，研头末 滑石各四两 黄连川芎 薄荷叶各半两

滴水为丸，桐子大。每服五十丸，食后温水下。《局方》无黄连。

天香散《良方》 治年久头风不得愈者。

南星 半夏 川乌 白芷各三钱

加姜汁煎。

---

① 汤：原作"角"，据底本目录改。

红豆散 治头重。

麻黄根炒 苦丁香各五分 红豆十粒 羌活烧 连翘各三钱

为末，鼻内搐之。

大川芎丸河间 治首风及头风，旋晕弦急，外合阳气，风寒相搏，胃膈痰饮，偏正头痛，身体拘倦。

川芎一斤 天麻四两

为末，蜜丸，每两作十丸。每用一丸，细嚼，食后茶、酒任下。

又方 治头重。

羌活根烧 连翘各三钱 红花五分

为末，鼻内搐之。

又丹溪方 治壮实人有痰头重，或兼头痛，或眩晕。

大黄酒蒸三次

为末，茶调服。

简便方

火郁气郁头痛，用生萝卜捣汁，卧注两鼻孔中，数年之患一注即愈。一云：左痛注右，右痛注左。

气郁头痛，用香附炒四两，川芎二两，为末，每服二钱，茶清下。一方加甘草、石膏。

半偏头痛，眼目生翳，用白凤仙一根捣碎，火酒一升，浸露七夜，去渣，饮酒。

偏正头痛，用蚕砂二两，僵蚕一岁加一只，葱头三个，姜五片，全蝎十只，以瓦罐厚纸封糊，炆熟，后用针开一孔，对冲头痛处，立愈。

头顶痛，属真阳虚脱，用人参、黄芪、白术、桂枝、志肉、枣仁、当归、白芍、苍耳、天麻、熟地、川芎。

偏正头风，百药无效，用白芷炒二两五钱，川芎炒，甘草炒，川乌头半生半熟各一两，为末，每一两，细茶薄荷汤下，甚效。

头痛止则腹痛，腹痛止则头痛，此脾虚血虚，胃中有火，随气上下，用川芎、白芍、黄连吴茱水炒、木香。如不应，加童便、香附、葱白为引。

头痛，用砖一口，放炉内，烈火煅红，以醋一碗淋砖上，絮包枕头。

一方，用米一碗，炒热，布包，放头上，立止。

臭毒头痛，吃炒香附一味，愈。

脑风门<small>附①眉棱骨痛、眼眶痛</small>

脑为髓海自为一脏论

喻嘉言曰：头为一身之元首，穹然居上，乃主脏而不奉脏者也。虽目通肝，耳通肾，鼻通肺，口通脾，舌通心，不过借之为户牖，不得而主之也。其所主之脏，则以头之外壳包藏脑髓。脑为髓之海，主统一身骨中之精髓。以故老人髓减即头倾视深也。《内经》原有九脏之说，五脏加脑、髓、骨、脉、胆、女子胞，神脏五，形脏四，共合为九，岂非脑之自为一脏之主耶？吾谓脑之中，虽不藏神，而脑之上为天门，身中万神集会之所。泥丸一宫，所谓上八景也。凡伤寒头脑痛之证者，用轻清药彻其邪从上出，所谓表也。用搐鼻药搐出鼻中黄水，所谓里也。若热已平复，当虑热邪未尽，用下药时大黄必须酒浸。借酒力以上达，所谓鸟巢高巅，射而取之之法也。今世治大头瘟一证，皆从身之躯壳分表里，不从头之躯壳分表里，是以死亡莫救。诚知脑之自为一脏，而竭力以攻之，思过半矣。

人之记性皆在脑中论

李时珍曰：肺开窍于鼻，阳明胃脉环鼻上行，脑为元神之府，鼻为命门之窍。人之中气不足，清阳不升，则头为之倾，九窍为之不利。吾乡金正希先生常语余曰：人之记性皆在脑中。小儿善忘者，脑未满也。老人健忘者，脑渐空也。凡人外见一物，必有一形影留于脑中。今人每记忆往事，必闭目上瞪而思索之，此即

---

① 附：原脱，据底本目录补。

凝神于脑之意也。不经先生道破，人皆习焉，而不察矣。

脑风证治

风气循风府而上，则为脑风。项背怯寒，脑户极冷，痛不可忍，神圣散见后。冬月大寒入脑，令人脑痛连齿痛，名曰脑痛。肾虚者多患之，缓治则死，急宜羌活附子汤见齿痛。又风寒湿犯脑，头痛脑痛，项筋急，头动摇，以及脑痛连齿等证，宜羌活散、麻黄散、细辛散、白芷散、蝎梢散，先漱后擦，其法、其方俱详齿痛门。

眉棱骨痛

眉骨者，目系之所过，上抵于脑。若诸阳经或挟外邪，郁成风热毒，上攻于头脑，下注于目睛。遂从目系过眉骨，相并而痛。若心肝壅热，上攻目睛而痛，则亦目系与眉骨牵痛。若胸膈风痰上攻者亦然。若湿气内郁，寒迫下焦，痛留项，互引眉间。其痛有酸者，有抽掣者，有重者，有昏闷者，可审是孰气之胜也。

眉骨眉心痛证治

方谷曰：眉棱骨痛，多因血虚生风。妇人经行将尽，不能安养，反以针黹①劳目，致令眉骨酸痛者恒多，治宜养血益阴，四物加酒炒黄芩之类。因痰者，二陈汤见痰加酒炒黄芩、白芷。挟风痰者，用半夏、天麻、荆芥、防风、姜虫、白芷、细辛、白附。眉心梁骨痛，二陈汤下青州白丸子见中风。风热与痰，用白芷、酒炒片芩，等分，研末，每二钱，茶清下。

眼眶痛证治

戴氏云：皆属肝病。肝虚而痛，才见光则痛甚，宜明目地黄丸见目内障。肝经停饮，发则眉棱、眼眶痛不可开，昼静夜极，宜导痰汤见痰或小芎辛汤见目病。头痛连睛痛，石膏、牛子炒为末，茶清下。

---

① 针黹（zhǐ 指）：缝纫、刺绣等针线活儿。

脑风门方①

羌活附子汤《心悟》　治客寒犯脑，脑痛连齿，手足厥逆，口鼻气冷之证。

羌活　附子　干姜　炙草

水煎服。一方去羌活，加人参，治兼霍乱转筋吐泻，名四顺附子汤。

透顶散《本事》　治新久偏正头风，及夹脑头风。

细辛表白者，三茎　瓜蒂七个　丁香三枚　糯米七粒　冰片　麝香各一分半

将冰、麝瓦钵内研极细，前四味另研细，然后合研令匀，瓦罐盛，密封固。用一大豆许左右，鼻孔搐之。良久，出涎碗许则愈。

选奇汤　治眉棱骨痛不可忍。

防风　羌活各三钱　黄芩酒炒，一钱。冬不用。如能食热痛者，倍之　甘草三钱，夏生用，冬炙用

每三钱，煎，食后热服，神效。

玉液汤《济生》　治眉棱骨痛因痰者。

半夏六钱，汤泡七次，切片　生姜十片

煎，去渣，纳沉香末少许，调服。

祛风上清散《统旨》　治风热上攻，眉棱骨痛。

黄芪酒炒，二钱　白芷钱半　羌活　防风　柴胡梢各钱　川芎钱二　荆芥八分　甘草五分

加姜三片，煎。

上清散《奇效》　治头痛、眉骨痛、眼痛不可忍者。

川芎　郁金　芍药　荆芥　芒硝各五钱　薄荷叶一钱　片脑五分

共为细末，每用一字，鼻内搐之。

---

①　脑风门方：原作"脑风眉棱骨痛方"，据底本目录改。

神圣散河间　治脑风。

麻黄去节　细辛去苗　干蝎①生一半，炒一半　藿香叶

等分为末，每二钱，煮荆芥、薄荷酒下，茶调亦可。

颈项痛门

论颈项强急之证

经曰：东风生于春，病在肝，俞在颈项。又曰：诸颈②项强，皆属于湿。《准绳》云：颈项强急之证，多由邪客三阳，寒搏则筋急，风搏则筋弛。

挫闪久坐失枕项强证治

《汇参》云：挫闪及久坐、失枕而致项强不可转移，皆由肾虚不能生肝，肝虚无以养筋，故使机关不利，宜六味地黄丸见劳损常服。

颈项痛门方

和气饮《局方》　治颈痛。戴云：非是风邪，即是气挫，亦有落枕而成痛者。

干姜五分　葛根两　大黄蒸，五钱　枳壳面炒，五分　桔梗　苍术炒　升麻各两　白芍七钱五分　陈皮　甘草各钱五分　当归　半夏制　白芷　茯苓各二钱

每四钱，姜三片，灯心十茎，煎，食后服。

消风豁痰汤《会编》　治痰热客三阳经，颈项强急，动则微痛，脉弦而实数。

黄芩酒洗　羌活　红花　法半　陈皮　甘草　独活　防风　白芷　茯苓　葛根　柴胡　升麻

加生姜煎。

---

① 干蝎：原作"千合"，据《圣济总录·卷一十五·脑风门》改。

② 颈：原作"痉"，据《素问·至真要大论》改。

加减二陈汤丹溪　治痰客太阳经，项强不能转侧。

半夏　陈皮　茯苓　甘草　黄芩酒洗　羌活　红花

加生姜煎。

疏风滋血汤　治邪客太阳、阳明，血虚项强，不能转侧。

生地　川芎　归身　白芍　羌活　独活　红花　牛膝　防风
白芷　葛根　升麻　柴胡　桃仁　甘草

加姜煎。

以上四方项筋紧急，属肾虚者多，加紫金藤。

椒附散《本事》　治肾气虚寒，上攻项背，不能转侧。

大附子一枚六钱以上者，泡，去皮脐，为末

每二钱，用川椒二十粒，白面填满，生姜七片同煎。去椒入
盐，空心服。

木瓜煎方《本事》　治筋急项强，不能转侧，自午后发，至黄昏
时定。

木瓜两枚，取盖去瓤　没药研，二两　乳香研，二钱半

二味纳木瓜中，取原盖合，竹签签定，饭上蒸三四次，研成
膏。每服三五匙，生地黄汁半盏和，无灰酒二盏暖化服。木瓜酸
温，和荣卫，利筋骨。乳香香窜，通十二经，去风伸筋。没药苦
平，入十二经，散结气，通滞血。

许学士云：此患必从足起。经言：十二经络各有筋，惟足太
阳之筋自足至顶。大抵筋者，肝之合也。日中至黄昏，天之阳，
阳中之阴也。又曰：阳中之阴，肺也。自离至兑，阴旺阳弱之时。
故《灵宝毕法》云：离至乾，肾气绝而肝气弱，肝肾二脏受阴气，
故发于是时。

身痛门附身重

身痛风寒表里辨

程钟龄曰：人身之中，气为卫，血为荣。风则伤卫，寒则伤
荣。风寒客之，则荣卫不通，故身痛。经云：寒甚则痛，热甚则

肉消咽破。凡《内经》举痛诸证，皆以寒名，未有以热而曰痛者也。故见身痛，即宜用辛甘发散，令气血流通，而痛愈耳。又有寒邪直侵脏腑，阳气衰微，气血凝滞，致身疼痛，宜急温之。总之，外有头疼发热而身痛如绳束者，表证也。无头痛发热而身痛如受杖者，寒证也。一发散，一温中。若误投之，终难取效，不可不辨。〔批〕一身尽痛，伤寒、霍乱、中暑、中寒、湿痹、痛痹皆有之，治法分见各门。

风湿相搏身痛证治

《伤寒》书云：风则上先受之，湿则下先受之。殆至两相搏结，流注关节经络，入肌肉，无处不到，则无处不痛也。风胜则卫气不固，故汗出而恶风，湿胜则水道不行，故小便不利而微肿，宜用白术以益土燥湿，桂枝以解风固表，附子以驱阴助阳，甘草以和中益气也。

寒热湿热内伤感冒身痛治法

寒而一身尽痛者，甘草附子汤；热者，当归拈痛汤俱见湿门。湿热相搏，肩背沉重，上热胸膈不利，遍身疼痛，并宜当归拈痛汤。内伤兼感风湿，一身尽痛，补中益气汤见劳倦加羌活、防风、藁本、苍术。

身重证治

经云：肝虚、肾虚、脾虚，皆令人体重烦冤。东垣曰：湿也。运气有五：一曰湿，乃湿制肾虚而重；二曰湿热，少阳司天，炎暑间化，病满身重；三曰寒湿；四曰风，乃木制脾虚而重，岁木太过，风气流行，又岁木不及，厥阴在泉，风淫所胜，民病身重；五曰金，乃燥制肝虚而重，岁金太过，燥气流行，民病体重烦冤。虚者，补中益气汤见劳倦加五苓散见痰病去桂主之。兼湿者，宜除湿汤见湿门。

风湿热湿寒湿身重治法

夏月中风湿，身重如山，不能转侧。洁古云：宜除风胜湿去热之药治之。湿热身重而痛，羌活胜湿汤见湿；寒湿身重者，五积散见感冒；肾着身重，甘姜苓术汤即肾着汤，详见湿门。

身痛门方

麻黄复煎汤东垣　治阴室中汗出懒言，四肢困倦乏力，走注疼痛。

麻黄去节，二钱。用水五盏煎令沸，去沫留渣，再煎至二盏，方入下药。以麻黄发汗，渐渐发之，在经者亦宜发汗。若值季春之月，脉缓宜迟，尤宜发之，令风湿去而阳气升，困倦乃退，气血俱得生旺也　黄芪生用，二钱　白术　人参　柴胡根　防风　生地黄各五分　甘草二分　羌活去根节　黄柏各一钱　杏仁三粒，去皮

入麻黄汤内再煎至一盏，临卧服。〔批〕此乃下焦伏火不得伸浮，而燥热汗出，一身尽痛，盖风湿相搏也。

〔按〕此乃风湿热杂令郁而不伸之证，虽有汗，亦用麻黄。然恐过于发散，故去沫而后煎，取其通荣，不取其发汗，令风湿去而阳气升，困倦乃退，诸证自除也。

苍术复煎散东垣　治寒湿相合，脑户痛，恶寒，项脊筋强，肩背脾卵痛，膝膑痛，无力行步，能食，身沉重，其脉沉缓洪大者。

苍术四两，水四盏煎至二大盏，去渣，入下末药　羌活钱　升麻　柴胡　藁本　泽泻　白术各五分　黄柏二分　红花少许

为末，用苍术汤二盏煎至一盏，空心温服。忌肉面。

四物苍术各半汤　治血虚挟湿，身体疼痛。

生地　川芎　当归　芍药　苍术各半两

水煎，温服，下活血丹。

丹溪方　治风湿热杂合，遍身疼痛。

苍术一两　黄柏五钱　羌活　威灵仙各二钱半

姜擂服。

参术汤东垣　治脾胃虚弱，元气所不能荣于心肺，身体四肢沉重，食少昏冈。

黄芪二钱　人参　陈皮　青皮各五分　升麻　柴胡　黄柏酒炒，

各三分　神曲七分　当归三分　苍术一钱　炙草四分

加姜、枣煎。

臂痛门附手气、手肿痛

臂痛六经用药法

臂痛有六道经络，定其痛在何经络之间，以行本经药，行其气血，气血通则愈矣。其法：以两手伸直，其臂贴身垂下，大指居前，小指居后而定之。其臂臑之前廉痛者，属阳明经，以升麻、白芷、干葛行之；后廉痛者，属太阳经，以藁本、羌活行之；外廉痛者，属少阳经，以柴胡行之；内廉痛者，属厥阴经，以柴胡、青皮行之；内前廉痛者，属太阴经，以升麻、白芷、葱白行之；内后廉痛者，属少阴经，以细辛、独活行之。

蔡氏云：臂痛宜属手六经，今引用之药，皆足六经，似宜参之。

风寒湿搏臂痛证治

《汇参》云：风寒湿所搏，或饮液流入，或因提挈重物，皆致臂痛。有肿者，有不肿者，除饮证外，其余诸证皆可用五积散见感冒及乌药顺气汤见中风，或用蠲痹汤见痹，审知是湿，加苍术、防己，或用五痹汤见痹。

痰饮血虚酒湿臂痛证治

《汇参》云：痰停中脘，两臂疼痛，此饮伏于内，停滞中脘。脾主四肢，脾滞而气不下，故上行攻臂，其脉沉细者是也，宜指迷茯苓丸见痰。痰饮流入四肢，令人肩背皆疼痛，两手疲软，不可误作风治，宜导痰汤见后加木香、姜黄，重者控涎丹见痰。血虚不能荣筋而致臂痛，宜蠲痹汤见痹、四物汤见血门各半贴，煎服。酒家手臂疼痛麻木及重，宜加味二陈汤见痰。

手气肿痛证治

手肿痛，或掌指连臂骨痛，名曰手气，宜蠲痹汤、五痹汤俱见痹加薄桂、白姜黄。盖薄桂味淡，能横行手臂，令他药至痛处，姜黄能引药至手臂也。

臂痛门方

秦艽天麻汤 治肩臂肿痛。

秦艽　天麻　羌活　陈皮　当归　川芎　生姜　炙草　桑枝酒炒

水煎服。挟寒加附子、桂枝。

舒经汤 治臂痛不能举，非风非湿，为气血凝滞，经络不行所致。

片子姜黄二钱。如无，以嫩莪术代之　海桐皮去粗皮　赤芍　当归
白术各钱半　羌活　炙草各钱

入姜煎，磨沉香汁少许，和服。

琥珀散《济生》 治挈重伤筋臂痛。

赤芍　蓬术　三棱　丹皮　刘寄奴去梗　乌药　元胡索去皮，
炒　当归酒浸　熟地　肉桂各一两

前五味用细乌豆一升，生姜八两切片，米醋四升同煮，豆烂为度，焙干同后五味为末，每服三钱。

导痰汤《济生》 治一切痰涎盛，胸膈痞塞不通。

陈皮　半夏　南星　茯苓　甘草　枳实

加姜煎服。

肩背痛门 附背寒、背偻、肩胛缝痛

论肩背痛之证

经云：西风生于夏，病在肺俞，在肩背。又云：肺病者，喘咳逆气，肩背痛，汗出。又云：肺手太阴之脉，气盛有余，则肩背痛，风寒汗出；气虚，则肩背痛寒，少气不足以息，此肺金自病也。又云：邪在肾，则病肩背颈项痛，是肾气上逆也。〔批〕肩背属肺金分野。

论背痛多属于风胸痛多属于气

《医学心悟》云：肩臂痛，古方主以茯苓丸，为痰饮为患也。然背痛多属于风，胸痛多属于气，气滞则痰凝，脏腑之病也。背为诸俞之所伏，凡风邪袭人，必从俞入经络之病也。间有胸痛连背者，气闭其经也；亦有背痛连胸者，风鼓其气也。治胸痛者，宜理痰气；治背痛者，宜祛风邪。至于臂膊肿痛，则又风邪痰气互相鼓煽，走入经络而然。

肾气逆上肩背作痛证治

肾气不循故道，气逆挟脊而上，致肩背作痛，宜和气饮见颈项痛加小茴，盐水炒，五分，以椒炒十粒，生姜、灯心煎。蔡氏曰：经云邪在肾则痛，肩背颈项痛，是肾气逆上也。方内似宜加独活、细辛。

膀胱气化不行肾水衰耗背痛证治

《石室秘录》云：人有患背痛者，乃膀胱之气化不行，故上阻滞而作痛。盖膀胱肾之腑，肾虚，膀胱亦虚矣。夹肾乃河车之路，膀胱借肾道而行，所以背脊作楚耳。方用熟地、茯苓、肉桂、车前子、泽泻、苡仁、芡实，水煎服。二剂膀胱之水道通，背脊之疼自愈。肾水衰耗，背脊骨痛，用炙芪、熟地、枣皮、麦冬、五味、白术、防风、茯苓、附子煎服。

肺气郁滞虚寒肩背痛证治

李东垣曰：肩背痛，不可回顾，此手太阴气郁而不行，宜以风药散之。《脉经》云：风寒汗出中风，小便欠数，此风热乘肺，使肺气郁甚也。当泻风热，防风通气汤见后。《准绳》云：风寒汗出而肩背痛，小便数者，既以泻风热之药，通肺气之壅，则虚寒气不足以息而肩背痛，小便遗失者，当以人参、黄芪之属补肺气之虚，不言可知也。

虚人元气上逆或久坐致肩背痛证治

素虚之人及病后心膈间痛，或牵引乳胁，或走注肩背，此乃元气上逆，当引使归元，不可复用疏利之剂，愈利愈痛。发汗人患此者众，惟宜温补，拘于痛无补法之说，误矣。汗者，心之液。阳受气于胸中，汗过多则心液耗，阳气不足，故致疼也。如看书对奕，久坐而致者，补中益气汤见劳倦，或八珍汤见劳损加黄芪。

湿热积气痰饮肩背痛证治

湿热相搏，肩背沉重疼痛，脉沉实紧数动滑者，宜当归拈痛汤见湿门。肩背一片冷痛，背膂疼痛，古方用神保丸见胁痛而愈者，此有积气故也。素有痰饮流注，肩背作痛，宜星香散见中风，或导痰汤见痰下丁香五套丸见后。湿痰流注肩背痛，半夏茯苓汤见历节风。背心一点痛，宜三合汤见后。

背寒证治

《集解》云：背为胸中之府，诸阳受气于胸中，转行于背。背为阳，腹为阴，阳气不足，阴寒内盛，则背为之恶寒。若风寒在表而恶寒，则一身尽寒矣。又曰：背为太阳部分，然少阴肾脉亦贯脊，与太阳相表里。又背居北方，与肾同位，故寒伤少阴而背恶寒，亦其义也。仲景云：心下有留饮，其人背寒冷如水，茯苓汤见痹门主之。

背痿①证治

《病源》云：肝主筋而藏血，血为阴，气为阳。阳气精则养荣，柔则养筋，阴阳和同，则血气调适，共相荣养也，邪不能伤。若虚则受风，风寒搏于脊膂之筋，冷则挛急，故令背痿，治宜四物汤见血门、养血当归地黄汤见后加祛风寒药。

肩胛缝痛至胸胁证治

肩胛缝有一线痛起，上跨肩至胸前侧胁而止，其痛昼夜不息，不可忍。脉弦而速，重取豁大，左大于右。丹溪云：胛，小肠经也，胸胁胆经也，此必思虑伤心，心脏未病而腑先病，故痛从肩

---

① 痿：原作"倭"，据底本目录改。

胕起，及虑不能决，又归之胆，故痛至胸胁而止。乃小肠火乘胆，木子来乘母，是为实邪，宜用人参四钱，木通二钱煎汤，下当归龙荟丸见火证。

肩背痛门方

通气防风汤《金鉴》 治太阳经风湿肩背痛。

羌活 独活 藁本 蔓荆子 防风 川芎

水煎服。

如兼气郁滞痛者，则常常作痛，加木香、陈皮、香附；气虚郁痛者，则时痛时止，加升麻、柴胡、人参、黄芪；血虚郁痛者，则夜甚时止，加当归、白芍；血瘀郁痛者，则夜痛不止，加羌黄、五灵脂、红花；风气郁甚者，痛则项背强，加威灵仙；湿气郁甚者，痛则肩背重，加苍术、白术；痰气凝郁者，则呕眩，用本汤送青州丸子。

防风通气汤东垣 治肩背痛不可回顾，风寒汗出中风，小便数而欠。

柴胡 升麻 黄芪各钱 防风 羌活 陈皮 人参 甘草 藁本 青皮各三分 黄柏一分 白蔻仁二分

水煎，温服。面色脱白气短者，勿服。

三合汤 治背心一点痛。

乌药 陈皮 麻黄 川芎 白芷 桔梗 枳壳 姜虫 炮姜 炙草 法半 茯苓 香附 苏叶 苍术 羌活

加姜煎。

[按] 此即乌药顺气二陈汤、香苏散合用，而加苍术、羌活也。

养血当归地黄汤 治风虚眩晕，养血舒筋。

当归 地黄 川芎 芍药 藁本 防风 白芷各一钱 细辛五分

上水二盏煎一盏，食前温服。

丁香五套丸《局方》 治痰饮流注，致肩背作痛。

南星切片，同半夏先用水浸三日，每日易水，次用白矾二两研碎，调入水内，再浸三日，洗净焙干用 半夏切。各二两 炮姜 白术炒 良姜 茯苓各一两 丁香 木香俱不见火 青皮 陈皮去白。各五钱

共为末，用神曲炒一两，麦芽炒二两，研末，打糊为丸。

心痛门

总论 九种心痛、五脏心痛

朱丹溪曰：心脏，君火也，神灵之舍，邪不得而伤。其受伤者，乃心主包络也。如包络引邪入于心之正经，脏而痛者，则谓之真心痛，死，不治。经云：邪在心则病心痛，喜悲，时眩仆。此言包络受邪，在腑不在脏也。又云：手少阴之脉，动则病嗌干心痛，渴而欲饮。此言别络受邪，在络不在经也。或问丹溪：心痛即胃脘痛然乎？曰：心与胃各一脏，因胃脘处在心下，故有当心而痛之名，岂胃脘痛即心痛哉？夫心统性情，始由怵惕思虑则伤神，神伤脏乃应，而心虚矣。心虚则邪干之，故包络受其邪而痛也。心主诸阳，又主血，是以因邪而阳气郁伏，过于热者痛，阳气不及，惟邪胜之者亦痛。血因邪泣在络而不行者痛，血因邪胜而虚者亦痛。方论虽有九种：曰饮、曰食、曰风、曰冷、曰热、曰悸、曰虫、曰疰、曰去来。其因固多，终不得圣人之旨，且脏腑经脉，挟其淫气乘心而痛，心有各脏腑病形与之相应而痛。经云：厥心痛与背相控，善瘛如疰，后触其心，伛偻者，肾心痛也；腹胀胸满，心尤痛甚，胃心痛也；痛如以锥刺其心，心痛甚，脾心痛也；色苍苍如死状，终日不得太息，肝心痛也；卧若徙居，心痛间动作痛益甚，色不变，肺心痛也；真心痛，手足青至节，心痛甚，旦发夕死，夕发旦死。〔批〕九种心痛，皆邪乘于心之络，邪正相激，故痛也。

心痛脉候

阴弦微急短数涩，皆为痛。痛甚者脉必伏，大是久病，洪大

数属火热，滑大属痰。右手实者痰积，沉滑者有宿食，弦迟者有寒，沉细而迟者可治，坚大而实、浮大而长、滑而利、数而紧，皆难治。大痛而喘，人中黑者，死。真心痛者，死不治。

痛脉多沉伏论

张景岳曰：痛脉宜辨。滑实有力者，固多实；虚弱无神者，固多虚。然暴痛之极者，每多沉伏细涩。盖气为邪逆，气逆则脉道不行，而沉伏异常，但沉伏之中，必有梗梗弦紧之意，或寒邪阻遏阳气者，亦有是脉。若火邪作痛，则不然也。故诊痛脉而得沉伏微细，当详审证候，不可遽认为虚，妄用补剂。

痛分虚实论

痛证当分虚实。凡可按者为虚，拒按者为实。久痛者多虚，暴痛者多实。痛徐而缓，莫得其处者，多虚；痛剧而坚，一定不移者，为实痛。在肠脏中有物有滞者，多实；痛着腔胁经络，不于中脏而牵连腰背，无胀滞者，多虚脉。与证参，虚实自辨。

痛分气血论

痛证当分气血。无形者，痛在气分。或为胀为满，或时作时止，而痛无常处。气聚则痛而见形，气散则平而无迹，此无形之痛也，但宜调。气有形者，痛在血分。或为食积，或为癥瘕，必痛有常所，而胀无休息，不往不来，不离其处者，是有形之痛也。当审其所因而施治。

论心腹诸痛有上中下之别

张景岳曰：心腹诸痛，有上中下三焦之别。上焦者，痛在膈上，此即胃脘痛。经曰：胃脘当心而痛也。中焦痛者，在中脘，脾胃间病也。下焦痛者，在脐下，肝、肾、两肠、膀胱病也。凡此三者，惟食滞、寒滞、气滞者最多，或有因虫、因火、因痰、因血者，皆能作痛。但虫痛痰痛，多在中焦；火痛，则三焦俱有；血痛，则多在下焦，惟妇人常有之，而男子则少也。〔批〕凡疼痛证莫能辨，无论寒热食血，用生姜一斤，捣烂，略挤去汁，入锅内炒热，以布分作二包，轮换熨痛处，冷即易之，勿令间断，痛止。

论久病无寒暴病非热

《活法机要》云：少阴、厥阴气上冲也。有热厥心痛者，有大实心中痛者，有寒厥心痛者。寒厥暴痛，非久病也，朝发夕死，当急救之。是知久病无寒，暴病非热也。

论热盛于中四末反寒

《石室秘录》云：心痛之证有二。一则寒气侵心而痛，手足反温；一则火气焚心而痛，手足反冷。经曰：热盛于中，四末反寒也。

外因内因心痛证治

身受寒气于外者，治宜温散，麻黄桂枝汤见后。左脉浮弦或紧，兼恶风寒，藿香正气散见霍乱或五积散见感冒加姜、葱之类。口食寒物于内者，治宜温利九痛丸。饮食过多，胀满刺痛，煮黄丸，微利为度。大便已利，宜以藁本汤俱见后撒其痛。外受凉风，内食冷物，经曰：寒气客于肠胃之间，则卒然而痛。二陈加草果、干姜、吴茱萸。

寒厥热厥心痛证治

寒厥心痛，手足厥逆，通身冷汗出，便溺清利，或大便利而不渴，气微力弱，急以白术附子汤见中风温之。热厥心痛，身热恶寒，痛甚则烦躁而吐，额自汗出，脉浮大而洪，当灸太溪及昆仑，表里俱泻之，是为热病汗不出，引热下行，表汗通身而出者，愈也。或作或止，久不愈者，宜金铃子散见后。〔批〕喻氏云：厥心痛乃中寒发厥而心痛，寒逆心胞，去真心痛一间耳。亦主旦发夕死，急以术、附温之。

心伤痛证治

仲景云：心伤者，其人劳役，即头面赤而下重。心中痛而自烦，发热脐跳。其脉弦，此为心脏所伤也，宜辰砂妙香散见遗精。以物按之而痛者，挟虚也，二陈汤见痰加炒干姜和之。

钱氏云：心虚者，炒盐补之。《图经衍义》谓：牡蛎治心痛，皆心伤之正药也，咸补心是也。按之痛止者，属虚，宜酸以收之，勿食辛散之剂。

七情气逆心痛证治

七情惊悸以致心痛，宜四七汤见气；虚者，归脾汤见血，寒加姜、桂、石菖蒲；心痛，但忍气即发者，沉香降气汤、正气天香散俱见气；肾气逆上攻心，以致心痛，宜生韭汁和五苓散见痰饮，为丸，空心，茴香汤下。

心口一点痛证治

俗云：心气痛，非也，乃胃脘有滞，或虫及因怒、因寒而起，以良姜酒洗七次，香附醋洗七次，焙研；因寒者，姜二钱，附一钱；因怒者，附二钱，姜一钱；寒兼怒者，各钱半，米饮加姜汁一匙，盐少许，调服，名独步散见后。

心膈热痛证治

心膈痛，曾服热药，复作复劫，转深转锢，宜山栀子炒黑二两，川芎、香附盐水炒各一两，黄连、黄芩俱酒炒，木香、槟榔各二钱半，红曲番、降香各五钱，芒硝二钱，为细末，生姜汁、童便调二钱，痛时呷下火痛清中汤见后。

心胸高起实积痰积证治

心胸高起，按之愈痛，大便或闭，仲景云：按之心下满痛者，此为实也，当下之，宜大柴胡汤《金匮》，方见腹痛。凡脉坚实，不大便，腹满不可按，并可用承气诸汤下之。有实积者，脉沉滑，气口紧盛，按之痛，宜小胃丹见痰饮津下十五丸。痰饮咳逆上气，海蛤丸见后。心膈大痛，攻走腰背，发厥呕逆，诸药不纳者，以鹅翎探吐之，尽其痰积，而痛自止。又死血心疼，脉涩作呃，宜手拈散见后，或用童便、韭汁、熟大黄、桃仁、降香等药投之。

虫积蛔啮心痛证治

虫痛，面上白斑，唇红能食，或食即痛，或痛后便能食，或口中沫出，宜服集效等丸详虫痛门。蛔攻啮心，痛有休止，其人吐蛔，或与汤饮药饵，转入转吐。盖缘物入则蛔动，蛔动则令人恶心而吐，川椒十五粒，煎汤下乌梅丸见后。心极痛，以生地黄汁调面煮食，下虫积效。〔批〕虫咬心痛贯心则杀人，宜亟服芜荑散。

㾓心痛去来痛证治

㾓心痛，卒感恶忤尸㾓，神昏卒倒，口噤不省，宜九痛丸见后或苏合香丸见中风，与中恶同治。去来痛，或作或止，久而不愈，此心包络为风邪冷热所乘，宜加味七气汤下九痛丸俱见后。

治心痛当分新久之法

朱丹溪曰：治心痛当分新久。初起因寒因食，宜温散；久则郁而成热，若用温剂不助痛添病乎？古方多用栀子为君，热药为之乡导，则邪易伏。此病虽日久，不食不死。若痛止，恣食，病必再作也。〔批〕丹溪云：心痛用山栀并劫药止之，若又复发，前药必不效，可用元明粉，一服即止。脉坚实，不大便者，下之，胃口有热，非山栀不可，须姜汁佐之，多用台芎开之。

痛脉多伏不可骤用补药之法

心痛者，脉必伏，以心主脉，不胜其痛，脉自伏也。不可因其脉伏神乱，骇而为虚，而用地黄、白术补之。盖邪得温药则散，如骤补即不效，不可不慎也。温散之后，可阴阳平补。〔批〕久病气血虚损，及素作劳羸弱之人，患心痛者，虚痛也。有服大补之剂而愈，不可不知。

真心痛治法

景嵩崖曰：真心痛者，君火衰甚，大寒犯之或污血冲之，宜用猪心煎汤去渣，入麻、附、姜、桂煮服，直入心经，以散寒邪，或可死里求生。如但见爬床搔席，而面无青色，四肢虽冷，不过肘膝，且痛不至无声，咬牙噤齿，即非真心痛，由胞络捧心，或虫或食，或痰或火，上干包络而痛，宜辨其类而治之。

心痛门方

乌头赤石脂丸《金匮》 治心痛彻背，背痛彻心。

蜀椒一两 乌头一两 附子炮，半两 干姜炮，半两 赤石脂煅，淬，一两

为末，蜜丸，先食服一丸，日三服，不止稍加服。

喻嘉言曰：心痛彻背，背痛彻心，乃阴寒之气厥逆而上干者，横格于胸背经络之间，牵连痛楚，乱其血气，逾其疆界，此而用气分诸药，则转益其痛，势必危殆。仲景用蜀椒、乌头一派辛辣以温散其阴邪，然恐胸背既乱之气难安，而即于温药队中取用干姜之泥、赤石脂之涩，以填塞厥气所横冲之新隧，俾胸之气自行于胸，背之气自行于背，各不相犯，其患乃除，此炼石补天之精义也。今人知有温气、补气、行气、散气诸法矣，亦知有堵塞邪气攻冲之窦，令胸背阴阳二气并行不悖者哉。

大建中汤《金匮》 治心胸大寒痛，呕不能食，腹中寒，上冲皮起，出见有头足，上下痛而不可触近者。

蜀椒二合，去皮 干姜四两 人参一两

水煮去渣，内胶饴一升，微火煮温再服。〔批〕内，此等用皆作纳字看。

《集解》云：阳受气于胸中，阳虚则阴邪得以中之。阴寒之气，逆而上冲，横格于上焦，故见高起，痛呕不可触近之证。心为阳，寒为阴，寒乘于心，冷热相激，故痛；寒乘于脾，脾冷弱，不能消水谷，故痛而呕，不能饮食也。蜀椒辛热，入肺散寒，入脾暖胃，入肾命补火；干姜辛热，通心助阳，逐冷散逆；人参甘温，大补脾肺之气；饴糖甘能补土，缓可和中。盖人之一气以中气为主，用辛辣、甘热之药温建其中脏，以大祛下焦之阴，而复其上焦之阳也。

大乌头煎《金匮》 治心腹痛，脉弦紧，邪正相搏，即为寒疝，绕脐痛，若发则自汗出，手足厥逆。

乌头大者，五枚，熬，去皮，不㕮咀

以水三升，煮取一升，去滓，内蜜二升，煮令水气尽，取二升。强人服七合，弱人服五合，不差，明日更服，不可日再服。

喻嘉言曰：由《内经》心疝之名推之，凡腹中结痛之处，皆可言疝，不独睾丸间为疝矣。然寒疝绕腹痛，其脉阳弦阴紧，阳弦故卫气不行而恶寒，阴紧故胃中寒盛不杀谷，邪即胃中之阴邪，正即胃中之阳气也。论胃中水谷之精气与水谷之悍气，皆正气也。今寒入荣中，与胃相搏，则荣即为邪，卫即为正矣。绕脐腹痛，自汗出，手足厥冷，阳微阴盛，其候危矣。故用乌头之温，合蜜之甘，入胃以建其中而缓其势，俾卫中阳旺，荣中之邪自不能留，亦不能使虚寒自下而上之微旨也。

麻黄桂枝汤《三因》 治身受寒邪，外因心痛。

麻黄 桂枝 白芍 细辛 炙草 半夏 香附

每五钱，姜五片，煎。大便秘，加大黄，量虚实加减。

大沉香丸 治寒气攻冲，心腹刺痛，亦治卒暴心痛。

沉香 干姜炮 姜黄 桂心 檀香 甘松洗，焙 白芷 乌药 甘草 香附 白蔻

共为末，蜜丸，生姜汤下。

独步散 治心脾气痛。

香附醋浸，略炒，为末 良姜酒浸七次，略炒，为末

将二味另贮封固。因寒者，附末一钱，姜末二钱；因气者，附末二钱，姜末一钱；因气与寒者，各等分，和匀，以热米汤，入姜汁一匙，盐一捻调下，立止。服七八次，可除根。〔批〕气，即怒气也。

加味七气汤《统旨》 治气攻心刺痛。

元胡索 姜黄各钱 桂心五分 陈皮八分 益智仁 藿香 三棱泡，各七分 蓬术 香附米醋炒 青皮各钱半 草蔻仁八分 甘草四分

水煎服。

金铃子散《保命》 治热厥心痛，或作或止。

金铃子 元胡索

等分为末，温酒调下。

金铃子即苦楝子，苦寒，能导小肠膀胱之热，因引心包相火下行，通利小便，治热厥心痛腹痛。元胡辛苦而温，治气凝血结，上下内外诸痛。

清中汤　治心火痛。

草豆蔻　炙草各七分　黄连　山栀炒黑　半夏泡，各一钱　陈皮　茯苓各钱五分　姜三片

煎。

通灵散　治死血作痛，并治九种心痛。

生蒲黄　五灵脂各两　木通　赤芍各五钱

每四钱煎，入盐少许服。

手拈散《奇效》　治心脾死血作痛。

延胡索　五灵脂　草果　没药

等分为末，温酒调服。

海蛤丸丹溪　治痰饮咳逆上气。

海蛤烧灰，研极细，过数日，散火毒用　栝楼仁带瓤，同研

为丸，每服五钱。

祛痛散　治诸般心气痛，或气滞不行，攻刺心腹，痛连胸胁，小肠吊疝，及妇人血气刺痛，此方屡用，无不神效。

青皮　五灵脂　川楝子　穿山甲　大茴各二钱　良姜　元胡索　没药　尖槟榔各钱五分　沉香钱　木香钱二分　砂仁少许

共咀片，用木鳖子仁一钱二分，同前药炒，令焦枯，去木鳖，研末，每服一钱，加盐一星，温酒或滚水送下。

九痛丸　《金匮》云：九种心痛，兼治卒中恶、腹胀痛，日不能言，又治连年积冷，流注心胸痛，并冷肿上气，落马坠车血疾。

附子泡，三两　生狼牙一两，炙香　巴豆一两，去皮心，炙研　人参　干姜　吴茱萸各一两

共为末，炼蜜为丸，梧子大。酒下，强人三丸，日三服，弱者二丸。

煮黄丸洁古　治饮食过多，胀满刺痛。

雄黄研，一两　巴豆去心皮，研如泥，五钱

入白面二两同研，滴水丸，桐子大，滚浆水煮十二丸，滤入冷浆水内，令沉冷。每用浸药，冷浆水下一丸，一日十二时尽十二丸，以微利为度，不必尽剂。

藁本汤洁古　治上证大便已利，宜以此撤其痛。

藁本五钱　苍术一两

煎，分二服。

乌梅丸　治胃寒吐蛔，蛔厥等证。

乌梅肉二十个　人参　黄柏炙　细辛　附子泡　桂枝各六钱　黄连一两六钱　干姜一两　当归酒浸　川椒去目及闭口者，各四钱。《撮要》云：各四两

上研末，先将乌梅用酒蒸烂捣膏，加炼蜜丸，桐子大。每服一二十丸，日三服。忌生冷滑物，或用理中汤下。成无己曰：肺欲收，急食酸以收之，乌梅之酸以收肺气；脾欲缓，急食甘以缓之，人参之甘以缓脾气；寒淫于内，以辛润之，当归、桂、椒、细辛之辛以润内寒，寒淫所胜，平以辛热，姜附以辛热以胜寒，蛔得甘则动，得苦则安，黄连、黄柏之苦以安蛔。

简便方

《海上方》治卒心疼，牙关紧急，欲死，用隔年陈葱白三五根，去皮须叶，捣为膏，以匙将膏干，开口送入咽喉，以香油四两灌送下，油不拘多少，但得葱下喉，其人必苏。又方用香油顿灌一盏，亦效。

《石室秘录》方治久心痛十年、五年者，用小蒜酽醋煮熟，顿服，随手亦效，后再不发。又方治寒痛，用良姜、肉桂、白术、甘草、草乌、苍术、贯众用之以祛邪，水煎服。又方治热痛，用炒栀子、甘草、白芍、半夏、柴胡，水煎服。又方治热痛，用贯众、白芍、栀子、甘草煎服。

胸痛门

论胸膈痛与心痛胃脘有别

李士材曰：胸痛与膈痛，其与心痛别者，心痛在歧骨陷处，胸痛则横满胸间也；其与胃脘痛别者，胃脘在心之下，胸痛在心之上也。经曰：南风生于夏，病在心俞，在胸胁，此以胸属心也。肝虚则胸痛引背胁，肝实则胸痛不得转侧，此又以胸属肝也。夫胸中实肺之分野，其言心者，以心之脉从心系上肺；言肝者，以肝之脉贯膈上注肺也。

肝虚胸痛证治

经曰：春脉如弦，其气不实而微，此谓不及。令人胸痛引背，下则两胁胀满，此肝虚，而其脉证见于春如此也，补肝汤见后。

胸痛短气证治

经曰：阳明所谓胸痛短气者，水气在脏腑也。水者，阴气也，阴气在中，故胸痛少气也，宜五苓散见痰饮门。

胸膈痞满壅塞证治

胸胁痛彻背，心腹痞满，气不得通，及痰咳，宜大栝楼去瓤，取子炒，连皮研，和面糊丸，米饮下。胸膈壅塞，去痰开胃，用半夏洗净，焙干为末，生姜自然汁和为饼子，湿纸裹，慢火煨，令香熟，以弹丸大，入盐少许，煎，温服斗门方。

郁热在内饮食壅遏胸腹痛治案士材

太学乔宪乡郁怒之余，胸腹胀满，先服消痰疏气化气之剂，不效，服大黄下之，不效，更以人参补之，又不效。迎余诊之，脉弦而数，此内有郁热，为寒凉饮食壅之而痛，用黄连三钱，栀子一钱五分，橘红、白蔻各二钱，钩藤、木香各八分，官桂二钱，煎成加姜汁半盏，二剂痛止，四剂后加干姜、人参而痊。

胸痛门方

挝脾饮《局方》 治冷积痰气，胸膈作痛。

麻油四两　良姜十五两　茴香炒，七两半　甘草十一两七钱　炒盐一斤

同药炒为末，每服一钱，白汤下，加木香更佳。

补肝汤滑氏 治肝虚胸痛，痛引背胁。

山茱肉　甘草　桂心各三两　桃仁　细辛　茯苓　防风　柏子仁各一两　大枣二十四枚

水煎，分温三服。

柴胡疏肝散 治肝实胸痛，不得转侧，喜太息。

柴胡　陈皮醋炒，各二钱　川芎　芍药炒　枳壳各钱五分　炙草五分　香附钱半

水煎，食前服。

胃脘痛门

论胃脘痛之证

《汇参》云：胃属湿土，位居中焦，为水谷之海，五脏六腑、十二经络皆受气于此。是以足之六经自下而上，凡壮则气行，弱则着而为痛，其冲和之气，变至偏热偏寒，因之水谷不消，饮停食积，皆与真气相搏而痛。惟肝木之相乘者尤甚，肾气上逆者次之。然胃脘逼近于心，移其邪，上攻于心者亦多。若胃脘病状，或满或胀，或食不下，或呕吐，或吞酸，或大便难，或泻痢，面浮而黄者，皆胃之本病也。其有六淫五邪相乘于胃者，大略与心痛之形状相类，但其间必与胃之本病参杂而见也。

寒湿胃脘痛证治

寒湿所客，身体沉重，胃脘痛，面色痿黄，宜术桂汤见后。胃脘停湿，大温中丸见黄疸。脾虚积湿而痛，胃苓汤见泄泻。胃虚感寒痛，理中汤见中寒。〔批〕连小腹虚寒作痛，宜小建中汤。

实痛食积证治

实痛者，手不可近，脉沉细，甚有汗，大承气汤见痉病门加桂。强壮痛甚者，加桃仁、附子。食积痛，噫气如败卵，得食辄甚者，香砂枳术丸见饮食加神曲、莪术。

旧积触痛证治

病人旧有痰积、酒积、食积在胃脘，一遇触犯便作痛。挟风寒，参苏饮见感冒加姜、葱；挟饮食，二陈加山栀、炒麦芽、草果、山楂；挟火热者，二陈加枳实、厚朴、姜汁、炒黄连、山栀及越鞠丸见郁加贝母、砂仁；挟气，二陈加青皮、香附、姜汁、炒黄连，甚者，木香槟榔丸见饮食；热饮痛，黄连、甘遂作丸服之。

胃痛用药之法

胃气壅塞，用厚朴；胃中寒，用干姜；胃气，用草豆蔻；胃寒吐沫，用益智仁；气满不快，用白蔻、青皮；胃口有热，非山栀不可，须姜汁佐之，多用台芎开之。

治胃脘痛宜理气之法

张景岳曰：胃脘痛多有因食、因寒、因气不顺者，总无不关于气。盖食停则气滞，寒留则气凝，所以治气之要，皆当以理气为主。食滞者，兼消导；寒滞者，兼温中。其有诸药不效，气结难解者，惟神香散见后为妙。

胃脘痛门方

术桂汤东垣　治寒湿所客，身体沉重，胃脘痛，面色痿黄。

麻黄一钱　桂枝五分　杏仁十粒　草豆蔻①　半夏　泽泻　神曲炒，各五分　苍术三钱　陈皮　茯苓各钱　猪苓　黄芪各五分　甘草炙，二分

水煎，热服。

---

① 蔻：原作"郁"，据文义改。

扶阳助胃汤谦甫　治过食寒物，胃脘当心而痛。

附子炮　干姜炮　草豆蔻　益智仁　人参　炙草　白术　陈皮　肉桂　白芍　吴茱萸

加姜、枣煎。

寒淫于内，治以辛热，佐以苦温。姜、附二者，大辛热，温中散寒，为君；草蔻、益智辛甘大热，为臣；参、术、陈皮、甘草为佐，脾不足者，以甘补之，四者以补养脾气；肉桂辛热，以退寒水，水挟木气，亦来侮土，故作急痛；白芍味酸，以泻木来克土；吴茱苦热，泻厥气上逆于胸中，为使也。

连附六一汤　治胃脘热痛，寒因热用也。

黄连六钱　附子炮,钱

水煎服。

白螺丸丹溪　治痰饮留积，胃脘作痛。

白螺蛳壳墙上年久者，烧　滑石炒　苍术　山栀　香附　南星各一两　枳实　青皮　木香　半夏　砂仁各五钱

共为末，姜汁浸，蒸饼为丸，姜汤下。春加川芎，夏加黄连，冬加吴萸各五钱。

元桂丸丹溪　治死血留胃脘中，当心而痛。

元胡索一两五钱　官桂　红花　红曲　滑石各五钱　桃仁五十粒

共为细末，汤浸，蒸饼为丸，姜汤下。

神香散景岳　治胃脘当心而痛，或气或寒，触而屡发者。

荔枝核烧微焦,一钱　广木香七分

共为末，以清汤下钱许，数服除根。

一方用荔枝核烧存性，加香附、元胡为末，冲服。

简便方

胸膈胃脘大痛，用诸药不效者，但用牙皂角微火烧，烟甫尽，即取起为末，用烧酒调送七八分，其效如神。此方用陈米水冲服，通大小便危急者。

腹痛门

总　论

李士材曰：腹痛分为三部，脐以上痛者为太阴脾，当脐而痛者为少阴肾，少腹痛者为厥阴肝，及冲、任、大小肠。每部各有五贼之变，七情之发，六气之害，五运之邪，至纷至博，苟按其气血、虚实、内伤、外感而为之调剂，无不切中病情矣。

腹痛脉候

脉多细小紧急，弦为痛为实，阴弦而紧或尺紧而实或伏者可下，细小迟者生，紧大浮长疾数者死，脐下忽大痛、人中黑者死。〔批〕腹痛胃脘当和，脐下有气一线直冲心者死。

论腹痛部分

李东垣曰：心胃及腹中诸痛，皆因劳力过甚，饮食失节，中气不足，寒邪乘虚而入客之，故卒然而作大痛。经言得炅则止。炅者，热也。以热治寒，治之正也。然腹痛有部分，脏腑有高下，治者宜分之。如厥心痛者，乃寒客心胞络也。中脘痛者，太阴也。脐腹痛者，少阴也。少腹痛者，厥阴也。

论腹痛寒热虚实痰积气血虫痛之证

朱丹溪曰：腹痛有寒、有热、有食积、有湿痰、有死血、有虫、有气滞、有虚、有实。大抵胃脘下大腹痛者多属食积、外邪，绕脐痛者属痰火、积热，脐下少腹痛者属寒或瘀血或溺涩也。

论寒热食积湿痰虫痛诸证之别

汪讱庵曰：腹痛因寒者，痛无增减，或作吐痢；因热者，腹满坚结；食积痛者，甚则痢，痢则痛止；湿痰痛者，脉必滑，痰气阻碍，不得升降；虫痛者，时作时止，面白唇红，以此为辨。

寒痛证治

寒痛绵绵，痛无增减，欲得热手按及，喜热饮食，其脉迟者，寒也，宜理中汤见中寒。兼呕吐者，不换金正气丸见瘴；兼吐利，宜香砂理气汤见后，或治中汤见脾胃，或小建中汤见劳损、五积散见感冒之类；腹中寒气上冲，皮起出见有头足，上下痛不可触者，大建中汤见心痛，脾胃虚寒及秋冬客寒犯胃，时作疼痛，宜厚朴汤见后；真阳耗散，脐腹冷痛，宜四柱饮见泄泻。

冷痛证治

冷痛，用温药不效，痛愈甚，大便不甚通者，当微利之，藿香正气散见霍乱加肉桂、木香、枳壳各五分吞来复丹见暑或苏合丸见中风、感应丸见积聚，并用不利，量人虚实，用神保丸见胁痛。

热痛证治

热痛，时痛时止，热手按而不散，腹满坚结，其脉洪大而数者，热也宜二陈、平胃加炒芩、连，或四顺清凉饮见热、黄连解毒汤见火、神芎丸见头痛、大金花丸见火门之类。

暑痛湿痛证治

盛暑而痛或泄痢并作，脉必虚豁，宜十味香薷饮及六和饮俱见暑门。感湿而痛，小便不利，大便溏泄，脉不细或缓，宜胃苓汤见泄泻。

秋冬大胜大复证治

李东垣曰：秋冬苦恶风寒，耳鸣耳聋，腰背相引，胸中而痛，鼻塞头痛，目眩，不欲开痰，唾涎沫，食入反出，腹中常痛，及心胃痛，胁下急缩，有时而痛，大便多泄，下气不绝，或肠鸣，或日中，或暖房内稍缓，口吸风寒则复作，咽嗌膈塞，极则喘渴，四肢厥冷，身体沉重不能转侧，小便数而时燥，宜草豆蔻丸见劳倦主。此脾胃虚而心火乘之，不能滋荣上焦元气，过冬月肾与膀胱之寒水旺时，子能令母实，故肺金大肠相辅，而来克心乘脾胃，此大复其仇也。经曰：大胜必大复，故皮毛血脉分肉之间，元气已绝于外，又大寒大燥二气并乘之，故生诸病。

复气乘冬证治

李东垣曰：复气乘冬，足太阳寒气、足少阴肾水之旺，子能令母实，手太阴肺反来侮土，火木受邪，故腰背胸膈闭塞疼痛，善嚏，口涎，目泪，鼻流浊涕不止，咳嗽痰沫，上热下寒，头作阵痛，牙齿动摇不能嚼物，阴汗，阴冷，起居艰难，掌中热，风痹麻木。妇人白带，阴户大痛牵心，黧黑失色；男子控睾牵心而痛，面如赭色，及上诸证，此寒水来复火土之仇也，宜神圣复气汤见后。

食积酒积腹痛证治

食积作痛，痛甚，欲泻痢后痛减，脉必弦或沉滑，宜二陈平胃加山楂、神曲、麦芽、砂仁、草果，及保和丸、枳术丸、木香槟榔丸俱见食饮。酒积腹痛，平胃散见脾胃加三棱、蓬术、香附、官桂、茯苓、木香、槟榔、葛花之类。

痰积气滞腹痛证治

痰积作痛，或时眩晕，或呕冷涎，或下白积，或小便不利，或得辛辣热物则暂止，脉必滑，宜二陈汤见痰加行气之药，及星半安中汤见心痛；气滞作痛，痛则腹胀，脉必沉，宜木香顺气散见胁痛；七情内结，或寒气外攻，积聚坚牢如杯，心腹绞痛，不能饮食，时发时止，发则欲死，宜七气汤见气加乳香、元胡索、炒姜、枣煎。

腹痛上中下治法

中脘痛，太阴也，理中汤见中汤①、建中汤见心痛、草豆蔻丸见劳倦类主之。脐腹痛，少阴也，四物汤、真武汤俱见中寒门之类主之。少腹痛，厥阴也，重则正阳散、正阳丹俱见阴毒，轻则当归四逆汤见疝气之类主之。三阴受邪，心、脐、少三腹疼痛风气等证，宜当归丸见后。

---

① 中汤：疑作"中寒"。

治腹痛不宜实实虚虚之法

李士材曰：近世治痛，有以诸痛属实，无补法者；有以通则不痛，痛则不通者；有以痛①随利减者，互相传授，以为不一之法。此在形实病实、便闭不通者，乃为相宜。若形虚脉虚，食少便泄者，岂容混治。经曰：实实虚虚，损不足而益有余，如此死者，医杀之也。须知痛而胀闭者，多实；爱热恶冷者，多虚；饱则甚者，多实；饥则甚者，多虚；脉实气粗者，多实；脉虚气少者，多虚；新病年壮者，多实；久病年衰者，多虚；补而不效者，多实；攻而愈剧者，多虚。病在经者，脉多弦大；病在脏者，脉多沉微。实者，可通可利；虚者，宜补宜调。表虚而痛者，阳不足也，非温经不可；里虚而痛者，阴不足也，非养荣不可；上虚而痛者，以脾虚也，非补中不可；下虚而痛者，脾肾败也，非补命门不可。必以望闻问切四者详辨，使虚实灼然，庶不误治。

泄木泄水除湿三法

小建中治腹痛者，以木来克土，取芍药为君，土中泄木也。理中汤治腹痛者，取干姜为君，土中泄水也。平胃散治腹痛者，取苍术为君，泄土除湿也。

食停小腹治案

张景岳曰：余尝治一上舍，年及三旬，因午刻食面，将至初更，食及小腹，下至右角间，遂停积不行，而坚突如拳大、如鹅卵，其痛之剧不可名状。余以木香槟榔丸下之，不效。再以备急丸大下之，虽得大泻而坚痛不减。细思其由，不过因面，岂无所以制之。今既逐之不及，使非借气以行之不可，且面毒非大蒜不杀，气滞非木香不行，又其滞深道远，非精锐之乡导不能达，乃用火酒磨木香，令其嚼生蒜一瓣，以香酒送之。一服痛稍减，三四服全愈。乃知饮食下行之道，必由小腹下右角间而后出于广肠

① 痛：原作"通"，据《医宗必读·心腹诸痛》改。

也。笔之以广来学见闻。

腹痛门方

芍药甘草汤《金匮》 治腹中不和而痛。

白芍药二两 炙甘草一两

每五钱煎。脉缓伤水，加桂枝、生姜；脉洪伤金，加黄芩、大枣；脉涩伤血，加当归；脉弦伤气，加芍药；脉迟伤寒，加干姜。

虞天民曰：白芍不惟治血虚，大能行气。腹痛者，荣气不和，逆于肉里，得白芍行其荣气；又以甘草之甘缓，和其逆气。此不治之治，乃所以深治之也。

海藏云：白芍收而赤芍散也。稼穑作甘，甘者己也；曲直作酸，酸者甲也。甲己化土，此仲景妙方也。

附子粳米汤《金匮》 治腹中寒气雷鸣切痛，胸胁逆满呕吐。

附子一枚，泡 半夏半升 甘草一两 大枣十枚 粳米半升

水煮，米熟汤成去渣，温服。

喻嘉言曰：腹中阴寒，奔迫上攻胸胁，以及于胃而增呕逆，顷之胃气空虚，邪无所隔，彻入阳位则殆矣。是其除患之机，所重全在胃气，乘其邪初犯胃，尚自能食，而用附子、粳米之法，温饱其胃。胃气温饱，其土厚而邪难上越，胸胁逆满之浊阴得温，无敢留恋，必还从下窍而出。旷然无余，此持危扶颠之手眼也。

厚朴三物汤《金匮》 治腹满而痛，大便闭。

厚朴八两 大黄四两 枳实五枚

以水先煮二味，内大黄再煮，温服，以利为度。《本事》加桂枝、甘草、姜、枣煎，名厚朴七气汤。

大柴胡汤《金匮》 治心下满痛，有潮热。

柴胡半斤 黄芩二两 芍药三两 半夏半斤，洗 大黄二两 枳实四枚，炙 大枣十二枚 生姜五两

水煮，去渣，再煎，温服，日三次。

香砂理气汤　治腹中寒痛，呕吐下利。

白术　人参　炮姜　炙草　藿香　砂仁

水煎，温服。

附子茴香散《澹寮》　治气虚积冷，心腹绞痛，泄泻食少。

人参　白术　茯苓　炙草　附子　炮姜　茴香　肉蔻　木香
丁香

水煎，食远服。

木香丸《心悟》　治寒积冷食，腹痛拒按，或大便闭结，谓之冷闭，名曰阴结。

木香　丁香　干姜　麦芽炒　陈皮　巴豆去壳，炒黑　神曲

糊丸，开水下。痢不止，以冷粥饮之即止。

厚朴汤东垣　治脾胃虚寒，时作疼痛。

厚朴姜制　陈皮去白，各二两　炙草　炮姜各五钱　茯苓去皮，一两

水煎服。

厚朴温中汤　治脾胃虚寒，胸腹胀满。

干姜　草蔻煨　厚朴　陈皮　茯苓　木香　炙草

加姜煎。

良方乌药散　治血气壅滞，心腹作痛。

乌药　莪术醋浸　桂心　桃仁　当归　青皮　木香

共为细末，热酒调下。

麻黄草豆蔻丸东垣　治季秋客寒犯胃，心胃大痛不可忍者。

麻黄二钱　神曲　草豆蔻各钱　益智仁八分　升麻　大麦芽
砂仁　黄芪　法半　白术　陈皮去白，各五分　吴茱萸　柴胡　炙
甘草　当归　青皮　木香　厚朴各二钱　红花　荜澄茹　苏木各
五分

汤浸蒸饼为丸，每三钱，细嚼，白汤下。

神圣复气汤东垣

柴胡　羌活　藁本　甘草各八分　半夏泡　升麻各七分　归身酒
洗，六分　白葵花五朵，去心　郁李仁去皮　人参　防风　桃仁去皮，

研，各五分　干姜泡　附子泡，各三分

水五盏，煎至二盏，入黄芪一钱，陈皮二分，草豆蔻面裹，煨，去皮，钱，入前药内煎至一盏。再入黄柏酒浸，五分，黄连酒浸，三分，枳壳三分，生地酒浸，三分，四味预一日。另用新水半盏，浸细辛三分，川芎三分，蔓荆子三分，亦预一日。另用水半盏，浸入前一盏内，不去渣，再煎至一盏，稍热，空心服。肾与膀胱经中有寒，肺气元气不足，皆宜服之。于月生月满时，隔四五日一服，更神验。如病急，不拘时候。忌肉汤及食肉，使不助经络中火邪也。

当归丸海藏　治三阴受邪，心脐小腹疼痛，风气等证。

归身　地黄　白芍　川芎　防风　独活　全蝎各五钱　茴香炒续断各两　楝子　元胡　木香　丁香各二钱半

为末，酒糊丸，空心，温汤下。

简便方

治脾痛三方歌：腹痛脾疼怎抵当，椒姜之外有丁香。三般等分罗为末，调入白盐与白汤。水磨乌药治脾疼，每服须教一盏浓。一片陈皮一苏叶，再煎浓服有神功。心与脾疼有妙方，良姜切碎等槟榔。两般同炒研为末，米饮同调服亦良。

一切腹痛，不论寒热虚实，用完①白芍一根，重三钱，甘草一根，重二钱，用纸包七重，浸湿，慢火煨熟，取起捣烂，煎汤服。寒热略加桂枝数分。

又方：用小麦杆烧灰，摊地上出火毒，将布包之，滚水淋汁，一服即止。

诸寒作痛，用老熟艾半斤，以白纸一张铺于腹上，艾摊令匀，又以葱数茎，披作两半片，铺于艾上，再用纸一张覆之，以熨斗慢火熨之，觉腹中热，腹皮暖。不禁以帛三搭多缝带系之，待冷方解。一方用炒盐，布包熨痛处，神效。

小儿腹痛，啼哭不止，用木香、乳香、没药俱去油各五分，

---

① 完：疑衍。

水煎温服。

又方：治小儿胎寒腹痛，啼哭吐乳，大便色青，身出冷汗，用姜黄一钱，木香、没药、乳香俱去油各三钱，为末，蜜丸，芡实大，每服一丸，姜汤下。

又方：用乳香一钱去油，灯花七枚，同为末，每服二分，乳汁调下。

小儿盘肠气痛，月内之儿多有之。其证腹内如蛙声，啼哭不止。盖寒热不和，脏气不行。用栀仁五钱，附子三钱，同炒极枯，去附不用，取栀仁，加入白芷一钱，为末，小茴汤下。又方：用葱浓煎汤，浇洗儿腹，仍以葱捣烂，炒熟作饼，贴脐上，良久，屎出痛止。

胁痛门

总　论

《准绳》云：胁痛旧从肝治，然谓肝病内舍肢胁而痛，则何异于心脉内舍膺胁而痛者哉？若谓肝实而肢胁痛，则何异于肝木不及阳明所胜之肢胁痛者哉？若谓厥阴肝经所过而痛，则何异于足少阳手足主所过而胁痛者哉？若谓独经脉挟邪而痛，何异于经脉所过而痛者哉？非察色按脉，遍识各经气变，虽一病之中，而欲辨其异状，不能也。且夫左右者，阴阳之道路也。是故肝生于左，肺藏于右，所以左属肝，肝藏血。肝，阳也，血，阴也，乃外阳而内阴也。右属肺，肺主气，肺，阴也，气，阳也，外阴而内阳也。由阴阳互藏，其左胁多因留血作痛，右胁悉是积痰作痛，其两胁之病，又可一概而言乎？若论其致病之邪，凡外之六淫，内之七情，饮食劳役，皆足以致痰气积血之病。虽痰气亦有留注于左者，然必与血相搏而痛，不似右胁之痛，无关于血也。

胁痛脉候

寸口脉弦者，即胁下拘急而痛，其人啬啬恶寒。脉双弦，是两手双弦也。沉涩，是郁。细紧或弦者，怒气。胁骨遍举者，肝偏倾，则胁下痛；揭唇者脾高，脾高则胁弦季胁而痛；青色粗理者，肝大苦膈胁痛。

论胁痛本经自病①传自他经之证

景岳曰：胁痛之病，本属肝胆二经，以二经之脉皆循胁肋故也。然而心肺脾胃肾与膀胱，亦皆有胁痛之痛，非诸经皆有此证。但以邪在诸经，气逆不解，必以次相传递至少阳、厥阴，乃致胁肋疼痛。故凡以忧思焦劳而致者，此心肺之所传也；以饮食劳倦而致者，此脾胃之所传也；以色欲内伤，水道闭塞而致者，此肾与膀胱之所传。传至本经，则无非肝胆之病矣。至于忿怒疲劳，伤血伤气伤筋，或邪在半表半里之间，此本经自病。病在本经者，直取本经；传自他经者，必拔其所病之本也。

房劳肾虚胁痛连膈证治

戴云：房劳肾虚之人，胸膈之间，每有隐隐微痛，此肾虚不能约气，气虚不能生血之故。夫气与血犹水也，盛则流畅，少则壅滞，故气血不虚则不滞，既虚则鲜有不滞者，所以作痛。宜用破故纸之类补肾，芎归之类补血。若作寻常胁痛治，则殆矣。又有胁痛连膈，进诸气药，并导大便，痛益甚，后用辛温药补剂下黑锡丹愈，此虚冷作痛，愈疏愈虚耳。〔批〕此证宜用六味地黄汤加肉桂。

胁下块痛证治

《集解》云：胁下有块作痛，乃劳力所致，用逍遥散见郁病加木香、青皮、鳖甲；右胁痛，加芥子、山甲；胁下肿痛，乃少阳胆经湿热留薄也，用小柴胡加枳壳、川芎。体实者，去人参，加胆草。

实火湿热胁痛证治

肝胆经实火湿热，胁痛口苦，耳聋筋痿，阴汗阴肿，血浊溲

---

① 病：原作"痛"，据底本目录改。

血等证，并宜龙胆泻肝汤。肝胆实大，两胁痛引小腹，善怒肝气实则怒，左关脉必弦实鼓击，独大于诸脉，知肝火感也，龙荟丸俱见火，甚则用姜汤吞下经云：风淫木胜，治以辛凉是也。发实热胁痛，觉有积块，亦宜当归龙荟丸见火门。

肝胆停痰流注疝癖胁痛证治

肝胆经停痰伏饮，或一边胁痛，脉沉弦滑，宜导痰汤加白芥子。有痰饮流注致胁痛者，二陈加南星、川芎、苍术；实者，控涎丹俱见痰下之；痰结成癖，间进半硫丸见秘结；一身气痛，两胁走痛，控涎丹见痹。

死血胁痛证治

死血胁痛，日轻夜重，或午后热，脉短涩或芤，宜桃仁承气汤见后加鳖甲、青皮、柴胡、芎、归之属。若跌仆死血经云：有所堕坠，恶血留内，宜复元活血汤见血病，或破血散瘀汤见后。

肝虚胁痛证治

肝气不足，两胁下痛，筋急，不得太息，四肢厥冷，心腹痛，目不明了，爪甲枯，口面青，宜补肝汤见胸痛。左胁偏痛，久宿食不消，视物不明，宜补肝散见后。

受热过劳胁痛证治

暑月受热，过劳，忽胁痛，皮肤上一片红，如碗大，发水泡疮，脉七至而弦，投以苦寒辛发之药；痛甚，增热红益大疮，更加用大栝楼一枚重一二两者，连皮捣烂，加粉草二钱，红花五分，煎服即愈。此肝郁既久，不能发越，侮所不胜，故皮肤发疮。若用寻常泻肝正治之剂，又多苦寒，愈资其燥。栝楼柔而润滑，开郁不逆，甘缓润下，如油之洗物，未尝不洁也。

干胁痛证治

虚盛成损，胁下常有一点痛不止，名干胁痛，宜八物汤见消渴加木香、青皮、桂心。有火者，去桂加栀仁，或加左金丸见后。

胁痛门方

大黄附子汤《金匮》 治寒气内积，胁下偏痛。

大黄三两　附子三枚，炮　细辛二两

水煎，分温三服。服后如人行四五里，更追一服。〔批〕仲景云：此寒也，以温药下之。

木香顺气散《统旨》 治气滞腹痛、胁痛。

木香　香附　槟榔　青皮　陈皮　枳壳　砂仁　厚朴　苍术　炙草

加姜煎，食远服。

香橘汤《良方》 治七情内伤，胸膈不快，腹胁胀痛。

香附炒　半夏　橘红　炙草

加姜、枣煎。

枳实散《本事》 治男子两胁疼痛。

枳实　白芍炒　川芎　人参

共为末，姜、枣汤调服。

推气散《济生》 治右胁疼痛，胀满不食。

片姜黄　枳壳　桂心　炙草

共为末，姜、枣汤下。

木通散 治男妇胁肋苦痛。

木通去节　青皮　萝卜子炒　茴香各一两　滑石炒，研，半两　川楝子取肉，用巴豆半两同炒黄，去巴豆，一两　莪术　木香各半两

共为末，葱白汤调服。

枳壳煮散《本事》 治悲哀恼怒伤肝，两胁骨痛，筋脉紧，腰脚重滞，筋急不能举动。

枳壳炒，四两　细辛　川芎　桔梗　防风各二两　葛根一两五钱

加姜、枣煎，温服。

河间芎葛汤 治寒邪在经，胁下疼痛不可忍。

葛根　桂枝　川芎　细辛　防风　麻黄　枳壳　芍药　人参　炙草

加姜煎，食远服。

左金丸　治肝火燥盛，左胁作痛，吞酸吐酸。

黄连姜汁炒，六两　吴茱萸盐水泡，一两

为末，水丸。

汪㓜庵曰：肝实则作痛。心者，肝之子，实则泻其子，故用黄连泻心清火，为君，使火不克金，金能制木则肝平矣；吴茱辛热能入厥阴，行气解郁，又能引热下行，故以为反佐。一寒一热，寒者正治，热者从治，故能相济以立功也。肝居于左，肺居于右。左金者，谓使金令得行于左，而平肝木也。本方加糯米一撮，浓煎，治噤口痢。服药即吐，但得三匙下咽，即不复吐矣。

加味茱连丸　治肝火燥盛，左胁作痛。

黄连　吴茱萸　炒黄芩　苍术　陈皮

为丸，白汤下。

补肝散滑氏　治肝气虚，视物不明，两胁胀满，筋脉拘急，面青，小腹痛。

山茱肉　山药　当归　五味炒　黄芪　川芎　木瓜各两五钱
熟地　白芍炒，各一两　独活　酸枣仁炒，各二两

每服五钱，加枣煎。

神保丸《局方》　治胁痛，阳脉弦阴脉涩，投香燥药愈甚者。

木香　胡椒各二钱半　巴豆十粒，去皮心膜，研　干蝎七枚

共为末，汤浸蒸饼为丸，朱砂三钱为衣。每服五丸，痢后痛止，更服神芎丸方见头痛。心膈痛，柿蒂灯心汤下；腹痛，柿蒂煨姜汤下；血痛，炒姜醋汤下；肾气胁下痛，茴香酒下；大便不通，蜜汤调槟榔末一钱下；气噎，木香汤下；宿食不消，茶酒浆饮任下。

弦者，痛也；涩者，肾邪有余也。肾邪上薄于胁，不能下，故痛也。肾恶燥，以燥热发之，非得利不愈。肾邪透膜，非全蝎不能引导。然巴豆性热，非得大黄、芒硝荡涤之，后遇热必再发。

抑青丸　治肝火。

黄连姜汁炒

上单用一味为末，粥丸温水下。

钱氏**抑青丸**　治肝热急惊搐搦。

羌活　川芎　当归　防风　龙胆草

以上五味等分为末，炼蜜丸，芡实大。每服一二丸，竹叶汤入沙糖化下。此方加大黄、栀仁，即名泻青丸。

破血散瘀汤东垣　治跌扑死血留胁作痛。

羌活　防风　肉桂各钱　水蛭三钱，炒令烟尽，研　连翘　归尾　柴胡各二钱　苏木一钱五分　麝香少许，另研

水一酒二煎，调水蛭、麝香末，空心，分二服。〔批〕凡跌坠，不论伤在何经，恶血必积胁下，肝主血也。

桃仁承气汤仲景　治伤寒外证不解，热结膀胱，小腹胀满，小便利，躁渴谵语，蓄血发热如狂，及血瘀胃痛、腹疼、胁痛、疟疾实热夜发、痢疾、蓄血作痛。

桃仁五十枚，去皮尖，研　大黄四两　芒硝　桂枝　甘草各二两

上以水五升煮取二升半，去渣，入芒硝，更上火微沸，退火，温服五合。

汪讱庵曰：大黄、芒硝荡热去实，甘草和中，桃仁破血，加桂枝引出太阳之表也。

简便方

血积胁痛，用韭菜汁、清酒冲服。

气滞腹痛，用小茴、炒枳壳等分为末，每服三钱，盐酒调下。

腰痛门附腰软、腰酸、腰胯痛

总　论

经曰：肝，足厥阴也，是动则病，腰痛不可以俯仰。肾伤则肝伤，母病及子也。又曰：太阳所至为腰痛。又曰：巨阳虚则头项腰背痛。足太阳膀胱之脉所过，挟脊抵腰，故为病。脊痛腰似折，髀不可以曲，是经气虚，则邪客之，痛病生矣。夫邪者，是风热湿燥寒皆能为病，大抵寒湿多而风热少。然有房室劳伤，肾

虚腰病者，是阳气虚弱，不能运动故也。经云：腰者，肾之府，转摇不能，肾将惫矣。〔批〕腰为肾之府，肾与膀胱相表里，在经则属太阳，在腑则属肾气，而又为冲任督脉之要会。

腰痛脉候

大者肾虚。涩为瘀血。缓为寒湿。或滑、或伏为痰。尺沉为腰背痛。尺沉而弦，沉为滞，弦为虚。沉弦而紧为寒。浮为风。涩细为湿。实为闪挫。肾惫及盛怒伤志，则腰失强，不能转摇而死。经曰：得强者生，失强者死。又曰：志伤腰脊，不可以俯仰屈伸，毛悴色夭也。

论风寒湿热滞气痰积之证

李士材曰：肾者，作强之官，谨其闭蛰封藏之本，则都州之地，真气布护，虽六气苛毒，弗之能害。惟以欲竭其精，以耗败其真元，则肾脏虚伤，膀胱之腑安能独足？于是六气乘虚侵犯太阳，宜分别施治，有寒、有湿、有风、有热、有挫闪、有瘀血、有滞气、有痰积，皆标也；肾虚，其本也。标急则从标，本重则从本，标本不失，病无遁情矣。

论积渐暴痛内伤外感有余不足之证

张景岳曰：腰痛之证，凡悠悠戚戚，屡发不已者，肾之虚也。遇阴雨，或久坐痛而重者，湿也。遇寒而痛，或喜暖而恶寒者，寒也。遇热而痛，及喜寒而恶热者，热也。郁怒而痛者，气之滞也。忧愁思虑而痛者，气之虚也。荣动则痛者，肝肾之衰也。积而渐至者，皆不足。暴而痛甚者，皆有余。内伤赋禀者，皆不足，外感邪实者，多有余。治者当辨其所因。〔批〕腰痛不已者，属肾虚；痛有定处，属死血；往来走痛，属痰；腰冷身重，属寒湿；或痛或止，属湿热。

肾伤风毒腰痛证治

风伤肾而痛，其脉必浮，或左或右，痛无常处，牵引两足，宜五积散见感冒加防风、全蝎，或小续命汤见中风。《三因》加桃仁，炒去皮，治风腰痛最妙，仍吞三仙丹见后。肾气兼风冷而痛者，杜仲为末，每钱，空心，温酒调服。杜仲甘温微辛，润燥补虚，健筋强骨，炒研。肾伤风毒，攻刺腰痛不可忍，牛膝酒见后。

肝肾虚热风湿内攻腰痛证治

肾，水脏也，虚则风湿之气凑之，腰膝作痛，冷痹无力，屈伸不便。经曰：能屈而不能伸者，病在筋；能伸而不能屈者，病在骨，宜独活寄生汤见痹。

伤湿腰痛证治

肾属水，久坐水湿之处，或为雨露所着，雨水所欺，以致腰痛，脉必带缓。遇天阴或久坐必发，身体必然沉重，宜渗湿汤，不效，肾着汤俱见湿或生附汤见后。

寒湿湿热腰痛证治

东垣云：如身重腰沉沉然，乃经中有寒湿也。羌活胜湿汤见湿门加防己酒洗一钱，附子五分；湿热加苍术二钱，黄柏一钱；寒湿腰痛，五积散见感冒加桃仁，或川芎肉桂汤见后、麻黄苍术汤见喘，外并用摩腰膏见后。

肾虚腰痛证治

《汇参》云：大抵腰痛，皆起肾虚。既挟邪气，则须除其邪；如无外邪积滞而自痛，则惟补肾而已。腰肢痿弱，身体疲倦，脚膝酸软，脉或洪或细而皆无力，痛亦悠悠隐隐而不甚，是其候也。阳虚者，脉细而无力，怯怯短气，小便清利，宜八味丸见中寒加鹿茸、羊肾之属，或十全大补汤见劳损、十四味建中汤同上加川椒，等分，每五钱，姜、枣煎，仍以舶上茴香研末，同猪腰子入药煨熟法见后简便方，此皆所以补阳之不足也。〔批〕丹溪云：久腰痛，必用官桂以开之方止，腹胁痛亦然。阴虚者，脉洪而无力，小便黄赤，虚火时炎。东垣所谓膏粱之人久服阳药，醉以入房，损其真元，则肾气热，肾气热则腰脊痛而不举，久则髓减骨枯，是为骨痿也，宜六味地黄丸见劳损、滋肾丸见闭癃、凤髓丸见遗精、加味补阴丸见后。轻者，六味丸加杜仲、牛膝各二两，此皆所以补阴之不足也。〔批〕肾虚精滑腰痛，宜六味丸去泽泻，加漂胶、沙苑蒺藜、故纸、益智、牡蛎、乌豆。

肝脾受伤腰痛证治

杨仁斋曰：腰者，肾之府。是病在少阴，必究其受病之源，而处之固矣，虽然宗筋聚于阴器，肝者，肾之同系也。五脏皆取气于谷，脾者，肾之仓廪也。若郁怒伤肝，则诸筋纵弛；忧思伤脾，则肾气不行。二者又能为腰痛之寇，故并及之。郁怒伤肝，发为腰痛，宜调肝散见后主之；忧思伤肝发为腰痛，宜沉香降气汤、调气散俱见气加姜、枣煎。

劳役负重腰①痛证治

劳役腰痛如折，沉重如山，独活汤见后。负重而痛，轻者，不换金正气散见瘅。虚者，十全大补汤见劳损下青娥丸见后，加杜仲一斤去粗皮，生姜十两擦熟炒断丝，蒜四两熬膏，和丸；或再加酒炒牛膝、酒炒黄柏、川萆薢童便炒，蜜丸。

气滞痰注腰痛证治

气滞痛，其脉必沉，宜人参顺气散见后、乌药顺气散见气门加五加皮、木香；痰注痛，其脉必滑或伏，宜二陈导痰汤见痰之类加南星、香附、乌药、枳壳主之。

食积湿热腰腿痛证治

食积腰腿痛，用酒炙龟板、酒蒸柏叶、香附各五钱，辣芥子、凌霄花各钱半，酒糊丸，煎四物汤见血加陈皮、甘草等分。下湿热连腿痛，苍术汤见后。

久腰痛牵引膝腘证治

腰痛经年不愈，脉沉有力，宜通经散见后。腰痛牵引足膝腘痛，用杜仲姜汁炒断丝、续断、黑牵牛、破故纸、桃仁炒去皮尖、

---

① 腰：原作"身"，据底本目录改。

元胡索等分，酒煮，面糊、胡桃肉研膏和丸，温酒下五七十丸，神效。〔批〕名桃仁酒。

沥血腰痛证治

失力闪扑，瘀血为病，其脉必涩，转侧若锥刀之刺，大便不通或黑，小便黄赤，日轻夜重，宜调荣活络饮。丹溪用补阴丸俱见后加桃仁、红花，或桃仁酒见上条调黑神散见妇科。

跌扑损伤腰痛证治

李东垣曰：恶血在太阳经中，令人腰脊痛，或胫腨臂膊中痛不可忍，鼻壅塞不通，地龙汤见后。《医书》云：瘀血凝聚，转动刺痛，宜四物汤见血门加桃仁、红花、牛膝、肉桂、元胡索、乳香、没药；闪挫或跌扑损伤而痛，宜乳香趁痛散或复元通气散、熟大黄汤俱见后。不效，则必有恶血停滞，五积散见感冒加桃仁、大黄、苏木、当归、山甲。

腰软腰酸证治

丹溪云：腰软，肝肾伏热也，治宜补阴药中加防己、黄柏。洪玉友曰：腰痛证不一，惟腰酸一证，悉属房劳肾虚，只有补之一法，宜八味丸加故纸、杜仲，或干姜附子汤俱见中寒加故纸、杜仲治之，神效。

腰胯痛证治

腰痛，足太阳膀胱经也；胯痛，足少阳胆经脉之所过也。因伤寒湿流注经络，结滞骨节，气不和而致，宜渗湿汤见伤湿加白芍、青皮、苍术、槟榔；有痰积郁滞经络，流搏瘀血，内亦作痛，用导痰汤见痰饮加槟榔、青皮；实者，禹功散见疝。

治伤寒坏证两腰偻废奇验《寓意草》

张令施乃弟，伤寒坏证，两腰偻废，卧床彻夜痛叫，百治不效，求诊于余。其脉亦平顺无患，其痛则比前大减。余曰：病非死证，但恐成废人矣。此证之可以转移处，全在痛如刀刺，尚有邪正互争之象。若全然不痛，则邪正混为一家，相安于无事矣。

今痛觉大减，实有可虑，宜速治之。病者曰：此身既废，命安从活？不如速死。余蹙额，欲为求全，而无治法，谛思良久，谓热邪深入两腰，血脉久闭，不能复出，止有攻散一法。而邪入既久，正气全虚，攻之必不应，乃以桃仁承气汤多加肉桂、附子二大剂与服，服后即能强起。再仿前意为丸，服至旬余，全安。此事昔人之已试，乃一时之权宜也，然有自来矣。仲景于结胸证，有附子泻心汤一法，原是附子与大黄同用，但在上之证气多，故以此法泻心；然则在下之证血多，独不可仿其意，而用桃仁、肉桂以散腰间之血结乎。后江古生乃弟，伤寒两腰偻废痛楚，不劳思索，径用此方，二剂愈。

腰痛门方

牛膝酒《三因》 治肾伤风毒攻刺，腰痛不可忍。

牛膝 川芎 羌活 甘草 地骨皮 五加皮 薏苡仁各两 海桐皮二两 生地十两

好酒二斗，浸二七日，日数服，令酒气醺醺不绝为佳。

三仙丹《局方》 治风湿腰痛。

川乌头一两，生，去皮，锉作骰子块，用盐五钱，同炒黄色，去盐 茴香净，三两，炒令香透 苍术二两，米泔浸一宿，刮去皮，切碎，以葱白一握，同炒黄色，去葱白

为末，酒煮，面糊丸。

苍术汤东垣 治湿热腰痛连腿痛。

苍术五钱 柴胡二钱 防风一钱五分 黄柏一钱五分

水煎。

东垣曰：始得之时，寒也。久不愈，则寒郁为热矣。

川芎肉桂汤东垣 治寒湿腰痛。

羌活一钱五分 柴胡一钱 独活五分 肉桂 苍术各一钱 防风 汉防己各三分 桃仁五粒，去皮，研 归尾 炙草 川芎各一钱 神曲炒，五分

水酒煎服。

济生术附汤　治寒湿腰痛重冷，小便自利。

白术　附子制　杜仲姜汁炒

加姜煎服。

生附汤　治寒湿腰痛。

附子生　白术　茯苓　牛膝　厚朴　干姜　炙草　苍术　杜仲
姜汁炒

加姜、枣煎，食前服。

唐郑相国方　治腰膝酸痛，及肺肾虚寒喘嗽。

破故纸十两，酒蒸为末　胡桃仁二十两，去黑皮，研烂

蜜调如饴，每晨，酒服一大匙，不能饮者，汤调。忌芸薹、
羊血。

《集解》云：故纸属火，入心包、命门，能补相火以通君火，
暖丹田、壮元阳；胡桃属木，能通命门，利三焦，温肺润肠，补
养气血，有木火相生之妙。气足则肺不虚寒，血足则肾不枯燥。
久服利益甚多，不独疗喘嗽、强腰膝已也。

李时珍曰：命门在两肾中央，肾命相通，藏精而恶燥。胡桃
状颇相类，皮汁青黑，故入北方；佐故纸润燥而调血，使精气内
充，血脉通调，诸疾自愈。

青娥丸《局方》　治肾虚腰痛，益精助阳，乌须壮脚气。

破故纸四两，炒　杜仲八两，净，姜汁炒　胡桃肉十两

共为末，酒糊或蜜丸，空心，温酒下。此方再加巴戟、大茴各
四两，为丸尤妙。肉苁蓉亦可。

煨肾散　治肾虚腰痛。

杜仲姜汁炒　花椒炒出汗　食盐少许

共为末，以猪腰子一枚，薄切五七片，以椒盐淹去腥水，掺
杜仲末三钱在内，用莲荷叶包，外加湿纸二三层，煨熟食，仍饮
醇酒下之。

麋茸丸《本事》　治肾虚腰痛，不能转侧。

麋茸鹿茸亦可　菟丝子制，各一两　舶茴香五钱

共为末，以羊肾二对，酒煮烂，去膜捣如泥，和酒糊为丸，

温酒或盐汤下。

补髓丹 治老人虚弱肾伤，腰痛不可屈伸。

杜仲十两 补骨脂十两，用芝麻五两同炒，以芝麻黑色无声为度，去麻不用 鹿茸四两，去麻酒炙

以胡桃肉三十个浸，去皮捣膏，入面少许，煮糊为丸，酒盐汤任下。

加味补阴丸丹溪 治肾阴虚，腰脊痛。

黄柏 知母俱酒炒 败龟板酥炙 侧柏叶 枸杞 五味子 杜仲姜汁炒断丝 砂仁等分 炙草减半

猪脊髓和地黄膏为丸。

补阴丸《心悟》 治肾气热，腰软无力，恐成骨痿。

熟地二两 丹皮 天冬 当归 枸杞 牛膝 山药 女贞子 茯苓 龟板 杜仲 续断各一两二钱 人参 黄柏各五钱

共为末，用石斛四两熬膏，和炼蜜为丸，每早，淡盐汤下三钱。

独活汤《心悟》 治肾虚兼受风寒湿气作痛。

独活 桑寄生 防风 秦艽 灵仙 牛膝 茯苓 桂心 北细辛 炙草 当归 狗脊

加姜煎服。

丹溪云：久腰痛，必用官桂开之方止；寒甚者，更加附子。但有湿热，则二者皆不宜用。

萆薢丸 治肾损骨痿，腰背腿皆痛。

萆薢 杜仲炒 肉苁蓉 菟丝子酒浸

等分为末，猪腰子捣烂为丸，空心，温酒下。

调肝散 治郁怒伤肝，发为腰痛。

半夏 辣桂 当归 川芎 木瓜 牛膝 细辛 石菖蒲 酸枣仁去皮，炒 炙草

加姜、枣煎。

独活汤东垣 治因劳役起，腰痛如折，沉重如山。

羌活三钱 防风 独活 肉桂各三钱 炙草二钱 归尾五钱 桃

仁五十粒　连翘五钱　汉防己　黄柏酒浸，各一两　泽泻　大黄煨，各二钱

上为粗末，水、酒同煎。

通经散子和　治腰痛，经年不愈，脉沉有力。

陈皮　当归　甘遂

为末，每三钱，临卧温酒下五七行，次以杜仲制为末，用猪腰子破开入末煮法见前，临卧服。

人参顺气散《良方》　治气滞腰痛。

人参　川芎　桔梗　白术各钱五分　麻黄　白芷　陈皮　枳壳乌药　白姜炮　炙草

水煎服。

复元通气散　治一切气滞，及闪挫腰痛。

大茴炒　穿山甲炒，各二两　元胡索　白牵牛炒　橘红　炙草各一两　木香忌火，一两五钱

为细末，每服二钱，热酒调下。

调荣活络饮　治失力腰痛，或跌扑瘀血。

大黄　归尾　牛膝酒洗　桃仁去皮，炒，各二钱　赤芍　红花羌活　生地酒洗，各一钱　川芎二钱五分　桂枝三分

水煎，食前服。

熟大黄汤《三因》　治闪挫腰痛，不能转侧。

大黄切，如指大　生姜切，各五分

同炒焦黄色，用新水一盏浸一宿，五更去渣服。天明取下如鸡肝者，即恶物也。

地龙汤东垣　治打扑损伤，从高坠下。

肉桂四分　桃仁六粒　羌活一钱　独活　甘草　黄柏各一钱　麻黄五分　地龙焙干，四分　苏木六分　归尾一钱

每五钱，水煎。

东垣曰：恶血在太阳经中，令人腰脊痛，或胫腨臂膊中痛不可忍，鼻壅塞不通，故用药如是也。

清湿汤　治腰胯湿热作痛。

黄柏盐水炒　泽泻各一钱　苍术漂，炒，钱半　白芍煨　杜仲酒浸，炒　威灵仙　木瓜　陈皮各钱　甘草三分

加姜煎。痛甚者，加乳香、没药末各五分，调服。

虎骨散《良方》　治腰胯连脚膝晓夜疼痛。

虎胫骨酥炙　败龟板酥炙　当归　川芎　萆薢　牛膝　桂心　羌活各两

为末，每二钱，空心，温酒下。或加故纸、骨碎补、肉苁蓉、乳香、没药、木鳖子、自然铜之类，和丸。

秘传经验腰痛方

生地　当归酒炒　郁金　香附　赤芍　杜仲炒断丝　羌活　苍术　续断　八棱麻　金毛狗

水煎，酒对服。

摩腰膏　治老人腰痛，女人白带。

附子尖　乌头尖　南星各二钱半　朱砂　雄黄　樟脑　丁香各一钱半　干姜一钱　麝香五分五厘

共为细末，蜜丸，龙眼大，每用一丸，生姜汁化开，如厚粥，火上烘热，放掌上摩腰中，候药尽即烘，绵衣裹紧，腰热如火间，一日用一丸。

《兰台轨范》云：近有人专用此法治形体之病，凡老人、虚人颇有效验。又此方加入倭硫黄、人参、鹿茸、沉香水、安息等大补之品，摩虚损更妙。又一法：以麻油、黄蜡为丸，如胡桃大，烘热，摩腰上，俟腰上热，然后扎好，一丸可数十次。腹中痛亦可摩。

乳香趁痛散《直指》　治闪挫跌扑损伤腰痛。

虎胫骨酥炙　龟板酒炙，二两　血竭　赤芍　当归　没药　防风　自然铜煅，醋淬，研，水飞　白附子炮　辣桂去皮　白芷　苍耳微炒　骨碎补炒，去毛，各三两　五加皮　牛膝　明天麻　槟榔　羌活各一两

共为末，每酒调下一钱。加全蝎更妙。

简便方

治痛要药，用威灵仙为细末，每二钱，猪腰子一个，薄披开五七片，勿断，先以椒盐淹去腥水，掺药在内，裹以荷叶，湿纸包，煨熟。五更细嚼热酒下，以微利为度。

挫闪腰痛，不能转侧，用陈久神曲一大块，烧通红，淬老酒，去曲，以酒通口吞青娥丸，仰卧片时，未效再服。不用丸亦可。

疟痢后腰痛，于补气血药中加杜仲、侧柏叶。

脚气门

总　论

张景岳曰：脚气之名，起自后世。其顽麻肿痛，即经之所谓痹也；纵缓不收，即经之所谓痿也；甚而上冲，即经之所谓厥逆也。其证自膝至足，或麻痹冷痛，或痿弱挛急，或恶寒发热，或如冰冷，或如火热，或能食，或不能食，或有物如指，发自踹腓而气上冲心，此皆脚气之正病也。至于发热头痛，或腹痛呕吐，或妄语神昏，此皆脚气之兼证也。大抵此证有缓急。缓者，其来渐，或二三月而日甚；急者，其来速，或一二日而即起。治之若缓，恐其气上冲心，亦能杀人。

论南方外感清湿北方内伤酒面之证

《准绳》云：东垣论南方脚气，外感清湿，作寒治；北方脚气，内伤酒乳，作湿热治。此实前人之未发者，后人泥之，遂分南北异治。夫足之六经，皆起于足五指，行过于腿膝，上属脏腑，统身半以下气血之运行。外入之邪客之，则壅蔽其经气，凝泣其络血。内注之邪，着而留之，则亦必如外邪壅闭气血无异也。于是皆以脚气名此，四方之所同也。北方纵无地之卑湿，其践雨露、履汗袜、洗濯足，皆湿也。与夫脱卸靴履，汗出风吹，而血凝于足者，宁不与南方之湿同类，尽属外中者乎；南方虽无潼乳之湿，其脏腑所伤酒食津液、水谷停积之湿而下注者，宁不与北方潼乳同类，尽内注者乎。

论风寒暑湿四气之胜

陈无择曰：脚气不专主一气，亦不专在一经。凡自汗走注者，为风胜；无汗挛急掣痛者，为寒胜；肿满重着，为湿胜；烦渴燥热，为暑胜；若四气兼中者，但察其多者为胜。

三阳经脚气三阳合并证治

太阳经脚气病者，头痛目眩，项强，腰脊身体、经络外踝之后，循京骨至小指外侧皆痛，宜随四时之气发散，麻黄左经汤见后。阳明经脚气痛者，翕翕寒热，呻欠，口鼻干，腹胀，髀膝膑中循胻外廉，下足跗，入中指内侧皆痛，宜随四时气微利之，大黄左经汤见后。少阳经脚气病者，口苦上喘，胁痛面垢，头目皆痛，缺盆并腋下如马刀肿，自汗，振寒发热，胁中、胁肋、髀膝至胻绝骨外踝及诸节指皆痛，宜随四时和解之，半夏左经汤见后。三阳合并脚气病者，憎寒壮热，自汗恶风，或无汗恶寒，晕眩重着，关节掣痛，手足拘挛，疼痛冷痹，腰脚缓纵不随心，躁气上，呕吐下痢，其脉必浮弦紧数，宜大料神秘左经汤见后。

三阴经脚气三阴合并证治

太阴经脚气病者，腹满，侠咽连舌系急，胸膈痞满，循胻骨下股膝内前廉内踝，过核骨后，连足大指之端内侧皆痛，宜六物附子汤见后；痞闷开结，导痰汤见后；便溺阻隔，羌活导滞汤见后。少阴经脚气病者，腰脊痛，小指之下连足心，循内踝入跟中，上腨内出腘中内廉股肉皆痛，上冲胸咽，饥不能食，面黑，小便淋闭，咳唾不已，善恐，如人将捕之，小腹不仁者，难治。四气偏胜，各随其气所中轻重而温之，宜八味丸见中寒。厥阴经脚气病者，腰胁偏疼，从足大指连足跗上廉上腘至内廉循股环阴抵小腹胀痛，脚挛急，咽干，呕逆洞泄，随气所中调之，神应养真丹见后，木瓜、菟丝子煎酒下；脚痹，薏苡仁煎酒下，或加木瓜、阿胶。三阴合并脚气病者，肢挛，上气喘满，小便秘涩，心热烦闷，遍身浮肿，脚弱缓纵不能行步，宜追毒汤见后。

风气走注风毒入内证治

风胜自注走痛，其脉浮而弦，宜发散，越婢加术汤_{见肿病}；若脉浮大而紧，转驶此最恶，脉细而软亦恶，宜千金竹沥汤_{见后}；若卒中风，口噤，四肢纵缓，偏痹挛急，手足不随，宜大竹沥汤_{见后}；若风毒入人五内，短气口噤，心下烦热，手足烦疼，四肢不举，皮肉不仁，宜第三竹沥汤_{见后}；脉微而弱，风引汤《千金》；若脉满者，大鳖甲汤_{俱见后}。

寒热暑湿脚痛证治

寒胜，无汗，挛急掣痛，其脉迟而涩，宜温热酒浸牛膝丸_{见后}；湿胜，肿痛重着，其脉濡而细，宜分渗除湿汤_{见湿门}，外用赤小豆袋盛，朝夕践之，愈；湿热相搏，肢节烦疼，肩背沉重，胸膈不利，兼遍身疼痛，流注手足，足胫肿痛，或脚膝生疮，脓水不绝〔批〕肿痛生疮，此湿则肿，热则痛，足膝疮肿，湿热下注也，宜当归拈痛汤_{见湿}；暑胜，烦渴积热，其脉洪而数，宜清利，清暑益气汤_{见暑}；若四气兼见，但推其多者为胜，分其表里以施治。

酒食湿痰证治

饮食不消，心下痞闷者，开结导饮丸_{见痞}。因食湿面，肢体复痛，枳实大黄汤_{见后}；嗜酒，病脚气甚危者，以巴戟〔批〕巴戟散风湿，治脚气五钱，糯米同炒，去米，大黄炒一两，为末，蜜丸，温水下，仍禁酒，愈。酒食湿痰，控涎丹_{见痹}加胭脂一钱，槟榔、木瓜各一两，卷柏〔批〕卷柏同胭脂，活血五钱，先以盐水煮半日，次以白水煮半日，同前三味为丸，每三十丸加至四五十丸，利下恶物，立效。

肾虚肝肾虚证治

肾经虚弱，腰膝沉重，脚肿痒，胫生疮，脚心隐痛，筋脉拘急，举动喘促，面色黧黑，大小便秘涩，不问新久，并宜《局方》木瓜丸_{见后}。肝肾俱虚，风湿寒邪流注腿膝，行步艰难，渐成风湿脚气，足心如火，上气喘息，小腹不仁，全不进食，宜抱龙丸见后。

脚气冲心少腹不仁证治

脚气冲心，虚者，丹溪用四物汤见血门加酒炒黄柏煎服，外以附子末津调涂涌泉穴，以艾灸之，泄引其热下行。少腹不仁，金匮肾气丸见消渴；实者，槟榔为末，童便调服；饱闷便秘者，宜三脘散见后。

少腹不仁上气喘急证治

喻嘉言曰：脚气上入，少腹不仁，其势尚缓，不必纯用阳药，宜崔氏八味丸方见中寒主之。如见小腹不仁，兼以上气喘急、呕吐自汗，此地气已上加于天，死亡旦夕。前方仁柔鲜济，必用朱奉议八味汤，即活人附子八味方见后，以助阳而制阴，但方内甘、芍、人参，临证再加裁酌。

二便不通发热不退证治

小便不通，用生料五苓散即五苓散以桂枝易肉桂、除湿汤见湿各一贴，加木瓜二钱，分二服；大便不通，羌活导滞汤见后；大小便俱不通，五苓散和复元通气散见腰痛或槟榔丸见后；发热不退，败毒散见感冒加木瓜，或败毒散合五积散名交加散，俱见感冒各半贴，更加木瓜一钱。

干脚气证治

干脚气者，脚胫枯细，或寒或热，或疼或痒，或一脚偏患，软弱踹曳，状如偏风，宜独活寄生汤见痹、附子八味汤见后。又方，去桂心加干地黄，吞活络丹见中风或四斤丸见后。

干湿脚气统治法

脚气不问久近，干湿并可用除湿汤见湿加木瓜、槟榔、白芷各五分煎；或芎芷香苏散见后；加赤芍、萆薢各五分煎，吞木瓜丸见后；或用樟脑乌头为末，醋丸弹子大，置足心微火烘之，汗出乃效。脚气发动，两足痛不可忍者，五积散见感冒加全蝎三个入酒煎，干者加莱服子炒研五分，湿者加青皮一钱。若脉大而缓，宜服小续命汤见中风。《活人》云：脚气属冷者，宜小续命汤入姜汁，服之最快。

利湿疏风润血清燥之法

《集解》云：脚气有自外感得者，有自内腹得者。湿热下流，故注于足。湿热分争，湿胜则增寒，热胜则壮热。有兼头痛诸证者，状类伤寒，但胫肿掣痛为异耳。先痛而后肿者，气伤血也。先肿而后痛者，血伤气也。筋脉弛长，痛而肿者，名湿脚气，宜利湿疏风。蹺缩枯细，不肿而痛者，名干脚气，即热也，宜润血清燥，忌用补剂及淋洗，以湿热得补增剧也，亦不宜大泻治之，喜通而恶寒。若内受湿气注下肿痛，又宜淋洗开导，泄越其邪。

脚气初起宜疏下之法

杨大受曰：脚气之疾，自古皆尚疏下，为疾壅故也。然不可太过，过则伤损脾胃，使荣卫之气不能上行，反下注脚；又不可不及，不及则壅气不能消散。初起宜先以羌活导滞汤见后导之，后用当归拈痛汤见湿及开结导饮丸见痞除之。又曰：脚气是壅疾，当用宣通之剂，使气不能成壅也。如苍白术、防己、南星以去湿，羌独活、木瓜、槟榔行气利关节以去壅，佐木通、牛膝以引经，当归、生地以和血，此必用之药也。

脚气表里寒热温补之法

脚气之病，因于表者，以发散为主。因于里者，以疏利为主。寒湿者，宜用温。湿热者，宜用清凉。若元气本虚及病久致虚者，必当培补下元，不得为忌补之说所拘也。古人治此之法，大抵热药多，寒药少，每用麻黄、川乌、桂、附、干姜之类。经曰：湿淫于内，治以苦热。盖乌、附、麻黄走而不守，故能通行经络；姜、桂辛热，能助阳退阴，亦能散清湿之邪也。

手足经络引药之法

凡手足前廉属阳明，宜升麻、白芷、葛根；后廉属太阳，宜羌活、防风；外廉属少阳，宜柴胡；内廉属厥阴，宜吴茱萸、川芎、青皮；内前廉属太阴，宜苍术、白芍；内后廉属少阴，宜独活、细辛。手足痛者，当分经络，用本经为引，行其血气则愈。

[按] 此与前臂痛门引用之药少异，当互参之。

脚气禁忌之法

《外台》云：第一忌嗔，嗔则心烦，烦则脚气发；第二禁大语，大语则伤肺，亦发动。又不得露足当风入水，及以冷水洗足，两脚胫虽夏月常着绵裤，至冬寒倍令两胫温暖，得微汗为佳。每至寅丑日，割手足甲，割少侵肉去气。夏月不宜当风卧，睡觉常令按摩，数劳动关节，令气血通畅，此养生之要，拒风湿之法也。

饮食后宜行动以散脚气之法

李东垣云：凡饮食之后，宜缓行二三百步，不至汗出，觉困则止。脚中恶气，随即下散，虽浮肿，气不能上也。饮食勿使过度，过度则发；欲不可纵，欲多亦发。

论徐岳生足患将成痿痹治法 《寓意草》

徐岳生躯盛气充，昔年因食指微伤见血，以冷水濯之，遂至血凝不散，肿溃，出脓血数升，小筋脱出，三节指废不伸。迩来两足间，才至秋月，便觉畏冷，重绵蔽之，外跗仍热，内踝独觉其寒。近日从踵至膝后筋痛，不便远行。云间老医令服八味丸，深中其意。及仆诊，自云平素脉难摸索，乃肝肺二部反见洪大，大为病进。况在冬月木落金寒时，尤为不宜。方来之势，将有不可向迩者，八味丸之桂、附，未可轻服也。何也？筋者，肝之合也。附经之血既经食指之抑取，存留无几，不能荣养筋脉，加以忿怒，数动肝火，传热于筋，足跗之大筋得热而短，是以牵强不便于行也。然肝之所主者为肺，木性畏金，禀令拥戴。若君主然，故必肺气先清，周身气乃下行。今肺脉大，则肺气又为心主所伤，壅室不清，是以阳气不能下达而足寒也。然则所犯虽微，已犯三逆。平素脉细，而今脉大，一逆也；肝脉大而热下传，二逆也；

肺脉大而气上壅，三逆也。设误以桂、附治之，热者愈热，壅者愈壅，即日便成痿痹矣。此际用药，渊乎微乎，有寻常不能测识者。盖筋脉短劲，肝气内锢，须亟讲于金伐木荣之道，以金伐木，而木反荣，筋反舒，匪深通元奥者，其孰能知之？然非金气自壅，则木且奉令不暇，何敢内拒？惟金失其刚，转而为柔，是以木失其柔，转而为刚。故治此患，先以清金为第一义也。然清金又先以清胃为第一义，不清其胃，则饮酒焉，而热气输于肺矣，厚味焉，而浊气输于肺矣，药力几何能胜清金之任哉？金不清，如大敌在前，主将懦弱，已不能望其成功。况舍清金而更加以助火烁金，倒行逆施，以为治耶？必不得之数矣。

论江仲寰足患治法

庚辰冬，于鼎翁公祖园中，识先生半面，窃见身体重着，行步艰难，面色滞晦，语言迟缓，以为有虚风卒中之候也。因为过虑，辛巳秋，召诊间细察脾脉，缓急不调，肺脉劲大。然肝木尚平，阳气尚旺，是八风之邪未可易中，而筋脉掣痛，不能安寝者，大率风而加之以湿，交煽其虐所致，以斯知尚可引年而施治也。何也？风者，肝之病，天之气也；湿者，脾之病，地之气也。天气迅疾，故发之暴。益以地气之迂缓，反有所牵制，而不能暴矣。然气别则病殊，而气交则病合，有不可不明辨者。病殊者，在天气则风为百病之长。其来微，则随相克为传，次必遍五脏而始烈；其来甚，则不由传次而直中。惟体虚之人，患始不测焉。在地气则湿为下体之患。其来微，则足跗肿大，然得所胜亦旋消；其来甚，则害及皮肉筋脉，以渐而上攻，亦惟阳虚之人，势始腾越焉。两者，一本之天，一本之地，病各悬殊，治亦异法者也。病合者，天之气入于筋脉，地之气亦入于筋脉。时乎天气胜，则筋脉张而劲焉；时乎地气胜，则筋脉弹而缓焉。两者其源虽异，其流则同，交相蕴结，蔓而难图者也。先生房中之风，始虽不可知，然而所感则微也。至若湿之一字，既以醇酒厚味而酿之于内，又为炎蒸岚瘴而袭之于外，是以足患日炽，虽周身筋脉舒长，亦不自如。

究竟足间昼夜掣痛，疮疡肿溃，浸淫无已也。夫春时之风也，夏时之湿与热也，秋时之燥也，三时之气，皆为先生一身之患者也。而一身之患，又惟一隅独当之，亦良苦矣。设内之风湿热燥不攘，足患其有宁宇乎？所可嘉者，惟冬月寒水司令，势稍末减。医者不识此意，每投壮筋骨之药酒，以驱其湿，不知此乃治寒湿之法，惟冬月病增者方宜，岂以风湿热湿，而倒行逆施，宁不重其困耶？况乎先生肺脉劲大，三四日始一大便，虽冬月亦喜形寒饮冷，而不常近火，何所见其为寒湿也哉？所以孙真人大小竹沥等方，风湿热燥寒五治之药具备，笼统庞杂，后人全不知用。若识此义为去取，则神而明之之事矣。然则不辨证而用方者，几何而不误耶？

论钱叔翁足患不宜用热药再误之法

钱叔翁太老先生，形体清瘦，平素多火少痰，迩年内蕴之热蒸湿为痰。辛巳夏秋间，湿热交胜时，忽患右足麻木，冷如冰石。盖热极似寒，如暑月反雨冰雹之类。医者以其足跗之冷也，不细察其为热极似寒，误以牛膝、木瓜、防己、加皮、羌、独之属温之。甚且认为下元虚惫，误用桂、附、河车之属补之。以火济火，以热益热，由是肿溃出脓水，浸淫数月，踝骨以下，足背指踵，废而不用，总为误治而至此极耳。其理甚明，无难于辨，若果寒痰下坠，不过坚凝不散止耳，甚者不过痿痹不仁止耳，何至肿而且溃，黄水淋漓，腐肉穿筋耶？此与伤寒坏证，热邪深入经络而生流注无少异也。所用参膏但可专理元气，而无清解湿热之药以佐之，是以未显厥功。以元老之官，不可以理繁剧，设与竹沥同用，人参固其经，竹沥通其络，则甘寒气味相得益彰矣。且太翁用参膏后，脾气亦既大旺，健运有加矣。此时倘能樽节饮食，俾脾中所生之阳气得专力以驱痰驱热，有痰热不留，而足患并可结局。乃日食而外，加以夜食，虽脾气之旺，不为食所伤，然以参力所生之脾气，不用之运痰运热，止用之以运食，诚可惜也。今者食入亦不易运，以助长而反得衰，乃至痰饮胶结于胸中，为饱为闷，为频咳，而痰不应，总为脾失其健，不为胃行津液，而饮食反以生痰，渐积充满肺窍，咳不易出。虽以治痰为急，然治痰之药大率耗气动虚，恐痰未出而风先入也。惟是确以甘寒之药杜风、消热、润燥、补虚、豁痰乃为合法。至于辛热之药，断断不可再误矣。医者明明见此，辄出桂、附无算，想必因脓水易干，认为辛热之功，而极力以驱之结局耳。可胜诛哉！

酒积伤脾足胫赤肿治案

东垣治廉平章壮年，身体充肥。脚气始发，头面浑身肢节微肿，皆赤色，足胫赤肿，痛不可忍。此以北土高寒，故多饮酒，积酒伤脾，不能运化，饮食不流所致。投以当归拈痛汤，痛减半。再投悉除，只左手指末微赤肿，刺爪甲端出黑血，愈。因食面复发，投以枳实大黄汤，利下痛止。

脚气痛绝治案

柳子厚纂《救死方》云：一人得脚气，夜半痛绝，胁块如石，昏困且死。郑洵美传杉木汤，食顷大下，块散气通。其方用杉木节一升，橘叶一升无叶以皮代，大腹槟榔七枚连子捶碎，童便煮，分二服。若一服得快利，停后服。

腿痛不能屈伸治案

薛氏治一妇患腿痛不能屈伸，遇风寒痛益甚，诸药不应。先以活络丹方见中风一丸顿退，又服而瘳。次年复痛，仍服一丸，亦退大半，更以独活寄生汤方见痹，四剂而愈。

气虚不运两足不能步履治案

《石室秘录》云：人有病两足弱，不能步履，因气虚不能运用者，宜补中益气汤方见劳倦加牛膝、石斛，倍黄芪、人参治之。

肾虚脚软治案

一少年新娶，得软脚病，且痛甚，作脚气治，不效。孙琳曰：此肾虚也。用杜仲一两五钱，酒半瓶，水煎服。六日全愈。

脚气门方附脚气生疮、穿心脚气、脚心痛

麻黄左经汤《集验》 治太阳经脚气。

麻黄去节 干葛 细辛 白术 茯苓去皮 防己去皮 桂心 羌活去节 防风 甘草炙，各等分

每七钱，姜五片，枣一枚，煎。

自汗，去麻黄，加桂枝、白芍；重者，加苍术、陈皮；无汗，减桂心，加杏仁、泽泻。

大黄左经汤《集验》 治阳明经脚气。

大黄煨 细辛 茯苓 防己 羌活 黄芩 前胡 枳壳炒 厚朴姜制 甘草炙 杏仁去皮尖，炒

等分，每七钱，姜、枣煎。

腹痛加白芍；秘结加阿胶；喘急加桑皮、苏子；小便秘加泽泻；四肢疮疡浸淫，加升麻，各等分。

半夏左经汤《集验》 治少阳经脚气。

半夏汤洗七次，切片 干葛 细辛 麦冬去心 白术 茯苓 桂心 防风 炮姜 黄芩 甘草 柴胡等分

每七钱，姜、枣煎。

热闷加竹沥半合，喘满加桑皮、杏仁。

大料神秘左经汤《集验》 治三阳合并脚气。

麻黄去节 葛根 细辛 麦冬去心 厚朴制 茯苓 防己 枳壳炒 桂心 羌活 防风 半夏汤洗七次，切片 柴胡 黄芩 干姜炮 炙草等分

每七钱，姜、枣煎。

自汗，加牡蛎、白术，去麻黄；肿满，加泽泻、木通；热甚无汗，减桂心，加陈皮、前胡、升麻；腹痛吐利，去黄芩，加白芍、附子；大便秘，加大黄、竹沥；喘满，加杏仁、桑皮、苏子，或败毒散见感冒加大黄、苍术。

六物附子汤《集验》 治太阴经脚气。

附子炮，去皮脐 桂心 防己各四两 白术 茯苓各三两 炙草二两

每五钱，姜七片，煎。

神应养真丹《集验》　治厥阴经脚气。

当归酒浸　熟地酒浸　川芎　白芍　羌活　天麻　木瓜　菟丝

为末，蜜丸，空心，盐酒任下。

竹沥汤《千金》　治风胜自注走痛。

竹沥五升　甘草　秦艽　葛根　黄芩　麻黄去节　防己　细辛
桂心　干姜各两　防风　升麻各两五钱　茯苓三两　附子二枚　杏仁
五十粒

水煎，分三服，取汗。〔批〕《千金翼方》无茯苓、杏仁，有白
术一两。

大竹沥汤《千金》　治卒中风，口噤，四肢纵缓，偏痹挛急，手
足不随。

竹沥　甘草　葛根　黄芩　麻黄去节　防己　细辛　桂心　生
姜　防风　茯苓　乌头　独活　白芍　茵芋　白术　川芎　人参
石膏

煎服，取汗为度。

风引汤《千金》　治脚气，脉微而弱。

麻黄　石膏　独活　茯苓各二两　附子　秦艽　细辛　吴茱萸
炮　桂心　人参　防风　川芎　防己　甘草各一两　白术三两　干
姜两半　杏仁六十枚

水煎，分三服，取汗。

此脉多是因虚而得之。若大虚，短气力乏，可间作补汤，随
病冷热而用之。若未愈，更服竹沥汤即止。竹沥汤若不赶热服，
辄停在胸膈，更为人患。若服竹沥汤得下者，必佳也。若加服数
剂，病及脉势未折。若胀满者，大鳖甲汤下之。

加减续命汤节庵　治脚气头痛，身热恶寒，肢节痛，便秘呕逆，
脚软屈弱，不能转动，起于脚膝。

防风　芍药　白术　川芎　防己　桂枝　甘草　麻黄　苍术
羌活　姜　枣　灯心

煎，入姜汁调服。

羌活导滞汤 东垣　治脚气初发，一身尽病，或肢节肿痛，便溺阻隔。

羌活　独活　防己各三钱　大黄酒煨，一两　当归三钱　枳实面炒，二钱

每五钱，煎，微利则已。

防己饮 丹溪　治脚气湿热下壅，足胫肿痛不消，湿热分争，憎寒壮热。

防己　槟榔　木通　甘草梢　黄柏酒炒　生地酒洗　白术炒苍术盐炒　川芎　犀角

水煎，食前服。

大便实加桃仁，小便涩加牛膝、木瓜或苡仁，有热加黄芩，时令热加石膏，有痰加竹沥、姜汁或南星。

二妙散 丹溪　治湿热在经，筋骨疼痛，如有气，加气药；如血虚，加补血药；如痛甚，加姜汁，热辣服之。〔批〕本方加牛膝，名三妙散。

黄柏炒　苍术漂

等分为散，捣生姜煎汤调服。气实者，加少酒佐之；一方以二妙为君，加甘草、羌活、陈皮、芍药、威灵仙酒炒为末，服之佳。

加味二妙丸　治两足湿痹，疼痛如火燎，从两足跗热起，渐至腰胯，或麻痹痿软，皆是湿热为病，此方主之。

川牛膝　川草薢　归尾酒洗　防己　龟板炙，各一两　苍术漂，四两　黄柏二两，酒浸晒干

共为细末，酒煮，面糊丸，空心姜盐汤送下。一方以草薢易虎胫骨，名虎骨丸，治同。

酒浸牛膝丸《本事》　治寒胜无汗，挛急掣痛。

牛膝二两，炙黄　川椒去闭口者　虎胫骨醋炙黄，各五钱　附子炮，一枚

上用绢袋盛药，以酒一斗，春秋浸十日、夏七日、冬十四日，每日空心饮一大盏，酒尽出药为末，醋糊丸，空心温酒下，忌动

风等物。

鸡鸣散　治脚气一品药。凡风湿流注，脚痛不可忍，筋脉浮肿，并宜服之，其效如神。

槟榔七枚　橘红　木瓜各一两　吴茱萸　紫苏各三钱　桔梗　生姜连皮，各半两

水煎浓汁，五更分作三五冷服，冬月略温之，此方并无所忌。

独活汤　治脚气阳虚寒胜，经气不行，顽肿不用。

独活　麻黄　熟附子　牛膝　黄芪炙　人参　归身　白芍　云苓　焦白术　杜仲炒　干姜　肉桂　木香　炙草

姜、枣煎，食前温服。

大腹皮散《活人》　治脚气浮肿，心腹痞闷，小便不利。

大腹皮　木瓜　苏子　槟榔　乌药　荆芥　橘红　萝卜子　苏叶　沉香　枳壳　桑皮

加姜煎，温服。御医方加木通、茯苓、茴香、炙草，名沉香大腹皮散。

槟榔丸　治脚气，大小便不通。

槟榔　赤苓　紫苏　大麻仁　郁李仁各一两　木香　桂心各五钱　大黄煨，二两　枳壳炒　木通　泽泻　羚角屑，各七钱五分

为末，蜜丸。

槟榔汤《济生》　治一切脚气，散气疏壅。

槟榔　香附　陈皮　苏叶　木瓜　炙草　五加皮

加姜煎。

槟榔散　脚气谓之壅疾，不宜骤补，宜用此方疏利。

槟榔　牛膝　防己　独活　秦艽　青木香　天麻　赤芍　桑枝　当归

水煎服。

茱萸木瓜汤《千金》　治脚气冲心，闷乱不识人，手足脉欲绝。

吴茱萸五钱　干木瓜一两　槟榔二两　姜五片

煎，温服。

犀角散《活人》 治脚气冲心，烦喘闷乱，头痛口干，坐卧不得。

犀角屑 枳壳 沉香 木香 槟榔 紫苏 麦门冬 赤苓 防风 石膏生用

水煎，去渣，入竹沥一合，再煎一二沸，不拘时，温服。

沉香散 治脚气攻心，烦闷气促，脚酸酸痛。

沉香 木通 槟榔 吴茱萸 赤芍 紫苏叶

加姜煎，温服。一方有诃子皮。

木瓜丸《局方》 治肾经虚弱，腰膝沉重，脚肿痒生疮，脚心隐痛，筋脉拘急，举动喘促，面色黧黑，大小便秘涩，不问新久。

熟地黄 陈皮去白 乌药各四两 黑牵牛炒，三两 石楠藤〔批〕石楠藤，辛散风，苦坚骨，补内伤阴衰，为治肾虚足弱风痹之要药 杏仁去皮尖 当归身 肉苁蓉酒浸 干木瓜 续断 牛膝酒浸，各二两 赤芍一两

为末，酒糊丸。

加味虎潜丸 治诸虚不足，腰腿疼痛，行步无力，壮元阳，滋肾水。

熟地八两 人参 炙芪 当归 杜仲炙 牛膝酒蒸 琐阳酒洗 龟板酥，炙 菟丝制 茯苓 黄柏蜜炒 知母酒炒 虎骨酥，炙，各一两 山药炒 枸杞各二两

加猪脊髓酒蒸熟，同炼蜜捣丸，空心，淡盐汤或酒下。

调元健步丸 治阴虚血少，湿热兼行，足履无力。

当归酒洗 黄柏盐酒炒 枸杞 牛膝盐酒浸 白芍微炒 茯苓 焦术 加皮 苍术 陈皮 炙草 木瓜 续断 泽泻 防己

为末，蜜丸，空心盐汤下。

续断丸 治肝肾风寒气弱，脚不可践地。此药调中益气，凉血强筋。

杜仲 五加皮 防风 薏苡仁 羌活 续断 牛膝酒浸 生地黄 萆薢

以盐酒煮木瓜成膏，和药为丸，食前温酒盐汤任下。

虎骨酒 大风补血益气，壮筋骨。

虎胫骨　萆薢　仙灵脾　苡仁　熟地　牛膝

上锉细，用绢袋盛，浸酒二斗，饮一盏，入一盏，可得百日。

换腿丸《局方》　治足三阴经为风寒湿热所浸，发为挛痹，纵缓疼痛，上攻胸胁，下至脚膝，足心发热，行步艰难。

薏苡仁　防己　南星　防风　石斛　槟榔　萆薢　石南叶羌活　木瓜各四两　牛膝酒浸　当归　天麻　川续断各一两　炙芪一两五钱

共为末，酒糊丸，空心盐、酒任下。

地黄汤　治穿心脚气。

熟地黄　当归　川牛膝酒洗　川芎　山奈　杜仲姜汁炒

水煎，温服。

大圣散《济生》　治脚心痛。

木香　人参　甘草减半　茯苓　川芎　麦冬去心　炙芪　当归酒浸

等分，每四钱，姜五片，煎。亦可为末，每二钱入木瓜末一钱，豆淋酒调服。外仍用川椒、白芷、草乌煎汤气洗。

枳实大黄汤　治因食湿面，肢体腹痛。

羌活钱半　当归一钱　枳实五分　大黄酒煨，三钱

水煎，空心服，以利为度。

东垣云：脚气之疾，皆水湿之所为也。面滋其湿，血壅而不行，故肢节烦痛。羌活辛温，透关节去湿。经曰：风胜湿，故以为君，血壅则痛。当归辛温，散滞以和血；枳实苦寒，治痞消食，故以为臣。大黄苦寒，以导面之湿热，并治老血留结，取其峻驶，故以为臣也。

椒艾囊　治脚气极效，逐一切风气毒气。

艾叶揉，半斤　川椒一斤　草乌二两，为粗末

上三味和匀，用布袱铺如棉褥，裹足底及足胫，加微火烘，踏于上，使椒艾之气得行于足，自然寒湿风毒诸气，皆能消散，立能止痛。痛止后，仍要二三日一为之，或夜卧包之，达旦去之，

无不效者。

淋洗法《活人书》

脚气用汤渫洗，医之大禁也，为南方外感湿气，乘虚袭入而言。若北方内受湿气，注下肿痛，湿气不能外达，宜渫洗开导，泄越其邪。方用威灵仙、防风、荆芥、白芍、蒴藋叶，暨当归、升麻、骨皮等分，煮去渣，乘热淋洗，无时 名导气除湿汤。脚气肿痛之甚者，可用敷药以散之，或椒艾囊 见上 以温之，如百草煎、防风、荆芥、威灵仙、艾叶、苍术、蛇床子、当归、乌药之类皆可用，或单用紫苏，或忍冬藤煎汤，淋洗俱妙。

按摩法涌泉穴

在足心，湿气皆从此入。日夕之间，常以两足赤肉，更次用一手握指，一手摩擦，擦久脚心热，即将脚指略略转动，倦则少歇，或令人擦之亦得。脚力强健，无痿弱酸痛之疾矣。

灸法

初得脚气，便速灸之，兼服药。若但灸而不服药，但服药而不灸，后必更发。初灸风市 膝上外廉两筋中，手着腿，指尽痛，次犊鼻 膝膑下，胻骨上，侠解大筋陷中，形如牛鼻，故名，**两膝眼** 膝两边陷中、三里 膝下三寸，胻骨外廉，大筋内宛中，两筋分肉间，上廉 三里下，三寸两筋骨隙中，下廉 上廉下三寸，两筋骨隙中，绝骨 外踝上三寸，动脉陷中。

三脘散《活人》 治脚气冲心，饱闷便秘。

独活 白术 木瓜焙，各一两 甘草炙，五钱 大腹皮炙黄 紫苏各一两 陈皮去白 沉香 广木香 川芎 槟榔面裹煨，各七钱五分

为粗末，每二钱煎，便利为效。

追毒汤①《集验》 治三阴合并脚气。

黄芪 半夏洗 炙草 当归 陈皮去白，一两 熟地 白芍 枳实炒 麻黄去节，各二两 桂心三两

每八钱，姜七片、枣三枚煎。

---

① 汤：原作"散"，据底本目录改。

第三竹沥汤《千金》 治风毒入内，短气口噤，心下烦热，手足烦疼，四肢不举，皮肉不仁。

竹沥 甘草 秦艽 葛根 黄芩 麻黄去节 防己 细辛 桂心 防风 干姜 升麻 茯苓 附子 杏仁 当归 蜀椒 白术 川芎 人参

水煎服。

大鳖甲汤《千金方》

麻黄 甘草 防己 防风 茯苓 乌头 白芍 白术 川芎 人参 石膏 鳖甲 当归 杏仁 半夏 麦冬 羚羊角毒盛倍用 犀角 大黄畏下减用 雄黄 青木香 吴茱萸 薤白 生姜 麝香

水煎，得下即止。汤势尽而不得下，可以汤丸助下，下后更服竹沥汤，令脉势折，将息调理乃佳。

芎芷香苏散《得效》 治久近干湿脚气，不论何经。

即芎苏饮去木香见感冒。

抱龙丸 治肝肾俱虚，风湿寒邪流注腿膝，行步艰难，渐成风湿，脚气足心如火，上气喘急，小腹不仁，全不进食。

赤小豆四两 白胶香 破故纸 狗脊 木鳖子去壳，另研 海桐皮 威灵仙 草乌盐拌，炒熟去盐 灵脂炒 地龙去土炒干，另研，各一两

酒糊丸，辰砂为衣，桐子大，每服五十丸，空心盐、酒任下。

余药如石斛、荜茇、狗脊、杜仲、牛膝、薏苡仁、加皮、虎骨、淫羊、藿香之类，病无实积者，俱可随证加用。

附子八味汤《活人》 治气虚中寒脚气。

附子炮 人参 炮姜 白芍 茯苓 炙草 桂心各二两 白术四两

上每服五七钱，水煎，食前温服。一方去桂心加干熟地。

加味四斤丸 治肝肾二经气血不足，足膝酸痛，步履不随，如受风寒湿毒以致脚气者，最宜服之。

虎胫骨一两，酥炙 乳香另研 没药另研，各五钱 川乌炮，去皮，一两 肉苁蓉 川牛膝各一两半 天麻一两 木瓜一斤，去瓤蒸

先将木瓜、苁蓉捣成膏，和酒糊杵丸，温酒下。

简便方

脚气隐痛，行步艰辛，平胃散加赤芍、神曲同煎服，最妙。

脚气风气口渴，用桑枝细锉一升，炒香水三升，熬至二升，一日服尽。

肾脏风毒壅积，腰膝沉重，威灵仙末蜜丸，酒下三钱。平明微利恶物，如青脓桃胶，即是风毒。

脚气肿痛，用白芷、芥菜子，等分为末，姜汁和，敷痛处丹溪方。

湿气两腿作痛，用艾叶、葱头、生姜捣烂，布包，蘸热烧酒擦患处。

脚气独肿，杉木节一握，橘叶一大握，童便一盏，酒半盏，槟榔一钱。

水煎此即《活人》槟榔散。

积忧痰涎，腿叉骨痛，小便赤涩，宜白术、枳壳、赤芍、条芩、连翘、通草、甘草，煎服。

脚叉骨痛，宜苍术、白术、陈皮、赤芍、木通、甘草，水煎，下大补丸见热五十粒。

肢体门四肢、筋骨、肉、溪谷、皮肤

四肢病论

经曰：四肢者，诸阳之本也〔批〕阳主四肢。又曰：阳受气于四肢，阳盛则肢实，阳虚则肢满。又云：四肢皆禀气于胃，而不得至经，必因于脾乃得禀，故脾主四肢也。脾实则四肢不举，脾虚则四肢不用。又云：四肢懈惰，此脾精之不行也。

五脏有邪留在肢节论

经曰：肺、心有邪，其气留于两肘；肝有邪，其气留于两股；脾有邪，其气留于两髀；肾有邪，其气留于两膝。

筋病论

经曰：足之阳明、手之太阳筋急，则口目为癖，眦急不能卒视。又云：诸经者，皆属于节。又云：手屈而不伸者，病在筋；伸而不屈者，病在骨。又云：在脏为肝，在体为筋。又云：酸生肝，肝生筋，筋生心。〔批〕肝主诸经。

筋病①所忌

经曰：风伤筋，燥胜风；酸伤筋，辛胜酸。又云：酸走筋，筋病毋多食酸。又云：多食辛则筋急而爪枯。又云：久行伤筋是也。

筋极论

过劳，四肢筋液耗竭，数数转筋，爪甲皆痛，不能久立，名曰筋极。肝主筋，筋极，六极之一也。经曰：阳气者，精则养神，柔则养筋。筋骨过劳，耗其津液，不能荣养，故劲急而筋数转也。爪甲者，筋之余，筋属木，犹木枯则枝叶皆痿也，不能久立，筋衰不能束骨也。

转筋证治 霍乱转筋另见本门

丹溪云：转筋皆属血热，四物加黄芩、红花、苍术、南星；有转筋于大足指，上至大腿近腰结了，乃因奉养厚、饮酒感寒而作，前方黄芩酒炒入姜煎服；转筋入腹仲景云：转筋之为病，其臂脚直，脉上下行，微弦，鸡矢白一味为散，取方寸匙水和，温服名鸡矢白散；转筋遍身入肚不忍者，极咸盐汤于槽内暖浸之丹溪方；肝虚转筋，赤蓼茎叶切三合、水一盏、酒三合煎，去渣，温分二服《圣惠方》；脚转筋疼痛、筋急，松节散见后。

筋急筋痿筋挛证治

仲景云：血虚则筋急，此皆血脉不能荣筋而成挛〔批〕脉不荣则筋急，故丹溪治挛用四物汤见血加减、《本事方》养血地黄丸见

---

① 病：原作"痛"，据底本目录改。

拘挛之类本此。脚膝筋急痛，大木瓜、酒水各半煎，令烂，研作膏，热裹痛处，冷即易，一宿三五度，瘥。筋痿挛急，口苦爪枯，龙胆泻肝汤《良方》见痿，又《局方》龙胆泻肝汤见火。

骨病论

经曰：肾主骨，在体为骨，在脏为肾。又曰：肾之合，骨也，其荣，发也。少阴者，冬脉也，伏行而濡，骨髓也。又曰：手屈而不伸者，病在筋；伸而不屈者，病在骨。

骨病所忌

经曰：多食甘则骨痛而发落。又云：苦走骨，骨病毋多食苦。又云：久立伤骨。

骨蒸骨痛证治

凡人嗜欲无节，劳伤过度，肾水枯竭，阴火上炎，而发蒸蒸之燥，古方名曰蒸病。若咳嗽咯血，则渐成劳瘵矣详虚劳门。骨痛、痛风、骨髓痛，虎胫骨酒等方见中风主之。湿热筋骨疼痛，二妙散见脚气之类主之。肾虚骨痛，二至丸见虚损。

肉病论

经曰：脾主肉，在体为肉，在脏为脾。又云：邪在脾胃，则病肌肉痛。李东垣曰：人之肉如地之土，岂可人而无肉，故肉消尽则死矣，脾虚则肌肉削。经云：肥而泽者，血气有余；肥而不泽者，气有余血不足；瘦而无泽者，血气俱不足。河间云：血实气虚则肥，气实血虚则瘦，所以肥耐寒而不耐热，瘦耐热而不耐寒者，寒则伤血，热则伤气，损其不足，则阴阳愈偏，故不耐也。病后瘦甚，谓之形脱。腘〔批〕腘谓肘膝后，肉如块者破肉脱，皆为不治。

溪谷论

经云：肉之大会为谷臀是也，肉之小会为溪，谓二肘、二膝、四腕也。肉分之间，溪谷之会，以行荣卫，以会大气。邪溢气壅，脉热肉败，荣卫不行，必将为脓；内消骨髓，外破大腘，留于节膝，必将为败；积寒留舍，荣卫不居，卷肉缩筋，肘不得伸，内为骨痹，外为不仁，命曰不足，大寒留于溪谷也。

肉病所忌

经曰：湿伤肉，甘伤肉。又云：甘走肉，肉病毋多食甘。又云：久坐伤肉。

肉痀①证治

肌肉不仁，致令瘇重，名曰肉痀。瘇音顽，痹也；痀，重也。经曰：人之肉痀者，虽近于衣絮，犹尚痀也，荣气虚、卫气实也。荣气虚则不仁，卫气虚则不用，荣卫俱虚则不仁且不用，肉如故也。人生与志不相有，曰死，宜前胡散见后。

皮肤论

经曰：肺之合皮也，其荣毛也。又云：肺主皮毛，在脏为肺，在体为皮毛。又皮者，脉之部也。邪客于皮，则腠理开，开则邪入，客于络脉，络脉满则注于经脉，经脉满则入舍于脏腑也。皮肤亦曰腠理，津液渗泄之所曰腠，文理纵会之中曰理，腠理亦曰元府。元府者，汗孔也。汗液色元，从空而出也。凡十二经络者，皮之部也。视其部中浮络，其色多青则痛，多黑则痹，黄赤则为热，多白则寒，五色皆见，则寒热也。毛折爪枯为肺绝。经云：手太阴者，行气温于皮毛者也。气不荣则皮毛焦，焦则津液去。皮绝者，津液既去，则爪枯毛折，毛先死矣。

皮肤痛痒证治

经云：夏脉者，心也。夏脉太过，则病身热肤痛，为浸淫运气，皆属火邪伤肺，治以诸寒。痛不可以手按者，桑白皮汤见后。经云：诸痒为虚，血不荣肌腠，所以痒也。当滋补以养阴血，血和肌润，痒自不作，四物加黄芩煎，调紫背浮萍末服。

---

① 痀：原作"疴"，据底本目录改。

肢体门方

猪膏酒 治筋极转筋。

猪脂煎、姜汁各二升，熬取三升，再入酒五合，分三服。

《集解》云：津竭筋枯，非草木之性，卒能责效。猪脂润，能养筋；姜汁辛，能润燥；酒和血而性善行，取易达于四肢也。

松节散 治脚转筋，疼痛牵急。

黄松节即茯神心木，二两 乳香一钱

石器内慢火炒令焦，研细末，煎木瓜酒下一钱至二钱，凡筋病皆治。

前胡散河间 治肉苛。

前胡 白芷 细辛 肉桂 白术 川芎各三两 吴茱 附子炮 当归身各二两 川椒三钱

为末，以茶酒三升拌匀，窨一宿，猪脂五斤入药微煎，候白芷黄色，去渣熬成膏，在病处摩之，以热为度。内服苦参丸。

苦参丸同上。

苦参二两，取粉 丹参炙 沙参 人参 防风 五加皮 蒺藜炒，去刺 乌蛇酒浸用肉 蔓荆子 败龟板酥炙 虎骨酥炙 元参坚者，各两

共为细末，用不蛀皂角一斤，以水三升，按取汁，于净铁器内熬成膏，炼蜜四两和丸，梧子大，每服十五丸至二十丸，食后良久夜卧，日三服，荆芥薄荷汤下。

桑白皮汤 治火邪伤肺，皮肤发痛，不可以手按。

桑白皮 干葛 柴胡 黄芩枯 元参各一钱 地骨皮 天冬 麦门冬各钱五分 木通四分 甘草四分

入葱、姜煎。

泽肤汤 治皮肤枯燥如鱼鳞，此燥伤胆气。

牛骨髓 真酥油

等分合炼为膏，瓷器盛之，每日空心，用三匙热酒调服，蜜汤亦可。久服滋阴养血，止嗽荣筋。

简便方

《外台》方治脚转筋，用故绵以酽醋浸甑中蒸热，用绵裹病脚，冷更易，勿停，瘥止。《千金方》治筋骨拘挛及五脏经脉纵缓，用五加皮，以五月五日采茎，七月七日采叶，九月九日采根，合为末，每三钱，酒调下。

卷 六

目 录

喘病门 哮喘、肺胀附

总　论

经言：诸病喘满，皆属于热。有喘喝、喘息、喘逆、喘嗽、喘呕、上气而喘。诸喘之形状，或因热之微甚，或邪之所自致也。其独言喘者，谓卧则喘，是水气之客也。又云：夜行喘出于肾，淫气病肺；有所堕恐，喘出于肝，淫气害脾；有所惊恐，喘出于肺，淫气伤心；渡水跌扑，喘出于肾与骨。又曰：肾者水脏，主津液，主卧与喘也。

喘病脉候

宜浮迟，不宜急疾。喘逆上气，脉数有热，不得卧者，难治；上气面浮肿，肩息，脉浮大，不治。喘息低昂，手足温者生；脉涩，四肢寒者死。

喘促短气逆气辨

喘者促促气急，喝喝痰声，张口抬肩，摇身撷肚。短气者，呼吸虽数而不能接续，似喘而不摇肩。逆气者，但气上而奔急，肺壅而不下也。

喘病之因

朱丹溪曰：喘急者，气为火所郁而为痰，在肺胃间也。有痰者，有火炎者，有阴虚自小腹下起而上逆者，有阳虚而致气短者，有水气乘肺者，有肺虚挟寒而喘者，有肺实挟热而喘者，有惊忧气郁肺胀而喘者，有胃络不和而喘者，有肾气虚损而喘者。虽然，未有不由痰火内郁、风寒外束而致之者也。〔批〕《针经》云：胃络不和，喘出于阳明之上逆；真元耗散，喘出于肾气之上奔。

舒驰远曰：喘亦各有所因，有气虚而喘者，法当补气。有痰壅而喘者，法当开痰。有阳明胃实浊气上干而喘者，法当攻下。有肾气泛动而喘者，法宜收固肾气。

肺火有余肺气不足

李东垣曰：华佗云：盛而为喘，减而为枯。故《活人》亦云：发喘者，气有余也。凡看文字须要会得本意。盛而为喘者，非肺气盛也。喘为肺气有余者，亦非气有余也。气盛当认作气衰，有余当认作不足。肺气果盛，又为有余，则当清肃下行而不喘，以其火入于肺，衰与不足而为喘焉？故言盛者，非言肺气盛也，言肺中之火盛也。言有余者，非言肺气有余也，言肺中之火有余也。故泻肺以苦寒之剂，非泻肺也，泻肺中之火，实补肺气也。用者不可不知。

实喘虚喘邪喘

《金匮》云：无寒热短气不足以息者，实也。又曰：实喘者，气实肺盛，呼吸不利①，肺窍壅滞，右寸沉实，宜泻肺。虚喘者肾虚，先觉呼吸短气，两胸胀满，左尺大而虚，宜补肾。邪喘者，肺受寒邪，伏于肺中，关窍不通，呼吸不利，右寸沉而紧，亦有六脉俱伏者，宜发散。《三因》云：肺实者，肺必胀，上气喘逆，咽中逆如欲呕状，自汗。肺虚者，必咽干无津，少气不足以息。《永类钤方》云：右手寸口气口以前，阴脉应手有力，肺实也。必上气喘逆，咽塞欲呕，自汗，皆肺实证。若阴脉应手无力，必咽干无津少气，此肺虚证。

丹溪云：久病是气虚，用阿胶、人参、五味补之；新病是气实，用桑皮、葶苈泻之。张景岳曰：气喘之病，一曰实喘，一曰虚喘。实者有邪，邪气实也。虚者无邪，元气虚也。实喘者气长而有余，虚喘者气短而不续。实者胸胀气粗，声高息涌，膨膨然若不能容，惟呼出为快也。虚者慌张气怯，声低息短，皇皇然若气欲断，提之若不能升，吞之若不相及，劳动则甚，而惟急促似喘，但得引长一息为快也。此一为真喘，一为似喘。真喘者，其责在肺；似喘者，其责在肾。盖肺为气之主，肾为气之根。肺主

---

① 利：原作"刊"，据《证治准绳·杂病·诸气门》改。

皮毛，而居上焦，故邪气犯之则上焦气壅，先而为喘，此宜清宜破也。肾主精髓，而在下焦，若真阴亏损，精不化气，则下不上交而为促。促者，断之基也，再加消散，如压卵矣。

热喘寒喘

东垣云：《病机》谓：诸病喘呕，皆属于上。辨云：伤寒家，论喘呕以为火热者，是明有余之邪，中于外寒，变而为热，心火大旺攻肺，故属于上。又云：膏粱之人，奉养太过，亦能积热于上而为喘咳，此为热喘，宜以甘寒之剂治之。又云：气盛有余则咳嗽上气，喘喝烦心，胸满短气，皆冲任之火行于胸中而作也。系在下焦，非在上也。若饮食劳役，喜怒不节，水谷之寒热，感则害人六腑，皆由中气不足，其膜胀满腹，咳喘呕逆，食不下者，此为寒喘，宜大甘辛热之剂治之。

痰喘火炎喘

戴复庵云：痰者，凡喘便有痰声。火炎者，乍进乍退，得食则减，食已则喘。大概胃中有实火，膈①上有稠痰，得食坠下稠痰，喘即止；稍久，食已入胃，反助其火，痰再升上，喘仍大作，宜清肺汤见后，火喘烦渴，白虎汤见火病加栝楼仁、枳壳、黄芩，神效。

秋冬夜喘

东垣云：秋暮冬天，每夜连声嗽不绝，大喘至天明，日高方缓，口苦，两胁下痛，心下痞闷，卧而多惊，筋挛，肢节痛，痰唾涎沫，日晚神昏，呵欠，不进饮食，宜麻黄苍术汤见后。

胃喘身热而烦

经曰：胃为气逆。又曰：犯贼风虚邪者，阳受之，阳受之则入六腑，入六腑则身热不得卧，上为喘呼。又曰：阳明厥则喘而哕。哕谓热，内郁而烦也。厥逆连脏则死，连经则生，治宜加减

---

① 膈：原作"隔"，据《医学正传·哮喘》改。

白虎汤之类。

喘不得卧

经曰：不得卧而息有音者，是阳道之逆也。足三阳者下行，今逆而上行，故息有音也。阳明者，胃脉也。胃者，六腑之海，其气亦下行。阳明逆不得从其道，故不得卧也。经曰：胃不和则卧不安。此之谓也。又曰：夫不得卧，卧则喘者，是水气之客也。夫水者，循津液而流也。肾者水脏，主津液，主卧与喘也。东垣云：病人不得眠，眠则喘者，水气逆行，上乘于肺，肺得水而浮，使气不流通，脉沉大者，宜神秘汤见后。喘不得卧，其脉按之虚而涩者为阴虚，去死不远，慎勿下之，下之必死，宜四物汤见血门加童便、竹沥、麦冬、五味、枳壳、苏梗服之。

肾 喘

经曰：真元耗损，喘出于肾气之上奔。肾气不得归元，固有以金石镇坠，助阳接真而愈者，亦不可骤峻，宜安肾丸见遗精、八味丸见劳损之类，先补之，不效，人参煎汤下黑锡丹见中风门。〔批〕黑锡丹，镇纳元气，为治喘要药。

诸喘治法

李士材曰：《内经》论喘，其因众多，究不越于火逆上而气不降也。挟虚者亦有数条，非子母情牵，即仇雠肆疟，害乎肺金之气，使天道不能下济而光明者，孰非火之咎耶？虽然，火则一，而虚实则分。丹溪云：虚火可补，参、芪之属；实火可泻，芩、连之属。每见世俗一遇喘证，纯行破气，于太过者当矣，不及者可乎？

余尝论证，因虚而死者十九，因实而死者十一。治实者，攻之即效，无所难也。治虚者，补之未必即效，须悠久成功。其间转折进退，良非易也。故辨证不可不急，而辨喘证为尤急也。巢氏、严氏止言实热，独王海藏云：肺气果盛，则清肃下行，岂复为喘？皆以火烁其气，气盛而喘。所谓盛者，非肺气也，肺中之火也。斯言高出前古，但举其端，未能缕悉，请得而详之。气虚而火入于肺者，补气为先。阴虚而火来乘金者，壮水为亟。风寒者，鲜其邪。湿气者，利其水。暑邪者，涤其烦。肺热者，清其上。痰壅者消之。气郁者疏之。饮停者吐之。火实者清之。肺痈而喘，保金化毒。肺胀而喘，利水散邪。肾虚者，火不归经，导龙入海。肾虚水邪泛滥，逐水下流。

论浦君艺喘病兼肾病证治之法出《寓意草》

人身难治之病有百证，喘病其最也。喘病无不本之于肺。然随所伤而互开，渐以造于其极，惟兼三阴之证者为最剧，而三阴又以少阴肾为最剧。经云：肾病者善胀，尻以代踵，脊以代头，此喘病兼肾病之形也。又云：劳风发在肺下，巨阳引精者三日，中年者五日，不精者七日。当咳出青黄浓浊之痰如弹子者大，不出者伤肺，伤肺者死也。此喘病兼肾病之情也。故有此证者，首重在节欲，收摄肾气，不使上攻可也。其次则太阴脾、厥阴肝之兼证亦重，勿以饮食忿怒之故，重伤肝脾可也。若君艺之喘证，得之于髫幼，非有忿怒之伤，止是形寒饮冷，伤其肺耳。然从幼惯生疮疖，疮疖之后，复生牙痛。脾中之湿热素多，胃中之壮火素盛。是肺中所以受伤之原，又不止于形寒饮冷也。脾之湿热，胃之壮火，交煽而互蒸，结为浊痰，溢入上窍，久久不散，透开肺膜，结为窠囊。清气入之，浑然不觉。浊气入之，顷刻与浊痰狼狈相依，合为党援，窒塞关隘。不容呼吸出入，而呼吸正气。转触其痰，齁𪔛有声，头重耳响，胸背骨间有如刀刺。涎涕交作，鼻额酸辛，若伤风状。正《内经》所谓心肺有病，而呼吸为之不利也。必俟肺中所受之浊气解散下行，从前后二阴而去，然后肺中之浓痰咯之始得易出，而渐可相安。及夫浊气复上，则窠囊之痰复动，窒塞仍前复举，乃至寒之亦发，热之亦发，伤酒伤食亦发，动怒动气亦发。所以然者，总由动其浊气耳。浊气本居下体，不易犯入清道。每随火势而上腾，所谓火动则气升者，浊气升也。肾火动，则寒气升。脾火动，则湿气升。肝火动，则风气升也，故以治火为先也。然浊气既随火而升，亦可随火而降，乃凝神入气以静调之。火降而气不降者，何耶？则以浊气虽居于下，而肺中之窠囊实其新造之区，可以侨寓其中，转使清气逼处不安，亦若为乱者然，如寇贼依山傍险，蟠据一方，此方之民，势必扰乱而从寇也。故虽以治火为先，然治火而不治痰，无益也。治痰而不治窠囊之痰，虽治与不治等也。

治痰之法：曰驱、曰导、曰涤、曰化、曰涌、曰理脾、曰降火、曰行气。前人之法，不为不详。至于窠囊之痰，如蜂子之穴于房中，如莲实之嵌于蓬内。生长则易，剥落则难。由其外窄中宽，任行驱导涤涌之药，徒伤他脏，此实闭拒而不纳耳。究而言之，岂但窠囊之中痰不易除，即肺叶之外、膜原之间，顽痰胶结多年，如树之有萝，如屋之有游，如石之有苔，附托相安，仓卒有难于铲伐者，古今之为医者夥矣，从无有为此妙论者。嘉言生平治此症最多，皆以活法而奏全绩。盖肺中浊邪为祟，若牛渚怪物，莫逃吾燃犀之照者，因是旷观病机，异哉！

肺金以脾土为母，而肺中之浊痰，亦以脾中之湿为母，脾性本喜燥恶湿。迨夫湿热久锢，遂至化刚为柔，居间用事。饮食入胃，既以精华输我周身，又以败浊填彼窍隧，始尚交相为养，最后抑此注彼，专为外邪示岂弟，致使凭城凭社辈得以交遂其奸。如附近流寇之地，益以巨家大族，暗为输导，其滋蔓难图也。有由然矣！治法必静以驭气，使三阴之火不上升，以默杜外援，又必严以驭脾，使太阴之权有独伸而不假敌忾。我实彼虚，我坚彼瑕，彼瑕捣虚，迅不掩耳，不崇朝而扫清秽浊。乃广服大药，以安和五脏，培养肺气，肺金之气一清，则周身之气翕然从之下降，前此上升浊邪，永绝其源。百年之间，尝保清明在躬矣。此盖行所当然，不得不然之法，夫岂徒饰听闻之赘语耶？

上盛下虚肺气虚极治法

李士材治太学朱宁宇，喘极多痰，可坐不可卧，能俯不能仰，两尺独大而软，为上盛下虚，遂以地黄丸一两，用桔梗三钱，枳壳二钱，甘草、生半夏各一钱，煎汤送下，数剂而安。

外感六淫喘急方治

外感风寒暑湿，脉人迎大于气口，必上气喘急不得卧，喉中有声，或声不出，审是风寒喘急，痰嗽鼻塞，宜三拗汤。肺风痰喘，华盖①散俱见咳嗽。伤湿身重而喘，渗湿汤见湿病。伤暑汗渴而喘，白虎汤见火病。无汗而喘，香薷饮见暑门。暑嗽满渴，柴胡石膏汤见感冒，通用秘传麻黄汤见后。暑月热淫，肺金受邪，少气咳喘，宜生脉散见暑门救肺，童便、炒知母、黄柏降火。气不升降，上盛下虚，心腹胀满，喘促气急，苏子降气汤见气病。

风痰支饮骨蒸肺热喘急方治

风痰作喘，抱龙丸、千缗汤。痰壅作喘，二陈汤俱见痰门、局方七气汤见气门，治咽喉中痰涎上气喘急甚效。齁喘②不止，瓜蒂七枚为末，调服其汁，即吐痰如胶黏，三进，其病如扫。胸膈支饮，喘满心下痞坚，面色黧黑，脉沉紧，木防己汤见痰门。支饮不得息，胸膈胀满，上气喘息，身面浮肿，鼻塞身重，不闻香臭，葶苈大枣泻肺汤见肺痈。火逆上气，咽喉不利，麦门冬汤见肺痿。喘嗽烦热，骨蒸寝汗，口干面目浮肿，天门冬丸保命见吐血。肺热作喘，宜苏子煎见咳嗽。

外感内伤喘急方治

外感雨湿，内伤热物，气口大于人迎，腹胀喘满不得安卧，二便涩滞，宜平气散见后。内伤七情，郁结，上气喘急，宜四磨汤、七气汤俱见气门。

行动喘促厥逆喘息有音方治

平居则气平和，行动则气促而喘，此冲任之火，宜滋肾丸见癃闭。厥逆，气上冲，咽不得息，而喘息有音不得卧，调中益气汤见脾胃。

---

① 华盖：原作"盖华"，据文义乙转。
② 齁（hōu）喘：指喘急而喉中痰鸣，鼻息气粗声高。

哮喘之证

李士材曰：哮证，似喘而非，呼吸有声，呀呷不已，良由痰火郁于内，风寒束于外，或因坐卧寒湿，或因过食酸咸，或因积火熏蒸，病根深久，难以卒愈。避风寒，节厚味，禁用凉剂。恐风邪难解，禁用热剂。恐痰火上升，理气疏风，勿忘根本，为善治也。

膈有胶固之痰，外有非时之感，则令人哮喘。由寒束于表，阳气并于膈，中不得泄越。故膈热气逆，声粗为哮，外感之有余也；气促为喘，肺虚而不足也。〔批〕哮与喘相类，但不似。喘开口出气之多而有呷呀之音，以胸中痰结于喉间，故气出入不得快利，与痰引逆相击而作声也。

哮喘中外皆寒寒包热二证

哮喘遇冷即发者有二证：其一属中外皆寒，宜参苏温肺汤见后、调中益气汤见脾胃加吴茱；其一属寒包热，宜越婢加半夏见后肺胀等汤发表诸剂。

哮喘证治

陈飞霞曰：喘者，恶候也。肺金清肃之令，不能下行，故上逆而为喘，肺之膹郁也。哮者，喉中如曳锯，若水鸡声是也。喘者，气促而连续不能以息也，故哮与声响言，喘以气息名，凡喉如水鸡声者为实，喉如鼾睡声者为虚。

素有哮喘之痰，遇寒暄不时，犯则连绵不已，发过自愈，宜于未发时预防之。有一发即能吐痰者，可先服补肾地黄丸方见后加五味子、故纸，多服自愈。有发而不吐痰者，宜痰喘方见后。

哮喘初发宜苏陈九宝汤方见后。盖哮喘为顽痰闭塞，非麻黄不足以开肺窍，放胆用之，百发百中。

马脾风证

陈飞霞曰：胸膈积热，心火凌肺，热痰壅盛，忽然大喘者，名马脾风。盖心为午火属马，言心脾有风热也，小儿此证最多，不治必死，宜牛黄夺命散方见后下之。

肺胀咳不得卧

肺胀而嗽，或左或右不得卧，此痰挟瘀血碍气而病，宜养血流动其气，兼之降火疏肝而清其痰，四物汤见血门加桃仁、诃子、青皮、竹沥、韭汁之属，敛肺疏肝，去瘀除痰。壅遏不得眠者难治。

气虚肺胀

气虚肺胀，膨膨而喘嗽，胸膈满塞气上奔者，东垣于随证用药。方中多加五味子，人参次之，麦冬又次之，黄连少许。如甚则两手如瞀①，此真气大虚也，若气短，加黄芪；气盛去五味、人参，加黄芩、荆芥穗；冬月加草蔻仁，去荆芥。

肺胀治案

洪玉友曰：肺胀一证而鼻煽动，大汗淋漓，胸高气喘，或左或右不得眠，不可误作风痰论治，法宜泻肺通窍汤及越婢加半夏等剂，后以异功散加桑皮，麦冬以收全功。

泻肺通窍汤，越婢加半夏汤俱见后，异功散见脾胃。

喘病门方肺胀方附

密传麻黄汤通治外感六淫喘嗽。

麻黄不去根节，无汗去之　细辛　升麻　桑白皮　桔梗　甘草等分

热加栝楼根，湿加苍术、羌活、防风、姜、葱煎，或加川芎、葛根。暑嗽勿用。

平气散《宝鉴》　治外感雨湿，内伤热物，喘满不得安卧。

白牵牛二两，半生半炒，取头末一半　陈皮去白，五钱　青皮　槟榔各三钱　大黄七钱

为细末，每三钱，姜汤下。

---

①　瞀（mào 冒）：目眩，眼花。

经曰：肺苦气上逆，急食苦以泻之。牵牛苦寒，泻气分湿热，上攻喘满，故以为君。陈皮苦温，体轻浮理肺气，青皮苦辛，散肺中滞气，故以为臣。槟榔辛温性沉重，下痰降气，大黄苦寒，荡涤满实，故以为佐。

人参半夏丸《宝鉴》 定喘化痰。

人参 茯苓 南星 薄荷各五钱 寒水石 白矾生用 半夏姜屑各两 蛤粉二两 藿香二钱五分

面糊丸，姜汤下，日三服。

一方加黄连五钱，黄柏二两，尤效。

楼全善云：余平日用此方，治久喘未发时服此丸，已发时用沉香滚痰丸，微下，累效。

清肺汤 治火炎作喘。

片黄芩一钱 杏仁去皮尖 栀子 枳实 桑白皮 陈皮 苏子云苓 麦门冬去心 贝母去心，各八分 沉香磨 辰砂研，各五分

姜一片煎，入竹沥和服。此方皆泻火清肺、润痰利气之品。

加味白虎汤 治火喘烦渴。

石膏 知母 甘草 粳米 栝楼仁 枳壳 黄芩

水煎服。

钱氏曰：八九月肺气太旺，病喘嗽者必实，宜泻之。戴氏云：俗医不知火炎，作胃虚治，用燥热之药以火济火也。一人患此，诸医作胃虚治之，不愈，后以导水丸利五六次而愈，此水气乘肺也。

参苏温肺汤东垣 治寒喘，形寒饮冷伤肺，烦心，胸满短气，不能宣畅。

人参 肉桂 甘草 木香 五味子 陈皮 半夏 苏叶 桑白皮 白术各二两 白苓一两 姜三片

煎。

[按] 此方以六君子补脾消痰，加肉桂、紫苏以祛寒，桑皮、木香以调气，五味以宁嗽定喘，肺受寒而喘，洵为良方。

人参平肺饮东垣　治热喘，心火刑肺，传为肺痿，咳嗽喘呕，痰涎壅盛，胸膈痞闷，咽嗌不利。

桑白皮各二钱　知母钱半　茯苓　人参　甘草　地骨皮　天门冬去心，各钱　陈皮各六分　五味三十粒

加姜五片煎。热甚加黄芩。

黄栝楼丸丹溪　治食积作痰，壅滞喘息。

栝楼仁　半夏　山楂，神曲炒

等分为末，栝楼汁成丸，姜汤下。

杏仁煎　治喘嗽。

杏仁去皮尖，炒　胡桃肉去皮，捣

等分研膏，炼蜜为丸，姜汤下。

黄芩半夏汤《大旨》　治寒热表里喘证。

黄芩酒炒　半夏　麻黄　紫苏　桔梗　枳壳　杏仁　甘草

加姜、枣煎服。

五虎汤《局方》　治风寒所感，热痰喘急。

麻黄　杏仁去皮尖　石膏　甘草　细茶

加姜、枣煎。

桑白皮汤《医林》　治肺气有余，火炎痰盛作喘者。

桑皮　半夏　苏子　杏仁　贝母　山栀　黄芩　黄连

加姜煎服。

五味子汤　治喘促脉伏而数，虚烦作渴。

五味　人参　麦冬去心　杏仁　橘红

补肾地黄丸　治先天不足，肝肾虚喘。

熟地　山药　山萸　鹿茸　丹皮　牛膝　云苓　泽泻　五味故纸

共为末，蜜丸，空心，淡盐汤下。

安喘至圣丹　治肾经虚喘。

人参　牛膝　熟地　山萸　枸杞　麦冬　五味　胡桃

加生姜煎服。

一方如菟丝、芥子、茯苓，无胡桃。

人参补肺汤　治咳嗽、喘、短气、小便短少。

人参　黄芪　白术　茯苓　陈皮　当归　山茱肉　山药　熟地　丹皮　麦冬　五味　甘草

姜、枣煎。

归气定喘汤　治短气微息，似喘非喘。

人参　牛膝　熟地　麦冬　枣皮　五味　枸杞　胡桃　故纸

水煎服。

人参清肺汤《局方》　治肺胃虚热，咳嗽喘急，坐卧不安。

人参　杏仁　阿胶　粟壳蜜炒　炙草　桑皮　知母　骨皮　乌梅肉

加枣一枚煎。

人参胡桃汤　治喘急不能卧。

人参钱半　胡桃仁炮，去皮，五枚捣　生姜三片　枣一枚

煎服。〔批〕洪辑幼子，病痰喘，梦观音令服人参胡桃汤，服之，果效。明日剥去皮，喘复作，仍连皮用，信宿而瘳。盖皮能敛肺也。胡桃、葱白、姜茶等分，捣煎，能散寒发汗。

本方以玉竹易生姜，治阴虚喘咳。

清金丹　治一切哮吼，或痰，或食遇厚味，即发者尤妙。

莱菔子蒸熟晒干，一两　猪牙皂烧存性，三钱

为末，姜汁糊丸，姜汤送下。

定喘奇方　治稠痰壅甚，体肥作喘。

橘红二两，用明矾五钱同炒香　半夏一两五钱　杏仁面炒，一两　炙草七钱　栝楼仁去油，一两　黄芩酒炒，五钱　皂角去皮，弦子烧存性，三钱

共为末，淡姜汤打蒸饼糊为丸，每日食后白汤下。

加味甘桔汤　治喘定哮。

桔梗　甘草　川贝母　百部　白前　橘红　茯苓　覆花

水煎服。

苏陈九宝汤《简易》①　治老人小儿素有喘急，遇寒即发，发则连绵不已，咳嗽哮吼，夜不得卧。

麻黄　紫苏　薄荷　桂枝　桑皮　大腹皮　陈皮　杏仁甘草

加姜三片，乌梅一个，煎。

定喘汤《振生》②　治肺虚感寒，气逆膈热而作喘。

白果三十枚，去壳，切碎，炒黄　款冬花　桑白皮蜜炒　法半各三钱　麻黄　苏子各二钱　黄芩炒　杏仁去皮尖，各钱半　甘草一钱

加姜煎服。

表寒宜散，麻杏、桑皮、甘草辛甘发散，泻肺而解表。里虚宜敛，款冬温肺，白果收敛，定喘而清金，苏子降肺气，黄芩清肺热，半夏除湿痰，相助为理，以成散寒疏壅之功。

丹溪曰：哮，主于痰，宜吐法。治哮必须薄滋味，不可纯用凉药，必带表散。

痰喘方　治哮喘，痰入肺窍不能出者。

人参　南星　法半　瓜霜　香附　陈皮　莱菔子炒　皂角灰

等分为末，姜汁糊丸，姜汤化下。

麻黄苍术汤东垣　治秋冬夜喘，声嗽不绝，天明方缓，口苦，两胁下痛，心下痞闷，卧而多惊，筋挛，肢节痛，痰吐涎沫，日晚神昏呵欠，不进饮食。

柴胡根　羌活根　苍术各五分　麻黄八分　防风根　甘草根生用，用根者取其上升也　当归梢各四分。用梢者，取其下降也　五味子九粒　草豆蔻六分　黄芩　炙甘草各三钱　黄芪钱半

水煎服。

直指神秘汤　治水气作喘。

人参　陈皮　桔梗　紫苏　半夏　槟榔　桑白皮　炙草五味

---

① 简易：原作"简方"，据底本目录改。
② 振生：疑作"摄生"，指《摄生众妙方》。

水煎，食远服。

神秘汤《三因》 治上气喘急不得卧。

人参 陈皮 桔梗 紫苏梗 五味

水煎，食远服。

牛黄夺命散 治小儿暴喘，俗名马脾风。此心火凌肺，故热痰壅盛。

黑牵牛 酒大黄 枳壳

共为末，白汤调下，临服加蜜数匙，以气平为度。

贞元饮景岳 治气短似喘，呼吸促急，气道噎塞，不能升降，垂危者。人但知为气急，其病在上，不知元海无根，肝肾亏损，子午不交，气脱证也。

熟地 当归 炙草

水煎温服。如呕恶、恶寒，加煨姜；气虚，加人参；手足厥冷，加肉桂。

肺胀门方

越婢加半夏汤 《金匮》云：咳而上气，此为肺胀，其人喘，目如脱，然脉浮大，此汤主之。

麻黄六两 石膏半斤 生姜三两 大枣十五枚 甘草二两 半夏半升

以水先煮麻黄，去上沫，内诸药煮，分温三服。

小青龙加石膏汤 《金匮》云：肺胀咳而上气，烦躁而喘，脉浮者，心下有水，此汤主之。

麻黄 芍药 桂枝 细辛 甘草 干姜各三两 五味 半夏各半升 石膏二两

以水先煮麻黄，去沫，内诸药煮，强人服一升，羸者减之，日三服，小儿服四合。

泄肺通窍汤

苏子 葶苈 芥子 莱菔子 麻黄水泡过,各一钱 杏仁 枳壳 黄芩 桑皮各七分水煎服。大便不通加大黄、槟榔。

元参清肺饮 治咳吐浓痰、胸中胀满，喘急发热。

元参　柴胡　陈皮　桔梗　茯苓　麦冬　骨皮　苡仁　人参
甘草　槟榔

水煎，加童便服。

养血疏气汤 治肺胀而嗽，或左右不得眠，动则喘急，此痰挟瘀血也。

当归　白芍　川芎　生地　竹沥　桃仁　红花　诃子肉　青皮　韭汁

姜汁冲服。

简便方

喘嗽气急，以人参末一钱，鸡子清投清水调下。丹溪云：气虚用人参、蜜炙黄柏、麦冬、地骨皮之类。

痰气壅塞作喘，雪梨汁一杯，生姜汁四分之一，蜂蜜半杯，薄荷末一两，和匀，器盛重汤，煮一时久，任意与食，降痰如奔马。

醋呛成吼，用甘草二两，去赤皮，每段切二寸长，劈开，用猪胆汁二枚浸三日，取起，炙干为末，蜜丸，临卧茶汤送下，神效。

哮喘久不止，不拘老少及小儿乳吼，用石膏四钱，半夏、栝楼仁、陈皮、麻黄各一钱，枳实、杏仁各八分，甘草四分，生姜五片，水煎热服。

又方，用鸡子略敲，损壳不可破膜，尿缸内浸三四日夜，煮吃，效。鸡子能去风痰也。

痰饮门

总　论

喻嘉言曰：痰饮为患，十人居其八九。《金匮》论之最详，分别而各立其名。后世以其名之多也，徒徇其末而忘其本。曾不知圣人立法，皆从一源而出，无多歧也。盖胃为水谷之海，五脏六腑之大源。饮入于胃，游溢精气，上输于脾；脾气散精，上归于肺，通调水道，下输膀胱；水精四布，五经并行，以为常人。《金匮》即从水精不四布，五经不并行之处，以言其患。谓人身所贵者水也，天一生水，乃至充周流贯，无处不到。一有瘀蓄，即如江河回薄之处，秽莝丛积，水道日隘，横流旁溢，有所不免。必顺其性，因其势而疏导之，由高山而平川，由平川而江海，庶得免于泛滥。所以仲景分别浅深，诲人因名以求其义焉。浅者在于躯壳之中，脏腑之外①，其名有四：曰痰饮、曰悬饮、曰溢饮、曰支饮。痰饮者，水走肠间，沥沥有声。悬饮者，水流胁下，咳唾引痛。溢饮者，水流行于四肢，汗不出而身重。支饮者，咳逆倚息短气，其形如肿。一由胃而下流于肠，一由胃而旁流于胁，一由胃而外流于四肢，一由胃而上入于胸膈。始先不觉，日积月累，水之精华转为混浊，于是遂成痰饮。必先团聚于呼吸大气难到之处，故由肠而胁，而四肢，至渐积于胸膈，其势愈逆矣。痰饮之患，未有不从胃起者矣。其深者，由胃上入于阳分，渐及于心肺。由胃下入阴分，渐及于脾肝肾。故水在心，心下坚筑短气，恶水不欲饮，缘水攻于外，火衰②故水益坚；火郁于内、气收，故筑动短气；火与水为仇，故恶而不饮也。水在肺，吐涎沫，欲饮水，缘肺主气，行荣卫，布津液。水邪入之，则塞其气道，气凝则津聚，变成涎沫，失其清肃，故引水自救也。水在脾，少气身重，缘脾恶湿，湿胜则气虚而身重也。水在肝，胁下支满，嚏而痛，缘肝与胆为表里，经脉并行于胁，火气冲鼻则嚏，吊胁则痛也。水在肾，心下悸，缘肾水凌心，逼处不安，又非支饮邻国为壑之比矣。夫五脏藏神之地也，积水泛为痰饮，包裹其外。诗有谓波撼岳阳城者，情景最肖，讵非人身之大患乎？然此特随其所在，

---

① 外：原作"内"，据《医门法律·痰饮门·痰饮论》改。
② 衰：原作"煅"，据《医门法律·痰饮门·痰饮论》改。

辨名定位①，以祈治不乖方耳。究竟水所蓄聚之区，皆名留饮。留者，留而不去也。留饮去而不尽者，皆名伏饮。伏者，伏而不出也。随其痰饮之或留或伏，而用法以治之，始为精义。昌试言之，由胃而上，胸膈心肺之分者，驱其所留之饮还胃，下从肠出，或上从呕出，其出皆直捷痛快，而不至于伏匿，人咸知之。若由胸膈而外出肌肤，其清者，或从汗出；其浊者，无可出矣，必还返于胸膈。由胸膈还返于胃，乃可入肠而下出驱之，必有伏匿肌肤而不胜驱者。若由胸膈而深藏于背，背为胸之府，更无出路，尤②必还返胸膈，始得趋胃趋肠而顺下。岂但驱之不胜驱，且有挟背间之狂阳壮火，发为痈毒，结如橘囊者。伏饮之艰于下出，易于酿祸，其谁能辨之，谁能出之耶？昌以静理而谈施治，凿凿有据，谨因《金匮》秘典，直授金针，令业医之子，已精而益求其精耳。

痰饮留伏论

喻嘉言曰：《金匮》论留饮者三，伏饮者一。曰心下有留饮，其人背寒如掌大。曰留饮者，胁下痛引缺盆。曰胸膈有留饮，其人短气而渴，四肢历节痛。言胸中留饮，阻抑上焦心肺之阳，而为阴噎，则其深入于背者，有冷无热，并阻督脉上升之阳，而背寒如掌大，无非阳火内郁之象也。胁下为手足厥阴上下之脉，而足少阳之脉则由缺盆过季胁，故胁下引缺盆而痛，为留饮偏阻，木火不升之象。饮留胸下，短气而渴，四肢历节痛，为肺不行气，脾不散精之象也。〔批〕此言肺之治即不行，宗气不布，故短气，气不布，则津亦不化，故膈燥而渴，脾气不运，水饮流于四肢而作痛也。合三条观之，心、肺、肝、脾，痰饮皆可留而累之矣。至伏饮则曰膈上病痰，满喘咳吐，发则寒热，背痛腰疼，目泣自出。其人振振身瞤剧，必有伏饮。言胸中乃阳气所治，留饮阻抑其阳，则不能发动，然重阴终难蔽睍，有时阳升，阴无可容，忽而吐发，

① 位：原作"分"，据《医门法律·痰饮门·痰饮论》改。

② 尤：原作"犬"，据《医门法律·痰饮门·痰饮论》改。

其留饮可以出矣。若便留伏不去，乃是三阳之气伸而复屈，太阳不伸作寒热，腰背痛，目泣，少阳不升，风火之化，郁而并于阳明土中。阳明主肌肉，遂振振身瞤而剧也。留饮之伏而不去，其为累更大若此。然留饮、伏饮，仲景不言治法。昌自其遏抑四脏三腑之阳而求之，则所云宜用温药和之者，岂不切于此证，而急以之通其阳乎？所云苓桂术甘汤者，虽治支满目眩，岂不切于此证而可仿其意乎？故必深知比例，始可与言往法也。

痰饮脉候

左右关脉实者，膈上有痰可吐之。脉沉弦细滑、大小不匀者皆痰饮为病。久得涩脉者难愈，盖痰胶固脉道阻涩也。饮脉皆弦微沉滑，肝脉软而散色泽者，当病溢饮。脉双弦者，寒饮；偏弦者，饮也。浮而滑为饮。沉而滑者悬饮。〔批〕陈无择曰：病人百药不效，关上脉伏而大者，痰也；眼皮及眼下如灰烟黑者，痰也。

痰病诸因

朱丹溪曰：痰之源不一，有因热而生痰者，有因痰而生热者，有因风寒暑湿而生者，有多食而成者，有伤冷物而成者，有嗜酒而成者，有脾虚而成者。其为病也，惊痰则成心包痛，癫疾。热痰则成烦躁头风，烂眼燥结，怔忡懊恼，惊炫。风痰成瘫痪，大风眩晕，暗风闷乱。饮痰成胁痛，四肢不举，每日呕吐。食痰成疟痢，口出臭气。暑痰，中暑眩冒，黄疸，头痛。冷痰，骨痹四肢不举，气刺痛。酒痰，饮酒不消，但得酒，次日又吐。脾虚生痰，食不美，反胃呕吐。气痰，攻注走刺不定。妇人惊痰最多，惊血虚而入结成块，在腹者，发则如身孕，转动跳跃不可忍。

滚痰丸能治老痰怪病

王隐君曰：痰证古今未详，方书虽有五饮诸饮之异，而莫知其为病之源。或头风作眩，目运耳鸣；或口眼瞤动，眉棱耳轮痛痒；或四肢游风肿硬，似疼非疼；或为齿颊痒痛，牙齿浮而痛痒；或嗳气吞酸，心下嘈杂，或痛或哕；或咽嗌不利，咯之不出，咽之不下，其痰似墨，有如破絮桃胶蚬肉之状；或心下如停冰铁，心气苦痛；或梦寐奇怪之状；或足腕酸软，腰背骨节卒痛；或四肢筋骨疼痛，难以名状，并无当处，以致手臂麻痛，状若风湿；或脊上一条如线之寒起者；或浑身习习如卧芒刺者；或眼枯湿痒，口糜舌烂喉痹等证；或绕项结核，状若瘰疬；或胸腹间如有二气交纽，噎息烦闷，有如烟火上冲，头面烘热；或为失志癫痫；或中风瘫痪；或劳瘵荏苒之疾；或风毒脚气；或心下怔忡，如畏人捕；或喘嗽呕吐；或呕冷涎绿水墨汁；甚为肺痈肠毒，便脓挛跛。内外为病百端，皆痰所致，其然不同，难以尽述。盖津液既凝为痰，不复周润三焦，故口燥咽干，大便秘结，面如枯骨，毛发焦槁，妇人则因此月水不通。若能逐去败痰，自然服饵有效。余用滚痰丸见后以愈诸疾，不可胜数，特相传于世云。

痰饮由饮食七情六淫

薛立斋曰：痰者，脾胃之津液，或为饮食所伤，或为七情六淫所扰，故气壅痰聚。盖脾为统血行气之经，气血俱盛，何痰之有？皆由过思与饮食所伤，损其经络，脾血既虚，胃气独盛，是以湿因气化，固多痰也，游行周身，无所不至。痰气既盛，客必胜主，或夺于脾之大络之气，则倏然扑地者，此痰厥也。升于①肺，则喘急咳嗽。迷于心，则怔忡恍惚。走于肝，则眩晕不仁，胁肋胀痛。关于肾，不哈而多痰唾。留于胃脘，则呕泻而作寒热。注于胸，则咽膈不利，眉棱骨痛。入于肠，则漉漉有声，散则有声，聚则不利。

痰涎随气升降无处不到

李时珍曰：痰涎为物，随气升降，无处不到，入心则迷成癫痫，入肺则塞窍为喘咳背冷，入肝则胁痛干呕、寒热往来，入经络则麻痹疼痛，入筋骨则牵引痛，入皮肉则瘰疬痈肿。〔批〕痰在肺则咳，在胃则呕，在头则眩，在心则悸，在背则冷，在胁则胀。陈

---

① 于：原作"厥"，据《薛氏医案·内科·明医杂著》改。

无择并以控涎丹见后主之，殊有奇效。此乃治痰之本。痰之本，水也，湿也。得气与火，则结为痰。大戟能泄脏腑水湿，甘遂能行经络水湿。白芥子能散皮里膜外痰气，唯善用者能收奇功也。

治痰宜先补脾

《准绳》曰：痰之生，由于脾气不足。治痰宜知补脾，脾复健运之常，而痰自化矣。然停积既久，如沟渠壅遏，淹久则倒流逆上，若不疏决，而欲澄已壅之水，而使之清，无是理也。

阴火上升不宜二陈

庞安常云：有阴水不足，阴火上升，肺受火邪不得清肃下行。由是津液凝浊，生痰不生血者。此当以润剂如麦冬、地黄、枸杞之类滋其阴，使上逆之火得返其宅，则痰自清矣。投以二陈，立见其殆。有肾虚不能纳气归原，原出而不纳则积，积不散则痰生焉，宜崔氏八味丸见中寒。

水泛为痰清稀火结为痰稠浊

汪讱庵曰：肾虚不能制水，水泛为痰，是无火之痰，痰清而稀。阴虚火动，火结为痰，是有火之痰，痰稠而浊。痰证初起，发热头痛，类外感表证。久则潮咳夜重，又类阴火内伤。走注肢节疼痛，又类风证。但肌色如故，脉滑不匀为异。〔批〕肥人滑泄责之痰，脉滑责之痰，不食不饥责之痰。《石室秘录》云：痰色黄者火将退也，白者火正炽也。

留饮不可滋阴

舒驰远曰：痰病留饮，不可兼滋其阴，以致阴愈长而阳愈消，脾气愈弱，不能传布水谷，精气所生之血皆为停蓄，上逆而吐，势所必至。故治咳嗽误兼滋阴而酿吐血者恒多，皆由不识阴阳消长之理也。

来白丹治痰饮变生诸证

凡人平居无他故，只有痰数口，或清或坚，宜二陈汤、小半夏加茯苓汤俱见后，痰多，间进青州白子丸见中风和来复丹见中暑，名来白丹，此方非特治痰饮，尤能疗喘嗽、呕逆、翻胃。大凡痰饮变生诸证不当，为诸证牵制，妄言作名，且以治痰为先，饮消则诸证自愈。故如头痛、眉棱骨疼，累以风药不效，投以痰药见效。如患眼赤，羞明而痛，与之凉药勿瘳，畀以痰药获愈。凡此之类，不一而足。

五痰五饮治法

李士材曰：痰有五，饮亦有五，治法因之而变。在脾①经者，名曰湿痰，脉缓面黄，肢体沉重，嗜卧不收，腹胀食滞，其痰滑而易出，宜二陈汤、白术丸俱见后、六君子汤见脾胃。在肺经者，名曰燥痰又名气痰，脉涩色白，气上喘促，洒淅恶寒，悲愁不乐，其痰涩而难出，宜利金汤、润肺饮俱见后。〔批〕有一咳痰即出者，肺湿胜而痰滑也。宜半夏、南星、皂角之属燥其脾，若利气之剂，所当忌也。有连咳痰不出者，肺燥胜而痰涩也，宜紫苏、枳壳、杏仁之属，利其肺，若燥湿之剂，所当忌也。在肝②经者，名曰风痰，脉弦面青，四肢满闷，便溺秘涩，时有燥怒，其痰清而多泡，宜水煮金花丸、防风丸、川芎丸俱见后。在心经者，名曰热痰，脉洪面赤，烦热心痛，口干唇燥，时多喜笑，其痰坚而成块，宜小黄丸、天黄丸俱见后。在肾经者，名曰寒痰，脉沉面③黑，小便急痛，足寒而逆，心多恐怖，其痰有黑点而多稀，宜姜桂丸见呃逆、八味丸见中寒、胡椒理中汤见后。其人素盛今瘦，水走肠间，辘辘有声，名曰痰④饮，心下冷极，以温药和之，桂苓甘术汤见后。水流胁下，咳唾引痛，名曰悬饮，十枣汤见后。水流四肢，当汗不汗，身体疼重，名曰溢饮，大青龙汤见后。咳逆倚息，短气不得卧，其形如肿，名曰支饮，五苓散、泽泻汤俱见后。膈满呕吐，喘咳寒热，腰背痛，目泪出，其人振振恶寒身瞤惕者，名曰伏饮，倍术丸见

---

① 脾：原作"肺"，据《医宗必读·痰饮》改。
② 肝：原作"肺"，据《医宗必读·痰饮》改。
③ 面：原作"而"，据《医宗必读·痰饮》改。
④ 痰：原作"姜"，据《医宗必读·痰饮》改。

后。更有一种非痰非饮，时吐白沫，不甚稠黏，此脾虚不能约束津液，故痰沫自出，宜六君子汤见脾胃加益智仁以摄之。至如脾肺二家之痰，尤不可混。脾为湿土，喜温燥而恶寒，故二术、星、夏为要药；肺为燥金，喜凉润而恶温燥，故二母、二冬、地黄、桔梗为要药。二者反治，鲜不危困矣。

治痰诸药

张景岳曰：诸家治痰之法，多治其标，虽不可执，亦不可废。痰因表者汗之，因里者下之，挟湿者分利之。痰在膈上，必用吐法，泻亦不去。胶固稠浊之痰，必用吐。痰在经络中，非吐不可，吐中就有发散之义。〔批〕凡吐中风之痰，使咽喉疏通，能进汤药便止，若尽攻其痰，则无液以养筋，令人挛急偏枯，此其禁也。丹溪曰：胃气亦赖痰以养，不可尽攻，攻尽则虚而愈剧。痰在肠胃间，可下而愈，痰在四肢，非竹沥不能达。痰在胁下，非白芥子不能除。痰在皮里膜外，非竹沥、姜汁不能达。热痰、火痰，宜清黛、黄芩、天花粉、连翘、石膏。火痰上者，宜流金膏见后。老痰，宜海石、栝楼、贝母。实痰、火痰，滚痰丸见后最效。风痰，宜南星、白附子。湿痰，宜苍术、白术、半夏、茯苓、泽泻。食痰，用神曲、山楂、麦芽。酒痰，用花粉、黄连、白术、神曲，或用五苓、四苓分利之。痰结核在咽喉，咯唾不出，化痰药中加咸药以软其坚，栝楼仁、杏仁、海石、朴硝、海藻，佐以姜汁。竹沥导痰，非姜汁不能行经络。荆沥治痰速效，能食者用之。二沥佐以姜汁，治经络之痰最效。痰中带血者，宜加韭汁、海粉，热痰能清，湿痰能燥，坚痰能软，顽痰能消，可入丸药，亦可入煎药。南星、半夏治风痰、湿痰。石膏坠痰火极效。黄芩治热痰，假其下行也。枳实治痰，有推墙倒壁之功。五倍子能治老痰，佐以他药，大治顽痰，人少知者。花粉治热痰、酒痰最效，又云：大治膈上热痰。元明粉治热痰、老痰速效，能降火软坚故也。硝石、礞石大能消痰结、降痰火，研细末，和白糖，置手心中，以舌舐服，甚效。苍术治痰饮成窠囊，行痰极效；又治痰挟瘀血成窠囊者，即神术丸见后也。润下丸见后降痰最妙，可常服。小胃丹见后，治实痰积饮必用之药，不过二三服而已，虚者忌用。中气不足之痰，须用参、术。内伤挟痰，必用参、芪、白术之属，多用姜汁传送，或加半夏、茯苓。中焦有痰，胃气亦赖所养，卒不可用峻攻，攻尽则大虚矣。

治痰四法

喻嘉言曰：后世治痰饮有四法：曰实脾、燥湿、降火、行气。〔批〕逐痰理气有所先后，如痰积胶固，气道因之而不得顺，宜先逐痰而气方畅，此治其甚也，有理气而痰自顺者，治其微也。实脾燥湿，二陈二术，最为相宜，若阴虚则反忌之矣。降火之法，须分虚实，实用苦寒，虚用甘寒，庶乎可也。若夫行气之药，诸方漫然，全无着落，谨再明之。风寒之邪，从外入内，裹其痰饮，惟用小青龙汤见后，则分其邪从外出，而痰饮从下出也。浊阴之气，从下入上，裹其痰饮，用茯苓厚朴汤见后，则分其浊气下出，而痰饮上出也。多怒则肝气上逆，而血亦随之，气血痰饮互结成癖，用鳖甲散、柴胡以除之。多忧则脾气内郁，而食亦不化，气食痰饮亦互结成癖，用滚痰丸见后以除之。多欲则肾气上逆，直透膜原，结垒万千，膜胀重坠，不可以仰，用桂苓丸见暑病引气下趋，痰饮始豁也。

虚寒痰饮，少壮十中间见一二，老人小儿十中常见四五。若果脾胃虚寒，饮食不思，阴气痞塞，呕吐涎沫者，宜温其中。真阳虚者，更补其下，清上诸药，不可用也。

小儿慢脾风，痰饮阻隔窍隧，星附六君子汤见后以醒之。

老人肾虚水泛，痰饮上涌，崔氏八味丸见后以摄之。

热痰乘风火上入，目暗耳鸣，多似虚证，误行温补，转锢其痰，必致永无出路。痰饮随食并出，不开幽门，徒温其胃，束手无策，必致迁延误人。肾虚水泛，痰涌气高喘急之证，不补下，反清其上，必致气脱而死。

痰病宜修养脾①气

又曰：五味入口，而藏于胃，胃为水谷之海，五脏六腑之总司。人之饮食太过，而结为痰涎者，每随脾之健运而渗灌于经隧，其间往返之机如海潮。然脾气行则潮去，脾气止则潮回，所以治沉锢之法，但取辛热，微动寒痰，已后止而不用，恐痰得热而妄行，为害不浅也。不但痰得热而妄行，即脾得热而亦过动不息，如潮之有去无回。其痰病之决裂，可胜道哉。从来服峻补之药者，深夜亦欲得食，人皆不知其故，反以能食为庆。曾不思爱惜脾气，使其昼运夜息，乃可有常。况人身之痰，既由胃以流于经隧，则经隧之痰亦必反之于胃，然后可从口而上越，从肠而下达，此惟脾气静息之时，其痰可返。故凡有痰证者，早食午食而外，但宜修养，脾气不动，使经隧之痰得以返之于胃，而从胃之气上下，不从脾之气四讫，乃为善也。试观人痰病轻者，夜间安卧，次早即能呕出泄出。痰病重者，昏迷复醒，反能呕出泄出者，岂非未曾得食，脾气静息，而予痰以出路耶？世之喜用热药峻攻者，能知此乎？

痰饮窠囊治验

卤臣先生问曰：痰在膈中，去喉不远，每早必痛，呕始出者，何耶？曰：道不同也。胸膈之间，重重脂膜遮蔽，浑无空隙，痰从何出？所出者，胃中之痰耳。曰：然则膜中之痰不出耶？曰：安得不出，但出之曲耳。盖膻中之气四布于十二经，布于手足六阳经，则其气从喉吻而上出，布于手足六阴经，则其气从前后二阴而下出。然从下出者无碍，从上出者亦必先下注阳明，始得上越，是以难也。曰：若是则所论膀胱气化一段，渊乎微矣。但吸引之机权，从不见于经典，岂有所自乎？曰：《内经》有巨阳引精之义，缘无注解，人不能会。巨阳者，太阳膀胱也。谓膀胱能吸引胸中之气下行，而胸中之胀自消，此足证也。曰：胸中窠囊之

---

① 脾：原作"虚"，据底本目录改。

说，确然无疑，世不知始于何因，结于何处，消于何时也。曰：人身之气，经盛则注于络，络盛则注于经，窠囊之来，始于痰聚胃口，呕时数动胃气，胃气动则半从上出于喉，半从内入于络。胃之络，贯膈者也。其气奔入之急则冲透膈膜，而痰得以居之，痰入既久，则阻碍气道。而气之奔入者，复结一囊，如蜂子之营穴，日增一日，故治之甚难。必先去胃中之痰，而不呕不触，俾胃中之气不急奔于络，转虚其胃，以听络中之气还返于胃，逐渐以药开导其囊，而涤去其痰，则自愈矣。此愚独得之见，屡试之法也。〔批〕许学士窠囊案，见胀病。

继江痰病奇证

李继江二三年来，尝苦咳嗽生痰，胸膈不宽。今夏秋间，卧床不起，濒亡者再，将家事分拨，安心服死。忽觉稍安，亦心死则身康之一征也。未几仍与家事，其病复作，然时作时止，疑为不死之病也。闻余善议病，托戚友领之就诊。见其两颐旁有小小垒块数十高出，即已知其病之所在。因诘之曰：观尔脉盛筋强，必多好色而喜任奔走，本病宜发痈疽，所以得免者，以未享膏粱之奉，且火才一动，便从精孔泄出耳。然虽不病痈，而病之所造则更深矣，尔胸背肩髃间，巉岩如乱石插天，栉比如新笋出土，嵌空如蜂莲之房，芒锐如棘栗之刺，每当火动气升，痰壅紧逼之时，百苦交煎，比桁杨之罪人十倍过之，尚不自知耶？渠顿足曰：果实如此，但吾说不出，亦无人说到耳。昔年背生痈疖，幸未至大害，然自疖愈，咳嗽至今，想因误治所成，亦未可知。余曰：不然，由尔好色作劳，气不归元，腾空而上，入于肝肺散叶空隙之间，膜原之内者，日熟一日，久久渐成熟路，只俟肾气一动，千军万马乘机一时奔辏，有入无出，如潮之不返，海潮兼天涌至，倘后潮不熄，则古今冤于此病者，不知凡几。但尔体坚堪耐，是以病至太甚，尚自无患，不然者，久已打破昆仑关矣。尔宜归家修心息神，如同死去，俾火不妄动，则痰气不为助虐，如胸背之坚垒，始有隙可入。吾急备药，为尔覆巢捣穴，可得全也。渠思病未即死，且往乡征租，旬日峻事，购药未迟。至则因劳陡发，暴不可言，痰出如泉，声响如锯，而舌胀喉硬目突，二日而卒于乡，真所谓打破昆仑关也。治法详阴病论。

痰饮诸证方治

风痰涌甚，呕吐涎沫，宜青州白丸子。涌吐顽痰，宜稀涎散风痰。卒中，宜三生饮。风涎抽掣，宜牛黄丸。虚风寒痰，宜星附散。痰迷心窍，舌强不语，宜涤痰汤。以上六方俱见中风。肺经伤风，咳嗽多痰，宜活人金沸草散见咳嗽。膈上热痰，二陈加黄芩。热痰呕吐，二陈汤加栀、连、生姜。夏月嗽而发热，小柴胡汤见呕吐门加石膏、知母。惊痰，妙应丸见饮食加朱砂、全蝎各三钱，每服八九丸。酒痰，妙应丸加雄黄、全蝎各二钱，每服十丸。暑痰，消暑丸见暑门。食痰，保和丸见饮食、顺气消食化痰丸见后。脾虚生痰，六君子汤见脾胃。脉来结涩，胸膈不利，或作刺痛，此气郁痰挟也，宜七气汤见气门、越鞠丸见郁病。肾虚，气出而不纳则积，积则痰生，宜八味丸见中寒。脉来细滑或缓，痰涎稀薄，身体倦怠，手足痿软，此脾虚挟痰也，六君子或补中益气加半夏、茯苓。

痰饮呕酸头痛背寒治验

蔡中丞苦痰饮，每十日一发，头痛背寒，呕酸不食。得一方，茯苓、吴茱汤泡七次等分，蜜丸名吴仙丹。前后痰方，无及此者。

痰饮门方

苓桂术甘汤《金匮》　治心下有痰饮，胸胁支满，目眩。

茯苓四两　桂枝三两　白术三两　甘草二两

水煎温服，小便即利。

喻嘉言曰：痰饮阴象，阻抑其阳，用此阳药化气，以伸其阳，此正法也。兹所主乃在胸胁支满目眩者，何耶？《灵枢》谓：心胞之脉，是动则病胸胁支满。然则痰饮积于心胞，其病自必，若是目眩者，痰饮阻其胸中之阳，不能布水精于上也。茯苓治痰饮，伐肾邪，渗水道；桂枝通阳气，和荣卫，开经络；白术治风眩，燥痰水，除胀满；甘草得茯苓，则不资满反能泄满，本草亦曰甘草能下气，除烦满，故用之也。

肾气丸 《金匮》云：短气，有微饮，当从小便去之，苓桂术甘汤主之，肾气丸亦主之。

方见消渴门。

《金鉴》注云：水停心下，甚者病悸，微者短气，其治有二。气虚短气，是气少不能长息而短也；微饮短气，是水停阻碍呼吸而短也。若呼之气短，是心肺之阳有碍也。用苓桂术甘汤以通其阳，阳气通则膀胱之窍利矣。吸之气短，是肝肾之阴有碍也，用肾气丸以通其阴，阴气通则小便之关开矣。〔批〕苓桂术甘，益土气以行水。肾气丸，温阳气以行水。

十枣汤《金匮》 治脉沉而弦，悬饮内痛。〔批〕沉为在里，兹者为痛、为饮、为癖。

芫花熬 甘遂 大戟等分

以水先煮肥大枣十枚，去渣，内三药煎。平旦温服，得快利后，糜粥自养。

喻嘉言曰：伤寒病，两胁痞满而痛，用十枣汤下其痰饮。杂病非伤寒之比，而悬饮内痛，在胁则同。况脉见沉弦，非亟夺其邪，邪必不去，脉必不返。所以用十枣汤，不嫌其过峻也。凡病之在胁而当用下者，必仿此为例也。

大青龙汤 《金匮》云：治溢饮者，当发其汗，大小青龙汤主之。

麻黄去节，六两 桂枝二两 甘草二两 杏仁四十个，去皮尖 生姜二两 大枣十二枚 石膏如鸡子大一枚

以水先煮麻黄，去上沫，内诸药煮，去渣，温服取微似汗，汗多者温粉扑之。

小青龙汤《金匮》

麻黄去节，三两 芍药三两 五味子半升 甘草炙三两 细辛三两 桂枝三两 半夏洗，半升

煎法如上，去渣温服。

喻嘉言曰：溢饮之证，水饮溢出于表，荣卫尽为之不利。发汗以散其水，荣卫通，则四肢之水亦散矣。究竟大青龙升天而行云雨，小青龙鼓浪而奔沧海，治饮证必以小青龙为第一义也。

程郊倩曰：水气惟太阳少阴有之，以二经同司乎水也。然太阳从表得之，肤腠不宣，水气为元府所遏，故以小青龙汤发之。少阴由下焦有寒，不能制伏本水，客邪得深入而动其本气，缘胃阳衰而隄防不及也，故用真武汤温中镇水，收摄其阴气。〔批〕按：青龙汤主太阳表水，十枣汤主太阳里水，真武汤主少阴里水。

泽泻汤《金匮》 治心下有支饮，苦眩冒。

泽泻五两 白术二两

水煎，去渣，温服。

尤怡曰：水饮之邪，上乘清阳之位，则为眩冒。冒者，昏冒而神不清，如有物冒蔽之也；眩者，目眩转而乍见眩黑也。泽泻泄水气，白术补土以胜水也。

甘遂半夏汤 《金匮》云：病者脉伏，其人欲自利，利反快，此为留饮欲去故也，虽利心下续坚满。

甘遂大者三枚 半夏十二枚 芍药五枚 甘草如指大一枚，炙

水煮，去渣，以蜜半升和药汁煎，顿服。

程林曰：留者行之，用甘遂以决水饮；结者散之，用半夏以散痰饮。甘遂之性直达，恐其过于行水，缓以甘草、白蜜之甘，收以芍药之酸。甘草与甘遂相反，而同用之者，盖欲其一战，而留饮尽去，因相激而相成也。

小半夏汤 《金匮》云：呕者本渴，渴者为欲解，今反不渴，心下有支饮故也。

半夏一升 生姜半斤

水煎，分温再服。〔批〕半夏生姜温能和胃气，辛能散逆气，为呕家圣药。

《金匮》云：饮家渴者，是水停气，不化生津液而渴也。呕家渴者，是呕吐胃干燥，伤津液而渴也。故曰：呕者，本当渴也。

今不渴，必素有支饮故也。

小半夏加茯苓汤《金匮》 治卒呕吐，心下痞，膈间有水，眩悸。

半夏一升 生姜半斤 茯苓四两

水煮，分温再服。

尤怡曰：饮气逆于胃则呕吐，滞于气则心下痞，凌于心则悸，蔽于阳则眩。半夏、生姜止呕降逆，加茯苓去其水也。

五苓散 《金匮》云：假令病人脐下悸，吐涎沫而颠眩者，此水也。

泽泻一两一分 猪苓三分，去皮 茯苓三分 白术三分 肉桂二分，去皮

为末，白饮，服方寸匕，日三服，多饮暖水，汗出，愈。元方用桂枝，此易肉桂，名生料五苓散。

《金匮》云：悸者，筑筑然跳动也。心下悸为水停心下，脐下悸是水停脐下。吐涎沫，水逆于胃也。颠眩，水阻阳气不升也。其为水盛可知，故以五苓散主之也。

木防己汤《金匮》 治胸间支饮，其人喘满，心下痞坚，面色黧黑，其脉沉紧。

木防己三两 石膏十二枚，鸡子大 桂枝二两 人参四两

水煮，分温再服。〔批〕木防己汤开三焦水结，通上中下之气。

木防己加茯苓芒硝汤《金匮》 治前证复发不愈。

木防己 桂枝各二两 人参 茯苓各四两 芒硝三合

先以四味水煮去渣，内芒硝再微煎，分温再服，微利则愈。

李彣曰：喘满痞坚，膈间支饮逆上也。面黑者，饮属北方水色也。脉沉为饮，紧为寒，皆阴脉，以水饮禀阴寒之气也。木防己汤补虚散饮，虚者受补即愈，实者饮邪固结不解，故复发不愈，乃寒气凝滞，故去石膏之寒胃，加茯苓淡以渗饮，芒硝咸以软坚也。

葶苈大枣汤《金匮》 治支饮不得息。

方见肺痈。

沈明宗曰：此支饮偏溢于肺也，支饮贮于胸膈，上干于肺，

气逆则呼吸难以通彻，故不得息，然急则治标，所以佐大枣之甘以补脾，葶苈之寒以泄肺，俾肺气通调，脾得转输，为峻攻支饮在肺之方也。

倍术丸①《局方》 治伏饮，膈满呕吐，喘嗽寒热，腰背痛，目泪出。其人振振恶寒，身𥆧惕者。

白术二两 桂心 干姜各两

为末，蜜丸，温米饮下，食前服。

水煮金花丸洁古 治肝经风痰，脉弦面青，眼花头眩，四肢满闷，便溺闭涩，心多燥怒，痰青多泡。

半夏 南星生用，各二两 天麻五钱 雄黄三两 白面三两

先煮浆水令沸，下药煮至药浮为度，漉出，淡浆水浸，晒干，为细末，滴水丸，每服五十至百丸，生姜汤下。

〔按〕星、半燥湿除痰，天麻入肝而疏痰气，雄黄入肝而散风痰，白面甘温补虚养气，使风木不至乘土也。

一方有寒水石一两，煅存性用。

搜风化痰丸丹溪 治风痰。

人参 僵蚕 槐角 白矾 天麻 陈皮去白，各一两 荆芥八钱 半夏四两，汤浸

姜汁蒸饼糊为丸，辰砂五钱为衣，姜汤下。

辰砂化痰丸 治风痰咽膈不利，头目不清，神志不宁。

辰砂研飞为衣 白矾枯研，各五钱 南星泡，一两 半夏曲三两

姜汁糊丸，每服二钱，姜汤下。〔批〕白矾燥湿追涎，化痰坠浊。

千缗汤《大全》 治风痰壅盛，喘急，日夜不得卧，人扶而坐者，一服此方即愈。

半夏制，大者七枚 皂荚炙，去皮，弦一寸 炙草一寸

加姜三片煎，温服。

---

① 丸：原作"术"，据底本目录改。

大川芎丸 消风壅，化痰涎，利咽膈，清头目。治头痛眩运，心忡烦热，头项紧急，肩背拘倦，肢体烦疼，皮肤瘙痒，脑昏目疼，鼻塞身重，面上游风，状如虫行。

川芎　龙脑　薄荷叶焙干。各七十五两　桔梗一百两　甘草炙，三十五两　防风去苗，二十五两　细辛五两

为末，炼蜜搜和，每一两半分作五十丸。每服一丸，腊茶清细嚼，食后卧下。

星附六君汤　治风痰搐搦面肿。

人参　白术　茯苓　炙草　法半　陈皮　白附　南星

加生姜煎服。

抱龙丸　治风痰壅甚，发热惊搐。

胆星九制，四两　天竺黄一两　雄黄五钱　朱砂五钱　麝二分五厘

共为末，用甘草一斤，煎浓汁捣丸，每两作二十丸，阴晾干用，薄荷汤或灯心汤下一二丸。

清气化痰丸 丹溪　治上焦痰火壅盛，脉洪面赤，咳嗽烦热，口干，胸中痞满。

半夏姜制　南星胆制，各两五钱　陈皮　黄芩酒炒　栝楼仁　杏仁去皮尖　枳实面炒　茯苓各两

为末，姜汁糊丸，淡姜汤下。

此证热痰，痰因火盛之剂。痰即有形之火，火即无形之痰，痰随火而降升，火引痰而横行，变生诸证，不可纪极。火借气于五脏，痰借液于五味，气有余则为火，液有余则为痰。故治痰者必降其火，治火者必顺其气也。

小黄丸　治热痰咳嗽。

南星汤洗　半夏汤洗　黄芩各一两

姜汁浸，蒸饼为丸，姜汤下。

茯苓半夏汤　治膈上热痰。

茯苓　陈皮　半夏　甘草　黄芩

加姜煎。

流金膏 *治一切火痰咳逆。*

石膏煅，研　大黄酒蒸，晒　黄芩酒洗　陈皮　连翘　川芎　桔
梗　贝母　胆星　薄荷　香附

为末，蜜丸，忌酒、面、湿热之物。

润肺饮士材　*治热痰。*

贝母糯米拌炒　天花粉各三钱　桔梗一钱　甘草五分　麦冬去心
橘红去白　茯苓一钱五分　生地二钱五分　知母酒炒，七分

加姜煎，食远服。

化痰丸节斋①　*润燥开郁，降火消痰，治老痰郁痰，结成粘块。*

天冬去心　黄芩酒炒　海粉另研　栝楼仁另研　橘红各一两　黄
连　香附淡盐水浸炒　桔梗各五钱　青黛另研　芒硝另研，各三钱

共为细末，入姜汁捣丸，白汤送下。

一方有连翘无黄连。

滚痰丸王隐君　*治实热老痰，怪证百病。*

青礞石一两　大黄酒蒸　黄芩去黑心者，各八两　沉香五钱

先将礞石打碎，用焰硝一两同入瓦罐，盐泥固封，晒干火煅，
石色如金为度，研末。吐痰水，上以礞石末掺之，痰即随下，故为
利痰圣药。煅过无金星者不堪用，陈久者佳，新煅者火毒未除，稍
毒。用水飞过，晒干，和诸药滴水丸，量人虚实服之，姜汤送下。
服后仰卧，令药在胸膈之间，徐逐上焦痰滞，不宜饮水行动。本
方加百药煎一两，乃能收敛周身顽痰聚于一处，然后利下，甚有
奇功。本方加元明粉一两，朱砂为衣，治同。

汪切庵曰：风木大过，克制脾土，气不运化，积滞生痰，壅
塞上中二焦，回薄肠胃曲折之处，谓之老痰。变生百病，不可测
识，非寻常药饵所能疗也。礞石剽悍之性，能攻陈积伏匿之痰。
大黄荡热去实，以开下行之路。黄芩泻肺凉心，以平上僭之火。
沉香升降诸气，上至天，下达泉，以导诸药为利。三焦痰饮之峻
剂，非体实者不可轻投，孕妇及水泄者勿服。

---

① 斋：原作"齐"，据底本目录改。

竹沥达痰丸 治证同上，力稍和缓。

青礞石一两 沉香五钱 大黄酒蒸 黄芩各二两 陈皮 半夏各二两 甘草一两

为末，竹沥、姜汁为丸，姜汤下。

小胃丹 治胸膈肠胃热痰湿痰。

芫花醋拌过一宿，炒黑，不可焦 甘遂湿纸裹煨，长流水浸去绿色，晒干 大戟紫色者，长流水煮一时，再洗晒干，各五钱 黄柏三两，酒炒 大黄湿纸裹煨，勿令焦，切，焙干，再以酒润，炒熟，焙干，一两五钱

共为末，以白术膏并粥为丸，萝卜子大，临卧津吞或白汤送下，强者五丸，弱者三丸，取膈湿痰积热，以意消息之，欲利空心服。

神芎导水丸河间 治风痰郁热及积痰翻胃。

黄芩 大黄各两 黄连 川芎 薄荷各五钱 滑石 黑牵牛取头末，各四两

共末，滴水为丸。

河间制此治一切热证，其功不可尽述。惟脏腑滑泄，里寒脉迟，或妇人经病，产后血下不止，及孕妇不宜服。〔批〕妇人血病，下恶物，加桂枝半两。

利金汤士材 治气壅之痰，脉涩面白，洒淅寒热，悲愁不乐，痰涩难出。

桔梗炒 贝母去心，姜汁炒 陈皮去白，各三钱 枳壳面炒，五钱 茯苓二钱 甘草五分

加姜五片煎，服不拘时。

砂枳二陈汤 行痰利气。

茯苓 半夏 陈皮 甘草 枳壳 砂仁

加姜煎。燥痰，去枳壳，加栝楼、麦冬、生地、知母。

顺气导痰汤 治痰结胸满，喘咳上气。

陈皮 半夏 茯苓 甘草 南星 枳壳炒 木香 香附

加姜煎。

三子养亲汤 治老人痰气喘嗽，胸涩者，不可妄用燥利之药，以伤正气。

白芥子　紫苏子　萝卜子

三味俱微炒，水煎服，不可久煎，煎久则味辛辣。

［按］芥子色白，主降痰，下气宽中。苏子色紫，主降气，定喘止嗽。萝卜子消痞降气。看所主病为君，冬月加生姜，大便燥加蜜一匙。

星香丸秘方　治诸般气嗽生痰。

南星　半夏二味俱以矾水泡一宿　香附皂角水浸一周时。各二两　陈皮去白，四两

上药不见火为末，姜汁为丸，临卧姜汤下。

白术丸　治湿痰，脉缓面黄，肢体沉重，嗜卧，腹胀食滞，痰滑易出。

南星汤洗　半夏汤洗。各一两　白术土炒，两半

共为末，蒸饼为丸，淡姜汤下。

理中化痰丸　治脾胃虚寒，痰涎内停，呕吐少食。

人参　白术　炮姜　炙草　茯苓　法半

姜汤煮，面糊为丸，白汤送下。

补气消痰饮《石室秘录》　治肥人气虚痰多。

人参　白术　茯苓　熟地　枣皮　肉桂　砂仁　益智　法半
陈皮　神曲

水煎服。

二陈汤《局方》　治一切痰饮为病，咳嗽胀满，呕吐恶心，头眩心悸。

半夏姜制，二钱　陈皮去白，一钱　茯苓一钱　甘草五分

加姜煎。〔批〕陈、夏陈久则无燥散之患，故名二陈。

一方加砂仁、干姜，名和胃二陈煎，兼治胃寒，胸膈不快，治痰通用二陈。风痰，加南星、白附、皂角、竹沥；寒痰，加半夏、姜汁；火痰，加石膏、青黛；湿痰，加苍术、白术；燥痰，加栝楼、杏仁；食痰，加山楂、麦芽、神曲；老痰，加枳实、海

石、芒硝；气痰，加香附、枳壳；胁痰在皮里膜外，加白芥子；四肢痰，加竹沥。

汪讱庵曰：脾虚不能运动，则生痰饮。稠者为痰，清者为饮，水湿其本也。得火则结为痰，随气升降，在肺则咳，在胃则呕，在头则眩，在心则悸，在背则寒，在胁则胀，其变不可胜穷也。此方用半夏辛温体滑性燥，行水利痰，为君。痰因气滞，气顺则痰降，故以橘红利气。痰由湿生，湿去则痰消，故以茯苓渗湿为臣。中不和则痰涎聚，又以甘草和中补土为佐。

或曰：有痰而渴，宜去半夏，代以贝母、栝楼。

吴鹤皋曰：渴而喜饮水者，易之；渴而不能饮水者，虽渴犹宜半夏也。此湿为本，热为标，湿极而兼胜己之化，非真象也。

[按] 贝母寒润，主肺家燥痰；半夏温燥，主脾家湿痰。虽俱化痰，而寒温燥润各异，用者审之。

润下丸 治膈上痰饮。

陈皮去白，八两，盐水浸洗 甘草蜜炙，二两

为末，蒸饼为丸，或将陈皮盐水煮烂晒干，用炙草为末，名二贤散，姜汤下。

湿胜加南星、半夏，火盛加黄连、黄芩。

汪讱庵曰：陈皮燥湿而利气，湿去则痰涸，气顺则痰行；食盐润下而软坚，润下则痰降，软坚则痰消。痰在膈中，故用甘草引之入胃，且经蜜炙，能健脾调胃，脾胃健则痰自行矣，虚弱人慎用。丹溪曰：胃气亦赖痰以养，攻尽则虚而愈剧也。

加味导痰汤节庵 治憎寒壮热，头痛昏沉迷闷，上气喘急，口出涎沫。此因内伤七情以致痰迷心窍，神不守舍，名曰挟痰，如鬼祟。

茯苓 法半 南星 枳实 黄芩 白术 陈皮 甘草 桔梗 黄连 栝楼仁 人参

水二钟，姜三枣二煎，入竹沥、姜汁温服。

坠痰丸 治一切痰饮，胸膈壅塞。

黑牵牛四两，炒取头末，一两 大皂角去皮弦及子，酥炙黄，四钱

为末，米糊丸，每服一钱，病稍重者二钱，空心姜汤下，痰

涎从大便出。久病之人，五日十日一服，病缓者半月一服。

一方，去牵牛，加白矾一两兼治中风，暴令微吐稀涎，通关续进他药，为末，温水下。〔批〕即稀涎散。或加藜芦。

消饮丸深师　治停饮，胸满呕逆，腹中水声，不思饮食。

白术　茯苓　枳实炮　干姜炮

各为细末，炼蜜成丸，温水下。

顺气消食化痰丸《瑞竹堂》　治酒食生痰，胸膈膨闷，五更咳嗽。

半夏姜制　胆星　青皮　山楂炒　陈皮去白　莱菔子生用　苏子沉水者，炒　麦芽炒　神曲炒　葛根　杏仁去皮尖　香附制

共为末，姜汁和蒸，矾点糊丸。

加味二陈汤仁斋　治痰攻眼肿，并酒家手臂重痛麻木。

法半　陈皮　茯苓　甘草　苍术　枳壳

片子姜黄，加姜煎服。

茯苓丸本治臂痛，《指迷方》中云：有人臂痛不能举手足，或左右时复转移，由伏痰在内，中脘停滞，脾气不流行，上与气搏。四肢属脾，脾滞而气不下，故上行攻臂，其脉沉细者是也。后人为此臂痛，乃痰证也，但治痰而臂痛自愈。又妇人产后发喘，四肢浮肿者，用此而愈。〔批〕一名指迷茯苓丸。

半夏　茯苓各二两　枳壳面炒，五钱　风化朴硝二钱五分，如一时未易成，但以朴硝撒在竹盘中，少时盛水置当风处即干，如芒硝括取亦可用

共为末，生姜汁煮面糊为丸，姜汤下。

喻嘉言曰：屡有人为痰所苦，夜间咳嗽，如人抽掣，两手战掉，茶盏亦不能举，服此随愈。痰疾多方，惟此立见功效。

控涎丹《三因》　治胸背、手足、腰项、筋骨牵引钩痛，走易不定，或手足冷痹，气脉不通，此乃痰涎在胸膈上下，误认瘫痪，非也。〔批〕一名妙应丸。

甘遂去心　大戟去皮　白芥子等分

为末，临卧姜汤下五七丸至十丸。

脚气加槟榔、木瓜、松枝、卷柏，惊痰加朱砂、全蝎，惊气成块加穿山甲、鳖甲、元胡索、蓬术，热痰加盆硝，寒痰加胡椒、

丁香、姜桂。

神术丸许学士　治痰饮结成癖囊。

茅山苍术米泔浸，九蒸九晒，一斤　脂麻五两，水二盏，研浆　大枣五十枚，去核

捣丸，姜汤下。

水饮结成窠囊，非苍术辛烈雄壮不能破之。加脂麻者，润其燥也。用枣肉者，补土以制水也。

防风丸　治一切风痰。

防风　川芎　天麻酒浸一宿　炙草各二两　朱砂二两，另研，水飞过

共为末，蜜丸，每丸重一钱，朱砂为衣，每服一丸，荆芥汤下。

天黄丸　治热痰，烦躁，唇口干渴者。

天花粉　黄连各一两

竹叶煎汤为丸，姜汤下。

胡椒理中丸　治虚寒，痰多食少。

款冬花去根　胡椒　炙草　荜茇　良姜　细辛　陈皮去白　干姜　白术

蜜丸，米饮下。

三花神佑丸河间　治一切沉积痰饮，或气血壅滞，湿热郁结，走注疼痛，风痰胀满等证。

黑丑牛取头末　大黄煨　芫花醋炒　大戟醋浸，炒　甘遂面裹煨　轻粉

等分为末，滴水为丸，温水下，快利即止。轻粉无窍不入，劫痰之品也。

化痰丸化痰最捷，兼能止嗽。

丝瓜烧存性，为末

枣肉捣丸，姜汤下。

夺命丹　治小儿急慢惊风，痰涎壅盛，药不可下，命在须臾。〔批〕大人中痰亦可以此救之。

礞石一两，打碎，用焰硝一两同入瓦罐内，盐泥封固，晒干火煅，石色如金为度，研末

薄荷自然汁，蜜调服。

集成金粟丹　此方专能疏风化痰，清火降气，并治咳嗽上气，喘急不定，嗽声不转，眼翻手搐。凡诸家截风定搐之方，皆不及此方之神。

胆南星九制，二两　天麻一两　姜汁炒　白附一两，土炒　全蝎去尾足，以滚汤泡净，去其盐泥，晒干一两，炒　乳香去油净，二两　代赭石火煅红，以好醋淬七次，研末水飞，晒干，一两　直姜虫炒去丝，一两　赤金箔五十张　麝香二分　冰片三分

共为细末，炼蜜成丸，皂角子大，贴以金箔，每用一丸，姜汤化服。惟虚寒之痰、无根之气、绝脱之证不可用之，以降令重也。

金水六君煎景岳　治肺肾虚寒，水泛为痰，或年老阴虚，血气不足，外受风寒，咳嗽呕恶，多痰喘急等证神效。

熟地　当归　陈皮　半夏　茯苓　炙草

加姜煎，温服。

痰盛气滞，胸膈不快，加白芥子。

阴寒盛而嗽不愈者，加细辛。

茯苓厚朴汤　治浊阴之气上升，裹其痰饮，饮食不进，大便为气秘不通，小便清利者为虚秘，服之清升浊降，而痰饮上出而愈。

茯苓三钱　厚朴一钱五　白术二钱　半夏　枳壳　陈皮　甘草各一钱

上水一钟半，姜三片，枣三枚，煎八分，食远服。

五饮汤海藏　治饮，一留饮，在心下；二癖饮，在胁下；三痰饮，在胃中；四溢饮，在膈上；五留饮，在肠间。凡此五饮，以酒后饮冷过多所致。

旋覆花　人参　橘红炒　枳实　厚朴姜汁炒　半夏　茯苓　泽泻　白术　猪苓各八分　前胡　桂心　芍药　甘草炙，五分

水二钟，姜十片，煎八分，不拘时服。饮酒伤者，加葛根、砂仁。

御爱紫宸汤 解宿酒呕哕，恶心痰唾，不进饮食。

砂仁 芍药 檀香 茯苓 官桂 藿香各一钱 陈皮 葛根 良姜 丁香 炙草各二钱 木香五分

水煎，温服，干姜、白术，蜜丸，米饮下。

姜桂丸 治寒痰脉沉，足寒而逆，痰有黑点而稀。

南星制 半夏制 肉桂各一两

蒸饼为丸，姜汤下。

导痰汤 治痰厥头痛，肩背酸软，两手疲倦。

南星 橘红 茯苓各钱五分 半夏二钱 枳实 甘草各一钱

水一钟半，姜七片，煎八分，食后服。

咳嗽门

咳嗽论

喻嘉言曰：岐伯虽言五脏六腑皆足令人咳，其所重全在于肺。观其下文云：皮毛者，肺之合也。皮毛先受邪气，邪气以从其合也。其寒饮食入胃，从胃脉上至于肺，则肺寒，肺寒则内外合邪，因而客之，则为肺咳，此举形寒饮冷伤肺之一端，以明咳始之因耳。内外合邪，四字扼要，比类之法，重在于此。人身有外邪，有内邪，有外内合邪，有外邪已去而内邪不解，有内邪已除而外邪未尽，才一比类，了然明白，奈何不辨之于早，听其酿患日深耶。夫形寒者，外感风寒也。饮冷者，内伤饮食也。风寒无形之邪入内，与饮食有形之邪相合，必留连不舍。治之外邪须从外出，内邪须从下出，然未可表里并施也。《金匮》五方，总不出小青龙一方为加减，是《内经》有其论，《金匮》有其方矣。而《内经》《金匮》之所无，欲从比类得之，果何从哉？进而求之暑湿，暑湿之邪，皆足令人咳也。盖暑湿之外邪内入，必与素蕴之热邪相合，增其烦咳，宜从辛凉散解，又当变小青龙之例为白虎，而兼用天水五苓之属。进而求之于火，则有君相之合，无内外之合，而其足以令人致咳者，十常八九。以心与肺同居膈上，心火本易于克制肺金，然君火无为而治，恒不易动，有时劳其心而致咳，息其心，咳亦自止，尚不为剥肤之灾也。惟相火从下而上，挟君火之威而刑其肺，上下合邪，为患最烈。治之亦可从内外合邪之例比拟，其或引水折以下其火，俾不至于燎原尔。于中咳嗽烦冤，肾气之逆亦为上下合邪，但浊阴之气上干清阳，为膈肓遮蔽，任其烦冤，不能透出，亦惟下驱其浊阴，而咳自止矣。进而求之于燥，内外上下，初无定属，或因汗吐太过而津越于外；或因泻利太久而阴亡于下，或荣血衰少，不养于筋，或精髓耗竭，不充于骨，乃致肺金日就干燥，火入莫御，咳无止息。此时亟生其津，亟养其血，亟补其精水，犹可为也。失此不治，转盼瓮干杯罄，毛悴色弊，筋急爪枯，咳引胸背，吊胁疼痛，诸气膹郁，诸痿喘呕，嗌塞血泄，种种危候，相因而见，更有何法可以沃其焦枯也耶？经谓咳不止而出白血者死，岂非肺受燥火煎熬而腐败，其色亦从金化而色白耶？至于五脏六腑之咳，《内经》言之不尽者，要亦可比类而会通之耳。

咳嗽脉候

涩为房劳。脉出鱼际，为逆气喘息。咳而弦实者，吐之愈。脉沉不可发汗。肺脉微急，为咳唾血。浮缓而濡者易治。喘而气逆，脉数有热，不得卧者，难治。上气喘，面肿肩息，脉浮大者死。久嗽脉弱者可治，实大数者死。上气喘息低昂，脉滑，手足温者生；脉涩，四肢寒者死。咳而形脱身热，脉小坚急，以痰为逆，不过十五日死。脉沉紧者死，浮软者生，小沉伏匿者死。呕泄腹满，弦急欲绝者死。

《外台》十咳

一风咳，欲语因咳，言不得终。二寒咳，饮冷食寒而咳。三支饮，心下坚满，咳引四肢痛，脉反迟。四肝咳，咳引胁下痛。五心咳，咳而吐血。六脾咳，咳而涎出不止，下引少腹。七肺咳，咳引颈项，吐涎沫。八肾咳，耳聋，引腰脐。九胆咳，咳引头痛，口苦。十厥阴咳，咳引舌本。

咳嗽之辨

《金鉴》云：有声无痰曰咳，肺气伤而不清也；有痰无声曰嗽，脾湿动而为痰也；有痰有声曰咳嗽，伤于肺气，动于脾湿也。《内经》虽云五脏六腑皆令人咳，而大要皆在聚于胃关于肺也。

咳嗽有脾湿肺燥之异

咳嗽有脾湿肺燥二者之异，风寒湿热之别。形肥，或有汗，或脉滑体重，嗜卧之人，脾湿胜也。形瘦，或夏月无汗，或脉涩之人，肺燥胜也。用药所当审慎。

咳嗽有风寒湿热瘀血停饮之异

仁斋云：感风者鼻塞身重，伤冷者凄清怯寒，挟热为焦烦，受湿为缠滞，瘀血则膈间腥闷，停水则心下怔忡，或实或虚，痰之黄白，唾之稀稠，从可知也。

六气皆能乘肺皆足致咳

喻嘉言曰：六气主病，风火热湿燥寒，皆能乘肺，皆足致咳。其湿咳，即分属于风火热燥寒五气中也。风乘肺咳，汗出头痛，痰涎不利；火乘肺咳，喘急壅逆，涕唾见血；热乘肺咳，喘急，面赤，潮热，甚者热盛于中，四末反寒，热移于下，便泄无度；燥乘肺咳，皮毛干槁，细疮湿痒，痰胶便秘；寒乘肺咳，恶寒无汗，鼻塞身疼，发热烦躁。至于湿痰内动为咳，又必因风、因火、因热、因燥、因寒，所挟各不相同，至其乘肺则一也。

久咳为脾伤咳甚属肾伤

景嵩崖曰：五脏六腑皆有咳。肺不伤不咳，声出于金也。脾不伤不久嗽，金出于土也。肾不伤，火不炽，咳不甚，水虚火炎，故咳甚也。

肾虚咳嗽

杨仁斋曰：肺出气也，肾纳气也。肺为气之主，肾为气之本。

凡咳嗽引动百骸，自觉气从脐下奔逆而上者，此肾虚不能收气归原，当以地黄丸主之，毋徒从事于肺，此虚则补母之义也。〔批〕丹溪曰：阴分咳嗽者宜用贝母，勿用生姜，以其生散也。

咳嗽声哑

张景岳曰：咳嗽声哑者，以肺属金，金实则不鸣，金破亦不鸣。金实者以肺中有邪，非寒邪即火邪也；金破者以真阴受损，非气虚即精虚也。寒邪宜辛温，火邪宜清凉，气虚宜补阳，精虚宜补阴。

干咳嗽

景岳曰：干咳者，以肺中津液不足枯涸而然，此明系内伤亏损，肺肾不交，气不生精，精不化气，所以干涩。若脏平无火，止因肺虚，必先补气，自能生精。若脏气微寒，非辛不润，必先补阳，自可生阴。若兼内热有火，而为干渴烦热，喉痛口疮，潮热便结，喜冷，尺寸滑数等证，不得不先清火，以存其水。〔批〕脾中有热则生痰，病不由于脾，故无痰。肺中有火则咳，病本于肺，火盛金烁，故干咳。

丹溪云：干咳嗽极难治，乃痰郁。其火邪在中，用苦桔梗以开之，有热者，用逍遥散见热病以开之，下用补阴降火之剂。不已即成劳，此不得志者有之，宜用四物汤见血门加竹沥、炒黄柏之类。

五更清晨午前午后黄昏咳嗽

景岳崖曰：五更嗽或痰多，或清晨痰多，脾虚使然，宜六君子汤见脾胃加炮姜。〔批〕五更咳嗽，胃有食积，至此时火气流入肺中，顺气消食，化痰丸。日夜不嗽，清晨嗽几声，火空则发也，宜二陈汤见痰门加黄芩、桔梗、桑皮。午前嗽，多胃经有火，痰必稠黄，宜二陈汤加贝母、石膏、竹茹。午后嗽，多阴虚火动，痰必黑点，宜六味地黄汤见劳损。黄昏嗽，多肾经阴阳俱衰，虚火上炎之证，当补脾肺，生肾水，宜六君子汤、六味地黄丸间服。凡大人小儿，于黄昏熟睡中忽然嗽两三声，此食与痰也，宜二陈汤加山楂、麦芽。嗽而日轻夜重，此为血虚之证，宜二陈汤加当归即止。

诸咳嗽治法

李士材曰：咳虽肺病，五脏六腑皆能致之，析其条目，经文尚有漏义，总其纲领，不过内伤外感而已。风寒暑湿伤其外，则先中于皮毛，皮毛为肺之合，肺邪不解，他经亦病，此自肺而后传于诸脏也。劳欲情志伤其内，则脏气受伤，先入阴分，而病及上焦，此自诸脏而后传于肺也。自表而入者，病在阳，宜辛温以散邪，则肺清而咳愈。自内而生者，病在阴，宜甘以壮水，润以养金，则肺宁而咳愈。大抵治表者，药不宜静，静则留连不解，变生他病，故忌寒凉收敛，如《五脏生成篇》谓：肺欲辛，以辛泻之是也。如南星、半夏、陈皮、枳壳之类，其味皆辛，辛能入肺，辛能散寒，凡外感肺实者宜之。治内者药不宜动，动则虚火不宁，燥痒愈甚，故忌辛香燥热，如《宣明五气篇》所谓：辛走气，气病无多食辛是也。凡内伤之咳，多不宜用燥药及辛香动气等剂，惟甘润养阴，如乳酥、蜂蜜、百合、地黄、阿胶、麦冬、胡桃肉之类是也。

然治表者虽宜动以散邪，若形病俱虚者，又当补中气而佐以和解。倘专于发散，恐肺气益弱，腠理益疏，邪乘虚入，病反增剧矣。治内者，虽宜静以养阴，若命门火衰不能归元，则参、芪、桂、附在所必用，否则气不化水，终无补于阴也。至夫因于火者宜清，因于湿者宜利，因痰者消之，因气者理之，随其所见之证而调治，在老人虚人皆以温养脾胃为主，稍稍治标可也，若欲速愈而急攻其邪，鲜不殆矣。

薛新甫曰：肺主皮毛，肺气虚则腠理不密，风邪易入，治当解表兼实肺气。肺有火则腠理不闭，风邪外乘，治宜解表兼清肺，火邪退即止，勿数行解散，致重亡津液。

治咳宜分寒热表里虚实

喻嘉言曰：伤暑之咳，自汗，脉虚，发渴。伤湿之咳，身重，脉细，痰多。伤燥之咳，痰枯，气逆血腥。伤肾之咳，气逆烦冤，牵引腰腹，俯仰不利。荣卫两虚之咳，荣虚发热，卫虚自汗，或恶寒，干咳无痰，或火热内壅，或伤酒积热，或色欲过度，肾水不升。上半日咳，多火在阳分；下半日咳，多火在阴分。内伤之咳，治各不同。火盛壮水，金虚崇土，郁甚舒肝，气逆理肺，食积和中，房劳补下，用热远热，用寒远寒。内已先伤，药不宜峻。膏粱致咳，比湿热内蕴例治之。如色欲过度，元气虚损，又不可尽攻其痰。辛苦致咳，比风寒外束例治之。如外寒裹其内热，须分寒热多少，以消息而施表里兼治之法。

治咳宜慎用温凉补涩

凡治咳不分外感内伤，虚实新久，袭用清凉药，少加疏散者，因仍苟且，贻患实深。如遇阴虚火盛，干燥火痰，及痰咯艰出者，妄用二陈转劫其阴，必生大患。咳而且利，上下交征，若不顾其人之中气，十无一起。此有肺①热肾寒，两证水火不同，无论用凉用温，总以回护中气为主。邪盛，咳烦，断不可用劫涩药。咳久邪衰，其势不锐，方可涩之，误则伤肺，必致咳无休止。肺痿肺痈之咳，误作虚劳，妄补阴血，转滞其痰，必致不救。咳而渐至气高汗渍，宜不俟喘急痰鸣，急补其下，若仍治标忘本，必致气脱卒亡。

劳嗽之疾，多有胃脘痰胶，不宜地黄者。若用煎剂，须效征君治，闻君求，先以微阳药开其痰，继投八味，亟过痰之关隘。若病势稍缓，而用丸药则如治胡养犐，以米炒麦冬为八味外廓，始克有济，然附子为回阳生津，熟腐水谷之主药，肉桂乃其辅耳，宁可或去耶？

咳嗽诸证方治

肺火喘嗽气急，泻白散见火门。风痰咳嗽，鼻塞身重，人参败毒散见感冒。感风咳嗽，鼻流清涕，桂枝汤加防风、杏仁、前胡、

---

① 肺：原作"肝"，据《医门法律·咳嗽门·咳嗽绪论》改。

细辛。咳而脉浮，厚朴麻黄汤。脉沉，泽漆汤俱见肺痿。感寒咳嗽，宜二陈汤见痰门加苏叶、葛根、杏仁、桔梗、枳壳、前胡。感冒风寒，鼻塞身重，宜三拗汤见后。春月咳嗽，鼻塞身重，头目昏痛，宜消风散见斑疹。夏月喘急咳嗽，面赤潮热，脉洪大者，黄连解毒汤见火门。夏月嗽而发热，柴胡四两加石膏一两，知母五钱，煎。夏月伤风咳嗽，香薷葛根汤见暑门。秋月咳而身热，便赤，白虎汤加黄芩。烦热气短困倦，十味香薷饮见暑门。病邪既去，宜用补中益气汤见劳倦加干山药、五味子以养元气，柴胡升麻汤。各加二分以升生气。〔批〕柴胡升麻汤，见感冒。冬月风寒咳嗽，实者宜华盖散见后或麻黄汤见湿病加半夏、陈皮，入姜煎。咳而发寒热，小青龙汤见痰饮加杏仁。感湿而咳，身重多汗，小便不通，白术酒见湿门。热嗽咽喉干痛，痰黄而坚，嗽而难出，宜局方金沸草散见后减麻黄、半夏，加薄荷、枇杷叶、五味、杏仁、桑皮、贝母、茯苓、桔梗、入枣一枚同煎。〔批〕热嗽，痰黄而坚，嗽而难出；风寒之嗽，痰清而白，嗽而即出。热嗽，诸药不效，竹叶石膏汤见火病去竹叶，入粳米，少加知母，多服五味子、杏仁、枇杷叶。伤暑发咳，自汗发渴，人参白虎汤；脉虚者，清暑益气汤俱见暑门。伤湿发咳，身重自汗，白术汤见痉病。时行咳嗽，鼻塞头痛，参苏饮见感冒加细辛。内伤气嗽，结成痰涎，肺道不理，七气汤见气病加杏仁、五味、桑皮、人参、阿胶、麦冬、枇杷叶各一钱。食积痰嗽发热，二陈汤注前加栝楼、莱菔子、山楂、枳实、神曲。饮食失节，咳吐痰食，二陈加木香、杏仁、细辛、枳壳。寒嗽气促，胸中满闷，语声不出，宜通声煎。热嗽失音，宜杏仁煎俱见声喑。咳而上气，喉中作水鸡声，宜射干麻黄汤见肺痿。咳嗽不已，或痰中见血，宜百花膏见嗽血。肺虚少气，咳嗽自汗，宜五味子汤即生脉散加陈皮、炙草。肾虚发热咳嗽，宜六味地黄丸。咳嗽烦冤者，是肾气之逆也，宜八味丸俱见劳损。肺肾虚寒喘嗽，宜唐郑相国方见腰痛。遇冷发咳，橘皮半夏汤见呕吐。火热内燔咳嗽，水煮金花丸见痰饮。上半日咳，火在阳分，宜白虎汤。下半日咳，火在阴分，宜四物芩连汤。虚劳寒热，咳嗽声哑，秦艽扶赢汤。内伤发咳，三焦俱虚，宜三才汤俱见劳损。干咳无痰，火郁在肺，宜甘桔汤见肺痿。

肺中生虫久嗽治案

李士材曰：张远公三年久嗽，服药无效，一日以他事适余，自谓必不可治，姑乞诊焉。余曰：饥时腹中痛否？曰：大痛。视其上唇，白点如糟者十余处，此虫啮其肺也。用百部膏一味，加乌梅、槟榔，与服十日，而痛失咳止，令家人从净桶中观之，有寸白数十条，后再不发。

百晬嗽治案

陈飞霞曰：小儿百日内有痰嗽者，谓之百晬嗽。或出胎便受风寒，或浴儿为风所袭，或解换裸裳，或出怀喂乳，而风寒得以乘之，此病由外来者。或乳汁过多，吞咽不及而呛，或啼哭未止，以乳哺之，气逆而嗽，此病由于内生者。皆能为嗽。汗下之剂，难以概用之，以其胃气方生，不能胜药故也。然余之治此，不为不多，有案在后；复有不治之治，更为快捷。每遇此证，先用荆防败毒散二小剂，母子同服，服完，惟令乳母忌口，凡荤酒油腻、盐醋酸咸、姜椒辛辣、青菜面食之类，一概屏绝，但用香茶白饭，少佐橘饼橙片，以清其乳。虽儿嗽至重者，不过十日八日，得哺清乳，嗽自愈矣。高君作梅与弟云轩，同于甲寅五月举子，然皆膏粱之禀，胎元怯弱，于七月间，两儿同患百晬嗽。余谓云轩曰：令郎面白唇淡，白眼带青，嗽声连续，痰不相应。此肝风有余，肺气不足，虽有喘嗽，未可以常法治之。设投疏风清肺之剂，适足益燥伤阴，不特嗽不能止，而证必加重。乃投人参五味子汤，四剂全愈，计用人参二钱许。作翁令郎，其体更弱，外候面白眼青，自汗多嗽，满头青筋，囟门宽大。因谓之曰：令侄正同此证，已服补脾保肺之剂愈矣。令郎中气更虚，速宜用参，始不费手。适有老妪专挑马牙者，从内阻之，复有医者，从外阻之，力言不可用参。作翁素艰嗣息，莫能主张，余亦不敢强，姑听之，其医日一诊视，自七月至十月，愈治愈危，竟至奄奄一息。医者束手无策，复恳于余。乃入诊视，见其面目如蓝，形体惟皮束骨，声哑无音，咳嗽气促，雨汗淋漓，四肢搐搦，逆证全具，毫无生机，惟两目神光尚存。余曰：生机或在是乎！遂以大参一枝，天圆肉五粒，蒸汤与服。初服小半，余为抱之，环步室中，审其呼吸虽未减，而亦不见其增，即与服完，良久觉气稍顺。余喜曰：得之矣。又用人参二钱，天圆肉七粒，蒸汤服之，汗搐俱止，喘嗽略轻。幸余此时行动习静，数载未尝设榻，终夕无眠，竟与抱之，昼夜不一释手，醒即与服，服后仍睡。数日之后，则鼾声如雷，睡眠极稳，呼吸极长。余知为气复神归之效。如此者十昼夜，诸证已愈八九，惟形色未复，声音未亮。余曰：功程虽半，未敢暂停，参须倍之。于是每日用大参四钱，天圆十四粒，如前调服，计前后二十昼夜，共用人参六两有零，始奏全绩。如此之证，如此之治，不特世人未见，医家未闻，即诸书亦所未载。半周乳子，而用六两之参，起沉疴于万一，苟无定识，安望其有成哉！

或问二证皆百晬嗽，何以前证用药，而后证独用参。余曰①：前证在七月间，正肺金旺时，为风邪冲并，但伤其中气，他脏无涉，故以四君子补脾，生脉散保肺，收其耗散之金，得反清肃之令，中气一回，应手而愈。后证起自七月至于十月，金已退气，正当水旺木相之时，由肾水无源，所以肝木失养，诚母病子伤，故面目俱青，手足搐搦，此非肝强，实肝败也。在常俗之辈，见其搐搦，又必为之镇惊化痰，截风定搐矣，不知此证阴阳两败，脏腑俱伤，非大力之品莫可挽回。所以屏去杂药，独用人参之甘温，天圆之甘润，味极纯正，饲之儿喜，昼夜不彻，则真元阴受其长养之功，且经三七之久，天地来复之机业已三至，人身荣卫已周一千五十度，升降有恒，神气已足，不药之庆，夫复何疑。独惜前医偏执己见，即数分之参断不肯用，孰知用至六两之多，始收全效。可见辨证不真，误人非浅，笔之以为择医者劝。

---

① 曰：原作"月"，据文义改。

咳嗽门方

茯苓甘草五味姜辛汤《金匮》 治咳。

茯苓四两 甘草三两 五味半升 干姜三两 细辛三两 半夏半升 杏仁去皮尖，半升

水煮，去渣，温服。

华盖散 治风寒外束咳嗽。

麻黄去根节 紫苏子炒 杏仁去皮尖 桑白皮炒 赤苓去皮 橘红各一钱 甘草五分 生姜五片 红枣二枚

煎。

人参荆芥汤 治风邪咳嗽，声音不出。

陈皮 芥穗 参 半夏 通草 麻黄 桔梗各一钱 杏仁 细辛 甘草各五分 生姜三片 枣二枚

煎。

金沸草散《活人》 治肺经伤风，头目昏痛，咳嗽多痰者。

旋覆花 前胡 细辛 荆芥 赤苓 法半 炙草

加姜、枣煎。《局方》加麻黄、赤芍，无赤苓、细辛。

汪切庵曰：风盛则气壅，气壅则痰升，痰涎内结，故用前胡、沸草消痰而降气。风热上壅，故用荆芥发汗而散风，半夏燥痰散逆，炙草发汗和中，细辛温经散寒。小肠为丙火，心为丁火，行水用赤苓者，入血分而泻丙丁也，盖痰必挟火而兼湿，故下气利湿，而证自平矣。

三拗汤 治寒邪咳嗽。

麻黄不去节 杏仁留皮尖 生甘草 生姜三片

煎，食远服。若增寒恶风，取汗解，加桔梗、荆芥名五拗汤。

麻黄留节，发中有收。杏仁留尖取其发，连皮取其涩。甘草生用，补中有发也。

加减泻白散 治火热内燔咳嗽。

桑白皮钱半 地骨皮 陈皮 青皮 桔梗 黄芩 知母 炙草各七分

水煎，食后温服。

紫菀膏　治咳嗽身热如炙。

枇杷叶　木通　款冬花　紫菀　桑白皮炙　杏仁去皮尖炒，各一两　大黄五钱

为末，蜜丸，樱桃大，夜间噙化三五丸。

桑白皮散　治湿热素蕴于上，咳嗽连声逆气不通。

桑皮　桔梗　川芎　防风　薄荷　黄芩　柴①胡　赤苓　前胡　紫苏　枳壳　甘草等分

加姜、枣煎。

前胡散《良方》　治心胸烦热不利，咳嗽，涕唾稠黏。

前胡　桑白皮　麦冬　贝母　炙草　杏仁去皮尖

加姜煎，温服。

二母散　治肺热咳嗽及疹后嗽甚者。

贝母去心，童便洗　知母　干生姜

水煎服。〔批〕知母滋肾，清燥金；贝母化痰，泻肝火。

此为肺劳有热，阴虚已甚，再服补阳之药则火益亢而阴愈亏。凡虚劳病能受温补者易治，不能受者难治，故又设此法以滋阴，用二母润燥之药，取其苦能泻热，寒能胜热也。

黄芩知母汤　治火嗽有痰，面赤烦热。

黄芩　知母　桑皮　杏仁　山栀　天花粉　贝母　桔梗　甘草

水煎，食远服。

款气丸　治咳嗽喘满浮肿。

青皮　陈皮　槟榔　木香　杏仁　郁李仁去皮　茯苓　当归　黄芪　马兜铃炮　葶苈各三钱　人参　防己各四钱　牵牛头末，二两五钱

为末，姜汁，面糊丸，食后，姜汤下。〔批〕一方有广茂无黄芪。

---

① 柴：原作"紫"，据《医门法律·咳嗽门》改。

琼玉膏　治伤酒积热之咳，宜于滋润。〔批〕此方治干咳嗽，有声无痰谓之干咳嗽。

人参十二两　茯苓十五两　琥珀　沉香各半两　白蜜五斤，熬去油　大生地十斤，洗净，银石器内杵细，取自然汁盛瓷器内

上方先以地黄汁同蜜熬沸搅匀，将绢滤过，以人参等为细末，和蜜汁入瓷瓶内，用绵纸十数层加箬封固瓶口，入砂锅或铜锅内，以长流水浸没瓶颈，用桑柴火煮三昼夜取出，换过油单蜡纸扎口，悬浸井中半日，以出火气，提起仍煮半日，然后收藏，每日清晨及午后取一二匙，用温酒或白汤调服。忌鸡犬见。

地黄滋阴生水，水能制火。白蜜甘凉性润，润能去燥。人参益肺气而泻火。茯苓清肺热而生津。臞仙加琥珀降肺宁心。沉香升降诸气，自云奇妙异常。

四物桔梗汤　治干咳无痰，火热内壅，用此开提。

当归　川芎　芍药　熟地　桔梗　黄柏炒

加竹沥一盏，姜汁一匙，和匀服。

补肺阿胶散钱氏　治肺虚有火，嗽无津液而气哽者。

阿胶蛤粉炒　马兜铃焙　炙草　牛子炒　杏仁去皮尖　糯米

水煎服。

火盛则津枯，津枯则气哽。兜铃象肺，故入肺，清热而降火。牛子利膈滑痰，润肺解热，故治火嗽。杏仁润燥散风，降气止咳，阿胶清肺滋肾，益血补阴，气顺则不哽，液补则津生火退，嗽自宁矣。土为金母，故加甘草、糯米以补脾胃。

汪讱庵曰：清热降气，泻①之即所以补之也，若专一于补，适足以助火而益嗽耳。

清肺饮　治肺受火伤，气逆而咳。

杏仁去皮尖，研　贝母去心　茯苓　五味子　橘红　甘草　桔梗

加姜煎。

《集解》云：此治嗽之通剂也。春宜清解，加防风、薄荷、苏

---

①　泻：原作"湿"，据《本草备要·草部·马兜铃》改。

叶、炒黄芩。夏宜清降，加桑皮、麦冬、黄芩、知母、石膏。秋宜清热利湿，加苍术、桑皮、防风、栀仁、黄芩。冬宜解表，加桂枝、麻黄、干姜、生姜、半夏、防风。火嗽，加青黛、栝楼、海石。食积痰，加香附、山楂、枳实。湿痰，除贝母，加半夏、南星。燥痰，加栝楼、知母、天冬。午前嗽属胃火，宜清胃，加石膏、黄连。午后嗽属阴虚，宜滋阴降火，加芎、归、地、芍、知、柏、二冬、竹沥、姜汁。黄昏嗽为火浮于肺，不可用凉药，宜五倍、五味、诃子敛而降之。劳嗽见血，多是肺受热邪，宜加桂、芍、阿胶、天冬、款冬、知母、紫菀之类。久嗽肺虚，加参、芪。肺热，脉洪大，去人参，加沙参。杏仁解肌散寒，降气润燥，贝母清火散结，润肺化痰，茯苓除湿而理脾，五味敛肺而宁嗽，橘红行气，甘草和中，桔梗清肺利膈而又能开壅发表也。

杏仁煎《外台》 治气嗽。

杏仁去皮尖，一升 饴糖一合 酥一合 生姜汁一合 蜜五合 贝母八合，去心，另研 苏子一升，水研汁，七合

先捣杏仁如泥，合煎如饴糖，取枣大者，但发嗽，即细细含咽。

栀仁汤 治热燥而咳。

郁金 枳壳炒 升麻 山栀子炒

等分，每五钱煎。

麦门冬汤 治火热乘肺，咳嗽有血，胸膈胀满，五心烦热。

麦门冬 桑白皮蜜炙 生地黄五钱 麻黄 半夏 紫菀 桔梗淡竹叶各七分 五味子 生甘草各五分

加姜煎。〔批〕一方有贝母、天冬，无半夏、麻黄，见咳血。

麦冬甘微苦寒，清心润肺，泻热除烦，火退金清，痰嗽自止。桑皮甘辛而寒，下气行水，泻肺中火邪，火退气宁，喘满自除。生地泻丙火，清燥金，血热妄行宜凉之。麻黄肺家专药，去荣中寒邪，卫中风热。半夏行水润肾，亦能散血，火炎痰升，非此不除。紫菀专治血痰，为血劳圣药。桔梗开提气血，载药上浮，入肺泻热，痰壅喘促，宜辛苦以开之。竹叶甘寒，能除上焦风邪，

烦热咳逆喘促。五味敛肺，除热宁嗽，定喘，火热咳嗽必用之药。甘草入凉剂则泻邪热，火热甚者，以此缓之也。

紫菀茸汤《济生》　治邪热伤肺，咳嗽咽痒，痰多唾血，喘急，胁痛不得卧。

紫菀茸洗　款冬花　百合蒸焙　杏仁去皮尖　阿胶炒珠　贝母去心　经霜桑叶　蒲黄炒　瓜霜　犀角镑　甘草炙　人参各五钱

每四钱，姜煎。

葶苈泻白散　治喘嗽。

桑皮　骨皮　甘草　粳米　葶苈

水煎服。

此即泻白散加葶苈也。泻白散治喘嗽。面肿无痰身热，是为肺经火郁气分，若无汗，是为外寒郁遏肺火，加麻黄、杏仁以发之。若无外证，惟面赤，是为肺经火郁血分，加黄芩。内热甚者，更加黄连以清之。咳急呕逆者，加青皮、橘红、半夏以降之。火郁甚而失音者，加诃子肉、桔梗以开之。若喘嗽面浮不得卧者，是为兼有停饮，加苦葶苈以泻之。

加味理中汤　治脾肺俱虚咳嗽不已。

人参　白术　茯苓　炙草　陈皮　法半　五味　干姜　细辛

加姜、枣煎。

宁肺汤　治荣卫两虚，恶寒发热自汗咳嗽。

人参　归身　白术　熟地　川芎　五味　麦冬　桑皮　茯苓　炙草　阿胶炒

加姜三片，紫苏五叶，煎。

凉肺汤　治肺劳实热，咳嗽喘急。

知母去皮尖　贝母　天冬　麦冬　黄芩　橘红　甘草　桑皮

水煎服。

补肺汤　治肺虚劳嗽。

熟地黄二钱　人参　黄芪蜜炙，各一钱　五味子炙，一钱　桑白皮蜜炙，二钱　紫菀一钱

水煎入蜜，少许和匀，食远温服。

此治肺虚不能生肾水以制火，虚火上炎而咳嗽也。肾为肺子，子虚必盗母气以自养，故用肾药先滋其阴，且熟地化痰妙品，丹溪曰：补水以制相火，其痰自除也。脾为肺母，气为水母，故用参、芪以补其母。五味酸温，能敛肺气，咳则气伤也。桑皮甘寒，能泻肺火，咳由火盛也。紫菀辛能润肺，温能补虚，合而名之曰补肺，盖金旺水生，咳嗽自止矣。实火咳嗽者忌用。

刘宗厚曰：因劳而嗽，则非嗽为本，此与肾气丸为少阴例药。

本事鳖甲丸 治虚劳咳嗽，耳鸣眼花。

五味子二十两　鳖甲　地骨皮各十三两

共为末，蜜丸，空心盐汤下四钱，妇人醋汤下。此方服者必效，不可忽也。

薏苡仁散 治久嗽成劳，或因劳成嗽者，其证寒热往来，或独热无寒，咽干嗌痛，精神疲极，所嗽之痰或浓或淡，有时或血腥臭异常，语声不出。

薏苡仁五钱　桑白皮　麦门冬各三钱　白石英二钱　人参　五味子　款冬花　紫菀　杏仁　贝母　阿胶　百合　桔梗　秦艽枇杷叶各一钱

姜、枣、糯米煎，调钟乳粉服。〔批〕白石英润燥止咳，钟乳石大补虚劳。

《衍义》云：有妇人患肺热久嗽，身如炙，肌瘦将成肺劳，以枇杷叶、木通、款冬花、杏仁、紫菀、桑白皮各等分，大黄减半，各如常制，讫为末，蜜丸如樱桃大，食后、夜卧各含化一丸，未终剂而愈。

月华丸 滋阴降火，消痰止嗽，保肺平肝，消风热，杀尸虫。此阴虚发咳之圣药也。

天冬去心蒸　麦冬去心蒸　阿胶　生地酒洗　熟地九蒸晒　山药乳蒸　百部蒸　沙参蒸　川贝母去心蒸，各一两　茯苓乳蒸　獭胆三七各五钱

用白菊花二两去蒂，经霜桑叶二两熬膏，将阿胶化入膏内，和药，稍加炼蜜为丸，弹子大，每服一丸，噙化，日三服。

都气丸 治伤肾咳嗽，气逆烦冤，牵引腰痛，俯仰不利。

熟地　山茱肉　山药　茯苓　丹皮　泽泻　五味

水煎服，此即六味地黄汤加五味子。

安肾丸《局方》　治肾气逆上，咳嗽烦冤。

方见遗精。

赵氏曰：五行惟肺肾二脏，母病而子受邪。

盖肺主气，肺有热，气得热而上蒸，不能下行于肾，而肾受伤矣。肾伤则脾亦病，盖母脏子宫，子隐母胎，凡人肺金之气，夜卧则归藏肾水之中，因肺受心火之邪，欲下避水中，而肾水干枯，火无可容之地，因是复上行，而为病矣。

大菟丝子丸《局方》　治暴嗽，诸药不效。

方见遗溺。

此方于益阴之中峻补元阳，引肾气归元之药中用防风，卒伍之职，随所当而无不到，川芎为气血之使。然药味太多，用者以意消息可也。暴嗽而用此者，有本有标，不可疑其遽补之非，返易愈者以觉之早故也。

润肺散《统旨》　治咳嗽失音，肺伤金破。

诃子肉　五倍子　五味子　甘草等分

蜜丸，噙化。诃子、倍子消痰敛肺，五味敛肺滋肾，甘草补土生金。痰消肺敛，火退金旺，则声开矣。

苏子煎 治上气咳嗽。

苏子　杏仁　生姜汁　生地汁　白蜜各一斤

上将苏子、杏仁捣烂，以二汁和之，绢绞取汁，又捣又和，如此六七次，则味尽出，去渣，以蜜和之，置铜器中，于汤上煎之如饴，每服二匙，日夜服，病愈即止。

应梦人参散① 治冷热嗽，因增减衣裳，寒热俱感，遇乍寒亦嗽，乍热亦嗽，饮冷亦嗽，饮热亦嗽。

甘草炙，六两　人参　桔梗　青皮　白芷　干葛　白术各三两

---

① 散：原作"汤"，据底本目录改。

炮姜五钱五分

每三钱，姜三片，枣三枚，煎。

观音应梦散《夷坚志》 治冷热嗽。

人参一寸定喘　胡桃二枚，不去皮能敛肺　姜五片　枣二枚

煎，临卧服。

人参五味子汤 治久嗽脾虚，面白神淡。

人参　白术　茯苓　五味　麦冬　炙草

加姜、枣煎。

安眠散 治上咳嗽，久而不止。

款冬花去根　麦冬　乌梅肉　佛耳草各四分　橘红五分　炙草三

分　粟壳蜜炙，一钱

共为末，水煎，入黄蜡如枣核许，煎化，临卧服。

参粟汤《局方》 治久嗽，脾胃如常，饮食不妨。

人参　款冬花　罂粟壳去蒂盖，醋炙，等分

每四钱，加胶一钱，乌梅一枚，临卧温服。

九仙散 治一切咳嗽不已。

人参　款冬花　桔梗　桑白皮　五味　阿胶　贝母　乌梅肉

御粟壳蜜炙

姜、枣煎，食远服。

止嗽散 治诸般咳嗽。

桔梗炒　荆芥　紫菀蒸　百部蒸　白前蒸，各二斤　甘草炒，十

二两　陈皮水洗去白，二斤

共为细末，开水调下。初感风寒，生姜汤下。

程钟龄曰：咳而遗屎，属大肠腑，宜止嗽散加白术、赤石脂。

咳而遗溺，属膀胱腑，宜止嗽散加茯苓、法半。

百部膏 治肺虫咳嗽。

百部三两

水煎成膏，热汤化服。

《准绳》云：甘苦泄热，微温润肺止久嗽，去心皮，酒浸，

熬膏。

李时珍曰：百部亦天冬之类，天冬寒热嗽宜之，百部温寒嗽宜之。

五果膏 生津止嗽，一切虚证。

龙眼肉半斤 红枣肉半斤 核桃肉去皮，一斤 莲子肉去心皮，一斤 榧子肉去皮，二斤

共入砂锅内，用河水煮汁，渣再煮滤出，将汁入沙锅内，文武火熬成膏，下饴糖半斤去火毒，滚汤调服。

梨乳膏 治干咳虚咳。

人乳二碗 梨汁一碗

慢火熬成膏，入饴糖四两，每日天未明时咽下。

六安煎 景岳 治风痰咳嗽，痰滞气逆等证。

陈皮 半夏 茯苓 甘草 杏仁去皮尖 白芥子

加姜煎服。

简便方

久嗽，用蜜一斤，姜汁半斤，入铜铫微火渐熬，以姜汁干，只有蜜一斤在为妙，每丸如枣大，日三服。此即千金蜜煎生姜汤，盖蜜能润肺，辛能散寒也。〔批〕丹溪云：阴分嗽者多属阴虚，治用知母止嗽，勿用生姜，以其辛散也。

秋燥咳嗽无痰，北沙参一味，每五钱，净水浓煎，热服。

小儿百晬嗽，痰壅喘咳，川贝母五钱，淡姜汤拌饭上蒸过，甘草半生半炒二钱五分，研末，沙糖为丸，米饮化服。

肺痈肺痿门

总 论

喻嘉言曰：肺痈肺痿之证，谁秉内照，旷然洞悉，请以一得之，愚僭为敷陈。人身之气，禀命于肺，肺气清肃，则周身之气莫不服从而顺行。肺气壅浊，则周身之气易至横逆而犯上。故肺痈者，肺气壅而不通也。肺痿者，肺气萎而不振也。才见久咳上气，先须防此两证。

肺痈由五志蕴崇之火与胃中停蓄之热上乘乎肺，肺受火热熏灼，即血为之凝，血凝即痰为之裹，遂成小痈。所结之形日长，则肺日胀而胁骨日昂，乃至咳声频并，浊痰如胶，发热畏寒，日晡尤甚，面红鼻燥，胸生甲错。始先即能辨其脉证属表属里，极力开提攻下，无不愈者。奈何医学无传，尔我形骸，视等隔垣。但知见咳治咳，或用牛黄、犀角，冀以解热；或用膏子油黏，冀以润燥；或朝进补阴丸，或夜服清胃散。千蹊万径，无往非杀人之算，病者亦自以为虚劳尸瘵，莫可奈何。迨至血化为脓，肺叶损坏，顷囊吐出，始识其证，十死不休。嗟无及矣！间有痈小气壮，胃强善食，其脓不从口出，或顺趋肛门，或旁穿胁肋，仍可得生，然不过十中二三耳。《金匮》治法最精，用力全在未成脓之先。今人施于既成脓之后，其有济乎？

肺痿者，其积渐已非一日，其寒热不止一端，总由胃中津液不输于肺，肺失所养，转枯转燥，然后成之。盖肺金之生水，精华四布者，全藉胃土津液之富。上供罔缺，但胃中津液暗伤之窦最多。医者粗豪，不知爱护，或腠理素疏，无故而大发其汗；或中气素馁，频吐以倒倾其囊；或疽成消中，饮水而渴不解，泉竭自中；或肠结便秘，强利以求其快，漏卮难继。只此上供之津液坐耗歧途。于是肺火日炽，肺热日深，肺中小管日窒，咳声以渐不扬，胸中脂膜日干，咳痰艰于上出，行动数武，气即喘鸣，冲击连声，痰始一应。《金匮》治法，非不彰明，大要缓而图之，生胃津，润肺燥，下逆气，开积痰，止浊唾，补真气以通肺之小管，散火热以复肺之清肃。如半身痿废及手足痿软，治之得法，亦能复起。虽云肺病近在胸中，呼吸所关，可不置力乎？肺痈属在有形之血，血结宜骤攻。肺痿属在无形之气，气伤宜徐理。肺痈为实，误以肺痿治之，是为实实。肺痿为虚，误以肺痈治之，是为虚虚。此辨证用药之大略也。

肺痈之证

薛立斋曰：肺者，五脏六腑之华盖也。劳伤气血，腠理不密，外邪所乘，内盛于肺，或咳唾痰涎，或醇酒炙煿、辛辣厚味熏蒸于肺，或肾水亏损，虚炎上炎，汗下过度，重亡津液之所致也。其候恶风咳嗽，胸膈胀满，呼吸不利，咽喉作渴，甚则四肢微肿，吐痰腥秽。若脉微紧而数，未成脓也；紧甚而数，已有脓矣。凡咳唾脓血不止者，不可治；呕脓而自止者，自愈；脉短而涩者，自痊；面色当白而反赤，此火克金，皆不可治。

肺痿之证

《金匮》云：寸口脉数，其人咳，口中反有浊唾涎沫，为肺痿之病。此劳伤气血，腠理虚而风邪乘之，内乘于肺则汗出恶风，咳嗽短气，鼻塞项强，胸胁胀满，久久不瘥，已成肺痿也。

肺痿有火热伤肺而得者，有肺气虚寒而得者。楼全善云：咳久肺伤，声嘶声哑，咯血，此属阴虚火热甚也，亦有属寒及虚劳，与阴虚火热不同，宜分别治之。

肺痈肺痿治法

喻嘉言曰：凡治肺痈，以清肺热、救肺气，俾其肺叶不致焦腐，其生乃全。故清一分肺金，即存一分肺气，而清热必须涤其壅塞，分杀其势于大肠，令浊秽脓血日渐下移为妙，若但清解其上，不引之下出，甚有恶其下利，奔迫而急止之，俱非法也。

肺痈为实，肺痿为虚。肺痈为阳实，肺痿为阴虚。阳实始宜散邪，次宜下气，阴虚宜补胃津兼润肺燥，须分头异治。

肺痿多不渴，漫然不用生津之药，势必肺日枯燥。以其不渴，恣胆用燥热之药，势必熇熇不救。

汪讱庵曰：肺痿者，感于风寒，咳嗽，短气鼻塞，胸胀久而成痿，有寒痿、热痿二证。肺痈者，热毒蕴结，咳吐脓血，胸中隐痛，痿重而痈。稍轻治痿，宜养血补气，保肺清火。治痈宜泄热豁痰，开提升散。痈为邪实，痿为正虚，不可误治。

肺痈肺痿诸证方治

肺伤气极，劳热久嗽，吐痰血，及肺痿变痈，宜海藏紫菀汤见虚劳。心火克肺，传为瘭痿，咳嗽喘呕，痰壅胸满，咽嗌不利。若因肝木太过而当致补脾肺；若因肾水不足为患，当补肺肾；若因心火旺而自愈，当利小便，宜人参平肺饮见喘病。肺痿骨蒸劳嗽，声嗄不出，秦艽扶羸汤见虚劳。久嗽肺气上喘，咯唾脓血，满面生疮，遍身黄肿，胸膈噎痛，宜蛤蚧汤见后去鹿胶、葛根、枇杷叶，加茯苓，为细末，瓷器盛，每日如茶点服，神效。〔批〕肺积虚热，久则成疮。

肺痈门方

甘桔汤 《金匮》云：咳而胸满振寒，咽干不渴，时出浊唾，腥臭久久，吐脓如米粥者，为肺痈，此汤主之。

桔梗一两　甘草二两

水煮，分温再服，则吐脓血。

喻嘉言曰：此上提之法，乘其新起，提其败血，或从唾出，或从便出，足以杀其毒。此因胸满振寒不渴，病尚在表，用此开提肺气。若势已久里，又当引之从胃入肠，此法不中用矣。

桔梗白散《外台》　治证同上。

桔梗　贝母各三分　巴豆一分去皮熬，研如脂

共为散，强人服半钱匙，羸者减之。病在膈上者，吐脓血；膈下者，泻出。若下多不止，饮冷水一杯即定。

喻嘉言曰：咳而胸满之证，乃肺痈之明征，用此方深入其乡，开通其壅塞，或上或下，因势利导，诚先着也。虽有葶苈大枣泻肺一方，但在气分，不得深入，故用此方于脓将成未成之时，早为置力，庶不致脓成则死之迟误，岂不超乎？

葶苈大枣泻肺汤 《金匮》云：肺痈胸胀满，一身面目浮肿，鼻塞清涕出，不闻香臭酸辛，咳逆上气，喘鸣迫塞，或卧不得，此汤主之。

葶苈熬令黄色，捣令如弹子大　大枣十二枚

先以水煮枣，去枣，再内葶苈煮，顿服。

喻嘉言曰：此治肺痈吃紧之方也。肺中生痈，不泻其肺，更

欲何待？然日久痈脓已成，泻之无益，日久肺气已索，泻之转伤。惟血结而脓未成，当亟以泻肺之法夺之，亦必其人表证尽入于里，因势利导，乃可为功。

皂荚丸 《金匮》云：咳逆上气，时时浊唾，坐不得眠，此汤主之。

皂荚八两，刮去皮用，酥炙

为末，蜜丸，以枣膏和汤服。

喻嘉言曰：火热之毒结聚于肺，表之①里之，温之清之，曾不少应，坚而不可攻者，又用此方。豆大三丸，朝三服，暮一服。吞适病所，如刺针遍刺，四面环攻。如是多日，庶几无坚不入，聿成荡洗之功，不可以药之微贱而小之也。胸中手不可及，即谓为代针丸可矣。

苇茎汤《千金》 治肺痈，咳有微热，烦满，心胸甲错。

苇茎切，三升　薏苡仁半升　冬瓜仁半升　桃仁五十枚，去皮炒

以水先煮苇茎，去渣，内诸药煮服一升，再服，当吐如脓。
〔批〕苇茎，洲间芦荻之粗种，茎叶甘寒，治肺痈烦热。

喻嘉言曰：此方不用巴豆，其力差缓。然以桃仁急行其血，不令成脓，其意最善，合之苇茎、苡仁、瓜仁，清热排脓，行浊消瘀，润燥开痰，收功于必胜，亦堂堂正正有制之师也。

十味丸《外台》 治久嗽成肺痈。

麻黄去节　白前各二两　桑白皮六两　射干四两　地骨皮五两
白薇三两　百部五两　地黄六两　橘皮三两

蜜丸，桐子大，桑皮汤下十丸，稍加至十五丸。

清金饮 治肺热生痈，利气解毒。

苡仁　蒺藜　橘叶　黄芩　花粉　牛子　桑皮　贝母　桔梗
甘草

水煎服。

---

① 表之：原作"之表"，据《医门法律·肺痈肺痿门》乙转。

如金解毒汤　治肺痈发热烦渴，脉洪大者。

桔梗一钱　甘草钱半　黄连　黄柏　黄芩　栀仁各七分

水煎作十余次，呷之勿急服。〔批〕降火解毒，即甘桔汤合黄连解毒汤。

泻甘汤　治肺痈喘咳，唾痰沫，肺脉浮数。

桑白皮　地骨皮　甘草　桔梗　贝母　紫菀　当归酒拌　栝楼仁　粳米

加姜三片煎。〔批〕此泻肺消毒，即泻白散合甘桔汤加贝母、紫菀、当归、栝楼仁。

济生葶苈散　治肺痈，胸膈膨胀满，上气喘急，身面浮肿，鼻塞身重，不闻香臭者。

甜葶苈炒　栝楼仁去油　桔梗　苡仁　升麻　桑白皮　葛根　炙草

每五钱煎。

[按] 葶苈辛苦大寒，下气行水，除痰止嗽定喘，有甜苦二种，甜者性缓，苦者性急，炒黄研末用。

济生排脓散　治肺痈吐脓后。

黄芪　人参　五味　白芷

等分为末，食后蜜汤调下。

金鲤汤　治肺痈初成未成宜服。

鲤鱼一尾重四两者，刮去肠胃，不沾水，入贝母于鱼腹中，以绵缝合，用童便半碗浸之，重汤水煮，以鱼眼出为度，去鳞与骨，其肉仍浸童便内，顿热作三次服，一日内连肉俱服甚效。

参芪补肺汤　治肺痈喘咳，短气发热作渴，小便短少之证。

人参　黄芪　白术　茯苓　陈皮　当归各钱　甘草五分　麦冬七分　五味五分　山茱肉二钱　山药二钱　熟地钱半　丹皮八分

加姜、枣煎。〔批〕此治肾水不足、虚火上炎之剂。

参芪补脾汤　治肺痈体倦食少，佐以此汤。

人参　白术　黄芪　茯苓　陈皮　当归　升麻　麦冬　五味　桔梗　甘草

姜、枣煎服。〔批〕此治脾气虚损，补土生金，否则不治。

紫菀茸汤《金鉴》 治肺痈溃后咳嗽咽干，溃处未敛。

紫菀茸 犀角末 人参 炙草五分 桑叶经霜者 款冬花 百合去心 杏仁炒研 阿胶便润炒用，便燥生用 贝母去心 法半 蒲黄生七分 姜三片

将犀角末调入，食后服。渴甚，去半夏，加石膏。

肺痈神方 士材曰：肺痈者，劳伤气血，内有积热，外受风寒，胸中满急，隐隐痛，咽干口燥，时出浊唾腥臭，吐脓如米粥者死。脉滑数或实大，是患者右胁按之必痛，但服此汤，未成即消，已成渐消，溃即愈，此余新定而屡用屡效者也。

桔梗三钱 金银花一钱 苡仁五钱 甘草节一钱 炙黄芪一钱 贝母一钱六分 陈皮一钱二分 白及一钱 甜葶苈八分，微炒

加生姜三片煎，食后徐徐服。新起加防风一钱，溃后加人参、黄芪各一钱，久不敛加合欢皮一名夜合，一钱。一方无黄芪。初起加荆芥、防风。

于其德秘授肺痈神效方

凡肺痈初起，用茅栗、柴根煎汤服，六七次即愈，每服三两多。

次用好白猪肺一个，用糠炒柴根二两，桔梗、黄连、枳壳、甘草各三钱，同猪肺炆，去药，专食汤肺，如此数次，痰不臭方愈。

又次用豆粉、桑皮、苦参各五钱，黄连、花粉各一钱，每服三四茶匙，白汤下即愈。不愈又用后方，地骨皮、天冬、麦冬、知母、元参、地茄根、栝楼仁、百部、百合，水煎服。不愈再用丸药，百部、百合、骨皮、天冬、麦冬各一钱，苡仁、花蕊石各一两，寒水石、胡连各二钱，雄胆三钱，共为末，绿豆粉糊丸，服此无不愈矣。

陈福达传方

白蜡一钱 核桃二个，去皮壳 公猪肉四两

入瓦罐炆熟，忌盐铁器，连汤吃下，吃后如呕吐不止或身热，

即用煨姜、竹茹煮水服即愈。后宜多服，永不再发。

肺痿门方

甘草干姜汤 《金匮》云：肺痿吐涎沫而不咳者，其人不渴，必遗溺、小便数①，所以然者，以上虚不能制下故也。此为肺中冷，必眩多涎唾，用此汤以温之。若服汤已渴者，属消渴。

甘草四两　干姜二两，炮

水煎，去滓，分温服。

喻嘉言曰：肺热则膀胱之气化亦热，小便必赤涩而不能多，若肺痿之候。但吐涎沫而不咳，复不渴，反遗溺而小便数者，何其与本病相反耶？必其人上虚不能下制，以故小便无所收摄耳。此为肺中冷，阴气上巅，侮其阳气，故必眩；阴寒之气凝滞津液，故多涎唾。若始先不渴，服汤药即渴者，明是消渴饮一溲二之证，消渴又与痈疽同类，更当消息之矣。

射干麻黄汤 《金匮》云：咳而上气，喉中水鸡声，此汤主之。

射干三两　麻黄　生姜各四两　细辛　紫菀　款冬花各三两　五味子半升　大枣七枚　半夏洗，半升

以水先煮数沸，去上沫，内诸药煮，去滓，分温三服。先煮者，麻黄也。

厚朴麻黄汤 《金匮》云：咳而脉浮者，此汤主之。

厚朴五两　麻黄四两　石膏如鸡子大　杏仁半升　半夏洗，半升　干姜　细辛各二两　小麦一升　五味半升

先煮小麦熟，去渣，内诸药煮，温服一升。

喻嘉言曰：前证上气而作水鸡声，乃是痰碍其气，气浊其痰，风寒入肺之一验耳。发表、下气、润燥、开痰，四法萃于一方，用以分解其邪，不使之合，此因证定药之一法也。若咳而其脉亦浮，则外邪居多，全以外散为主，用法即于小青龙方中去桂枝、芍药、甘草，加厚朴、石膏、小麦，仍从肺病起见。以故桂枝之

医钞类编

六八四

---

① 数：原作"渴"，据《金匮要略·肺痿肺痈咳嗽上气病脉证治第七》改。

热，芍药之收，甘草之缓，概置不用，而加厚朴以下气，石膏以清热，小麦引入胃中，助其升发之气，一举而表解脉和，于以置方于本病，然后破竹之势可成耳。一经裁酌，直若使小青龙①载肺病腾空而去，神哉！快哉！

泽漆汤 《金匮》云：咳而脉沉者，此汤主之。

半夏半升　紫参五两，一作紫菀　泽漆三斤，以东流水五斗，煮取一斗五升　生姜五两　白前五两　甘草　黄芩　人参　桂枝各三两

上九味㕮咀，内泽漆汁中煮取五升，温服五合，至夜尽。

喻嘉言曰：脉浮为在表，脉沉为在里，表里二字与伤寒之表里大殊。表者邪在卫，即肺之表也；里者邪在荣，即肺之里也。热过于荣，吸而不出，其血必结，血结则痰气必为外裹，故用泽漆之破血为君，加入开痰下气、清热和荣诸药，俾坚垒一空，元气不损，制方之意若此。

麦门冬汤 《金匮》云：火逆上气，咽喉不利，止逆下气，此汤主之。

麦冬七升　半夏一升　人参三两　甘草二两　粳米三合　大枣十二枚

水煎服。

喻嘉言曰：此胃中津液干枯，虚火上炎之证，治本之良法也。夫用降火之药，而火反升，用寒凉之药，而热愈炽者，徒知与火热相争，未思及必不可得之数，不惟无益，而反害之。凡肺病有胃气则生，无胃气则死。胃气者，肺之母气也。本草有知母之名者，谓肺借其清凉，知清凉为肺之母也。有贝母之名者，谓肺借其豁痰，实豁痰为肺之母也。然屡施于火逆上气，咽喉不利之证，而屡不应，名不称矣。孰知仲景有此妙法，于麦冬、人参、甘草、粳米、大枣大补中气，大生津液，队中增入半夏之辛温一味，其和咽下气，非半夏之功，实善用半夏之功，擅古今未有之奇矣。

---

① 龙：原脱，据《医门法律·肺痈肺痿门》补。

生姜甘草汤《千金》 治肺痿咳涎沫不止，咽燥而闷。

生姜五两　人参三两　甘草四两　大枣十二枚

水煎，分温三服。

喻嘉言曰：此方即甘草汤一味而广其法，以治肺痿胃中津液上竭，肺燥已极，胸咽之间干槁无耐之证。以生姜之辛润上行为君，合之人参、甘草、大枣入胃而大生其津液，于以回枯泽槁，润咽快膈，真神方也。

炙甘草汤《外台》 治肺痿浊唾多，心中温温液液者。

炙草四两　生姜　桂枝各三两　麦冬半升　麻仁半升　人参　阿胶各二两　大枣三十枚　生地一斤

以酒七升，水八升，先煮八味，取三升，去渣内胶消尽，温服一升，日三服。〔批〕此肺气虚而成痿，气虚则不能转输津液而下达，其胃中津液之上供者，悉从燥热化为浊唾也。

喻嘉言曰：此方益肺气之虚，润肺金之燥。至于桂枝辛热，似有不宜，不知桂枝能通荣卫、致津液，荣卫通，津液至，则肺气转输，浊沫以渐而下，尤为要药。

知母茯苓汤 治肺痿喘嗽，寒热往来。

知母炒　茯苓　炙草　人参　白术　五味　麦冬　法半　薄荷　桔梗　冬花　阿胶炒　炒芩　川芎

姜煎服。

举肺汤 治久嗽气虚有热，则成肺痿，其候寒热气急，烦闷咳涎或带血，右寸脉数而虚，忌辛散燥热并苦寒伤胃之剂。

桔梗　甘草　竹茹　天冬　麦冬　阿胶　沙参　贝母　百合

水煎服。

蛤蚧汤 治久嗽吐脓血及肺痿。

蛤蚧一对，河水浸五宿，每日换水，洗去腥气，酥炙黄　贝母制　知母炒，各三两　鹿角胶角霜炒珠　枇杷叶去毛蜜炙　葛根各一两　桑白皮蜜炙　人参　甘草炙，各三两　杏仁去皮尖，炒研，五两

每三钱煎。〔批〕蛤蚧补肺润肾，定喘止嗽，气虚血竭者最宜。

白扁豆散　治久嗽咯血成肺痿，及吐白沫，胸膈满闷不食。

白扁豆　人参　白术　半夏　枇杷叶　生姜各二钱五分　白茅根七钱五分

水煎，调槟榔末一钱，和匀分四服。〔批〕白茅根补中益气，除热消瘀，加槟榔以破滞气。

劫劳汤　治肺痿痰嗽，痰中有血丝，盗汗发热，热过即冷，食减体瘦。

人参　黄芪　当归　熟地　茯苓　五味炙，杵　阿胶炒珠　法半　甘草炙，各五分　生白芍一钱五分

加姜、枣煎，日三服。

《集解》云：此救本也，非劫劳也。能受此者，庶可望生。有女年及笄，病此甚危，百药无效，延名医得此方，服三十余剂，遂愈不发。

阳毒阴毒门

阳毒论

阳毒者，初受病时，邪毒深重，加以失汗、失下或吐下，后邪热乘虚而入，误服热药，使毒热散漫，至于六脉沉实或洪大滑促，舌卷焦黑，鼻如烟煤，咽喉痛甚，身面锦斑，狂言直走，逾垣上屋，登高而歌，弃衣而走，皆其证也。五日可治，六七日不可治。阳邪亢极，遂成阳毒。

阴毒论

许叔微曰：阴毒本于肾气虚冷，因欲事或食冷物后伤风，内既伏阴，外又感寒，内外皆阴，则阳气不守。遂发头痛腰重，腹痛睛疼，身体倦怠，而不甚热，四肢逆冷，额上及手背冷汗不止，或多烦渴，精神恍惚，或可起行，不甚觉重，六脉俱沉细而疾，尺部短小，寸口或无。若脉俱浮大，或沉取之大而不甚疾者，非阴证也。若服寒凉过多，渴转甚，躁愈急者，急服还阳退阴之药。

阳毒阴毒俱感天地之异气论

王履曰：考仲景书虽有阴毒之名，然其所叙之证，不过面目青、身痛如被杖、咽喉痛而已，并下言阴寒极甚之证。其立方用解毒之品，并不用大辛大热之药，是仲景所谓毒者，乃感天地恶毒异气，入于阳经为阳毒，入于阴经为阴毒耳。后人所叙阴毒只是内伤生冷，或不正暴寒所中，或过服寒凉药所变，或内外俱伤于寒而成耳。然阴寒极甚，固亦可名为阴毒，与仲景所叙阴毒自是两般。

阳毒阴毒方

升麻汤《活人》 治伤寒一二日便成阳毒，或吐下后变成阳毒，腰背痛，烦闷不安，面赤，狂言奔走，或见鬼，或下利，脉浮大而数，及发斑咽喉痛，下脓血者。

升麻 犀角屑 射干 黄芩 人参 甘草等分

水煎温服，取汗，不汗食顷再服。

栀子汤《活人》 治伤寒阳毒发热，百节疼痛。

升麻 黄芩 杏仁 石膏各二钱 栀子 赤芍 知母 大黄各一钱 柴胡一钱半

每五钱，姜五片，豉百粒煎。〔批〕《心悟》有大青、甘草加人中黄，无大黄。

大黄汤①《活人》 治阳毒伤寒未解，热在内，恍惚如狂。

大黄两半 桂心七钱半 甘草炙 芒硝五钱 大腹皮三钱 木通三钱 桃仁二十一粒

煎服，以利为度。

葛根汤海藏 治阳毒身热如火，头痛燥渴，咽喉干痛。

葛根七钱半 黄芩 甘草 大黄醋炒，取其散瘀、解毒、下气 栀子 朴硝各五钱

水煎。

---

① 汤：原作"散"，据底本目录改。

黑奴丸《活人》 治时行病六七日未得汗，脉洪大或数，面赤目痛，大热大渴，狂言欲走。又五六日以上不解，热在胸中，口噤不能言，为坏证及阳毒发斑。

麻黄去节，三两　大黄二两　釜底煤研　黄芩　芒硝　灶突墨研　梁上尘　小麦奴各一两

为末，蜜丸，弹子大，新汲水研下一丸，渴者与冷水饮之，须臾当寒，寒竟汗出便瘥，若无汗，再服一丸，须微利效。或精魄已竭，心下尚暖，拨口灌之，下咽即活。〔批〕麦奴，小麦未熟时，丛中不成麦，捻之成黑勃者是也。燥渴倍常者用之，不渴者，用之反为祸。

正元散　治伤寒，觉风寒吹着四肢，头目骨节疼痛。

麻黄去节　陈皮　大黄生用　甘草　干姜　肉桂　附子　白芍　吴茱萸　半夏等分，麻黄加倍，吴茱减半

每一钱，姜、枣煎，三服覆取汗立瘥，或入退阴散五分同煎。

退阴散　治阴毒伤寒，手足逆冷及前证脉沉细。

川乌　干姜

等分，为粗末，炒令转色，放冷再研，每一钱，入盐一捻煎，伤冷微者，每一字，入正元散同煎，咳逆细细热呷，或伤冷、伤食、头昏气满及心腹诸疾皆效。

甘草汤《活人》　治伤寒时气，初得病，一二日便结成阴毒，或服药后六七日以上至十日变成阴毒，脉沉细而疾者，五日可治，七八日不可治。

升麻　当归　炙草　桂枝　蜀椒去闭口者，炒去汗，各五钱　雄黄二钱五，研　鳖甲酥炙，一两半

水煎，食顷再服，覆取汗，毒从汗出而愈，未汗再服。〔批〕此即仲景升麻鳖甲汤加桂枝，见斑疹门。

赵以德曰：阳毒治以寒凉，阴毒治以温热，何仲景以一方治之，且治阴毒去椒雄，岂非一皆热毒伤于阴阳二经乎？其曰：七日不可治者，阴阳之津气血液皆消灭也，伤寒七日，经气已尽，此而加之以毒，不惟消阴火，亦自灭矣。

蔡氏云：仲景治阴毒去椒雄，而于阳毒反用之，以椒雄辛热解毒之品，故从其类而治之，阴毒反不用者，以龟鳖治阴不须阳药也。

五胜散 治伤寒阴毒头痛，壮热骨节痛，昏倦咳嗽，鼻塞不思饮食，或夹冷气。

白术一两半　甘草　五味子　石膏各一两　干姜三两半

每五钱，入盐少许煎，夹冷气入姜、枣煎，或入艾叶少许煎服。

白术散海藏　治阴毒伤寒，心闷烦躁，四肢厥冷。

川乌炮，去皮脐　桔梗　附子炮，去皮脐　白术　细辛各一两干姜炮，五钱

为细末，白汤调下一钱，或煎服。

还阳汤《本事》　治阴毒面色青，四肢逆冷，心燥腹痛。

石硫黄研末

新汲水调下一二钱，良久，或寒一起，或热一起，更看紧慢，再服一二钱，汗出瘥。

正阳散 治阴毒面青肢冷。

干姜五分　附子炮，一钱　甘草五分　麝一分　皂荚一分

煎服。

正阳丹 治手足厥冷，指甲青色，脉沉细而微。

憨葱四五枚　陈蜂房四五个，烧存性

为末，捣葱为丸，弹子大，手心内握，用手帕紧扎，须臾汗出，被覆。如手足热甚，休教解开，先用升麻汤见上，五钱，连须葱三枚，生姜五片，煎服，温覆取汗。

附子回阳散《良方》　治面青四逆及脐腹疼痛，身体如冰，并一切卒暴冷气。

附子二枚，炮制，去皮脐

为细末，每三钱，生姜自然汁、冷酒和服，更以冷清酒一盏送下，其次更进一服，良久脐下如火，遍身和暖为度。

返阴丹《活人》 治心神烦躁，四肢逆冷。

硫黄另研，五两　附子炮　干姜炮　桂心各五钱　硝石另研　太阴元精石另研，各二两

用铁铫先铺元精末一半，次铺硝石末一半，中间下硫黄末，又着硝石末一半盖硫黄，却以元精末盖上，用小盒合着。炭三斤，烧令得所，勿令烟出，细研前药，同研令匀，软饭为丸，桐子大，每服十五丸至二十丸，艾汤下，汗出为度，重者三十丸，甚验，喘促吐逆，入口便住。

服此三五服不退者，灸关元、气海，不论壮数，艾炷勿令小，小则不得力，仍与当归四逆并此丹频服，内外通透方得，解迟慢则死矣。若以小便不通，及阴囊缩入少腹，绞痛欲死，更于脐下二寸石门穴急灸之，仍与前药，勿利小便。

破阴丹《本事》 治阴中伏阳烦躁，六脉沉伏。

硫黄　水银各一两　青皮　陈皮各五钱

先将硫黄入铫熔开，次下水银，铁杖搅匀，令无星，倾入盏内细研，面糊丸，梧子大，每服三十丸，烦躁冷盐汤下，阴证艾汤下。

代灸涂脐膏

附子　马兰子　蛇床子　吴茱萸　肉桂

等分为细末，用白面一匙，药末一匙，生姜自然汁和，煨成膏，摊纸上圆三寸许，贴脐下关元、气海，自晚至晓，其力可代灸百壮，腰痛亦可贴之。

外接回生神膏《良方》 治阴毒伤寒。

牡蛎煅　干姜炮，各一钱

为细末，男病用女唾调，手内擦热，紧掩二卵，上汗出愈。女病用男唾调，手内擦热，紧掩二乳上。卵与乳，男女之根蒂，坎离之分也。

阴证及诸阴寒并宜，此法非急者不用。

水渍布法 治阳毒脉洪大，内外结热，舌卷焦黑，鼻如烟煤。

叠布数重，新汲水渍之，稍挼去水，搭于胸上，须臾蒸热，又渍冷水，如前薄之，仍换新水数十易，热甚者，置病人于水中，

势才退则已，亦一良法也。

灸脐法 治阴毒沉困，脉附骨取之方有，按之即无，一息八至以上，或不可数，至此则药饵难为功。

急灸脐下，不论壮数，或用葱饼熨法，或炒麸皮熨蒸之二法见中寒。手足不和暖者，不可治也，倘复和暖，以前硫黄诸热药助之，更服四逆汤以攻内。若阴气散，阳气来，热药渐减，而和治之。

斑疹门

斑疹总论

赵嗣真曰：《活人》云发斑有两证，有温毒，有热病。又云表虚里实，热毒乘虚，出于皮肤，所以发斑疹。余详仲景论，无此证治。但华佗云：热毒未入于胃而下之，胃虚热入，胃烂，又热已入胃，不以时下之，热不得泄，亦胃烂。其斑如鸡头大，微隐起，喜着两胁。王仲弓云：下之太早，热气乘虚入胃故也，下之太迟，热留胃中，亦发斑。或服热药，多亦发斑，微者赤，五死一生，剧者黑，十死一生。又《索氏新书》云：阳毒出斑，皆如灸迹，指面大，青黑，并不免于死，胃烂也。或有生者非斑也，皆疹耳，其状如蚊虫咬之小点，而赤是也，以斑即是疹非也，谓表虚里实亦非也，如上所言，岂止两证而已乎？吴绶曰：凡发斑有六，一曰伤寒发斑，二曰时气，三曰温毒，四曰阳毒，五曰内伤寒，六曰阴证。

斑有微甚证有轻重论

张景岳曰：发斑一证，轻则如疹子，重则如锦纹。其致此之由，或当汗不汗，则表邪不解；当下不下，则里邪不解；当清不清，则火邪不解；当补不补，则无力不解；或以阴证误用寒凉，则阴凝不解。凡邪毒不解，直入阴分，郁而成热，乃致液涸血枯，斑见肌表，此实毒邪固结，荣卫俱剧之证也。但斑有微甚，证有轻重，轻者细如蚊迹，或先红而后黄，重者成粒成片，或先红而后赤，轻者只在四肢，重者乃见胸腹，轻者色淡而隐，重者色紫而显。若见黑斑，或大便自利，或短气，或大小便不通，则危矣。凡病伤寒，而汗、下、温、清俱不能解，及足冷耳聋，烦闷咳呕者，便是发斑之候。

伤寒发斑

《千金方》云：红赤者为胃热，紫赤者为热甚，紫黑者为胃烂也。鲜红起发者吉，虽大亦不妨，但忌稠密成片，紫黑者难治，杂黑者尤难治也。脉洪数有力，身温足暖者易治。若脉沉，小足冷，元气弱者，多难治。

《石室秘录》云：伤寒发斑，有遍身发者，似重而反轻，有只心窝内发者，似轻而反重。盖遍身发斑，内热已尽发于外，只心窝内发斑，热存于心中而不得出也。

时气发斑

天疫时行之气，人感之则憎寒壮热，身体拘急，或呕逆，或喘嗽，或胸中烦闷，或燥热起卧不安，或头痛鼻干，呻吟不得眠，皆斑候也。先用纸捻灯照看病人，面部、胸堂、四肢、背心有红点起者是也。易老云：凡大红点发于皮肤之上者，谓之斑，小红点压于皮中不起出者，谓之疹，盖疹轻而斑重也。有来势急者，发热一二日便出，来势缓者，发热三四日而出，治当察病人元气虚实。

《集解》云：成朵如锦纹者为斑，隐隐见红点者为疹。盖胃火失下，冲入少阳，则助相火而成斑，冲入少阴，则助君火而成疹。

温毒发斑

《活人》云：初春病入肌肉，发斑瘾疹，或咳，心闷但呕者是也。冬时触冒寒毒，至春始发。又有冬月温暖，人感乖戾之气，冬末即病，或被积寒所折，毒气不得泄，至春天气暄暖温，毒始发。吴绥曰：冬应大寒，而反大温，人感此气而为病者，名曰冬温。若出斑者，名曰温毒，大抵治例，与时气同，但温毒尤甚耳。阳毒发斑，其候下利咽痛，面赤斑如绵纹是也。

内伤[①]发斑

因暑月得之，先因伤暑，次食凉物，并卧凉处，内外皆寒，逼其暑热之火浮游于表，而发斑也。

阴证发斑

斑亦出于胸背手足，但稀少而淡红，其人元气素虚，或先因房事内损肾气，或误服凉药太过遂成阴证，伏寒于下，逼其无根失守之火聚于胸中，上独熏肺，传于皮肤，而发斑点，但如蚊蚋蚤虱咬痕，与阳证色紫赤者不同，此胃气虚极，若服寒药，立见危殆。

寒极反热胸前发斑证治

有阴寒极甚而成阴毒者，寒极反大热燥渴，四肢厥逆，脉沉细而疾，或尺部短而寸口大，额上手背冷，汗不止，胸前发出红斑，其色淡，其点小，虽盛夏，宜附子理中汤见中寒。甚至身重眼睛疼，呕哕呃逆，或爪甲青，或腹绞痛，足冷厥逆，烦躁不欲饮，发青黑色斑，脉沉细而迟，或伏而不出，或沉取疾至，七八至，不可数者，急宜葱饼熨法见中寒，随用附子散见后。

过凉变逆通身黑斑证治

伤寒服凉寒，遂变身凉，手足逆冷，通身黑斑，惟心头温暖乃伏火也。六脉沉细，昏沉不知人事，状似尸厥，用人参三白汤见后合四逆汤见呕吐。入生姜三片，大枣三枚，煎服一时许，斑色渐红，手足渐暖即苏。余热不清，伏火后发，以黄连解毒见火门、竹叶石膏汤见暑门调之。

小儿斑疹

陈飞霞曰：小儿斑疹宜别证候阴阳。其焮肿于外者，属少阳

---

① 内伤：原作"伤寒"，据底本目录改。

六九四

医钞类编

相火，谓之斑，多发于面及背或四肢，极其稠密。色如绵纹红赤者，胃热也；紫黑者，胃烂也，宜消斑青黛饮见后。其红点发于皮肤之内不出者，属少阴君火，谓之疹，多发于胸腹手足，稀而少。此由无根失守之火聚于胸中，上蒸于肺，隐于皮间，其状如蚊迹蚤斑，非锦纹也，宜理中汤见中寒。吐泻后遍身发热，斑如锦纹者，恐防热气乘虚入胃，此证夏月多有之，宜化斑汤见后。瘾疹多属于脾，以其隐隐在皮肤之间，发面而多痒，或不红者，俗名风丹，宜加味羌活散见后。〔批〕舒驰远曰：真阳素虚，偶患风疹，其痒异常者，盖为阳虚受湿，火衰作痒，法当助阳祛湿。

会通诸证方治

仲景治斑证，内实不大便，潮热谵语者，大柴胡汤见腹痛加芒硝、大黄，或调胃承气汤见瘟疫下之，轻者当归丸见后。节庵治热邪传里，里实表虚，阳毒发斑，用消斑青黛饮见后。斑紫赤而烦渴，脉洪数者，三黄石膏汤见后。热毒内盛，心烦不得眠，错语呻吟者，黄连解毒汤见火门。《活人》治温毒发斑及时行热病，用黑奴丸见阳毒。表热发斑，防风通圣散去硝黄，本方见火门。斑疹未透，表证轻者，消毒犀角饮见热病。景岳治中气不振，斑毒内陷，托里举斑汤见瘟疫。阴证发斑，附子理中汤见中寒、十四味建中汤见劳损。

论钱仲阳伤寒发斑危证奇验

钱仲阳患时气外感三五日，发热头疼，服表汗药，疼止热不清，口干唇裂，因而下之，遍身红斑，神昏谵语，食饮不入，大便复秘，小便热赤，脉见紧小而急。谓曰：此证全因误治阳明胃经，表里不清，邪热在内，如火燎原，津液尽干，以故神昏谵妄。若斑转紫黑，即刻死矣。目今本是难救，但其面色不枯，声音尚朗，乃平日足养肾水有余，如旱田之侧有清泉未竭，故神虽昏乱而小水仍通，乃阴气未绝之征，尚可治之。不用表里，单单只一和法，取七方中小方而气味甘寒者用之，惟如神白虎汤一方，足以疗此。盖中州元气已离，大剂、急剂、复剂俱不敢用，而虚热内炽，必甘寒气味方可和之耳。但方虽宜小，而服药则宜频，如饥人本欲得食，不得不渐渐与之，必一昼夜频进五七剂，为浸灌之法，庶几邪热以渐而解，元气以渐而生也。若小其剂，复旷其日，纵用药得当，亦无及矣。如法治之，更一昼夜，而病者热退神清，脉和食进，其斑自化。

治风疹案

李士材云：县学师杨龙友如夫人发热头疼，六日后忽见红疹，众皆以为发斑，用升麻犀角等汤，凡五日不效。余视之曰：此疹也，非斑也。斑为阳明火毒，疹为太阴风热，一表一里，如天与渊，乃用防风二钱，黄芩一钱，甘草五分，薄荷、桔梗、蝉蜕各一钱，四剂而愈。

斑疹方

加味羌活散《三因》 治斑疹初出，憎寒壮热，或头痛身痛，胸中不利者。

人参 羌活 前胡 柴胡 独活 川芎 桔梗 枳壳 茯苓 薄荷 甘草 升麻 白芍

加姜煎。〔批〕一方有天麻、白芷、蝉蜕，无独活、柴胡、茯苓。

斑未透者，加紫草茸〔批〕紫草茸，咸寒性滑，入厥阴血分，利九窍，通二便。用茸者，取其初得阳气，以类触类，升发疮疹，泄者勿服。脉虚者，倍人参。胃弱食少，大便自利者，加白术，去枳壳。若斑出盛，或烦热，或咽痛者，加荆芥、防风、薄荷、连翘、牛子。若内热口苦心烦者，加黄芩、黄连。热甚舌燥烦渴者，加石膏、知母，喘嗽亦用之。痰热，胸中烦闷，加栝楼仁。斑出盛者，加元参、犀角。大抵解胃热胃烂之毒，必以黄连、大青、犀角、元参、青黛、石膏、知母、升麻、黄芩、山栀、黄柏之类。

加味小柴胡汤 治发斑肌热潮热，或兼少阳证者。

人参 柴胡 半夏 甘草 黄芩 黄连 升麻 白芍 元参

水煎。

口燥渴，去半夏，加栝楼根。咽痛，加桔梗，倍用甘草。呕，仍用半夏，加生姜，减甘草。斑出盛，加犀角、牛子。毒甚，更加大青。痰火上喘，加桔梗、知母、贝母、栝楼仁、桑白皮。燥渴，加石膏、知母。胁痛胸满，加枳壳、桔梗。心下痞硬，加枳实、黄连。

玄参升麻汤《活人》 治发斑咽痛，发斑者，阳明胃热，咽痛者，少阴相火也。

元参 升麻 甘草

水煎服。痛甚加桔梗。元参入少阴，壮水以制火。升麻入阳明，升阳而解毒。甘草甘平，能散能和，故上可以利咽，而内可以散斑也。

解毒防风汤① 治风热瘾疹痒痛。

防风 骨皮 黄芪生用 赤芍 芥穗 枳壳 牛子

煎。一方加当归梢、元参。

二味消风散 治皮肤瘙痒不能忍。

苏薄荷 蝉蜕去头尾，洗

等分为末，酒下。

消风散 治风热上攻，头目昏痛，项背拘急，鼻嚏声重，及皮肤顽麻，瘾疹瘙痒，妇人血风。血风者，妇人冲在二经，为风袭伤致生血病也。

荆芥 陈皮去白 厚朴姜汁制 炙草 防风 羌活 藿香 僵蚕洗炒 蝉蜕 川芎 茯苓 人参

共为末，每服三钱，茶汤下，疮癣酒下。《局方》有薄荷无藿香。〔批〕此方合败毒散，名消风败毒散，治寒毒瘾疹及风水皮水在表，宜从汗解者。

犀角元参汤 治发斑毒甚，心烦狂言或咽痛。

元参 升麻 甘草 犀角 射干 黄芩 人参

---

① 汤：原作"散"，据底本目录改。

水煎。〔批〕犀角泻胃中大热而解毒，射干治实火咽痛而消结。

大青四物汤　治赤斑，一名阿胶大青汤。

大青　阿胶　甘草各二钱　豉二钱

水煎，入阿胶，候溶温服。

犀角大青汤《心悟》　治斑出已盛，心烦大热，错语呻吟，不得眠，或咽痛不利。

犀角磨汁　大青　元参　甘草　升麻　黄连　黄芩　黄柏　栀仁

水煎服。渴加石膏，虚加人参。

紫雪　治脚气，及暑中三阳所患心热、烦躁、发斑。

方见舌病门。

解毒化斑汤　治热盛发斑，烦渴喘嗽。

人参　石膏　知母　甘草

水煎。〔批〕此即人参白虎汤去粳米。

当归丸　治斑热稍退，内实不大便。

黄连　甘草等分　当归四倍

浓煎熬膏为丸。

升君汤　治斑欲出不透，脉微弱，元气虚者。

人参　白术　茯苓　甘草　升麻　葛根　芍药

水煎。斑不透，加紫草茸。

凡斑欲出未出之时，切不可便投寒凉之剂以攻其热，并饮冷水等物，恐伤胃气，先作呕吐，又不可发汗攻下，虚其表里之气。脉弱者必有房事，要审明，如有者，必助真气为要也。

升麻葛根汤钱氏　治无汗恶寒，发斑欲出未出者。

方见感冒门。

脉弱者，倍用人参。大便不实，倍加白术。腹痛，倍加炒白芍和之。不可汗下，汗之更增斑烂，下则斑毒内陷也。〔批〕此欲出未出之时，故以升、葛透其毒，若已出者，不可服。

黑膏《活人》　治温毒发斑呕逆。

生地黄四两　淡豉半升　猪脂一斤

浓煎汁，绞去渣，入雄黄五钱，麝香一分，搅匀，丸如弹子大，白汤化下，五七丸，未效再服。

葛根橘皮汤 治时热发斑瘾疹而咳，心闷呕吐有清汁者。

葛根　橘皮　杏仁去皮，麸炒　知母　黄芩　麻黄去节，汤泡　甘草炙，各五钱

每，五钱，煎服。

升麻鳖甲汤仲景 治阳毒发斑。

升麻二两　蜀椒一两，去目及闭口者，炒出汗　明雄黄研，五钱　甘草二两　当归一两　鳖甲手指大一片，炙

煎，顿服取汗。

阳毒升麻汤 治阳毒赤斑，狂言，吐脓血。

升麻　犀角磨汁　射干　黄芩　人参　甘草

水煎，入犀角汁服。大便结，去射干，加酒大黄。热甚，去人参，加大青。

升麻六物汤 治赤斑、口疮赤。

升麻　栀子　大青　杏仁　黄芩　葱白三茎

水煎，温服。

消斑青黛饮节庵 治伤寒热邪传里，里实表虚，阳毒发斑。

青黛　黄连　犀角　石膏　知母　元参　栀子　生地　柴胡　人参　甘草

加姜、枣煎。入醋一匙，和服。大便实者，去人参、加大黄。

三黄巨胜汤节庵 治阳毒发斑，狂乱妄言，大便燥实，上气喘急，舌卷囊缩，难治之证。

大黄　芒硝　石膏　黄芩　黄连　山栀

加姜、枣煎，临服，入泥浆清水二匙调服。

漏芦连翘汤 治热毒发汗，无汗大便实者。

漏芦　白蔹　连翘　黄芩　麻黄　升麻　甘草各一钱　枳实二钱　大黄三钱

水煎。热甚加芒硝。

猪胆鸡子汤 治热毒发斑，或咽痛，或声音不清，或心烦不眠。

猪胆汁　米醋各三合　鸡子一枚，取白

和匀，煎三四沸，人壮者顿服，弱者煎六七沸，分三次服，汗出乃愈。

三黄石膏汤节庵　治伤寒温毒发斑，表里俱热，狂叫欲走，烦躁大温，面赤鼻干，两目如火，身形拘急而不得汗，三焦大热，谵语鼻衄，身目俱黄，六脉洪数。

石膏两半　黄芩　黄连　黄柏各七钱　山栀三十个　麻黄　香豉二合

每服二两，姜三片，枣三枚，细茶一撮，煎。

汪㓜庵曰：表里之邪俱盛，欲治内则表未除，欲发表则里又急，故以黄芩泄上焦之火，黄连泄中焦之火，黄柏泄下焦之火，栀子通治三焦之火，而以麻黄、淡豉发表邪，石膏体重泄火气，轻解肌，亦表里分消之药也。

加减三黄石汤　治斑紫赤，烦渴，脉洪数者。

石膏　黄芩　黄连　黄柏　升麻　赤芍　元参　甘草　粳米

水煎。

山栀散孙兆　治热毒火盛，发斑甚者，发疮如豌豆。

牡丹皮　山栀仁　黄芩　大黄　麻黄各二钱半　木香五分，煎

豌豆疮，外用芒硝和猪胆涂，待脱落无痕，卧黄土末上良。小便有血，黑靥者死。

化斑汤　治阳明热盛发斑。

人参　石膏　知母　甘草　淡竹叶

水煎。

调中汤　治内伤，寒热间作，皮肤按之殊无大热，或鼻中微血出，脉沉涩。

苍术　陈皮　砂仁　藿香　白芍炒　桔梗　半夏　甘草炙　白芷　羌活　枳壳各一钱　川芎七分　麻黄　桂枝各五分　生姜三片

煎。

附子散 治阴证发斑，青黑色，或腹中绞痛，足冷厥逆，烦渴不欲饮，脉沉细而迟。

附子泡，七钱半　桂心　当归　白术各五钱　干姜泡　半夏各二钱

上为散，每三钱，姜三片，煎，温服，暖覆取汗，不汗再服。

人参三白汤 治伤寒服凉药，遂变身凉，手足逆冷，通身黑斑，惟心头温暖，六脉沉细，昏沉不知人事。

人参　白术　茯苓　甘草炙　白芍　干姜炮　附子炮

入生姜三片，大枣三枚，煎服一时许，斑色渐红，手足渐暖即苏，余热不清以黄连解毒、竹叶石膏汤调之。

简便方

《石室秘录》治发斑，方用升麻、当归、元参、荆芥、黄连、花粉、甘草、茯神，水煎服。

治风丹

以生铁锈，生大黄等分为末，取油菜捣汁调涂。